통일 의료 2.0

남북한 보건의료 협력과 통합

서울대학교통일학연구총서 33

통일 의료 2.0

남북한 보건의료 협력과 통합

초판 1쇄 발행 2026년 2월 27일

지은이 문진수·박상민·전지은·유찬·김주원
(서울대학교 의과대학 통일의학센터)

펴낸곳 서울대학교출판문화원
주소 08826 서울 관악구 관악로 1
도서주문 02-889-4424, 02-880-7995
홈페이지 www.snupress.com
페이스북 @snupress1947
인스타그램 @snupress
이메일 snubook@snu.ac.kr
출판등록 제15-3호

ISBN 978-89-521-3974-0 94510
978-89-521-1029-9(세트)

이 책은 서울대학교 통일·평화연구원에서 운영하는 2025년 서울대학교
통일·평화기반구축사업(800-20250324)의 지원을 받아 수행한 연구의 결과물임.

이 책은 서울대학교 의과대학 정책연구과제(800-20250232)의
지원을 받아 수행한 연구의 결과물임.

서울대학교통일학연구총서 33

통일 의료 2.0
남북한 보건의료 협력과 통합

문진수 · 박상민 · 전지은 · 유찬 · 김주원
(서울대학교 의과대학 통일의학센터) 지음

서울대학교출판문화원

Introduction to Health and Unification Studies

Moon Jin Soo
Park Sang Min
Jeon Ji Eun
Yu Chan
Kim Ju Won

Seoul National University Press

서울대학교통일학연구총서를 내면서

서울대학교가 민족의 숙원인 통일을 위한 연구를 본격적으로 시작한 지 13년이 되었고, 통일평화연구원이 설립된 지 20년이 지났다. 그동안 많은 연구와 교육이 이루어졌고, 국제적인 교류와 협력을 통하여 연구원의 제도적 기반을 마련했지만 통일과 사회적 통합, 그리고 평화와 공동체적 안보를 확충하는 데 얼마나 기여했는가라는 질문은 항상 우리를 일깨우고 정진하도록 자극한다.

통일과 평화는 종합적 지식과 통찰력을 요구하는 학문적 화두일 뿐 아니라 많은 토론과 지혜를 필요로 하는 실천적 의제이기도 하다. 통일학연구총서는 이런 요구에 응답하려는 치열한 노력의 산물이라고 할 수 있다. 따라서 이 연구총서는 역사와 문화뿐 아니라 정치와 경제, 환경과 과학기술 등 모든 영역을 포괄하면서 보다 종합적이고 체계적인 지혜를 모으기 위한 개방적 토론의 장이 되는 것을 지향한다.

그동안 통일에 대한 학문적 연구의 필요성을 절감하고 연구소 설립과 연구진흥을 위해 적극적으로 도와주신 정운찬 전 총장님, 평화연구의 필요성을 일깨워 주신 이장무 전 총장님, 통일평화연구원으로의 발전을 위해 애써 주신 오연천, 성낙인, 오세정 전 총장님, 그리고 학내 통일기반연구의 확충을 위해 애써 주시는 유홍림 총장님께 감사드린다.

분단의 고통과 통일을 향한 희망, 세계와 소통하려는 의지와 이론적 상상력이 이 연구총서들과 함께하기를 소망한다.

2026년 2월

서울대학교 통일평화연구원

추천사

“진단 없는 처방은 없다 — 통일을 준비하는 의학의 언어로”

의학에서 정확한 진단 없이 처방은 존재할 수 없습니다. 환자의 병력을 듣고, 검사를 통해 지표를 확인하며, 영상을 통해 구조를 파악하는 과정을 거쳐야 비로소 치료의 방향이 결정됩니다. 통일 또한 마찬가지입니다. 감정이나 구호만으로는 충분하지 않습니다. 한반도의 역사적 맥락과 인구·보건 환경, 의료 인프라와 질병 구조를 면밀히 진단한 뒤, 근거에 기반한 단계적이며 실천 가능한 처방을 마련해야 합니다.

저는 2017년 통일의학센터의 『통일 의료』 초판 발간 당시 추천사를 쓰며 “통일 보건의료는 미래를 준비하는 학문이며, 국립 의과대학의 책무”임을 강조한 바 있습니다. 그리고 8년이 지난 지금, 한반도를 둘러싼 보건안보 환경은 이전보다 훨씬 복잡해졌습니다. 코로나19 팬데믹은 국경의 의미를 무너뜨렸고, 기후·인구 구조의 급격한 변화는 남북 모두에 새로운 취약성을 드러냈습니다. 이 과정에서 남북 보건의료 격차는 심화되었으며, 감염·예방·치료·재활·의약품 공급체계 전반에서 구조적 차이는 더욱 명확해졌습니다.

많은 이가 통일을 이야기할 때 정치와 외교, 경제와 제도를 먼저 떠올립니다. 그러나 통일 이후 가장 직접적이고 즉각적으로 현실화되는 문제는 건강과 의료의 문제입니다. 남북은 질병 양상, 의료 인력 구성, 병원

인프라, 의약품 생산과 공급, 공중보건 역량 등에서 구조적으로 다른 체계를 가지고 있습니다. 이 차이를 고려하지 않은 통일은 연착륙이 불가능하며, 그 사회경제적 비용은 상상 이상으로 막대할 것입니다. 따라서 어느 순간 갑작스럽게 다가올 수 있는 통일에 대비하기 위해서 통일 의료 분야에서의 정밀한 자료 축적, 객관적 진단, 실천 가능한 대안의 준비는 선택이 아니라 필수입니다.

이번에 발간되는 서울대학교 의과대학 통일의학센터의 『통일 의료 2.0』은 단순한 참고서가 아니라, 통일을 준비하는 정밀 진단서이자 표준 교과서입니다. 최신 국제지표와 국내 공식자료에 기반하여 북한 보건의료 체계의 구조를 면밀히 해부하고, 남북 비교 지표를 통해 격차를 가시화하였으며, 그간의 대북 보건 협력의 성과와 한계를 균형 있게 정리했습니다. 더 나아가 디지털 헬스케어와 원격의료, 바이오메디컬 클러스터(남북생명보건단지), 법·제도 통합의 로드맵 등 실천 가능한 대안을 제시하였습니다. 통일 의료를 개념이 아니라 정책·연구·현장의 언어로 옮겨놓은 책입니다.

서울대학교 의과대학은 대한민국을 대표하는 국립 의과대학으로서 미래 세대와 공동체를 위한 공공성과 사회적 책무를 짊어진 기관입니다. 통일 의료에 대한 체계적 준비는 우리 대학이 반드시 수행해야 할 역사적이고 도덕적인 임무입니다. 『통일 의료 2.0』은 그 책무가 어디에 있는지, 우리가 무엇을 준비해야 하는지, 그리고 어떤 언어와 지표로 논의해야 하는지를 분명히 보여 줍니다.

이 책은 향후 정부와 지자체, 국제기구, 민간단체, 연구자와 교육자, 학생들이 같은 지도를 펼치고 같은 방향을 향해 토론할 수 있게 하는 공통의 언어가 될 것입니다. 진단이 정확할수록 치료는 담대해집니다. 『통일 의료 2.0』이 보여 주는 냉정한 사실과 따뜻한 비전이, 건강하고 지속가능한 한반도 통합을 향한 의료적 상상력과 정책적 실행을 동시에 북돋울 것이라 확신합니다.

출간을 진심으로 축하드립니다. 오랜 기간 묵묵히 연구와 교육을 이어 온 문진수 통일의학센터 소장님과 통일의학센터 연구진 모두의 노고에 깊은 감사의 말씀을 전합니다. 이 책을 통해 통일을 준비하는 의료의 역할이 더욱 명확하게 자리매김하기를 기대합니다.

2025년 10월

서울대학교 의과대학 학장

김정은

"핵심을 잇는 길, 통일 의료의 두 번째 항해를 축하하며"

『통일 의료』 초판이 세상에 나온 지 어느덧 여러 해가 지났습니다. 당시 우리는 분단 70년의 현실 속에서 "통일 의료"라는 새로운 개념을 세우고, 그 기초를 닦는 데 집중했습니다. 그리고 이제, 시대의 변화와 함께 『통일 의료 2.0』이라는 이름으로 개정판을 맞이하게 되어 한 명의 연구자로서, 또 초판의 대표저자로서 깊은 감회를 느낍니다.

북한은 여전히 외부의 접근이 제한된 '보건의료의 갈라파고스'입니다. 그러나 그 안에서도 변화는 끊임없이 일어나고 있습니다. 대북 제재와 코로나19, 인구 구조의 변화와 기후 위기까지, 이 모든 요인은 한반도의 건강을 위협하는 현실적 변수이자 동시에 남북 보건의료 협력의 필요성을 일깨우는 경고음이기도 합니다. 우리는 더 이상 이 섬을 낯설게 바라볼 수 없습니다. 서로의 건강은 이미 하나의 생명권으로 연결된 운명이기 때문입니다.

이번 『통일 의료 2.0』은 그동안의 연구 성과 위에 새 시대의 흐름을 정밀히 반영한 종합적 진단서입니다. 북한의 보건의료 체계를 객관적으로 분석하고, 남북의 공통 과제를 도출하되 단순한 비교에 그치지 않고 미래 통합의 방향을 제시합니다. 또한 한반도 보건안보를 비롯해 감염병 대응, 법·제도 통합, 인력 재교육, 국민공감대 형성 등 통일 의료의 실천적 과제를 구체적으로 다루어, 학문과 정책을 잇는 가교 역할을 수행하고 있습니다.

무엇보다 『통일 의료 2.0』은 "결핵(結核)"의 문제와 "핵심(核心)"의 문제를 함께 성찰합니다. 통일 의료란 거대한 담론 이전에, 각 개인의 생명을 지키는 구체적 실천이기 때문입니다. 남과 북의 질병 지표, 의료 인력, 법 · 제도의 조화는 통일 담론의 변두리가 아닌 중심의 언어가 되어야 합니다. 『통일 의료 2.0』은 바로 그 중심을 향한 노력의 결정체입니다.

이 책의 출간을 진심으로 축하드리며, 지난 세월 통일의학센터가 걸어온 학문적 여정에 경의를 표합니다. 이 책이 통일 의료의 새로운 시대를 여는 표준서이자 이정표로 자리하길 바라며, 다시 한 번 모든 연구진의 헌신과 노고에 깊은 감사를 드립니다.

2025년 10월

서울대학교 의과대학 명예교수

신희영

머리말

남북이 분단된 지 약 75년이 지난 2025년 현재, 한반도는 정치 · 사회적 대립 속에서도 다양한 변화의 흐름을 맞이하고 있습니다. 지난 수십 년간 남북은 경제, 사회, 문화 등 여러 영역에서 많은 변화를 겪어 왔으며, 특히 2020년 전 세계를 강타한 코로나19 팬데믹은 각국의 사회와 보건의료 체계 전반에 깊은 영향을 미쳤습니다. 이러한 범세계적 감염병의 확산은 보건의료 위기에 대한 국제적 연대의 중요성을 확인하게 하였으며, 국제보건의 패러다임과 대북 보건의료 지원 양상에도 새로운 변화를 불러왔습니다.

최근 몇 년간 국제사회의 대북 제재와 코로나19 팬데믹이 동시에 작용하면서 북한 보건의료 체계는 복합적인 영향을 받았고, 그 결과 의료 인프라 · 인력 · 의료물자 공급의 취약성이 드러났습니다. 이에 따라 한반도의 보건안보(Health Security)가 중요한 의제로 부상하였으며, 감염병과 보건위기의 초국경적 특성은 남북 간 보건의료 협력 및 교류의 중요성을 더욱 절실하게 만들었습니다. 더욱이 급속한 도시화, 대기 오염, 환경 파괴 등으로 인한 기후 변화와 초저출산 · 초고령사회와 같은 인구 변화는 다양한 공중보건 위협(Public Health Threats)으로 이어지고 있으며, 이에 대응하기 위해서는 국가 경계를 넘어선 협력과 공동 대응이 필요합니다.

이러한 상황에서 북한 보건의료 실태를 정확히 파악하고, 남북한 보건의료 체계의 격차와 공통점을 체계적으로 비교 분석하는 것은 향후 평화적인 협력 및 통일 과정에서 필수적인 과제입니다. 그러나 북한 관련 자료의 부족과 연구의 단편성은 여전히 장애로 작용하고 있기에, 이 책은 최신 정부 자료, 국제기구 보고서 등을 종합하여 북한 보건의료의 구조적 특성과 현황을 심층 분석하고, 남북 보건의료 통합을 위한 실질적 기초자료 및 교육 자료를 제공하고자 집필하였습니다.

『통일 의료 2.0』은 이러한 변화한 시대 환경과 최신 데이터를 반영하여 2017년에 발간된 『통일 의료』의 내용을 보완·확장했습니다. 특히 한반도 보건안보와 감염병 대응을 핵심 주제로 삼아, 대북 제재와 코로나19 이후 변화한 국제 보건 환경과 북한 보건의료의 변화 양상, 남북 보건의료 협력의 새로운 방향을 분석하였습니다. 또한 김정은 정권 이후의 보건의료 체계 변화, 원격진료와 디지털 헬스케어 도입 등 북한 보건의료의 디지털 전환을 새롭게 다루었습니다. 감염성 질환 부문에서는 코로나19를 비롯한 신종 감염병을 보충하였으며, 비감염성 질환 부문에서는 기존에 다루지 않았던 기타 비감염성 질환을 추가하여 '정신건강과 장애'와 같은 새로운 주제를 추가하였습니다. 아울러 코로나19 이후 변화한 국제사회의 대북 협력 양상도 함께 분석하였습니다.

무엇보다도 이 책은 바이오메디컬 클러스터 조성 및 남북생명보건단지 구축 등 지속가능한 남북 보건의료 교류협력의 실현 방안을 새롭게 제시하였습니다. 또한 한반도 보건의료 통합을 위한 법·제도적 기반 마련, 공론화와 숙의 과정을 고려한 국민공감대 형성 방안 등 한반도 통합의 핵심적 과제들을 새롭게 다루었습니다. 더욱이 부록에는 2020년 이후 북한의 보건의료 정책 변화를 추가하여 최신성을 강화하였습니다.

구체적으로 위와 같은 내용을 다음 주제를 중심으로 종합적으로 서술하였습니다. 첫째, 통일을 대비한 남북 보건의료 협력의 필요성과 한반도 보건안보 및 감염병 대응, 둘째, 북한 보건의료 체계의 특징과 전달체계, 인력 현황 및 양성체계, 정책 및 행정 조직, 셋째, 북한의 주요 보건지표 현황과 신종 감염성 질환을 포함한 보건지표, 넷째, 국내외 대북 보건의료 지원의 경향 분석, 다섯째, 통일을 대비한 남북 보건의료 통합의 주요 이슈로서 대북 보건의료 지원, 보건의료 교류협력, 남북생명보건단지 구축, 법·제도적 준비, 북한이탈의사 재교육, 국민공감대 형성 방안 등을 다루었습니다.

이 책이 통일 의료의 기본서로서 학문적·정책적·교육적 영역에서 폭넓게 활용되기를 기대하며, 통일을 준비하는 보건의료 분야의 실무자, 연구자, 학생들에게 실질적인 통찰과 지침이 되며, 건강하고 지속가능한 한반도 통합의 초석이 되기를 바랍니다.

끝으로 통일의학센터가 이 책을 출간하기까지 지속적인 관심과 자문을 통해 통일의학 연구에 기여해 주신 모든 분들께 감사의 뜻을 드립니다. 특히 통일의학센터 발전을 위해 물심양면으로 지원해 주신 서울대학교 의과대학 김정은 학장님과 센터 창립 초기부터 최근까지 통일의학센터를 최고의 한반도 보건의료 전문 센터로 이끌어 오신 신희영 교수님, 그리고 연구와 출판 과정에서 귀중한 도움을 주신 통일평화연구원 김범수 원장님, 윤지현 부원장님, 약학대학 장일무 명예교수님께 깊이 감사드립니다. 이 책을 집필하는 과정에서 수고한 전지은 연구원, 유찬 연구원, 김주원 연구원과 편집을 함께한 정예슬 연구원에게도 특별히 감사 인사를 전합니다. 이 책의 내용과 데이터의 정확한 반영을 위해 검토해 주신 이요한 교수님과 엄주현 사무처장님께도 감사드립니다. 아울러 보건복지부와 통일부 관계자를 비롯해 각종 언론사와 유관 기관, 그리고 통일의학센터 연구진과 자문위원 여러분께서 보여 주신 변함없는 지원과 협력에 감사드립니다. 또한 출판 과정에 도움을 주신 서울대학교 통일평화연구원과 서울대학교출판문화원 관계자 여러분께 진심으로 감사의 마음을 전합니다.

2025년 10월

서울대학교 의과대학 통일의학센터 소장

문진수

차례

서울대학교통일학연구총서를 내면서 • v
추천사 • vii
머리말 • xii

제1장 통일과 보건의료

제1절 통일 대비 남북 보건의료 협력의 필요성 • 1

제2절 한반도 보건안보와 감염병 대응 • 7

1. 대북 제재와 코로나19 대응이 북한 보건의료에 미친 영향 • 7
2. 한반도 팬데믹 위기 대응을 위한 보건의료 협력 방안 • 15

제2장 북한 보건의료 체계

제1절 북한 보건의료 체계 특징 • 25

1. 무상치료제 • 26
2. 예방의학제 • 32
3. 의사담당구역제[호(戶)담당의사제] • 35
4. 김정은 정권 이후 북한 보건의료 체계 변화 • 39

제2절 북한 보건의료 전달체계 • 43

1. 보건의료 전달체계 개요 • 43
2. 의료기관 현황 • 49
3. 비공식 보건의료 전달체계: 민간 의료시장과 의약품 전달체계 • 65
4. 보건의료 분야 디지털 전환과 원격의료 • 69

통일 의료 돋보기 ❶ 북한에서는 원격진료를 한다? • 74

제3절 북한 보건의료 인력 현황 및 양성체계 • 79
1. 북한 보건의료 인력 현황 • 79
2. 북한 보건의료 인력 양성체계 • 82

제4절 북한 보건의료 정책 및 행정 조직 체계 • 96
1. 조선로동당 및 국가기구 조직 • 96
2. 보건의료 정책 및 행정 조직 • 103
3. 대외원조 수원 조직 • 108

제3장 북한 주요 보건지표 현황

제1절 기초 보건지표 • 116
1. 인구학적 특징 • 116
2. 기대수명 • 119
3. 사망률과 사망원인 • 121
4. 질병부담 • 124

제2절 모자보건 • 127
1. 모성 및 아동 사망률과 사망원인 • 127
2. 모자보건 주요 지표 현황 • 137
3. 여성 건강 문제 • 151

제3절 감염성 질환 • 155
1. 결핵 • 155
2. 말라리아 • 166
3. B형 간염 • 170
4. 코로나19 • 173
5. 소아 설사 • 182
6. 기타 감염성 질환 • 184

제4절 비감염성 질환 • 191
1. 비감염성 질환 실태 • 194
2. 비감염성 질환 위험 요인 • 202
3. 정신건강과 장애 • 205
통일 의료 돋보기 ❷ 북한 의학잡지를 만나다! • 213

제4장 국내외 대북 보건의료 지원

제1절 대북 보건의료 지원의 추진 과정 및 분석 범위 • 218
1. 대북 지원 추진 배경 및 변천 과정 • 218
2. 대북 보건의료 지원 분석 범위 • 221

제2절 국외 대북 보건의료 지원 • 226
1. 대북 보건의료 개발지원 • 226
2. 인도적 대북 보건의료 지원 • 236
3. 국제사회의 대북 보건의료 협력 변화(2018~2025년) • 241

제3절 국내 대북 보건의료 지원 • 243
1. 남북협력기금을 통한 대북 지원 • 243
2. 남북협력기금을 통한 대북 보건의료 지원 • 251
통일 의료 돋보기 ❸ 남북 보건의료 협력의 숨은 주역들을 찾아보자! • 276

제5장 통일을 대비한 남북 보건의료 통합 주요 이슈

제1절 통일을 준비하는 대북 보건의료 지원 • 283
1. 기존 대북 보건의료 지원의 역할 • 283
2. 대북 보건의료 지원의 향후 역할 • 291

제2절 지속가능한 남북 보건의료 교류협력 증진 방안 • 293
1. 남북 보건의료 R&D 필요성 • 293
2. 남북 보건의료 R&D 기획 • 295
3. 기대효과 • 300

제3절 지속가능한 남북 보건의료 교류협력을 위한 남북생명보건단지 구축 • 301
1. 국내외 접경지역 바이오메디컬 클러스터 • 303
2. 남북생명보건단지 구축 • 307
3. 남북생명보건단지 세부 구상 • 309
4. 남북생명보건단지 추진 전략 • 313

제4절 한반도 보건의료 통합을 위한 법·제도적 준비 • 314
1. 남북한 보건의료 법·제도 비교 • 314
2. 한반도 보건의료 통합을 위한 법·제도적 과제 • 318

제5절 북한이탈의사 자격 인정 및 재교육 방안 • 327
1. 북한이탈의사 자격 인정 및 재교육 방안의 필요성 • 327
2. 북한이탈의사 자격 인정 방안 • 331
3. 북한이탈의사 재교육 방안 • 342
4. 기대효과 • 349
통일 의료 돋보기 ❹ 북한이탈의사의 남한 적응기 • 351

제6절 한반도 보건의료 협력 국민공감대 형성 방안 • 355
1. 통일의료 분야 특징과 국민공감대 진단 • 356
2. 한반도 보건의료 협력 국민공감대 형성을 위한 교육과 쟁점 • 360
3. 추후 과제 • 367

참고문헌 • 368
부록1. 남북 보건의료의 교류협력 증진에 관한 법률안 • 387
부록2. 남북 관계 보건의료 분야 주요 일지(1993~2025년) • 394
부록3. 북한 보건의료 정책 변화(2020년 이후) • 412
약어 • 415
찾아보기 • 420
Abstract • 427

표 차례

표 2-1 북한의 무상치료제 실시 과정 • 29
표 2-2 청진 보안구역병원 진료비 및 약값(2025년) • 31
표 2-3 예방의학제와 관련된 북한의 법령 • 34
표 2-4 북한 의료기관 및 의사 수 변화(해방 이후~1960년) • 37
표 2-5 최근 북한 보건의료기관 개건·현대화 및 건설 현황(2020~2021년) • 42
표 2-6 북한의 행정구역(2023년 기준) • 44
표 2-7 북한 보건의료기관 분류체계 • 49
표 2-8 북한 의료기관 현황(2017년 기준) • 51
표 2-9 북한 리진료소, 종합진료소, 리병원 비교 • 56
표 2-10 북한 도종합병원과 지역 의학대학 연계 현황 • 60
표 2-11 북한의 보건의료 전달체계 • 64
표 2-12 공급된 유엔 약품들의 시장가격 매매가(남포/청진) • 67
표 2-13 김정은 정권 시기 북한 보건의료 디지털 전환 및 원격의료 관련 주요 현황 • 72
표 2-14 북한의 『로동신문』에 보도된 먼거리의료봉사체계 • 76
표 2-15 북한의 보건의료 인력 분류 • 80
표 2-16 북한의 보건의료 인력 직종별 규모 및 비율(2017년 기준) • 81
표 2-17 북한 보건의료 인력 종류 및 양성기관 • 83
표 2-18 북한의 의학대학 현황(2025년 기준) • 86
표 2-19 북한 의학대학 임상의학부 학년별 교육 과목(평양의학대학) • 88
표 2-20 북한 의학대학 임상의학부 전 학년 교육과정안(평양의학대학) • 90
표 2-21 남북한 의사 면허 취득 시험 비교 • 92
표 3-1 지역별 주요 건강지표 비교 • 114
표 3-2 남북한 인구구조 비교 • 117
표 3-3 남북한 원인별 연령표준화 장애보정생존연수(DALYs)(2021년) • 125
표 3-4 북한 산전 건강관리 현황 • 138

표 3-5 북한의 예방접종 일정 • 141
표 3-6 남한의 예방접종 일정 • 141
표 3-7 북한 아동 예방접종률(1997~2023년) • 144
표 3-8 남북한 영양실조 현황 • 149
표 3-9 북한 행정구역별 영양장애 현황(2017년) • 149
표 3-10 북한 모유수유 관련 지표(2017년) • 150
표 3-11 지역별 주요 결핵지표 비교 • 158
표 3-12 북한 내 유엔 공급 약품들의 시장 매매가(남포/청진) • 160
표 3-13 코로나19 관련 로동당 회의(2020~2021년) • 175
표 3-14 북한 콜드체인 구축 및 재건 현황 • 181
표 3-15 남북한 비감염성 질환별 사망 수준(2021년) • 197
표 3-16 지역별 비감염성 질환 사망 수준 비교(2021년) • 197
표 3-17 남북한 악성종양 종류별 사망률(2021년) • 198
표 3-18 남북한 심혈관 질환 세부 사망자 수 및 사망률(2021년) • 201
표 3-19 북한 주요 위험 요인 DALYs • 203
표 3-20 남북한 성별 및 전체 자살률(2024년) • 207
표 3-21 북한의 성별 및 연령별 장애인 비율 • 210
표 3-22 북한 의학잡지 리스트 • 213
표 3-23 남북한 의학용어 비교 • 214
표 4-1 OECD의 보건 분야 CRS 코드 분류 • 223
표 4-2 국내외 대북 지원 자료 내 보건의료 분야에 대한 조작적 정의 • 225
표 4-3 자료수집 방법(OECD IDS) • 225
표 4-4 자료수집 방법(UN OCHA FTS) • 226
표 4-5 OECD IDS의 대북 지원 실적 및 보건의료 분야 지원 현황(2002~2023년) • 227
표 4-6 대북 보건의료 개발지원의 분야별 지원 현황(2002~2023년) • 229
표 4-7 대북 보건의료 개발지원의 세부 분야별 지원 현황(2002~2023년) • 232
표 4-8 공여기관별 대북 보건의료 개발지원 실적(2002~2023년) • 233
표 4-9 UN OCHA FTS의 대북 지원 실적 및 보건의료 분야 지원 현황(2000~2024년) • 237
표 4-10 공여기관별 인도적 대북 보건의료 지원 실적(2002~2024년) • 240
표 4-11 남북협력기금의 연도별 대북 인도적 지원 현황(1995~2023년) • 245
표 4-12 정부별 대북 인도적 지원 현황 • 247
표 4-13 정부 차원의 대북 식량 지원(국제기구 경유 제외) • 254

표 4-14 정부 차원의 대북 긴급구호 지원 • 254
표 4-15 주요 대북 지원 보건의료 분야 민간단체 및 사업 내용(2015년 기준) • 258
표 4-16 주요 대북 지원 보건의료 분야 민간단체 및 사업 내용(2025년 기준) • 259
표 4-17 민간단체의 대북 지원 개별사업 중 보건의료 지원 실적(2000~2015년) • 262
표 4-18 주요 민간단체 개별사업의 보건의료 분야 지원 내역 • 263
표 4-19 주요 민간단체 합동사업의 보건의료 분야 지원 내역 • 265
표 4-20 주요 민간단체 정책사업의 보건의료 분야 지원 내역 • 267
표 4-21 주요 민간단체 영유아사업의 보건의료 분야 지원 내역 • 268
표 4-22 남한 정부의 WFP를 통한 지원 • 270
표 4-23 남한 정부의 WHO를 통한 지원 • 272
표 4-24 남한 정부의 UNICEF를 통한 지원 • 274
표 4-25 남한 정부의 IVI를 통한 지원 • 275
표 4-26 남북 보건의료 협력에 기여한 주요 국제기구 • 279
표 5-1 남한 대북 보건의료 수혜기관별 지원(2000~2024년) • 285
표 5-2 남한 대북 보건의료 분야별 지원(2000~2024년) • 286
표 5-3 북한의 경제성장률 추이: 북한의 국내총생산(GDP) 통계에 의거한 추정 결과 • 290
표 5-4 북한의 보건의료사업 우선순위(2016~2020년) • 296
표 5-5 남북한 주요 보건의료법령 비교 • 319
표 5-6 남북한 보건의료 분야 협력 관련 회담·합의서 • 324
표 5-7 북한이탈주민 입국 인원 현황(2025년 3월 말 기준) • 328
표 5-8 북한과 남한의 의료인 및 양성기관 비교 • 330
표 5-9 북한이탈의사 국가시험 응시자격 인정심사 현황 • 338
표 5-10 북한이탈의사 국가시험 시행 현황 • 339
표 5-11 주요 북한이탈의사 대상 재교육 프로그램 비교 • 345
표 5-12 통일 의료 주요 쟁점 인식조사 문항 분류 • 364

그림 차례

그림 1-1 대북 제재와 북한의 코로나19 대응이 북한 보건의료에 미친 영향 • 14
그림 2-1 WHO의 보건의료 체계(Six Building Blocks) • 24
그림 2-2 완공된 평양종합병원을 둘러보는 김정은 국무위원장, 묘향산의료기구공장 내부 모습 • 40
그림 2-3 2025년 완공된 평양종합병원 전경 • 40
그림 2-4 북한의 행정구역별 보건의료 전달체계(2022년 개편 이전) • 45
그림 2-5 북한의 행정구역별 보건의료 전달체계(2022년 개편 이후) • 46
그림 2-6 옥류아동병원 전경 및 입원실 • 63
그림 2-7 류경안과종합병원 전경 및 내부 모습 • 63
그림 2-8 평양산원 유선종양연구소 내부, 류경치과병원 전경 및 내부 • 64
그림 2-9 평스제약 약국 체인 근무 약사 및 24시간 운영되는 대동문약국 • 68
그림 2-10 북한의 먼거리의료봉사실 • 73
그림 2-11 남포시소아병원의 먼거리의료봉사실 • 77
그림 2-12 먼거리의료봉사체계를 가동하고 있는 북한의 김만유병원 • 78
그림 2-13 북한 조선로동당 조직도(2025년 12월 기준) • 99
그림 2-14 북한 국가기구 조직도(2025년 12월 기준) • 101
그림 2-15 북한 내각 보건성 조직도(2024년 기준) • 105
그림 2-16 북한 내각 보건성 산하 의학연구원 및 중앙의약품관리소(2024년 기준) • 107
그림 2-17 북한 민족화해협의회(민화협) 조직도 • 110
그림 3-1 남북한 인구성장률 변화(1960~2023년) • 118
그림 3-2 남북한 인구피라미드(2023년) • 118
그림 3-3 남북한 기대수명 변화(1960~2023년) • 120
그림 3-4 북한 기대수명과 성인 사망률 변화(1960~2023년) • 121
그림 3-5 북한 주민의 원인별 사망률 변화(1990~2021년) • 123
그림 3-6 남북한 주요 사망원인(2021년) • 123

그림 3-7 남북한 손실수명(YLLs)(2021년) • 126
그림 3-8 지역별 모성 사망비 비교(1990~2023년) • 128
그림 3-9 북한 모성 사망비(2013~2023년) • 129
그림 3-10 지역별 모성 사망원인(2009~2020년) • 131
그림 3-11 북한의 모성 사망원인(2019년) • 132
그림 3-12 지역별 5세 미만 아동 사망률(1990~2023년) • 133
그림 3-13 북한 5세 미만 아동 및 신생아 사망률(2014~2019년) • 134
그림 3-14 지역별 신생아 사망률(1990~2023년) • 135
그림 3-15 북한 5세 미만 아동 사망원인(2021년) • 136
그림 3-16 북한 DTP3 예방접종률과 환자 발생 건수(1980~2023년) • 142
그림 3-17 북한 MCV 예방접종률과 환자 발생 건수(2000~2023년) • 142
그림 3-18 북한 예방접종사업 현황(1997~2023년) • 144
그림 3-19 지역별 결핵 발생률 비교(2023년) • 157
그림 3-20 북한의 결핵관리체계 • 163
그림 3-21 남북한 말라리아 감염환자 수(2010~2023년) • 169
그림 3-22 남북한 말라리아 유행 지역(2011~2016년) • 170
그림 3-23 북한 B형 간염 예방접종률(2015~2022년) • 172
그림 3-24 북한 보건성 코로나19 공식 통계(2022년 5월 12일~2022년 8월) • 177
그림 3-25 남북한 아프리카돼지열병 발생 현황(2019~2025년) • 187
그림 3-26 전 세계 사망원인(2019년) • 192
그림 3-27 북한 질병부담 변화(1990~2019년) • 193
그림 3-28 지역별 비감염성 질환 사망률 비교(2021년) • 195
그림 3-29 북한의 장애 유형별 장애인 비율 • 210
그림 3-30 『예방의학』 잡지 • 215
그림 4-1 대북 지원의 흐름 • 217
그림 4-2 대북 보건의료 지원의 연도별 변천 과정(1995~2024년) • 220
그림 4-3 OECD IDS의 대북 지원 실적 및 보건의료 분야 지원 현황(2002~2023년) • 228
그림 4-4 대북 보건의료 개발지원의 분야별 지원 현황(2002~2023년) • 230
그림 4-5 대북 보건의료 개발지원의 세부 분야별 지원 현황(2002~2023년) • 231
그림 4-6 공여기관별 대북 보건의료 개발지원 실적(2002~2023년) • 235
그림 4-7 UN OCHA FTS의 대북 지원 실적 및 보건의료 분야 지원 현황(2000~2024년) • 238
그림 4-8 공여기관별 대북 인도적 보건의료 지원 실적(2000~2024년) • 239

그림 4-9 정부별 대북 인도적 지원 현황 • 248
그림 4-10 남북협력기금의 사업 구성항목 • 252
그림 5-1 공여기관별 대북 인도적 보건의료 지원 실적(2002~2024년) • 284
그림 5-2 대북 보건의료 개발지원의 세부 분야별 지원 현황(2002~2023년) • 287
그림 5-3 지역별 모성 사망비 비교(1990~2023년) • 288
그림 5-4 지역별 5세 미만 아동 사망률 비교(1990~2023년) • 288
그림 5-5 남북 보건의료 R&D의 역할과 범위 • 295
그림 5-6 국내외 접경·비접경 지역 바이오메디컬 클러스터 사례 • 305
그림 5-7 평화경제특구 3개 권역별 구상 • 308
그림 5-8 남북생명보건단지 구축을 위한 단계적 개발 • 310
그림 5-9 남북생명보건단지 세부 구상 • 312
그림 5-10 학력 인정 절차 • 334
그림 5-11 자격 인정 절차 • 335
그림 5-12 북한이탈의사의 학력 및 자격 인정 절차 • 337
그림 5-13 통일 의료의 개념 • 357
그림 5-14 통일 의료의 연혁적 경향 • 358
그림 5-15 남북 보건의료 협력의 잠재적 갈등 이슈 • 359
그림 5-16 통일 의료 교육 대상자 그룹 분석 • 361
그림 5-17 통일 의료 차세대 전문가 양성 프로그램(HUNEP) 소개 • 362
그림 5-18 재난위기 상황에서의 의료 인력 교류 인식조사 결과 • 365
그림 5-19 한반도 보건의료 협력을 위한 남북협력기금 운용 필요성 • 365
그림 5-20 한반도 보건의료 협력을 위한 남한 고유 재원 운용 필요성 • 366

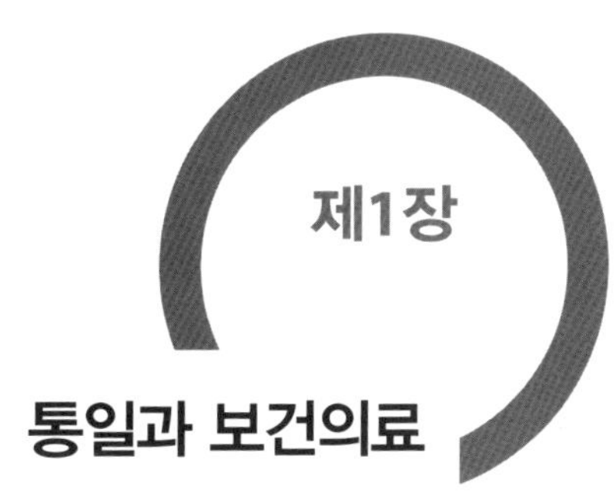

제1장 통일과 보건의료

제1절 통일 대비 남북 보건의료 협력의 필요성

지속적인 핵무기 개발과 이에 대한 유엔의 강도 높은 경제제재로 이미 경제적 어려움에 처해 있던 북한은, 2020년 이후 코로나19 대응을 위한 '제로 코로나(Zero COVID-19)' 정책과 국경 봉쇄를 3년 이상 지속하면서 더욱 심각한 경제적 타격을 입었다. 이로 인해 2020년부터 2022년까지 3년 연속 마이너스 성장을 기록하였으며, 민생 기반이 약화되고 남한과의 경제적 격차는 한층 확대되었다.

2023년 기준 북한의 명목 국내총생산(Gross Domestic Product, GDP)은 약 40조 9,000억 원으로, 같은 해 남한의 2,443조 3,000억 원 대비 약 1.67% 수준이며, 양국 간 1인당 국민소득 격차는 약 30배, 연간 무역액 격차는 약 460배로 추산된다. 이러한 경제 격차는 보건의료 분야에서도 구조적 불균형으로 이어지고 있다. 세계보건기구(World Health Organization, WHO)와 세계질병부담연구(Global Burden of Diseases Study, GBD)의 자료에 따르면, 북한은 남한 대비 기대수명이 약 9.1년 낮고(2022년 남한 남 81세/여 86세, 북한 남 76세/여 80세), 신생아 사망률은 8배에 이르는 차이를 보인다. 이는 북한의 보건의료 시스템 전반의 제약성과 외부 지원의 단절, 그리고 취약계층 보호 장치의 부재 등이 복합적으로 작용한 결과로 해석된다.

이와 같은 상황에서 남북 보건의료 협력이 장기간 중단된 현실은 정책적으로도 우려되는 지점이다. 1998년 금강산 관광을 시작으로 약 18년간 이어진 다양한 남북 교류 사업은 2008년 7월 금강산 관광객 피격 사망 사건을 기점으로 급속히 위축되었으며, 2016년 2월 개성공단의 폐쇄로 교류는 사실상 전면 중단되었다.

북한 보건의료 시스템의 구조적 취약성은 1990년대 후반 '고난의 행군' 시기를 기점으로 심화되었다. 당시 북한 주민에 대한 배급 체계가 붕괴하면서 의료 인력조차 급여와 식량을 안정적으로 지급받지 못했고, 생계 유지가 어려워진 보건 인력이 이탈하고 장마당(비공식 시장) 내 의약품 유통 규모가 확대되었다. 이러한 상황은 제도적 기반이 약화된 보건의료 체계의 장기 침체로 이어졌고, 이후 북한의 시장화 확산은 일상적 생계 유지에 일부 기여하였지만 공공의료 체계의 회복까지는 이르지 못하였다.

의료 인력의 임상 역량과 진단 기술 수준 역시 국제 수준과 괴리가 있는 것으로 추정된다. 서구에서는 1980년대부터 컴퓨터 단층촬영(Computed Tomography, CT), 초음파 검사 등 영상 진단 기술이 보편화되었고, 1990년대 이후에는 자기공명영상(Magnetic Resonance Imaging, MRI), 유전체 분석 기술이 임상에 도입되며 정밀의료가 확산되었다. 그러나 북한은 이 시기에 국제 교류가 차단되고 심각한 재정 위기에 처해 있어, 이러한 기술 발전을 수용하고 내재화하는 데 구조적 제약이 있었던 것으로 판단된다.

북한 보건의료의 회복이 더딘 원인 중 하나는 '무상의료' 정책의 이중적 구조에 기인한다. 북한은 주민에게 무상의료를 제공하는 것을 정책 기조로 유지하고 있는데, 이로 인해 의약품과 의료서비스가 시장경제 체계 내에서 가격 신호를 갖지 못하면서 자발적인 의약품 생산, 의료기기 도입, 전문인력 양성 등에 대한 투자 유인이 부족한 상황이다. 한편, 일부 보도에 따르면 의료 인력이 의약품 부족과 식량난 대응을 위해 한약재 재배와 채취에도 동원되는 등 의료 외 활동이 증가하고 있으나, 이는 근본적 해결책이라 보기 어렵다.

대북 보건의료 지원은 1995년 대홍수 이후 국제사회를 중심으로 본격화되었고, 이후 남북한은 기초의약품 지원을 넘어 제약공장 설립, 병원 현대화 등 시설 기반의 협력으로 범위를 확대해 왔다. 그러나 2016년 개성공단 폐쇄 이후 약 20년간 축적된 다양한 협력은 대부분 중단되었으며, 현재 북한 보건의료는 기초 의료조차 안정적으로 제공하기 어려운 상황에 놓여 있다. 이는 북한 내 보건의료 시스템의 회복과 발전을 위해 외부 지원이 재개될 필요성을 더욱 강조하는 배경이 되고 있다.

2010년에 발효된 5 · 24 조치로 인해 남한의 직접적인 대북 지원은 단절되었고, 이후 국제기구와 국제비정부기구(International Non-Governmental Organization, INGO)를 통한 제한적이고 간접적인 보건의료 지원이 이뤄져 왔다. 그러나 코로나19 이후에는 이러한 경로마저 대부분 차단되었다. 국제기구를 통한 대북 지원은 체계성과 대규모 자원 동원이 가능하다는 장점이 있지만, 한국어와 국문 소통이 불가능한 환경에서는 모니터링과 현장 협력의 어려움이 존재하며 장기적으로는 남북 간 직접 교류와 신뢰 구축이라는 측면에서 실질적인 연결 고리로 기능하기에는 부족함이 있다.

더구나 현재까지의 인도적 지원은 단기적 위기 완화를 위한 일차 대응 수준에 머물고 있어, 중장기적 개발협력을 통한 민생통일 기반 마련이라는 목표와는 여전히 간극이 존재한다. 무엇보다도 교류협력의 장기 중단은 남북 간 상호 신뢰의 기반을 점차 약화시키고 있으며, 최근에는 북한이 남한의 지원 물자 수령마저 거절하는 상황에 이르렀다. 반면, 북한은 점차 국제기구의 대규모, 비정치적 지원 방식에 익숙해지고 있고, 정치적 부담이 적고 지원 규모가 큰 국제기구 및 INGO를 보다 선호하는 양상을 보인다. 이러한 제한적인 경로만을 통한 경색된 교류협력은 인도주의적 문제 해결을 지연시킬 뿐 아니라, 분단의 고착화와 신뢰 회복 지연이라는 구조적 악순환을 낳고 있다(신희영, 2017).

이처럼 복잡하게 얽히고 경색된 남북관계 속에서 북한 보건의료 문제를 풀어가기 위해서는 국제사회와의 협력을 기반으로 한 다자적 접근이 필요하다. 우선, 산모 및 영유아 보건 등 시급한 인도주의 과제에 대해 국제기구와의 공조를 강화하고, 감염병 대응과 같은 공동 이슈에 대해서도 적극적인 협력이 이뤄져야 한다. 이를 위해 통일부 및 관계 부처는 국제적 대북 지원 사업의 데이터베이스를 체계화하고, 주요 국제공여기관과의 전략적 컨소시엄을 구축하여 선도적 역할을 할 수 있는 실행 기반을 마련해야 한다.

아울러 안정적인 협력 구조의 정착을 위해 남북 간 보건의료 정보 공유 및 감염병 공동 대응, 긴급지원 체계 구축 등을 포함한 '남북 보건의료 협정' 체결이 필요하다. 이는 단순한 협력 수준을 넘어 제도적이고 지속 가능한 보건 협력 구조를 만드는 핵심 기반이 될 수 있다. 동서독 사례에서 볼 수 있듯, 독일 통일 이전인 1974년 '동서독 보건의료 합의서(동서독 보건협정)' 체결은 보건 분야를 넘어 실질적인 교류 확대와 통합 기반 마련의 시발점이 되었다. 남한에서도 '남북 보건의료 교류협력 증진에 관한 법률안'이 여러 차례 발의되었으나 임기 만료로 폐기되었는데, 그 법안에는 인도적 지원 외에도 재난 발생 시 공동 대응, 감염병 정보 공유, 출입국 특례 등의 내용이 포함되어 있었다. 향후 유사한 법안이 다시 발의되어 구체적인 규범적 토대를 마련해 나가는 것이 중요하며 협정 체결 시에는 남북 모두의 실질적 수용과 이행이 가능한 형식과 절차, 내용적 설계가 병행되어야 한다. 보건의료 협정이 현실화될 경우, 병원 및 의약품 생산 시설 등 보건 인프라 구축과 의료 인력의 역량 강화, 제도 및 문화 통합의 초석 마련 등 한반도 공통의 보건 문제 해결에 기여할 수 있을 것이다.

끝으로 남북 분단의 현실에서도 실행 가능한 협력의 시너지를 발굴하고 이를 양측의 발전 기회로 연결하는 상상력이 필요하다. 예컨대 과거 분단의 상징이었던 비무장지대(Demilitarized Zone, DMZ)는 생태계 보전 가치가 조명되며 '평화 생태 벨트'로 새롭게 재해석되고 있다(『연합뉴스』 2016년 8월 29일). 마찬가지로 보건의료 분야에서도 북한의 실태와 특수성을 감안하여 전 지구적 확산이 가능한 적정 의료기술이나 약제, 의료기기 등을 실증할 수 있는 '테스트 필드'로서의 협력 구상을 해볼 수 있다. 또한 북한의 동서의학 병진 체계에 착안한 천연물 기반 융복합 연구, 남북의 역학적 차이를 활용한 질병 연구 등도 공동의 시너지를 창출할 수 있는 분야로 주목할 만하다(신희영, 2017).

보건의료는 남북한 간 화해와 협력의 기반을 다지는 데 체제 간 긴장을 상대적으로 비껴가며, 비교적 신속한 신뢰 회복을 이끌어 낼 수 있는 분야이다. 남한의 보건의료 체계는 전 국민 건강보험을 중심으로 운영되며 민간 보험 중심의 미국과 달리 강한 보장성을 특징으로 한다. 한편, 북한의 무상의료 정책은 명목상으로 영국과 캐나다 등 민주주의 국가의 공공의료 시스템과 유사한 점이 있다. 이러한 남북한 보건의료 제도의 특성은, 이념적 대립보다는 사회적 동의와 합의를 바탕으로 한다면 통합 과정에서 가장 빠르게 협력 체계를 구축할 가능성을 시사한다.

더불어 남북한 보건의료의 통합은 향후 통일 국면에서 핵심적인 정책 과제가 될 것이다. 통일부 산하 남북하나재단(북한이탈주민지원재단)이 발표한 조사에 따르면, 북한이탈주민이 꼽은 가장 시급한 지원 분야는 의료적 지원으로 나타났다. 이러한 점은 보건의료가 단순한 교류협력의 영역을 넘어 통일 과정 전반의 안정성과 정당성을 뒷받침하는 필수 요소임을 의미한다. 따라서 남북 간 보건의료 교류협력과 정책적 준비는 가능한 한 빠르게 본격화되어야 하며, 이는 통일 이후 사회적 통합과 의료서비스의 효율적 운영이라는 측면에서 그 투자 가치를 충분히 회수할 수 있는 영역임이 분명하다(신희영, 2017).

2024년 1월, 북한 김정은 국무위원장은 최고인민회의 제14기 10차 회의 시정연설을 통해 대한민국을 "철두철미 제1의 적대국, 불변의 주적"이라 규정하고 "공화국(북한)의 민족역사에서 '통일', '화해', '동족'이라는 개념 자체를 완전히 제거해야 한다"고 선언함으로써, 북한의 기존 통일 담론을 공식적으로 폐기했다. 그러나 북한은 2021년 자발적 국가검토보고서(Voluntary National Review, VNR)를 통해 유엔 지속가능발전목표(Sustainable Development Goals, SDGs) 이행에 대한 의지를 국제사회에 천명한 바 있다. 이는 정치적 긴장과 별개로, 북한 내부에서도 지속가능한 개발에 대한 필요와 욕구가 존재함을 방증하는 대목이다. 우리는 이러한 현실적 간극을 인식하되, 한반도 평화와 공존을 위해 새로운 관계 설정과 창의적 전략을 마련해야 할 시점에 있다. 지금이야말로 실질적인 대화와 협력을 통해 북한을 지속가능한 개발의 파트너로 이끌어 내고, 한반도 평화를 통하여 세계 속의 건강한 통일 조국이 설 수 있도록 한결같고 심층적인 노력을 기울일 시기이다.

무엇보다도, 보건의료 분야는 단지 통일 이후의 과제에 그치지 않는다. 남북한이 직면한 감염병 위기와 공공의료의 붕괴 위험은 지금 이 순간에도 공동의 대응을 요구하고 있으며, 이는 곧 한반도 전체의 생명권을 지키기 위한 시급한 보건안보의 과제로 연결된다. 이러한 인식은 남북이 향후 감염병 대응 전략을 포함하여, 더 정교하고 실천적인 협력 방안을 논의하는 데 중요한 출발점이 될 것이다.

제2절 한반도 보건안보와 감염병 대응

1. 대북 제재와 코로나19 대응이 북한 보건의료에 미친 영향

한반도에서 보건의료는 단지 국민의 건강을 책임지는 체계에 머물지 않는다. 남북한이 분단된 현실에서, 보건의료는 이념과 체제의 경계를 넘나드는 사회안보이자 감염병과 같은 초국경적 위협에 대응하기 위한 공동 생명선이다.

이러한 맥락에서 북한의 보건의료를 이해하기 위해서는 단순한 통계나 제도를 파악하는 것만으로는 부족하다. 북한에서 보건의료인은 이데올로기 전선의 최전방에 서 있던 존재였다. 예컨대, 1960년대 김일성 수상의 교시에서 의료인이 환자에게 '정성을 다한 진료'를 해야 한다고 강조하였고, 이는 이후 '정성의학'이라는 사회주의적 의료의 이론적 기초가 되었다.

이른바 '정성운동'이라 불리는 의료 문화 속에서, 의료인이 수술 시 자신의 피를 수혈하거나 피부를 이식하는 사례도 보고될 정도로 의료인의 헌신이 곧 체제 충성의 상징으로 여겨졌다. 이러한 구조 아래, 북한은 한 명의 1차 진료 의사가 지역 내 100~130가구를 전담하는 '의사담당구역제'를 유지해 왔으며, 이는 과거 동유럽 사회주의 국가들과 유사한 공공 보건 모델의 흔적이다.

WHO의 2018년 보고서에 따르면, 북한의 인구 1,000명당 의사 수는 3.68명으로, 중국(1.98명)이나 한국(2.41명)에 비해 상대적으로 많은 수의 의료 인력을 보유하고 있다. 중앙집권적 행정체계하에서 이 같은 지역 담당제는 백신 접종 사업이나 전염병 확산 방지를 위한 격리 조치를 체계적으로 수행할 기반이 된다.

그러나 1990년대 중반 '고난의 행군' 시기를 기점으로 북한은 극심한 경제위기에 직면하였고, 이어진 핵 개발에 대한 국제사회의 제재는 북한의 거시경제와 보건의료 체계에 심대한 타격을 입혔다. 이 시기 북한의 GDP는 절반 가까이 감소하였으며, 보건 분야는 만성적인 재정 부족과 물자 고갈에 시달리게 되었다. 특히 보건의료 시스템은 고난의 행군 시기를 전후로 국가 재정 능력의 극단적 약화와 함께, 구조적 전환의 임계점에 도달하게 되었다.

유엔안전보장이사회(United Nations Security Council, UNSC)의 대북 제재는 2006년부터 북한의 핵무기 개발에 대한 국제적 우려에 따라 단계적으로 강화되어 왔다. 이와 별개로, 미국은 1950년부터 독자적인 대북 제재를 지속해 왔으며, 미국의 제재는 자국 내 활동에 국한하지 않고 미국 관할권 외 국가의 개인 및 단체를 대상으로 한 '2차 제재(Secondary Sanctions)'를 포함한다. 이러한 복합적 제재는 북한의 경제 전반에 광범위한 영향을 미쳐, 일반 주민들의 생존 기반을 약화시키고, 인도주의적 피해를 초래하는 주요 원인이 되고 있다.

보건의료 분야에서 제재의 영향은 특히 심각하다. 제재로 인해 수출이 금지된 품목 목록에는 의료 인프라 유지에 필수적인 장비들이 다수 포함되어 있다. 대표적인 예로, 2017년 12월 22일 채택된 유엔 안전보장이사회 결의안 제2397호는 철강 및 기타 금속류, 산업용 기계류, 운송수단 등의 대북 수출을 금지하였는데, 이 조치는 간접적으로 의료용 살균기, 구급차, 엑스레이 기계, 수술대, 병원용 침대, 정수기, 금속제 의료용 파이프 등 다양한 필수 의료 장비의 조달을 제한하는 결과로 이어졌다.

WHO는 북한의 의료 인프라가 전반적으로 낙후되어 있으며, 의약품과 의료기기의 공급이 심각하게 부족하다는 사실을 명확히 지적한 바 있다. 이와 같은 의료 자원의 부족은 북한이 기초적인 보건 서비스를 안정적으로 제공하는 데 구조적인 한계를 초래한다. 특히 대북 제재는 의료 공급망의 전 과정에 걸쳐 직간접적 장애 요인으로 작용하며, 공급 지연, 수입 제한, 행정적 병목 현상 등을 통해 의료서비스의 질을 현저히 저하시키고 있다.

이러한 구조적 제약은 구체적인 건강 피해로 이어진다. 제재로 인한 행정 지연과 자금 부족은 시급한 의료 물품의 수급에 치명적인 차질을 초래하며, 이로 인해 2018년 한 해 동안 약 4,000명의 예방 가능한 사망이 발생한 것으로 추정된다. 이는 대북 제재가 의료 물자 조달과 분배 체계 전반에 미치는 혼란과 실질적 피해를 단적으로 보여 주는 사례이다.

유엔은 인도주의적 지원을 위한 사례별 면제(Case-By-Case Exemption) 메커니즘을 운영하고 있으나, 이 제도는 체계적이고 사전 예방적인 접근보다는 임시적이고 사후적인 성격이 강하다는 점에서 구조적 한계를 지닌다는 비판을 받아 왔다. 제재 면제를 신청하는 국제기구 및 비정부기구(Non-Governmental Organization, NGO)는 복잡한 행정 절차와 비현실적인 운송 요건, 긴 심사 기간 등에 직면하며, 실질적인 지원 실행에 제약을 겪고 있다. 물론 최근에는 일부 개선된 조치도 나오고 있다. 예컨대 인도주의적 면제 요청의 심사 기간이 과거에 비해 단축되었다는 긍정적인 평가도 있으나, 대북 제재는 여전히 인도주의 활동을 수행하는 데 중대한 도전 과제로 남아 있다.

실제 사례로는, WHO가 백신 관련 장비(예: 원심분리기, 셰이커, 현미경 등)를 북한에 반입하기 위해 제재 면제를 받은 바 있으며, 국경없는의사회(Médecins Sans Frontières, MSF)는 결핵 치료 물자의 공급, 유엔인구기금(United Nations Population Fund, UNFPA)은 응급 생식보건 키트 지원을 위해 면제를 각각 승인받았다. 또한 2024년 2월 16일 발효된 미국의 대북제재 규정 개정인은 특정 인도주의 활동을 지원하기 위한 일반면허(General License)의 범위를 확대하여 농산물, 의약품, 의료기기의 제공을 허용하고 있다. 그러나 이 면허를 활용하려는 NGO는 활동 시작 30일 전까지 미국 국무부에 보고서를 제출하고, 유엔 안전보장이사회 산하 대북제재위원회에 사전 승인 또는 통보 절차를 완료해야 하는 등 여전히 높은 행정 장벽에 직면한다.

한편, 북한은 2020년 1월 25일부터 '제로 코로나' 정책을 전격 시행하며 국경을 전면 봉쇄하였다. 이는 국가 주도의 비상 방역 체계를 신속하게 구축하는 조치로, 중앙인민보건위원회를 중심으로 한 범부처 조직과 도, 시·군, 리 단위의 방역 지휘 센터 설치를 포함하였다. 이러한 강도 높은 봉쇄 조치는 과거의 전염병 유행기, 예컨대 2003년 사스(중증급성호흡기증후군, Severe Acute Respiratory Syndrome, SARS), 2009년 신종 인플루엔자(Influenza A, H1N1), 2014년 에볼라 출혈열(Ebola Hemorrhagic Fever, EHF), 2015년 메르스(중동호흡기증후군, Middle East Respiratory Syndrome, MERS) 대응 당시의 국경 통제 방식과 유사하나, 코로나19의 경우에는 그 지속성과 광범위성 측면에서 과거를 넘어서는 전례 없는 수준이었다.

2024년 북한인권보고서에 따르면, 코로나19 대응으로 시행된 집합 금지, 이동 제한, 국경 및 해안선 봉쇄 조치는 주민들의 비공식 경제활동에 심대한 타격을 입혔다. 북한이탈주민의 증언에 따르면, 3~4명조차 모일 수 없을 정도로 이동이 통제되었으며, 장마당을 통한 생계 활동이나 이동식 장사는 사실상 불가능하였다. 이러한 통제는 2021년 중반까지 이어졌으며, 일부 지역에서는 시·군 간 이동이 전면 금지되고 장마당도 폐쇄되었다. 또 다른 증언자는 중국 측과 공동 운영하던 합영기업이 원자재 수급 불능과 수출 중단으로 운영을 중단했다고 진술한 바 있다(통일부, 2024).

이러한 북한의 제로 코로나 정책은 이미 취약했던 보건의료 시스템의 구조적 한계를 극명하게 드러냈다. 대규모 감염병에 대응하는 핵심 자원인 백신, 항바이러스제, 중환자 치료 역량이 심각하게 부족하였고, 인구 대부분이 백신 접종이나 자연 감염에 의한 면역력을 확보하지 못한 상황에서 공중보건적 취약성이 더욱 심화되었다. 진단 역량의 부족도 주요 문제였다. 중합효소 연쇄반응(Polymerase Chain Reaction, PCR) 기반 진단 시스템이 충분하지 않은 가운데, 북한 당국은 발열 증상을 감염병 발생의 대리 지표로 활용하는 방식에 의존하였다. 또한 국경 봉쇄에 따라 수입 의약품 공급이 중단되면서 정기 예방접종에 필요한 핵심 물품들이 고갈

되었다.

백신과 현대 의료 자원이 부족한 상황에서, 북한 보건당국은 의료진에게 고려의학(민간 의학)의 활용을 우선하도록 권장하고, 현대 약품 처방은 제한하는 방침을 내렸다. 동시에, 엄격한 내부 이동 제한 조치는 환자들의 병원 접근성을 극도로 낮추었으며, 격리 및 여행 제한은 식량 확보 등 주민 생계 활동 전반에 걸쳐 심각한 영향을 미쳤다. 국경 봉쇄와 이동 통제 조치는 특히 경제적으로 취약한 계층의 인도주의적 지원 수요를 급격히 증가시키는 결정적 요인이 되었다.

대북 제재와 장기화된 경제위기를 겪으며 북한은 다른 사회주의 체제 전환 국가들과 유사하게 공공의료 체계가 약화되고, 의료서비스의 비공식화 및 시장화가 심화되는 양상을 보이고 있다. 국가의 재정 기반이 전반적으로 약화되면서 사회안전망이 사실상 붕괴되었고, 이에 따라 국가가 책임졌던 건강관리의 부담이 주민 개인에게 전가되었다. 제약공장의 가동 중단과 의약품 공급 체계의 붕괴는 병원의 의약품 접근성을 급격히 낮췄으며, 의료진에 대한 정부 지원 또한 대폭 축소되었다. 그 결과, 명목상 지속되고 있는 '무상치료제'는 실질적인 기능을 상실하였고, 주민들은 의료서비스를 이용하기 위해 비공식적 비용을 지불해야 했다.

북한 내 가장 보편적인 의약품 조달 경로는 장마당이다. 북한이탈주민을 대상으로 한 조사에 따르면, 응답자의 약 70%가 북한 내에서 장마당을 통해 의약품을 구매한 경험이 있다고 보고하였다. 이들 의약품은 대부분 중국을 통해 밀수입된 제품이며, 2000년대 초에는 장마당 내 판매와 개인 약국 형태가 혼재되어 있었다. 그러나 2005년 이후 당국은 장마당 내 약품 판매를 규제하기 시작했고, 이에 따라 비공식적인 개인 약국이 활성화되었다. 특히 2012년부터 북한 당국이 개인 약국 운영을 공식 허용하면서, 이른바 '돈주(신흥 부유층)'들이 유동 인구가 많은 시장 입구에 약국을 개설하고 국내외 의약품을 유통하는 구조가 자리 잡았다. 이들 약국은 시장보다 가격은 높지만 정품이라는 인식에 기반하여 신뢰를 형성하였고, 일정 수익을 지역 약품 관리소에 상납하는 방식으로 비공식적인 공공-민간 파트너십 형태를 띠게 되었다.

아울러 1990년대 이후에는 의료인이 병원을 벗어나 자택에서 진료하거나 왕진하는 형태의 비공식 진료도 점차 확산되었다. 이들 개인 진료는 법적으로 금지되어 있어 극도로 조심스럽게 운영되며, 주로 지인 또는 신뢰 관계가 형성된 환자 중심으로 이루어진다. 공식 배급과 임금 지급이 사실상 중단된 상황에서, 의료진은 생계를 유지하기 위해 의약품을 비공식 시장에 팔거나 환자를 직접 진료하여 수입을 얻어야 했다. 진료 대가로는 현금뿐 아니라 담배, 술, 식료품 등이 활용되며, 고난도 진료(예: 수술, 영상검사 등)에는 높은 비용이 요구되었다. 정형외과, 치과, 일반외과 등 수술 중심 진료과목은 비교적 높은 비공식 수익을 올릴 수 있어 의료진 선호도가 높았다. 일부 의료인은 오전에 공식 의료기관에서 근무하고, 오후에는 비공식 진료를 병행하는 '이중 진료' 형태로 활동하고 있는 것으로 밝혀졌다.

북한 정부는 의료인의 월급 인상 및 비공식 진료 단속을 시도하고 있으나, 공공의료 시스템의 재정적 기반이 회복되지 않는 한 의료인의 비공식 수입 의존 구조를 근본적으로 해결하기는 어렵다는 평가가 지배적이다.

결과적으로 북한 내 의료서비스 접근성은 실질적으로 개인의 재력에 따라 결정되며, 이는 저소득층에게 의료 접근의 구조적 제약을 초래한다. 특히 정치적 지위(당원 여부)와 경제적 지위(소득 수준 및 시장 참여도)에 따라 의료 접근성의 격차가 크게 나타나고 있다. 높은 비공식 진료 비용, 필수의약품의 만성적 부족은 주요 장벽으로 작용하며, '돈주'로 대표되는 경제적 특권층이 의약품 유통망과 가격 결정 과정에 영향력을 행사함으로써 의료서비스의 불평등을 구조적으로 심화시키고 있다.

공식 의료 시스템의 접근성 부족과 서비스 비효율성으로 인해, 북한 주민 다수는 의사의 진단을 거치지 않고 장마당에서 직접 의약품을 구매하여 자가 치료를 시행하는 경향을 보인다. 북한이탈주민을 대상으로 한 심층 면접 조사에 따르면, 주민들은 두통, 소화불량 등 일반적인 증상에 대해 자가 판단을 기반으로 두통약, 소화제 등을 구입하는 것이 일반화되어 있다. 이러한 경향은 전문적 진단 없이 이뤄지는 자가 진단·자가 치료로 이어지며, 결과적으로 약물 오남용의 주요 요인이 되고 있다.

자가 치료 과정에서 주민들은 약물 복용 여부 및 용량을 본인의 주관적 증상 인식에 따라 결정하기 때문에 항생제, 진통제, 수면제, 소화제 등 즉각적 효과가 기대되는 약물을 반복적 또는 과다하게 복용하는 사례가 빈번하다. 일부 북한이탈주민은 진통제를 1회 복용한 뒤 효과가 없다고 판단하면 곧바로 복용량을 증량하는 등 비정형적인 사용 사례를 보고하였으며, 장마당을 통한 경구용 진통제 또는 주사제의 남용도 다수 관찰되었다. 이러한 자가 치료 방식은 증상 완화 중심의 임시적 대응에 머물며, 약물 부작용의 위험성과 질병 악화 가능성을 동시에 증가시키는 요인으로 작용한다.

이와 같은 문제는 코로나19 유행 시기에 더욱 뚜렷하게 드러났다. 2022년 5월 24일, 북한 조선중앙TV는 코로나19 관련 사망자 중 47%가 약물 부작용으로 사망했다고 발표하였다. 이는 자가 치료 과정에서 발생한 약물 오남용의 건강 피해를 방증하는 사례로 해석될 수 있다. 북한 당국은 해당 보도를 통해 주민들에게 "해열제를 반복적으로 사용할 경우 반드시 의사와 협의해야 한다"라고 강조하였는데, 이는 비공식 의료 접근 방식과 자가 치료 관행이 이미 일반화되었음을 간접적으로 드러내는 정황 증거이기도 하다.

대북 제재와 북한의 코로나19 대응이 보건의료 체계에 미친 영향을 종합적으로 정리하면, 〈그림 1-1〉과 같은 구조적 경로로 도식화할 수 있다. 유엔의 지속적인 대북 제재와 코로나19로 인한 국경 봉쇄는 주민의 이동 제한과 중국과의 교류 단절을 초래하였고, 이는 북한 경제 전반의 위축과 함께 보건의료 분야의 만성적인 재원 부족으로 직결되었다. 이로 인해 의료인에 대한 월급과 배급이 중단 또는 지연되었으며, 의료진과 환

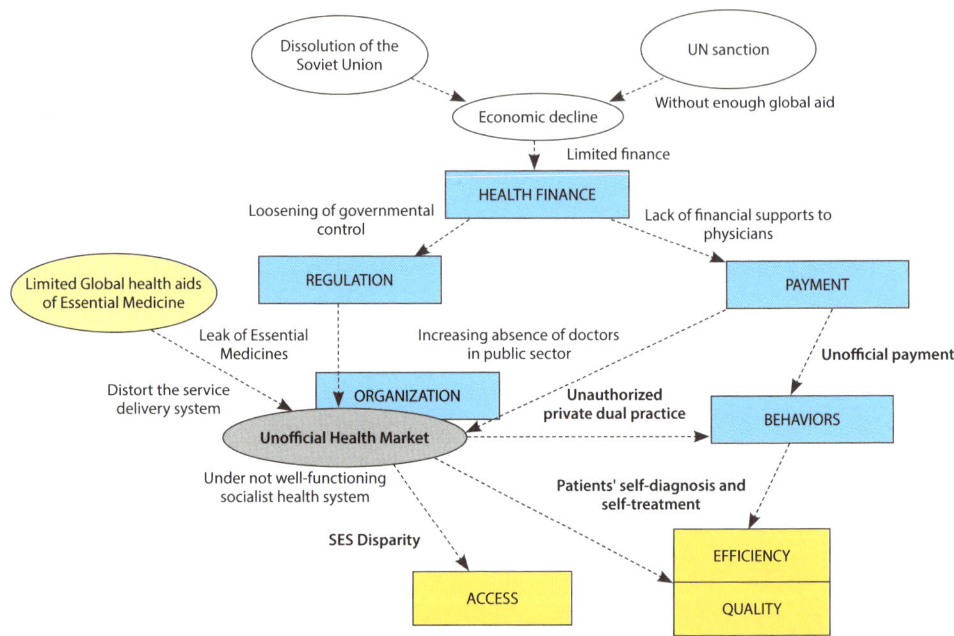

그림 1-1 대북 제재와 북한의 코로나19 대응이 북한 보건의료에 미친 영향

자에 대한 국가 통제력의 약화는 비공식 진료 행위, 비공식 환자 부담금 확대, 장마당 기반 의약품 거래 활성화, 개인 약국의 확산 등 비공식 의료 시장의 구조적 확장을 유도하였다. 이러한 경향은 장기화된 코로나19 국경 봉쇄로 더욱 심화된 것으로 판단된다.

보조적인 사회안전망 없이 의료서비스의 시장화가 가속화된 것은, 특히 코로나19 위기 상황에서 사회경제적 지위에 따른 의료 접근성 격차를 심화시키는 주요 요인이 되었다. 이 같은 보건의료 문화 변화와 불평등의 확대는 감염성 질환 대응뿐만 아니라 만성질환 관리에도 구조적 장애를 초래한다. 당뇨병, 고혈압과 같은 만성질환의 경우 정기적인 투약과 생활 습관 관리가 필수적임에도 불구하고, 의료 인프라가 부족하고 의약품 접근성이 제한되어 심뇌혈관 질환, 만성콩팥병 등 심각한 합병증의 발생 위험을 증가시키는 결정적 원인으로 작용하고 있다. 북한의 사회주의 보건의료 체계는 감염병 대응이나 예방접종 등 특정 영역에서는 제한적 수준의 기능을 유지하고 있으나, 지속적인 관리가 요구되는 비감염성 질환(Non-Communicable Diseases, NCDs)에 대해서는 구조적으로 매우 취약한 상태에 놓여 있다.

따라서 대북 제재 및 북한의 코로나19 대응 전략이 북한 보건의료 체계에 미친 영향을 면밀히 분석하고, 이를 반영한 남북 보건의료 협력 방안을 구체화하는 노력이 필요하다.

2. 한반도 팬데믹 위기 대응을 위한 보건의료 협력 방안

한반도는 팬데믹 상황에서 고유한 취약 구조를 지닌 지역이다. 남북한은 국경을 공유하는 지리적 인접성뿐 아니라 역사적·문화적으로 연결된 인구집단을 형성하고 있어, 감염병은 정치적 경계를 초월한 공동의 위협으로 작용한다. 코로나19 팬데믹을 비롯한 과거의 세계적 보건 위기는, 북한의 극단적인 고립주의 정책과 외부 지원에 대한 배제가 심각한 보건 취약성을 야기했다는 점을 보여 주었다. 또한 감염병 통제가 미흡한 상황은 남한에도 역학적으로 직접적인 위협이 된다는 사실을 확인시켜 주었다.

지리적으로 분리된 타 국가들과 달리, 남북한은 실질적인 공간적 연속성과 인구의 연결성을 가지고 있으며, 이러한 구조는 전염성이 높은 질병이 국경을 넘어 확산될 수 있는 경로를 내재적으로 포함하고 있다. 북한의 코로나19 대응 사례에서 보듯, 국경 폐쇄와 같은 고강도 봉쇄 조치는 고립주의적 대응의 전형이지만, 정보 부족과 외부 협력 부재는 오히려 지역 문제를 악화시킬 수 있는 구조적 리스크를 내포하고 있다. 따라서 감염병 위기에 대한 선제적 대응과 협력은 단순한 대북 지원을 넘어서, 남한 스스로의 보건안보를 확보하는 전략적 수단으로 이해되어야 한다.

이러한 인식을 바탕으로, 일회성 인도주의 지원을 넘어선 지속가능하고 전략적인 남북 보건의료 협력 프레임워크의 구축이 요청된다. 한반도는 고도로 군사화되고 정치적으로 민감한 환경 속에 위치하고 있어, 군사 또는 비핵화 이슈에 대한 직접적 개입은 종종 교착상태에 빠지기 쉽다. 반면, 보건 협력은 이념과 체제를 초월하여 인간의 생명과 건강이라는 보편적이고 비정파적인 위협에 대응하는 수단으로 기능할 수 있다. 이는 보다 낮은 갈등 강도의 영역에서 실질적 협력을 가능하게 하며, 신뢰 구축과 상호 이익을 입증할 수 있는 현실적인 접점을 제공한다.

결국 성공적인 보건 협력은 소프트 안보 분야에서의 선례를 마련함으로써, 장기적으로 하드 안보 분야의 복잡한 도전 과제를 다루는 기반으로 기능할 수 있다. 남북 간의 보건의료 협력은 단순한 지원의 논리를 넘어 상호 보호와 공동 생존을 위한 구조적 전략으로 발전할 필요가 있다.

1) 국제사회 보건의료 지원 경향에서 살펴본 남북 보건의료 협력 방안

코로나19 팬데믹은 전 세계적으로 보건안보가 국민의 생명과 직결된 전략적 의제임을 각인시켰고, 이는 국제관계와 개발원조 정책, 특히 예산 배분의 기준에도 중대한 영향을 미쳤다. 2000년대 초 유엔 새천년개발목표(Millennium Development Goals, MDGs) 달성을 위해 설립된 글로벌 보건 이니셔티브(Global Health Initiatives, GHI)는 주로 감염병 관리에 중점을 두고 있으며, 대표적으로 세계백신면역연합(Global Alliance for Vaccines and Immunization, GAVI)은 백신 접종 및 면역 증강에, 세계기금(The Global Fund to Fight AIDS, Tuberculosis and Malaria, Global Fund)은 결핵, 말라리아, HIV/AIDS 퇴치에 특화되어 있다. 각국은 자국의 경제 수준에 따라 분담금을 공여하는데, 이는 단순한 인도주의적 동기를 넘어 국익의 연장선상에서 해석되기도 한다. 영국 정부가 국제기구 예산 배분 시 해당 기구의 국제적 역량과 자국 국익에의 기여도를 함께 평가하는 사례는 이러한 현실을 반영한다. GAVI와 세계기금은 감염병 대응을 통한 글로벌 보건안보 강화에 실질적으로 기여함으로써 국익 우선 원칙하에서도 높은 평가를 받고 있다.

북한의 경우, 보건안보는 체제 안정성과 직결되는데 국제사회로부터 보건 재원을 확보할 수 있는 핵심 통로가 GAVI, 세계기금과 같은 보건안보 기반 국제기구에 집중되어 있다. 이에 따라, 이들 기구의 재정 구조와 운영 원리에 대한 이해는 향후 북한과의 보건 협력 방안을 수립하는 데 필수적 전제가 된다.

대북 보건의료 지원 동향을 재정 흐름의 관점에서 분석하기 위해서는 공여국 및 공여기구, 경유기구, 실행기구 간의 관계 구조를 명확히 파악할 필요가 있다. 국제사회로부터 고립되어 있는 북한은 보건의료 지원 수혜 과정에서 다양한 제약에 직면해 있다. 따라서 남북관계가 경색된 상황에서도 한국이 다자기구를 경유한 직간접적 대북 보건 지원을 지속하는 전략은 매우 유의미하다.

이러한 경유기구 가운데 세계보건기구(WHO), 유엔아동기금(United Nations Children's Fund, UNICEF), 세계식량계획(World Food Programme, WFP) 등 유엔 산하 기구들은 다자성양자원조(Multi-Bi Aid) 방식으로 대북 보건 지원을 수행해 왔다. 다자성양자원조는 의무분담금과 자발적 핵심 기여금(Voluntary core contribution) 외에, 특정 목적과 지역을 지정한 지정기여금(Earmarked contribution)을 의미한다. 이 같은 방식은 공여국의 정책적 의도를 반영할 수 있다는 장점이 있지만, 동시에 다자기구가 특정 국가의 국익에 의해 양자기구처럼 운용될 수 있다는 우려도 제기된다.

남한 정부는 통일부 산하 남북협력기금을 활용한 대북 지원 시, 유엔 산하 기구를 통한 다자성양자원조가 기금 목적과의 정합성이 높다고 판단해 주요 경로로 활용해 왔다. 그러나 2017년 이후 유엔 안전보장이사회의 대북 제재 강화로 인해 인도적 지원을 제외한 대부분의 대북 지원 사업이 중단되거나 축소되었고, 이로 인해 북한은 GAVI, 세계기금 등 특정 감염성 질환 대응에 특화된 GHI에 대한 재정 의존도를 더욱 높이게 되었다.

GAVI와 세계기금은 공통적으로 두 가지 주요 운영 원칙을 따른다. 첫째, 공여국의 기여와 협력국의 수혜가 분리되어 운영된다. 남한이 GAVI에 재정을 기여하더라도, 해당 기여금이 특정 국가(예: 북한)의 특정 사업(예: 영유아 백신 프로그램)에 직접 배정될 수는 없다. 이는 대부분의 기여가 비지정기여금(Unearmarked Fund) 형태로 이루어지며, 각 기구는 자체 검토 및 평가를 거쳐 수혜국 지원 계획을 수립하는 구조이기 때문이다. 이러한 구조로 인해 통일부의 남북협력기금은 GAVI나 세계기금을 통한 직접적인 대북 사업에 활용되기 어렵고, 대신 외교부의 국제질병퇴치기금(항공권 연대 기여금)을 통해 GHI에 재정을 간접 지원해 왔다. 남한은 2018년까지 연간 약 400만 달러를 GAVI 및 세계기금에 공여하였다.

둘째, GHI는 저소득 및 중간소득 국가를 대상으로 성과 기반 자금 지원(Performance-Based Funding, PBF) 제도를 적용한다. 이 제도하에서 협력국은 일정한 사업성과 지표를 충족해야 하며, 기준에 미달할 경우 지원이 축소되거나 중단될 수 있다. 이는 수혜국에 상당한 이행 압박을 가하는 동시에, 사업의 책무성과 효율성을 제고하는 장치로 작용한다.

이 두 기구는 북한 내 결핵 및 말라리아 퇴치, 영유아 대상 백신 공급에서 핵심적인 역할을 수행해 왔다. 그러나 특정 다자기구에 대한 과도한 의존은 북한 보건의료 재정 구조를 외부 환경 변화에 더욱 취약하게 만드는 구조적 위험 요소가 된다. 실제로 세계기금이 2010년부터 북한에 총 1억 250만 달러를 지원해 왔으나, 2018년을 기점으로 지원을 중단하면서 북한의 결핵 관리 체계는 심각한 공백 상황에 직면하였다. 2017년, 세계기금 대외협력국장은 남한 정부에 기여금 증액을 간접적으로 제안하였으며, 이는 당시 세계기금의 대북 지원액 대비 약 3분의 1 수준에 머물렀던 남한의 총 기여금에 대한 재조정을 요청한 것으로 해석된다.

그러나 남한 정부는 2018년 기존 기여 수준을 유지하는 데 그쳤고, 세계기금은 대북 사업의 효과성에 대한 불확실성, 공여국 설득의 어려움,

이사회 내부의 정치적 고려 등을 이유로 북한 내 결핵 프로그램 지원 중단을 결정하였다. 이 같은 결정은 국제사회에도 상당한 반향을 불러일으켰으며, 이에 따라 유엔 인도주의업무조정국(United Nations Office for the Coordination of Humanitarian Affairs, UN OCHA)은 2018년 10월 중앙긴급구호기금(Central Emergency Response Fund, CERF)을 통해 북한 결핵 사업에 약 350만 달러를 배정하는 이례적인 조치를 단행하였다. 이후 남한 정부가 2019년 세계기금 기여금을 기존 대비 두 배로 증액하자, 세계기금은 2020년 1월부로 대북 결핵 및 말라리아 프로그램의 재개를 공식화하였다.

이 사례는 특정 외부 기관에 대한 재정적 의존이 지정학적 변수와 국제 행위자의 정치적 결정에 따라 국가 보건 체계의 안정성에 직접적인 영향을 미칠 수 있음을 단적으로 보여 주며, 동시에 남한이 공여국의 입장에서 남북관계 경색기에도 다양한 다자 채널을 통해 대북 보건의료 지원을 유지해야 할 전략적 필요성을 강조한다.

향후 모자보건, 감염병 대응, 만성질환 관리 등 주요 보건의료 분야별로 적절한 국제기구, 비정부기구, 민간단체를 선별하여 이들을 경유한 협력 사업을 설계하고, 지속가능한 교류협력 체계를 구축하는 과정에서 남한 정부의 전략적 조정 및 중재 역할은 매우 중요하다. 지원 주체들의 활동 영역이 유사하더라도 북한 내 지역 분할 또는 보건 영역 세분화를 통해 상호 보완적 협력체계를 구축할 수 있으며, 이를 기획하고 실행하는 과정에서 정부의 정책 조정 기능이 결정적인 역할을 한다.

이러한 중재 기능이 효과적으로 작동하기 위해서는 객관적 보건 지표와 지원 성과 데이터를 수집·분석하여, 분야별 우선순위를 설정하고 예산을 합리적으로 배분하는 통합적 지원 전략이 요구된다. 또한 각 기구의 참여 가능성과 사업 적합성을 주기적으로 평가하고, 진행 경과에 따른 지원 구조를 유연하게 조정할 수 있는 체계가 필요하다. 특히 북한이 수용 가능한 다자기구 채널을 적극 활용하는 한편, 우리 정부 내 유관 부처 간 역할 조율, 민간 전문가 및 NGO의 의견 수렴, 국제기구와의 전략적 연계를 통합하는 '한반도 보건안보 및 생명권 보호를 위한 남북 보건의료 교류협력 협의체'의 구축이 시급하다. 이와 같은 제도적 틀이 갖춰질 때, 남북 보건의료 협력은 단순한 지원을 넘어 공동 생존 전략으로 자리매김할 것이다.

2) 한반도 생명·건강공동체 준비를 위한 남북 협력 방안

남북 간 감염병 공동 대응은 단순한 질병관리 차원을 넘어, 한반도 생명·건강공동체 구축을 위한 핵심적 선결 과제이며, 한반도 평화 프로세스의 실질적 진전을 위한 중요한 교두보가 될 수 있다. 감염병이라는 인류 공동의 위협에 대응한 협력은 상호 신뢰를 구축하는 계기가 되며, 비전통 안보 영역에서의 실질적 협력 경험은 보다 포괄적인 협력관계로의 확장을 가능하게 한다.

특히 북한 보건의료 실정에 부합하는 국민건강영양조사, 암 등록사업, 만성질환 등록체계, 의료정보 고도화 사업 등을 선제적으로 기획하고, 이를 체계적으로 전담할 수 있는 국가조직의 확충 및 운영을 지원할 필요가 있다. WHO의 『북한 국가협력전략(2014-2019)』에 따르면, 북한은 광범위하게 보급된 원격의료 시스템을 기반으로 전산화된 보건의료 정보체계 구축을 추진해 왔다. 그러나 북한의 『2016-2020 보건체계 발전 중기전략』에서는 기획과 정보 연계 미흡, 분절적이고 수직적인 데이터 관리 체계, 정보 품질의 부족 등이 중대한 문제점으로 지적되었다. 예를 들어 연령별 영아 사망률이나 지역·성별 통계 등 기본적 보건지표조차 수집되지 않아, 하위 행정단위에서의 분석 역량과 실시간 대응 능력을 저해하는 상황이다.

따라서 북한 보건의료 정보체계의 품질 향상과 함께, 정책기획 및 보건행정 담당자의 역량 강화를 위한 구조적 지원이 요구된다. 이를 위해 다음과 같은 협력 방안이 고려될 수 있다.

① 국가 보건정책 기획부서 내 전담 조직 설치 및 운영 지원
② 의료정보 표준화 및 통합 기술 지원
③ 통계 전문가 및 정보 관리자 대상 역량 강화 프로그램
④ 보건 통계 소프트웨어 도입
⑤ 클라우드 기반 데이터 관리 인프라(EMR, 약품 · 장비 조달관리 등) 구축

북한은 전통적인 수기 기반 보건정보 시스템을 전자적 보고 및 기록 체계로 전환하는 초기 단계에 있으며, 이 시점에서 데이터 품질, 정확성, 적시성을 목표로 하는 정보체계 현대화에 대한 의지가 확인된다. 특히 기초 전자의무기록(Electronic Medical Record, EMR), 조달관리 시스템, 인력 관리 시스템 등 기초 정보 인프라의 개발 및 도입은 시급한 과제로 간주된다.

최근 북한은 데이터 과학 및 인공지능(AI)의 중요성을 인식하고, 김일성종합대학 정보과학부 산하 인공지능기술연구소에 대한 투자를 확대하고 있다. 2018년 단백질 구조 예측 국제 학술대회(Critical Assessment of Protein Structure Prediction, CASP)에서 북한 연구팀이 우수한 성과를 거두었고, 2021년에는 딥러닝 기반 폐결절 검출 관련 논문이 자국 학술지에 게재되는 등 보건의료 AI 분야에서의 초기 성과도 확인되고 있다. 이에 따라, 남북 전문가 간 보건의료 데이터 과학 및 AI 공동연구는 비교적 정치적 민감성이 낮은 분야로서 향후 협력이 유망한 영역으로 평가된다.

아울러 북한은 '먼거리의료봉사체계', '선진적인 지능의료봉사체계' 등 디지털 기술을 기반으로 한 미래형 의료서비스 도입을 정책적으로 시도하고 있으며, 보건의료 분야에서의 구조적 혁신을 모색하는 흐름이 확인된다(최현규, 2021). 연구형 대학 체제를 표방하는 교육기관 중심의 보건의료 연구 강화 역시, 북한 내부에서 보건기술 및 인적자원 고도화를

위한 체계적 시도가 이뤄지고 있음을 시사한다(조정아, 2020).

이러한 배경에서, 팬데믹 대응 경험과 빅데이터 기반 역학 분석 역량을 축적한 남한의 사례는 북한이 향후 보건 위기 대응 전략을 수립하는데 실질적 참조 모델이 될 수 있다. 실효적인 남북 보건 협력을 위해서는 보건의료 데이터 협력체계를 정교화하고, AI · 데이터 과학 공동연구를 촉진하는 것이 현실적인 출발점이다. 이와 관련해 '남북한 감염병 모델링 컨소시엄' 구성을 통해 직접 협력의 플랫폼을 구축하고, 중립성과 과학성에 기반한 사업을 추진할 수 있다.

장기적으로는 동북아 방역 · 보건 협력체와 같은 다자 협력 모델을 활성화하여, 감염병 위기 대응의 제도화를 도모하고 역내 주민의 건강권 보장을 목표로 삼아야 한다. 이는 보건 협력을 한반도 평화 프로세스의 촉진제로 격상시키는 전략이며, 동시에 동북아 전체의 보건안보 강화와 국가 간 협력 촉진에도 기여할 수 있다.

물론 이러한 새로운 교류협력 방안을 구체화하기 위해서는 여전히 단절된 남북관계, 국제사회의 대북 제재, 국내외 정치적 장애요인을 극복해야 한다. 따라서 다학제 전문가 그룹과 범부처 협력체가 장애요인을 면밀히 분석하고, 실현 가능한 대안을 마련해 국제사회의 공조와 협력을 유도하는 것이 한반도 생명 · 건강공동체 형성을 위한 전략적 과제로 제시된다.

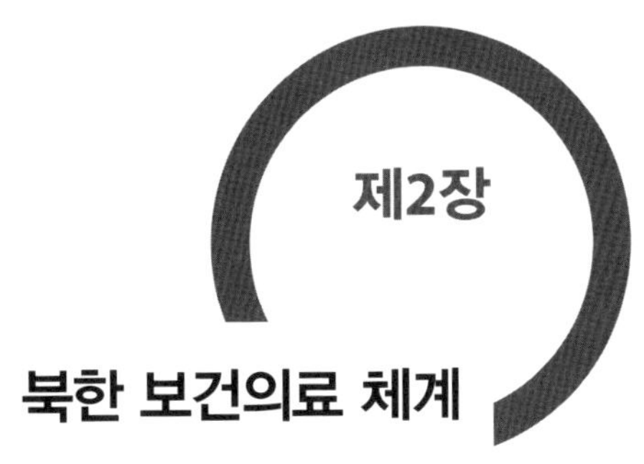

제2장 북한 보건의료 체계

보건의료 체계란 한 국가나 사회가 그 구성원의 건강 수준을 향상시키기 위하여 마련한 보건의료 사업에 관한 제반 법률과 제도, 보건의료 서비스의 수요와 공급에 관련된 요인들 간의 구조적·기능적 체계를 총칭한다. 여기서 보건의료란 「보건의료기본법」 제3조에 따라 "국민의 건강을 보호·증진하기 위하여 국가·지방자치단체·보건의료기관 또는 보건의료인 등이 행하는 모든 활동"을 말한다. 즉, 보건의료 체계는 사회 구성원의 건강을 보호 및 증진하기 위하여 사회적 기능과 보건의료 자원을 적절하게 배분하는 하나의 체계를 의미한다(Jung and Kang, 1992).

대부분의 연구는 〈그림 2-1〉의 세계보건기구(WHO)가 2010년에 제시한 보건의료 체계 분석 틀인 The Six Building Blocks of A Health System(이하 Six Building Blocks)을 활용하고 있다. Six Building Blocks는 보건의료 체계를 여섯 가지 핵심 구성 요소로 구분한 개념으로, 리더십과 거버넌스(Leadership and governance), 보건의료 인력(Health workforce), 보건의료 정보시스템(Health information systems), 필수 의료기술 및 의약품 접근성(Access to Essential medical products and technologies), 보건의료 전달체계(Service delivery), 보건의료 재정(Financing)으로 구성된다(WHO, 2010).

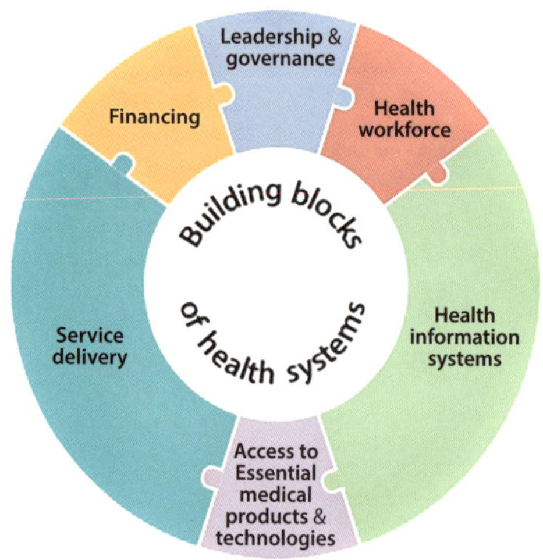

출처: WHO, *Operational framework for building climate resilient health systems*, 2015, 재구성

그림 2-1 WHO의 보건의료 체계(Six Building Blocks)

본 2장에서는 WHO의 보건의료 체계(Six Building Blocks) 모델의 각 구성 요소에 따라 내용을 구분하여 북한의 보건의료 체계의 특징과 보건의료 전달체계, 보건의료 인력, 리더십과 거버넌스 등을 서술할 예정이다. 1절에서는 북한 보건의료 체계의 특징을 기준으로 북한 보건의료 체계의 기본 틀인 무상치료제, 예방의학제, 의사담당구역제 등을 다룰 것이다. 다음으로 앞서 언급한 보건의료 체계의 6가지 구성 요소 중 보건의료 전달체계(Service delivery)를 주제로 북한 내의 의료기관 현황과 비공식 보건의료 전달체계를 살펴보고자 한다. 특히 북한은 최근 보건의료에 최신 과학기술을 적용하여 보건의료의 디지털 전환 및 원격의료에 집중하는 추세이며, 이에 대한 자세한 내용은 2절에서 확인할 수 있다. 3절에서는 보건의료 인력(Health workforce)과 관련된 내용으로 북한의 보건의료 인력의 현황과 양성체계를 의사 인력과 의학대학을 중심으로 살펴보려고 한다. 북한은 남한과 다른 교육체계를 도입하였고 인력 양성과 보건의료 인력 구성에서 남한과 많은 차이점을 보인다. 또한 북한은 자유민주주

의 체제인 남한과 달리 전체주의 체제로, 두 나라의 국가체계가 다른 만큼 보건의료 관리와 조직체계가 다르게 발전해 왔다. 이에 대하여 4절에서는 북한의 리더십과 거버넌스(Leadership and governance), 즉 북한의 보건의료 조직 및 관리체계를 살펴보고자 한다.

제1절 북한 보건의료 체계 특징

북한의 보건의료 체계를 살펴보려면 먼저 북한 체제의 특징을 알아야 한다. 북한 체제는 사회주의가 갖는 보편성을 가진 동시에 북한만이 지닌 특수성이 있다. 즉 북한은 계획경제 체제, 당 중심 체제와 같은 사회주의 국가의 보편성을 지닌 동시에 수령 중심 체제와 3대 권력 세습(김일성-김정일-김정은)과 같은 특수성도 가지고 있다. 보건의료 체계에서도 북한은 「사회주의헌법」 제56조의 형식을 따라 '전반적 무상치료제', '의사담당구역제', '예방의학제'라는 세 개의 기본 틀을 형성하여 사회주의 국가의 보건의료 이념을 따르면서도 자신들만의 독자적인 방식으로 보건의료 체계를 구축하여 발전시켰다.

북한의 보건의료 체계의 가장 큰 특징은 국가가 주민들의 건강을 책임시는 사회주의적 접근법이다. 이는 사회주의적 이념을 바탕으로 모든 주민들에게 의료서비스를 제공하기 위해 설계된 체계로서 사회주의 국가의 보건의료 이념은 포괄적인 양질의 보건의료, 수혜 대상의 보편성, 국가에 의한 단일화 및 통일된 서비스, 광범위한 예방의료, 보건 서비스에 대한 노동자의 참여이다(George, 1989).

이러한 북한의 보건의료 체계는 해방 직후인 1945년부터 형성되기 시작했다. 당시 북한은 구소련 등의 사회주의 국가의 도움을 적극적으로 활용하였고, 이러한 지원을 토대로 일부 병원과 진료소를 설립하고 필요한 의료 기자재와 약재를 수입하여 충당하는 등 일제가 철수하면서 공백이 된 의료시스템을 재건하기 위해 몰두하였다.

그러나 최근 북한 보건의료 체계의 현실은 사회주의 보건의료계의 틀과 형식은 유지되나, 실질적으로 의료기관에 필수 약품과 물자가 공급되지 못하고 북한 당국의 관리기능도 상당 부분 상실된 상황으로 전해진다.

1. 무상치료제

북한의 무상치료제는 제도상으로 수술비 · 진료비 · 약값 · 치료비 · 건강검진비 · 예방접종비 · 교정기구비 · 보철비 등 의료봉사 일체의 비용을 국가가 전액 부담한다는 내용을 담고 있다(국가정보원, 2024). 즉, 모든 주민이 무료로 진료를 받을 수 있도록 보장하는 제도이다.

이러한 북한의 무상치료제는 여러 단계를 거쳐 완성되었는데 크게 세 단계의 발전 양상을 보인다. 1947년부터 실시된 '「사회보험법」에 의한 무상치료제', 한국전쟁 중의 '전반적 무상치료제', 그리고 1960년대부터 이뤄진 '완전하고 전반적인 무상치료제'로 구분할 수 있다. 1990년대에 들어서면서는 북한의 무상치료제가 제 기능을 못하는 상황이기에 현재는 '무상치료제의 쇠퇴기' 또는 '무상치료제의 퇴행'으로 분류된다.

1) 「사회보험법」에 의한 무상치료제

북한은 해방 이후 남한과의 체제 경쟁에서 자신들의 사회주의 제도의 우월성을 선전하기 위해 '「사회보험법」에 의한 무상치료제'를 도입하였다. 1945년 11월 19일, 북조선 5도행정국을 설립하면서 보건국을 설립하였고 이듬해인 1946년 2월 8일, 북조선임시인민위원회 산하의 보건국으로 업무를 이관하면서 보건행정 체계를 수립한다. 같은 해인 3월 23일, 북조선임시인민위원회의 기본 강령인 「20개조 정강」에 15조, 20조를 포함하여 "국가병원의 수를 늘리고, 전염병을 예방하며, 빈민들에 대한 무료치료(20조)"와 "로동자 사무원들에 대한 생명보험 실시(15조)"를 발표하였다. 이후 1946년 6월 24일, 「북조선 로동자, 사무원에 대한 로동법령」 선포로 「사회보험법」에 의한 무상치료제 실시의 법적 기초가 마련되었다(이철수, 2003). 이는 노동자와 사무원 들의 사회보험제를 의무적으로 실시함으로써 질병이나 부상으로 노동력을 잃었을 때 물질적 및 의료상 방조를 받을 수 있는 권리를 규정한 것이다. 같은 해 12월 6일, 북조선로동당 중앙위원회 상무위원회 제16차 회의에서 「사회보험법」에 의한 무상치료제를 효과적으로 실시하기 위한 대책을 세워 수백 개의 개인병원과 의원이 촉탁병원으로 계약이 체결되고, 각 시 · 군과 중요 직장들에서 사회보험 실시를 위한 부서가 조직되는 등 무상치료에 대한 논의를 통해 많은 변화가 일어났다(서울대학교 의과대학 통일의학센터 외, 2019).

북한은 "새 조국 건설에 적극 떨쳐나서도록 힘 있게 고무하기 위한 것"이라는 이유로 노동자와 사무원에게 먼저 혜택을 주었다. 1946년 12월 19일, 북조선임시인민위원회에서 「사회보험법」과 「로동자, 사무원 및 그 부양가족들에 대한 의료상방조 실시와 산업의료시설개편에 관한 결정서」가 채택되었고 이를 기반으로 1947년 1월 27일, 전체 노동자, 사무원 및 그 부양가족들에 대한 무상치료 실시가 선포되었다(서울대학교 의과대학 통일의학센터 외, 2019). 1948년 3월 13일, 치료비 규정이 개정됨에 따라 국영병원의 약값과 치료비가 개인병원의 10분의 1로 감소하여 사회보험 미적용자들도 쉽게 치료를 받게 되었다(승창호, 1986).

2) 전반적 무상치료제

1950년대, 한국전쟁으로 인해 해방 이후 구축해 놓은 북한의 보건의료

시설들이 파괴되었고 북한은 이러한 난관을 전체 인민에게 '전반적 무상치료제'를 도입하는 것으로 해결하려고 하였다.

1952년 1월 20일, 김일성 수상은 「전반적 무상치료제를 실시하기 위한 준비를 잘할데 대하여」라는 지시를 보건성 책임 일군들에게 발표하였고 같은 해 10월 15일, 조선로동당 중앙위원회 조직위원회 제115차 회의에서 전반적 무상치료제 토의가 결정되었다. 이는 한국전쟁 중인 북한 주민들에 대한 보건위생 사업을 강화할 목적으로 전체 주민에게 국가 부담에 의한 전반적 무상치료제를 실시할 것에 대한 토의 결정이었다. 같은 해인 1952년 11월 13일, 내각결정 제203호에 따라 「무상치료제도를 실시할데 대하여」가 채택되어 수혜자가 노동자와 사무원 그리고 그 부양가족들인 사회보험 가입자들로 제한되었던 이전 제도와는 달리, 일반 주민들로 확대되어 '모든 주민'이 혜택을 받는 '전반적 무상치료'로 확대되었다. 다만, 전 지역의 개인상공업자와 개인농민은 대상에서 제외하였다.

이후 이듬해인 1953년 1월, 전쟁 중임에도 「사회보험법」에 의한 무상치료제가 국가부담으로 모든 주민에게 적용되는 전반적인 무상치료인 '전반적 무상치료제'로 확대되어 실시된다.

3) 완전하고 전반적인 무상치료제

1958년, 북한은 국가 보건기관에 개인 의사들을 모두 편입시키고 1960년, 전국 리(里) 단위에 진료소를 구축하면서 사회주의 개조를 완료해 나갔다. 이를 기반으로 1960년 2월 27일, 북한은 최고인민회의 제2기 제7차 회의에서 「인민보건 사업을 강화할데 대하여」를 채택하며 '완전하고 전반전인 무상치료제'가 실시됨을 법적으로 공포하였다. 완전하고 전반적인 무상치료제가 이전 제도였던 전반적인 무상치료제와 다른 특징은 '양질의 의료'를 공급한다는 것이다(김흥석, 2010). 완전하고 전반적인 무상치료제의 도입으로 의료봉사의 질적 수준을 높이는 과제가 요구되

표 2-1 북한의 무상치료제 실시 과정

구분	일시	내용	적용 대상(수혜자)
「사회보험법」에 의한 무상치료제	1946.06.	「북조선 로동자, 사무원에 대한 로동법령」 선포로 「사회보험법」에 의한 무상치료제 실시의 법적 기초 마련	노동자와 사무원 및 부양가족
	1946.12.	북조선임시인민위원회에서 「사회보험법」, 「로동자, 사무원 및 그 부양가족들에 대한 의료상방조 실시와 산업의료시설개편에 관한 결정서」 채택	
	1947.01.	전체 노동자, 사무원 및 그 부양가족들에 대한 무상치료 실시를 선포	
전반적 무상치료제	1952.01.	김일성, 보건성 책임 일군들에게 「전반적 무상치료제를 실시하기 위한 준비를 잘할데 대하여」 지시	(전 지역의 개인상공업자와 개인농민을 제외한) 모든 주민
	1952.10.	조선로동당 중앙위원회 조직위원회 제115차 회의에서 전반적 무상치료제 토의 결정	
	1952.11.	내각결정 제203호 「무상치료제도를 실시할데 대하여」 채택	
	1953.01.	전반적 무상치료제 실시	
완전하고 전반적인 무상치료제	1960.02.	최고인민회의 제2기 제7차 회의 「인민보건 사업을 강화할데 대하여」 채택, 무상치료제의 일반화	모든 주민
	1980.04.	「인민보건법」 제정으로 완전하고 전반적인 무상치료제 법제화	

출처: 서울대학교 의과대학 통일의학센터 · 한국국제보건의료재단 · 보건복지부, 『북한 보건의료 백서』, 2019, 재구성

어 의사담당구역제와 같은 찾아가는 의료서비스가 공식적으로 등장하며 실시된다.

북한은 양질의 의료를 제공하기 위해 1966년에 진료소가 없는 일부 리(里)에 진료소를 모두 설치하고, 1970년대에는 질적 수준 향상을 위해 시(市) 및 군(郡) 인민병원과 리(里)진료소를 더욱 견고하게 구축하고 의료기관과 병상 수를 늘리는 등 국가 의료시설의 역량을 높였다. 이 과정에서 전통 한의학을 현대화한 고려의학을 강조하고 고려의사를 대량으로 배출하여 관련 시설 정비와 함께 완전하고 전반적인 무상치료제의 기틀을 마련하였다. 또한 더 많은 의사들을 배치하기 위해 의사와 준의를 양성하기 시작하였고, 의료 기구와 설비 비품에 대한 보건기관의 수요를

충족하기 위해 의학·과학 연구기관들과 관련 생산시설을 확장하고 발전시키며 현대화하였다(엄주현, 2024).

이후 1980년 4월 3일, 북한은 「인민보건법」을 제정하고 최고인민회의 법령 제5호로 채택하여 완전하고 전반적인 무상치료제를 법제화하였다. 〈표 2-1〉은 무상치료제의 실시 과정을 표로 나타낸 것으로 「사회보험법」에 의한 무상치료제, 전반적 무상치료제, 완전하고 전반적인 무상치료제의 주요 과정을 보여 준다.

4) 무상치료제의 한계

북한은 최근까지도 자국의 보건의료 사업을 높게 평가하며 무상치료제와 의사담당구역제의 유용성을 선전하고 있으나 그 실상은 선전과 거리가 멀다. 1995년 '고난의 행군' 이전의 북한 사회는 풍족하지 않았지만 나름대로 사회시스템이 유지되었으며, 앞에서 살펴봤듯이 북한은 1947년부터 크게 세 단계의 발전 양상을 보이며 완성된 '완전하고 전반적인 무상치료제'를 실시했다.

그러나 1990년대에 들어서면서 동구권 사회주의 국가들의 체제 전환과 붕괴, 계속되는 자연재해, 북한 김일성 주석의 사망 등 '3중재, 3중고'로 인해 찾아온 심각한 경제난과 함께 전량 수입에만 의존하던 의료기기나 약제 공급이 중단되면서 의약품과 의료 기구 등의 공급이 어려워졌다(장석, 2016). 이에 주민들은 페니실린이나 마이신 등의 기본적인 항생제도 구하지 못하였으며 병원에 가도 치료를 받을 수 없는 심각한 상태에 이르렀다(『NK조선』 2013년 10월 28일).

이처럼 북한의 경제 사정이 악화되면서 각 방역소와 병원에 의약품 공급이 끊겼고 북한의 무상치료제는 제 기능을 하기 점차 어렵게 되었다. 이후 의약품 부족 현상이 심각해지자 의약품과 의사의 수가 한정된 상황에서 북한 의료인들은 스스로의 생계유지를 위해 환자들에게 치료의 대가를 요구하기 시작했고, 북한 주민들은 좋은 의약품을 구하기 위해 의료진에게 식사를 대접하거나 현금을 주는 등 별도의 대가를 치러야 했다. 특히 의약품이 장마당으로 밀반출되어 주민들은 병원에서 처방을 받은 뒤 장마당에서 약을 사 먹는 상황에 이르렀다.

이처럼 북한은 공식적으로 무상치료제를 유지하고 있지만, 실제 보건의료 현장에서는 그 한계가 드러나고 있다. 여전히 북한 당국의 무상제공이 일부 있지만 북한 주민 개인이 의료서비스 비용을 거의 전적으로 부담하는 상황이 나타나고 있으며, 무상치료제는 명목상 제도일 뿐 실질적으로는 유상치료제로 전환되었다는 지역 주민들과 북한이탈주민의 일부 증언도 있다(통일부, 2024).

〈표 2-2〉는 2025년 자유아시아방송(RFA)을 통해 보도된 내용으로, 함경북도 지역의 한 주민 소식통에 따르면 청진 보안구역병원 내부에 게시되었다고 전해진 진료비 및 약값 내역을 정리한 것이다.

다만 해당 사례는 북한 내부 주민 소식통의 증언을 인용한 언론 보도

표 2-2 청진 보안구역병원 진료비 및 약값(2025년)

구분	항목	가격(북한 화폐)
진료비	접수비	5,000원
	진찰비	5,000원
	뢴트겐(엑스레이)	20,000원
	진단서	50,000원
약값	아스피린 1정	200원
	령신환(소화제) 50알	5,000원
	구심환(심장약) 1통	12,000원
	디아제팜 10정	5,000원
	페니실린(항생제) 1대	8,000원
	마이실린(항생제) 1대	5,000원
	모르아민(진통제) 1대	30,000원
	캄파(해열제) 1대	2,000원
	포도당(링거주사)	15,000원

출처: 『자유아시아방송』, "북 병원들, 명칭 바꾸고 치료비 · 약값 게시", 2025. 4. 7., 재구성

에 근거한 자료로, 이를 북한 전역의 보건의료 체계 전반의 변화를 대표하는 사례로 단정하기에는 한계가 있다. 그럼에도 불구하고, 최근 일부 지역에서 무상치료제의 실질적 운영 방식이 변화하고 있을 가능성을 시사하는 사례로서 의미를 가진다.

이러한 변화는 주민 전체에 동일하게 나타나기보다는, 사회적 지위와 권력 수준에 따라 의료 접근성의 격차를 심화시키는 방향으로 전개되고 있다. 특히 당 고위간부들은 개인의사까지 두어 '무상치료제'의 혜택을 받고 있는 반면, 북한 주민들은 진료·입원·수술·약품 구매 등의 과정에서 발생하는 비용을 국가가 아닌 개인이 부담하는 상황이 일상화되고 있다(이우태, 2022).

2. 예방의학제

예방의학제는 사회주의 의학의 기본 원칙으로 전염병 예방과 위생 교육과 같은 강력한 위생방역사업 실시를 기본 방침으로 제시한다. '예방의학적방침'이라고도 불리며 무상치료제, 의사담당구역제와 함께 북한 보건정책의 기본 틀을 이루고 있다.

북한은 해방 이후, 일제 통치 기간 동안 질병 예방과 치료 정책의 부재로 인해 발생한 열악한 위생방역 사업을 해결하는 것이 중요한 과제라 생각하여 예방의학적 보건체계를 세워 우선으로 해결하려고 하였다(문옥륜 외, 1989). 이에 따라 기존의 일제강점기에 제정된 치료 본위적인 위생방역 규범을 철폐하고 새로운 위생 및 방역 법규를 제정, 발포하는 사업을 적극 추진하여 새로운 인민보건의 법적 기초를 마련하고 예방에 중점을 둔다. 이러한 예방의학제는 북한의 보건의료 현장에서 '위생방역소(現 질병예방통제소)'를 거점으로 하여 예방적 의료봉사 사업, 위생선전 사업, 위생방역 사업, 공해 방지 사업 등의 형태로 적용되어 실시되고 있다.

1946년 5월, 북한은 임시인민위원회 지령으로 "인민의 건강을 보전하고 공중위생 상 위해를 미연에 방지함"을 목적으로 하는 「위생검사원 규칙」의 제정과 공포를 통해 위생검사원 제도를 시행하게 된다(대륙연구소, 1990). 이후 1946년 6월, 소독소, 위생세균시험소, 서부방역연구소 등 위생방역 기관들과 전염병원, 결핵병원 등 전염성 질병의 예방 및 근절을 위한 인민보건기관들을 창설하였고 같은 해 11월, 북조선중앙방역위원회와 도·시·군과 같은 각 지방 행정구역 단위와 기관 및 기업소들에 방역위원회를 조직하였다.

1952년, 한국전쟁 시기에 모든 시와 군에 위생방역소가 설치됨으로써 중앙으로부터 도·시·군에 이르는 위생방역 체계를 수립하여 위생방역 사업을 전 사회적·인민적인 사업으로 추진한다(조일웅, 2003). 특히 1956년 8월, 김일성 수상은 조선로동당 중앙위원회 전원회의에서 위생사업을 전 인민적인 운동으로 벌이도록 구체적인 방향과 방도를 제시하였고, 이에 보건사업에 대한 당의 지도 체제를 강화하고 각급 행정조직과 직장 단위의 대중회의를 통하여 보건사업의 대중화를 위한 사상교육이 이루어져 북한 예방의학제의 특징 중 하나인 보건사업에서의 대중 동원 원칙을 강조하게 되었다.

1960년대 이후, 북한식의 '예방의학' 개념이 생기면서 1966년 10월 20일, 김일성 수상의 "사회주의 의학은 예방이다"라는 연설을 통해 '예방의학'이라는 용어가 정책적 개념으로 처음 등장하였고 이러한 예방의학이 사회주의 의학의 기본으로 규정되며 북한의 기본 원칙이 되었다(어린이의약품지원본부, 2012). 이후 북한에서는 예방의학이 단순한 위생 교육을 넘어, 질병 발생을 미리 막기 위한 국가 차원의 정책으로 자리 잡았고 국가의 의무로 규정되었다. 이후 1972년 12월에 제정된 「조선민주주의인민공화국 사회주의 헌법」 제56조와 1980년대에 제정된 「인민보건법」 제3장 제18조~제27조를 통해 사회주의 의학의 원리를 구현한 예방의학제도를 공고하게 발전시킨다는 원칙을 강조한다.

〈표 2-3〉은 이러한 예방의학제와 관련된 북한의 법령들을 정리한 것인데 의료법, 인민보건법, 사회주의 헌법 등 다양한 법령에서 예방의학제가 언급되며 등장하고 있다.

북한 예방의학에서는 전염병학, 미생물학, 방역학, 임상역학 등 모든 학문이 예방의학에 직접적으로 접근하고 있으며 내과, 외과, 소아과, 산부인과, 치과 등 대부분 분야에서 예방에 선차적인 주목을 돌리고 의료봉사 활동을 한다(조성은 외, 2022). 그러나 현재 보편적 의료서비스의 가장 일선 전달체계인 진료소와 의사담당구역제의 의사들은 의료기기를 갖추지 못한 채 의료 상담 수준의 서비스만을 제공하고 있으며, 2차 의료기관에 해당하는 시·군·구역 인민병원의 시설 또한 매우 낙후된 것으로 확인된다(조성은, 2019).

소아를 대상으로 한 예방접종은 비교적 안정적으로 시행되어 왔으며, 전염병 유행 시 지역 단위로 예방접종을 실시하거나 건강검진을 독려하

표 2-3 예방의학제와 관련된 북한의 법령

「조선민주주의인민공화국 인민보건법」 제3조 (예방의학제도의 공고발전원칙)
사회주의의학에서는 기본은 예방의학이다. 국가는 인민보건사업에서 사회주의의학의 원리를 구현한 예방의학제도를 공고발전시킨다.
「조선민주주의인민공화국 인민보건법」 제18조 (예방에 선차적힘을 넣을데 대한 요구)
국가는 인민들이 병에 걸리지 않도록 미리 대책을 세우는 것을 자기 활동의 중요한 임무로 여기며 예방에 선차적인 힘을 넣는다.
「조선민주주의인민공화국 의료법」 제5조 (병의 예방원칙)
병에 대한 예방사업을 강화하는 것은 인민들의 건강증진을 위한 기본담보이다. 국가는 예방을 치료에 앞세우고 위생방역사업과 환경보호사업을 정상적으로 벌려 병을 미리 막도록 한다.
「조선민주주의인민공화국 사회주의 헌법」 제56조
국가는 전반적무상치료제를 공고발전시키며 의사담당구역제와 예방의학제도를 강화하고 보건부문에 대한 물질적보장사업을 개선하여 사람들의 생명을 보호하며 근로자들의 건강을 증진시킨다.
「조선민주주의인민공화국 인민보건법」 제18조~제27조
국가는 인민들이 병에 걸리지 않도록 미리 대책을 세우는 것을 자기 활동의 중요한 임무로 여기며 예방에 선차적인 힘을 넣는다. … (이하 생략)

출처: 국가정보원, 『북한법령집(北韓法令集) 上·下』, 2024

고 격리 조치를 취하는 등 예방의학적 방침에 기반한 대응이 일정 수준 유지되어 온 것으로 분석된다. 그러나 코로나19 이후 국경 봉쇄가 장기화되면서 백신 조달에 어려움이 발생하였고, 이에 따라 아동 예방접종률은 크게 감소하였다(이우태 외, 2023).

이처럼 예방의학은 치료보다 예방을 우선시하며 전국 위생방역소를 주축으로 하여 통일적인 방역체계와 보건의료 조직을 통해 위생 교육과 방역, 위생 사업 등을 진행했다. 그러나 1990년대 고난의 행군 이후부터 지속된 경제위기와 코로나19로 예방의학은 유명무실화되어 제도의 사각지대에 놓인 주민들의 보건의료 질을 떨어트리고 있다.

3. 의사담당구역제[호(戶)담당의사제]

'의사담당구역제'는 북한 전 지역을 구역별로 나누어 의사마다 일정한 구역을 맡아 정기적으로 해당 구역을 방문해 해당 지역의 주민들에게 예방과 치료를 동시에 제공하여 주민의 건강을 책임지고 체계적으로 관리하는 보건의료 서비스를 제공하는 제도이다.

이러한 의사담당구역제는 앞서 살펴본 북한 보건의료에서의 사회주의 의학의 원리와 예방의학적 방침을 실천하고 제대로 관철할 수 있게 하는 조직체계로서, 전 주민의 건강관리를 위해 해방 직후부터 추진되어 지금까지 지속되고 있으며, 의사마다 담당 구역 내 일정 수의 주민들에게 검진, 진료, 예방접종 및 소독, 위생 관리 등의 포괄적인 1차 의료와 체계적이고 전면적인 건강관리를 제공한다는 북한 의료 당국의 취지에서 만들어졌다(어린이의약품지원본부, 2012).

의사담당구역제는 태아부터 출생까지는 산부인과 담당의사, 출생부터 14세까지는 소아과 담당의사, 성인이 되면 내과 담당의사가 주민들의 건강관리를 맡는 방식으로 운영된다. 특히, 거주지 생활단위를 기초로 하는

「거주지담당제」와 생산활동 단위를 기본으로 하는「직장담당제」로 이원화되어 있으며 편의에 따라 이용할 수 있게「이중등록제」를 운영하고 있다(승창호, 1986).

북한은 다음과 같은 법령을 통해 의사담당구역제도를 공고히 하였다. 「조선민주주의인민공화국 의료법」 제4조는 "의사담당구역제는 인민들의 건강을 책임지고 보장하는 우월한 주민건강관리제도이다. 국가는 의사담당구역을 바로 정하고 의료일군의 책임성과 역할을 높여 의사담당구역제를 철저히 실시하도록 한다."이고,「조선민주주의인민공화국 인민보건법」 제28조는 "국가는 의사들이 일정한 주민구역을 담당하고 맡은 구역에 늘 나가 주민들의 건강상태를 돌보며 예방치료사업을 하는 선진적 의료봉사제도인 의사담당구역제를 공고발전시킨다."이다(국가정보원, 2024).

북한은 해방 이후 1947년 7월부터 모든 의료기관에서 담당구역제를 실시하였다고 한다. 그러나 이 시기 의사담당구역제는 방역과 주민들에 대한 위생 교육에 대해서만 언급하였으며, 위생방역 사업에 대한 보건의료기관의 담당 구역을 지정한 것에 불과하였다. 1948년 3월 19일, 북조선인민위원회 제62차 회의 '보건위생사업을 개선 강화하기 위한 몇 가지 과업'에서 김일성 수상이 '의사담당구역제'라는 용어를 처음 사용하였으며 이후 1960년 2월 27일, 북한의 최고인민회의는 양적인 무상치료제에 질적인 무상치료제를 수반한 '완전하고 전반적인 무상치료제'의 실시를 위해 제2기 제7차 회의에서「인민 보건사업을 강화할데 대하여」 법령을 채택하였다. 이를 통해 "예방과 의료봉사의 질을 제고하기 위하여 최근년간에 도시에서 의사담당구역제를 완성하며 농촌에서 담당 구역 사업을 더욱 강화할 것"을 제시하였고 이와 함께 의사담당구역제의 실시를 선포하였다.

이듬해인 1961년 9월 11일, 조선로동당 제4차 당대회에서 김일성 수상이 "시·군 인민병원들과 리진료소들을 늘리고 거기에 의사들을 많이 배치하여 선진적의료봉사제도인 의사담당구역제를 가까운 기간에 실시하여야 한다"라고 거듭 지시하였고 의사담당구역제의 실행을 위해서는 의료기관과 의사들이 충분히 있어야 하기에, 당국은 의료 인력을 양성하고 전문병원들을 새롭게 건설하며 각 지역에 위치한 진료소, 종합진료소, 도·시 병원에 필요한 약품과 설비 및 운영 방안을 제공하고 요양소를 대대적으로 지어 근로자들에 대한 의료·요양 봉사를 강화하였다.

이에 따라 〈표 2-4〉에서 볼 수 있듯이 해방 이후부터 1960년까지 북한의 의료기관 및 의사 수가 눈에 띄게 변화하였다.

이러한 노력을 통해 1963년 4월, 의사담당구역제가 처음으로 평양시 중구역 경림종합진료소 소아과에서 시행되었으며, 1964년 6월부터 탄광, 광산에서는 갱의사담당구역제가, 산업기업소들에서는 직장담당구역제가 실시되기 시작하면서 의사담당구역제의 범위가 넓어지게 된다(승창호, 1986). 1980년대 후반에는 의사담당구역제가 '호(戶)담당의사제'로 개칭되면서 전국적으로 확장되어 실시되었으며, 호담당의사제를 기본으로 해당 지역의 실정에 맞게 직장(갱)담당제를 결합하여 실시하는 형태로 발전하며 각 리인민병원과 진료소에 호담당과가 생겼다(황상익, 2006).

1985년 4월 21일, 북한은 「보건사업을 더욱 개선강화할데 대하여」의 방침을 통해 보건일군들의 책임감을 높여 담당 구역 주민들에 대한 건강관리 수준과 의료봉사의 질적 수준을 높이며 중공업 부문의 직장, 갱의사담당제를 강화하는 등 의사담당구역제 강화에 대한 구체적인 과업과 방

표 2-4 북한 의료기관 및 의사 수 변화(해방 이후~1960년)

구분	1946년	1949년	1953년	1956년	1959년	1960년
병원 수(개)	85	175	329	313	410	447
병상 수(병상)	2,031	6,630	13,829	18,104	28,597	32,698
외래 치료기관 수(개)	93	854	793	1,346	2,947	4,364
의사 및 준의 수(명)	1,009	2,131	3,009	5,650	9,034	11,919
인구 10,000명 당 의사 및 준의 수(명)	1.1	2.2	3.5	6.0	8.7	11.0

출처: 서울대학교 의과대학 통일의학센터·한국국제보건의료재단·보건복지부, 『북한 보건의료 백서』, 2019

도를 제시하였다. 이후 1988년 3월에는 호담당의사제가 실시된다(채옥, 2000).

1990년대에 들어 북한은 시·군 인민병원과 종합진료소의 전문과를 살리면서 전문과 의사들을 조절하여 호담당과를 설치하고, 군인민병원 주변에 있는 종합진료소들의 의사 중 일부를 호담당의사로 배치하는 등 제도의 구체적인 방침을 제시하였다. 이에 따라 탄광, 광산, 공장, 기업소의 병원 및 진료소에서 보건일군들이 부족하여 호담당과를 내올 수 없는 경우, 일반의사(준의)가 담당 구역의 환자 관리와 진단서 발급, 전염병 파악의 업무도 담당하였고 탄광, 공장 등에서는 갱별/직장담당구역제가 실시되어 전문과 의사들에게 일정 수 세대를 맡겨 호담당의사의 임무도 수행하게 하였다(한석영, 2000).

그러나 실제로는 호담당의사, 즉 1명의 의사(준의)가 200~300명, 농촌에서는 500명 내외를 대상으로 진료를 봐야 하는 상황이며, 이처럼 담당해야 할 환자가 너무 많고 의약품의 부족과 넓은 진료 범위로 인해 실제 운영되는 방식은 형식적인 방문으로 끝나는 경우가 많다고 전해진다(어린이의약품지원본부, 2012). 현재 북한의 의사담당구역제(호담당의사제)가 형식적으로만 운영되고 있다는 증언과 조사 결과도 적지 않다. 최근 북한이탈주민을 대상으로 한 조사에서는 응답자의 70% 이상이 의사담당구역제 자체를 인지하지 못하고 있었으며, 제도를 인지한 응답자 중에서도 절반 이상은 이를 실제로 이용한 경험이 없다고 응답했다. 많은 응답자들은 호담당의사가 존재한다는 말을 들었지만 직접 접촉하거나 의료적 도움을 받은 기억은 없다고 밝혔으며, 일부는 전염병 유행 시 호담당의사가 예방접종을 시행하거나 위생 강연을 진행했다고 회고했지만, 이는 극히 제한적인 사례에 그쳤다(이우영 외, 2024).

이처럼 북한 보건당국이 강조하는 제도적 틀과 실제 주민이 체감하는 의료서비스 사이에는 상당한 간극이 존재하며, 북한 주민 다수는 의사담당구역제를 통한 실질적인 의료 혜택을 거의 받지 못하고 있는 실정이다.

4. 김정은 정권 이후 북한 보건의료 체계 변화

2011년 12월, 김정일 국방위원장 사망 이후 김정은은 권력을 승계하면서 자신의 권력을 공고히 하기 위해 장성택, 리영호 등 권력 엘리트들을 숙청하는 동시에 '공포정치'를 시행하여 고위 관료들에 대한 감시와 통제를 강화하였다(이우태 외, 2023).

반면, 북한 주민들에게는 권력 엘리트들에 대한 공포정치와는 달리 인민 친화적 정책을 펼치고 있다. 김정은 국무위원장은 북한 주민들에게 직접 다가가는 인민대중제일주의적인 정치를 통해 주민 친화적 이미지를 부각시키려고 하며, 이러한 통치 방식 변화와 인민 친화 이미지 전략은 여러 방면으로 많은 변화를 일으키고 있다. 그중 북한의 보건의료 체계 변화의 사례 몇 가지를 살펴보면 다음과 같다.

첫째, 보건의료 체계의 현대화 및 보건정책의 변화이다. 김정은 정권 시기에 들어 북한은 보건의료 부문의 회복과 현대화를 위한 다양한 정책을 추진하고 있다. 대형 병원의 신설과 기존 2차·3차 의료기관의 개건, 의료봉사의 질 향상, '먼거리의료봉사체계(원격진료)' 구축 등을 통해 보건 분야의 현대화, 정보화, 과학화, 주체화를 내세우고 있다(최은주, 2020). 2016년 제7차 당대회에서 리병원과 진료소에 대한 물질적 보장과 책임성을 강조하였고, 2019년에는 주민들이 사회주의 보건 제도의 우월성을 실감할 수 있게 제약공장과 의료기구공장의 현대화와 의료기관의 건설 증진을 과업으로 제시하였다. 이어 2021년 제8차 당대회에서는 '먼거리의료봉사체계'를 완성하겠다는 계획도 제시되었다(『로동신문』 2021년 6월 13일).

둘째, 주민 건강권 강조 및 보건 관련 법·제도 정비이다. 김정은 정권은 보건의료 관련 법과 제도를 정비하고 있는데 헌법을 비롯해 다양한 법령들을 수정·보충하였고, 주민의 건강과 직접 연결되는 의식주 보장을 위한 제도적 기반도 확충하였다. 이는 김정은 정권의 보건정책이 단순한 상징적 조치에 머무르지 않고, 체계적·제도적 접근을 강화하고 있다는 점을 시사한다(나용우, 2023).

셋째, 의료기관 명칭 변화 및 보건 분야에 대한 높은 관심이다. 북한은 2022년 8월부터 도인민병원을 '도종합병원'으로, 시·군 인민병원을 각각 '시병원', '군병원'으로 변경하며 기존에 사용하던 '인민' 명칭을 삭제하였다. 이는 의료기관의 역할과 정체성에 변화를 주려는 의도를 반영한 것으로 보인다. 또한 최근 김정은 국무위원장의 동향을 살펴보면 보건의료기관 및 관련 시설에 직접 현지 지도를 나서는가 하면, 보건 분야 관련 지시를 직접적으로 내리는 등 보건의료에 많은 관심을 보여 주고 있다.

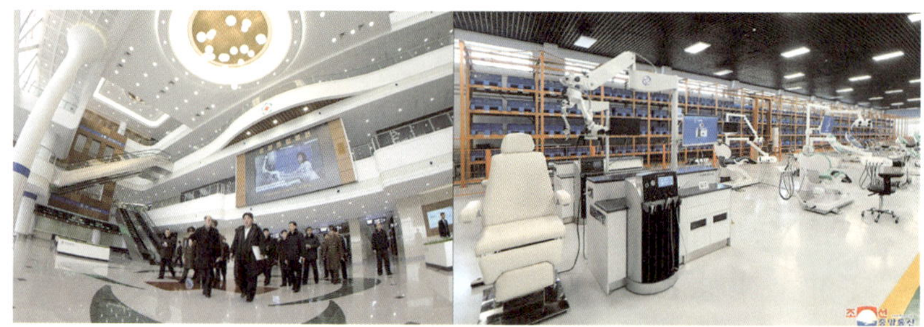

출처: 『The Pyongyang Times』, 2025. 3. 1.; 2020. 10. 10.

그림 2-2 완공된 평양종합병원을 둘러보는 김정은 국무위원장(왼쪽), 묘향산의료기구공장 내부 모습

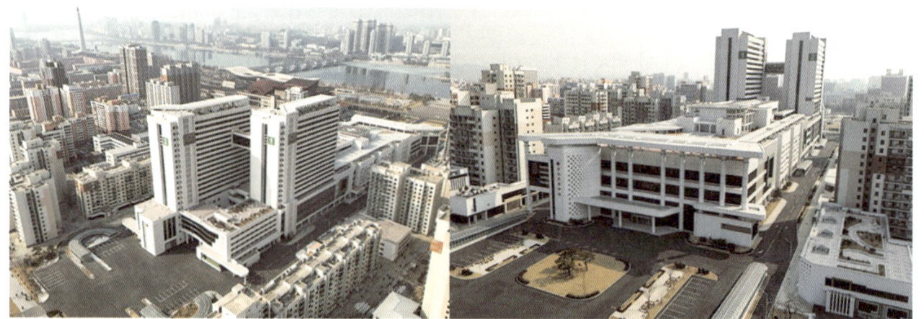

출처: 『The Pyongyang Times』, 2025. 3. 1.

그림 2-3 2025년 완공된 평양종합병원 전경

대표적으로 2018년에 김정은 국무위원장은 묘향산의료기구공장 현지 지도에서 보건 분야 낙후성을 질타하였고, 2025년에는 평양종합병원을 방문해 도종합병원의 개건을 집중적으로 추진하라는 지시를 내리기도 했다(〈그림 2-2〉; 『통일뉴스』 2025년 5월 4일).

넷째, '지방발전 20×10 정책'과 연계된 보건 인프라 확산이다. 최근 북한은 '지방발전 20×10 정책'을 통해 지역 균형 발전을 도모하고 있으며, 이는 보건의료 체계 개편과도 긴밀히 연결된다. 해당 정책은 매년 20개 시·군에 지방공업 공장을 신설하여 10년간 총 200개를 건설하겠다는 정책으로 지방병원 및 의료기관의 신축과 현대화를 가속화시키고 있다. 실제로 〈표 2-5〉와 같이 2020~2021년에 여러 지역에서 보건의료시설이 건설되거나 개건되었으며 현재도 확산되고 있다(〈표 2-5〉; 한기범, 2025). 특히 김정은 정권 시기에 중앙급 병원들이 대대적으로 건설되었는데, 대표적으로 평양산원 유선종양(유방암)연구소(2012), 옥류아동병원(2013), 류경치과병원(2013), 류경안과종합병원(2016), 평양종합병원(2025) 등이 있다.

다섯째, 정보기술에 기반한 의료환경 변화와 의학교육 개선이다. 김정은 정권 시기에는 남한의 원격의료와 유사한 '먼거리의료체계'를 도입하고 있으며, 북한의 의학대학 교육에서도 전자도서관과 원격강의 등 정보기술 기반 환경을 조성하고 있다. 이로써 단순한 물리적 시설 확장뿐 아니라 의료인력 교육 및 의료서비스 제공 방식에도 근본적인 변화가 이루어지고 있다.

이처럼 김정은 정권 시기에 북한은 기존 사회주의 보건의료 체계의 큰 틀을 유지하면서도 의료기관의 신축과 전반적인 개건·현대화 사업을 진행하였고 이에 따라 2010년대부터 북한의 보건의료 인프라는 양적·질적으로 크게 변화하고 있다고 평가할 수 있다.

표 2-5 최근 북한 보건의료기관 개건·현대화 및 건설 현황(2020~2021년)

지역	보건의료기관	내용	시기
평양 직할시	평양제약공장	평양제약공장에 일부 생산공정 개건·현대화 공사 중	2020.01.
	평양종합병원	평양직할시 대동강 구역에 평양종합병원 착공	2020.03.
	의학연구원 어린이영양관리연구소	의학연구원 어린이영양관리연구소에 중간시험 공장 개건·현대화 완공	2020.07.
	평양전자의료기구공장	평양직할시 광복거리에 평양전자의료기구공장 개건·현대화 완공	2021.01.
평안 남도	평안남도양로원	평안남도에 도양로원 및 5개 부속건물 완공	2020.01.
	평안남도보건산소공장	평안남도 평성시에 도보건산소공장 준공	2020.06.
	평안남도양로원	평안남도에 도양로원 준공	2021.03.
평안 북도	선천영예군인교정기구 수리공장	평안북도 선천군에 선천영예군인교정기구 수리공장 개건·현대화 공사 중	2020.02.
	묘향산의료기구공장	평안북도 향산군에 묘향산의료기구공장 개건·현대화 완공	2020.10.
	백마수의생물약품 연구소	평안북도에 백마수의생물약품연구소 개건·현대화 완공	2021.12.
나선 특별시	나선시인민병원	나선시인민병원 개건·현대화 완공	2020.07.
자강도	희천입원침대공장	자강도 희천시에 희천입원침대공장 완공	2020.12.
	강계고려약가공공장	자강도 강계시에 강계고려약가공공장 개건·현대화 완공	2021.11.
양강도	포태동종합진료소	양강도 삼지연시 포태동에 포태동종합진료소 건설 중	2020.08.
	양강도양로원	양강도에 양로원 완공	2020.09.
	삼지연시인민병원	양강도 삼지연시에 삼지연시인민병원 완공	2020.10.
함경 남도	흥남제약공장	함경남도 함흥시의 흥남제약공장에 일부 생산공정 개건·현대화 공사 중	2020.01.
	함경남도인민병원	함경남도 함흥시에 함경남도인민병원 개건·현대화 완공	2021.05.
	함흥의학대학	함경남도 함흥시에 함흥의학대학 체육관 준공	2021.07.
함경 북도	함경북도보건산소공장	함경북도에 보건산소공장 준공	2020.04.
황해 남도	황해남도보건산소공급소	황해남도에 도보건산소공급소 완공	2020.12.
	황해남도보건산소공급소	황해남도에 도보건산소공급소 준공	2021.12.
	황해남도수의방역소	황해남도 해주시에 도수의방역소 완공	2021.11.

지역	보건의료기관	내용	시기
황해북도	수의약품생산기지	황해북도에 수의약품생산기지 완공	2021.08.
	황해북도수의방역소	황해북도수의방역소에 수의약품생산기지 준공	2021.10.
강원도	강원도양로원	강원도 문천시에 도양로원 완공	2020.01.
	강원도양생원	강원도 문천시에 도양생원 완공	2020.01.
	매봉산의료용소모품공장	강원도 동해지구에 매봉산의료용소모품공장 건설 중	2021.10.

출처: 조성은 외, 『한반도 사회격차 완화를 위한 북한의 건강 및 보건의료 지표 분석』(연구보고서 2022-23), 한국보건사회연구원, 2022; LH 토지주택연구원, 『2022년 북한건설 개발동향』, LH토지주택연구원 북한연구센터, 2023, 재구성

제2절 북한 보건의료 전달체계

1. 보건의료 전달체계 개요

북한의 보건의료 전달체계는 국가 주도의 중앙집권적 방식으로 운영되며, 모든 의료기관과 보건 서비스는 공공 소유를 전제로 국가가 직접 관리·제공하는 구조이다. 이러한 시스템은 전형적인 사회주의 국가의 특징인 '무상의료' 및 '보편적 의료 제공'이라는 원칙을 기반으로 조직되어 있으며, 환자가 의료기관을 자율적으로 선택해 이용하는 일반적인 민간 중심의 병원 선택제나 환자 자율 접근권을 지니는 자본주의 국가들과는 구조적으로 큰 차이를 보인다.

이러한 북한의 보건의료 전달체계는 〈표 2-6〉의 행정구역 단위를 중심으로 구성된 계층적 구조이며, 이와 맞물려 의료기관의 종류와 기능 또한 행정 구조에 기초하여 지역 단위 병원 체계상 1차에서 4차에 이르기까지 단계적으로 분화되어 있다(조창익, 2020).

남한에서는 진료과목과 병상수에 따라 의료기관이 분류되지만, 북한에서는 리(里)·동(洞), 군(郡)·시(市), 도(道), 그리고 중앙급에 이르는 행

표 2-6 북한의 행정구역(2023년 기준) (단위: 개)

지역	시·군·구역·구				읍·면·동·리·노동자구				
	시	**군**	**구역**	구	읍	면	**동**	**리**	노동자구
계	**25**	**144**	**42**	-	144	-	**1,186**	**2,955**	314
평양직할시	-	**2**	**19**	-	2	-	**301**	**80**	12
나선특별시	-	-	**2**	-	-	-	**35**	-	-
남포특별시	-	**2**	**5**	-	2	-	**76**	**50**	9
개성특별시	**1**	**1**	**2**	-	1	-	**31**	**54**	-
평안남도	**5**	**14**	-	-	14	-	**115**	**302**	46
평안북도	**3**	**21**	-	-	21	-	**87**	**404**	44
함경남도	**3**	**15**	**7**	-	15	-	**158**	**425**	40
함경북도	**3**	**12**	**7**	-	12	-	**140**	**242**	51
황해남도	**1**	**19**	-	-	19	-	**28**	**417**	18
황해북도	**2**	**17**	-	-	17	-	**51**	**308**	16
강원도	**2**	**15**	-	-	15	-	**61**	**321**	10
자강도	**3**	**16**	-	-	16	-	**70**	**223**	25
양강도	**2**	**10**	-	-	10	-	**33**	**129**	43

출처: 통계청, 북한의 행정구역 수, 북한통계포털, 2024

정단위별 병원체계에 따라 의료기관이 설립되고 배치되며 기능이 할당된다. 이러한 위계는 남한의 병원 규모(진료과목, 병상수)에 따른 기능별 분류 방식(1~3차 의료기관)과는 다른 형태로, 병원의 규모나 전문성보다 행정 구조에 연계되어 있는 지역 행정 체계와 직결된 위계적 구조를 갖춘 것이 특징이다. 따라서 북한의 보건의료 전달체계를 이해하기 위해서는 북한의 행정구역 체계에 대한 어느 정도의 이해가 필요하다.

북한의 보건의료 시스템은 행정구역에 따라 지역별로 의료서비스가 다르게 제공되는데, 북한의 행정구역은 크게 평양·남포·개성·나선 등 4개의 직할시와 그 외 도 단위 지역으로 나뉜다. 직할시에 거주하는 주민들은 〈그림 2-4〉와 같이 기본적으로 리·동 단위에 위치한 종합진료소나 리인민병원에서 1차 진료를 받게 된다. 이후 보다 전문적인 진료가 요구되는 경우에는 군·구역 단위의 인민병원으로 이송되며, 이곳에서도 처

직할시의 4차 의료 전달체계

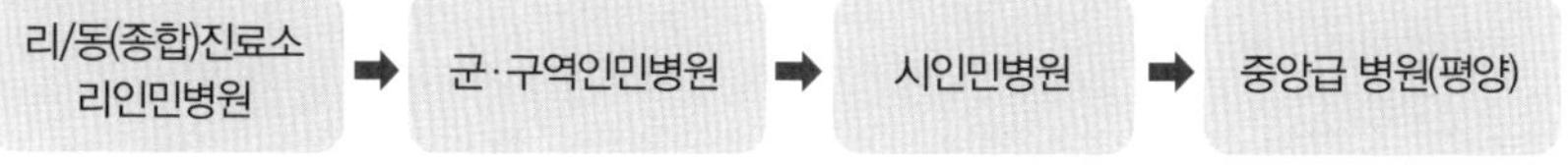

지방 도시의 4차 의료 전달체계

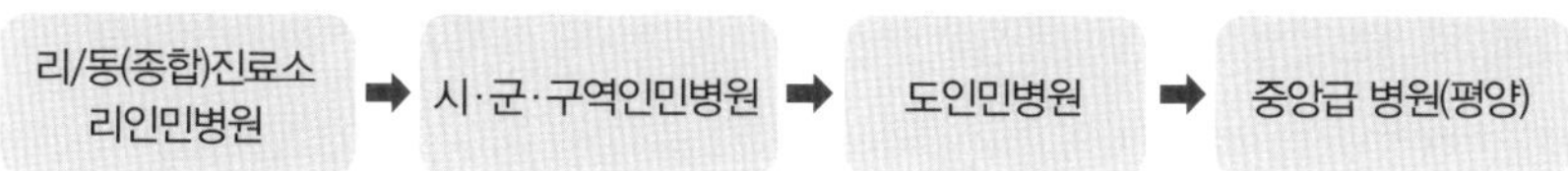

출처: 『The Pyongyang Times』, 2025. 3. 1.

그림 2-4 북한의 행정구역별 보건의료 전달체계(2022년 개편 이전)

치가 어려울 경우 상위 기관인 시인민병원으로 이송된다. 최종적으로는 평양에 위치한 중앙급 병원에서 고난이도의 전문 치료가 이루어진다.

반면, 직할시 외 지역에 거주하는 주민들은 다소 다른 의료체계 절차를 따른다. 이는 〈그림 2-4〉를 통해 알 수 있는데 이들의 첫 번째 진료는 리 · 동 진료소나 리인민병원에서 이루어지며 이후에는 시 · 군 · 구역인민병원으로 이송되어 치료를 받는다. 그다음 단계로 도 단위의 인민병원으로 이송되며 가장 복잡한 치료나 전문적인 의료가 필요한 경우에 평양의 중앙병원으로 이동한다.

특징적인 변화로는 2022년 하반기부터 북한 당국이 병원 명칭에서 '인민'이라는 표현을 삭제하고 기존 병원체계를 정비하는 과정을 통해 명칭 및 조직을 전면 개편한 것이다(조성은 외, 2022). 이에 따라 〈그림 2-5〉와 같이 리인민병원은 '리병원(이하 리병원)'으로, 시 · 군 · 구역인민병원은 '시 · 군 · 구역병원(이하 시 · 군 · 구역병원)'으로, 도 · 시인민병원은 '도 · 시종합병원(이하 도 · 시종합병원)'으로 명칭이 변경되었으며 평양의 중앙병원은 여전히 국가 최고 수준의 의료서비스를 담당하는 중심 기관으로 유지되고 있다(엄주현, 2024). 이와 같은 명칭 개편은 병원 간 위계를 명확히 하고, 지역별 보건의료 흐름을 보다 체계적으로 정비하려는 목적에서 이

보건의료 전달체계(2022년 명칭 변경 및 체계 정립)

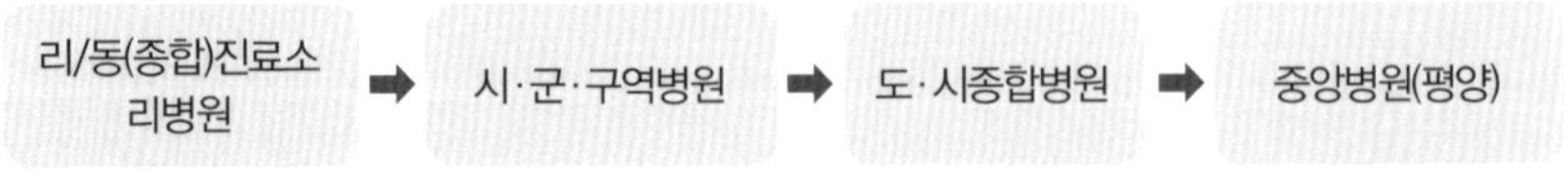

리/동(종합)진료소 리병원	➡	시·군·구역병원	➡	도·시종합병원	➡	중앙병원(평양)

출처: 엄주현, 『북조선 보건의료 체계 구축사 II (2012~2023): 김정은 정권의 보건의료 발전 전략』, 선인, 2024, 내용 도식화

그림 2-5 북한의 행정구역별 보건의료 전달체계(2022년 개편 이후)

루어진 것으로 보인다.

보건의료 전달체계의 기초 단위는 '리 또는 동'에 위치한 진료소 혹은 리병원으로 해당 지역 주민들의 1차 진료를 담당한다(엄주현, 2024). 이들은 주로 외래진료나 간단한 질병에 대한 치료, 지역 예방 활동에 중점을 두며 입원 시설은 거의 없거나 매우 제한적이다.

이후 상위 행정단위인 '시 · 군 · 구역' 단위로 올라가면 보다 전문화된 진료가 가능한 2차 의료기관(시 · 군 · 구역병원)이 운영된다. 이들 기관에서는 제한된 범위지만 입원 치료도 가능하며, 내과 · 외과 · 산부인과 등의 주요 진료과가 갖추어져 있다.

도 단위에는 도 · 시종합병원이나 의학대학 부속병원이 있는데 일반적으로 중등도 이상 질환에 대한 정밀진단과 전문진료가 가능한 3차 의료기관으로 분류된다(이상영 외, 2008). 이 병원들은 다수의 전문 진료과를 보유하여 복합적 · 만성적 질환 치료에 유리한 구조를 갖추고 있다.

가장 상위에 해당하는 4차 의료기관은 평양에 집중된 중앙급 특수병원들로 해당 병원들은 특수 진료나 희귀질환 치료 그리고 고위 간부, 외교관, 특수기관 종사자 등을 위한 고급 의료서비스를 제공한다. 대표적인 중앙병원으로는 김만유병원, 봉화병원, 남산병원, 어은병원, 평양친선병원 등이 있다. 이 중 봉화병원은 김일성 · 김정일 가계와 당 · 정 최고위층을, 어은병원은 군부 최상위 간부를, 남산병원은 차관급 이상의 간부나 인민배우 및 북한 출신 교포 등 주요 당 간부를 대상으로 하는 특수병원이다. 이들은 일반 주민이 이용할 수 없는 전용 병원이며 병원 내에서도 일반 구역과 간부 전용 구역이 엄격히 분리되는 구조를 갖추고 있다.

이처럼 북한의 보건의료는 형식적으로 모든 주민에게 평등하게 제공되는 무상의료 시스템이지만 실제로는 계층적 격차와 직종별 차등이 존재하는 이중 구조를 가진다. 특히 국가보위성(남한의 국가정보원과 유사), 사회안전성(남한의 경찰청과 유사), 철도성 등 특수 기관에 속한 인력은 각 기관 소속 병원을 별도로 이용하는 구조를 가지고 있어 형식적 보편성 속의 실질적 배제가 의료 전반에 내재되어 있다.

또한 지역 산업 구조에 따라 설치된 산업진료소, 구급소, 협동농장 진료소 등은 농촌·산업 지역에서 주민 건강을 관리하는 역할을 담당한다. 예를 들면, 산업 밀집 지역에서는 산업진료소가 근로자의 산업재해와 직업병을 관리하고, 농촌지역에서는 군 소재지에 위치한 군병원이 협동농장 진료소와 연계되어 농민의 질병과 위생 관리를 맡는다. 이와 같은 구조는 지역 맞춤형 인프라 구성이라는 긍정적 평가도 가능하지만, 실질적으로는 의료 인력과 자원의 배분에 비효율성과 지역 편차가 심해 기능 수행에 한계가 있다는 평가도 존재한다.

한편, 북한의 보건의료 전달체계에는 의료기관의 기능을 질환의 성격별로 세분화하여 특정 질병이나 진료 분야에 특화해 운영하는 기관도 있다. 간염, 결핵, 정신질환 등과 같은 특정 감염성 및 만성질환은 일반 종합병원에서 진료하는 것이 아니라 간염요양소, 결핵요양소, 정신보양소 등 각각 감염병 및 만성질환에 특화된 전문기관 시설에서 치료가 진행된다(권명옥 외, 2016). 이들은 보통 2차 의료기관 수준으로 분류되며, 이는 북한이 특정 질환에 대해 격리 및 전문 치료를 강조하고 있음을 보여 준다. 이와 함께 산부인과, 소아과, 치과, 고려의학 분야는 도 단위 전문병원에서 집중적으로 진료하고 있으며, 이는 일반 종합병원보다 한층 전문화된 3차 의료기관으로 기능한다. 일반 종합병원에도 이러한 진료과목이 존재하지만 집중적·고난도의 치료는 해당 전문병원 및 기관에서 이루어지는 구조이다.

북한의 진료 절차도 행정적 위계에 따라 상향식 의뢰 체계로, 철저히 단계별로 이루어진다. 환자는 증상이 발생하더라도 바로 상급 기관을 방문할 수 없고 우선적으로 호(戶)담당의사에게 초기 진료(1차 진료)를 받은 후 그 결과에 따라 진료의뢰서 및 파송증[1]을 통해 상위 병원으로 의뢰되어야 한다. 특히 응급 상황인 경우에만 예외적으로 상급병원을 직접 이용할 수 있으며, 이 경우에도 진료 후 소속 행정기관으로 통보해야 하는데 이는 제한적이지만 제도 운영의 유연성을 보여 주는 사례이다. 이러한 상향식 의뢰 체계는 체계적 관리를 가능하게 하지만 환자 중심의 접근권은 크게 제한되는 구조이다.

통상적으로 2차 의료기관에서의 치료는 일정 기간(약 1개월)으로 한정되며 2차 의료기관에서 치료를 받은 환자가 호전되지 않을 경우, 3차 의료기관(도 단위 종합병원)으로 이송된다. 그러나 3차·4차 의료기관은 일반적으로 중증질환자의 치료에 집중하기에 이송된 환자라도 상급 기관에서 진단 후 경미하다고 판단되면 상황에 따라 하급 기관으로 재의뢰되기도 한다(이철수·정해식, 2015).

결론적으로 북한의 보건의료 전달체계는 행정 구조에 기반한 위계적 분화, 국가 주도의 무상 진료 원칙, 특정 계층 중심의 자원 집중이라는 세 가지 축 위에 구성되어 있다. 외형상으로는 국가 주도의 보건의료 체계를 유지하며 보편적 의료서비스를 지향하지만 실제로는 계층·지역·직종에 따라 의료 접근성의 격차가 명백히 존재하며, 진료는 환자 중심 접근보다는 체계 중심으로 운영되고 있다. 이는 사회주의 보건 체계의 특징이자 한계이기도 하며 향후 남북 보건의료 협력 시 고려해야 할 주요 지점으로 작용할 것이다.

---

1 '파송증(派送證)' 또는 '후송의뢰서'는 북한 보건의료 체계에서 환자를 상급 의료기관으로 이송(후송)할 때 발급하는 공식적인 문서이다.

2. 의료기관 현황

북한의 공식적인 보건의료기관 분류체계에 따르면 의료기관은 크게 치료예방기관, 위생방역기관, 여성 및 어린이 보호기관, 약무기관, 법의감정기관의 다섯 가지 유형으로 나뉜다(서울대학교 의과대학 통일의학센터 외, 2019). 특히 〈표 2-7〉에서 알 수 있듯 치료예방기관은 병원(예방원), 진료소, 요양소로 분류되며, 병원은 다시 종합병원과 전문병원으로 분류되는데 이러한 분류는 북한 보건의료 체계가 단순한 의료서비스 제공을 넘어 질병의 예방과 위생 관리, 의약품 관리, 법의학적 기능 등 다양한 영역을 포괄하고 있다는 점을 보여 준다.

북한 보건성(Ministry of Public Health)은 2017년에 WHO, 유엔아동기금(UNICEF), 유엔인구기금(UNFPA) 등 국제기구와 협력하여 작성한 정

표 2-7 북한 보건의료기관 분류체계

대분류	중분류	소분류
치료예방기관	병원(예방원)	종합병원
		전문병원
	진료소	-
	요양소	-
위생방역기관	위생방역소 (現 질병예방통제소)	-
	위생검역소	-
여성·어린이보호기관	산원	-
	소아병원	-
	탁아소	-
	육아원	-
	아동병원	-
약무기관	의약품관리소	-
	의약품검정원(검정소)	-
법의감정기관	-	-

출처: 서울대학교 의과대학 통일의학센터·한국국제보건의료재단·보건복지부, 『북한 보건의료 백서』, 2019

책 보고서에서 자국 내 보건의료기관의 구체적인 현황을 공개하였다. 해당 자료에 따르면, 전국의 보건의료기관은 총 9,076개로 집계되며, 그 중 리진료소 및 종합진료소가 6,263개로 가장 큰 비중을 차지한다. 이외에도 군 및 리병원이 1,694개, 중앙 및 도급 병원이 135개이며, 요양소 682개, 예방원 55개, 위생방역기관 235개, 혈액원 12개 등이 운영 중인 것으로 나타났다(WHO, 2017).

이 같은 수치는 북한이 지역 단위의 1차 의료기관을 기반으로 한 보건의료 전달체계를 유지하고 있음을 시사하며 전체 의료기관의 기능적 분포는 〈표 2-8〉에서 구체적으로 확인할 수 있다.

1) 1차 의료기관(진료소 · 종합진료소 · 리병원)

북한의 리 단위에서 운영되는 1차 보건의료기관은 크게 진료소, 종합진료소, 리병원으로 구분된다. 이들 기관은 지역의 인구 규모나 지리적 특성에 따라 기능과 역할이 유동적으로 조정되며 대체로 농촌지역에는 진료소나 리병원이, 도시 지역에는 종합진료소가 설치되는 경향을 보인다. 이는 각 지역의 의료 수요와 접근성을 고려한 결과로 의료 자원을 효율적으로 배치하기 위한 구조적 특징이라 할 수 있다.

(1) 진료소

북한의 진료소는 리, 읍, 동 등 각 행정단위별로 설치되어 주민들과 가장 밀접하게 연결된 1차 보건의료기관으로 주로 작은 농촌이나 어촌 지역에 위치하며 리에는 리진료소, 읍에는 읍진료소, 동에는 동진료소가 각각 설치되어 있다. 해당 기관들은 보통 단층 구조의 소규모 건물에 의사 1~2명과 간호사 또는 준의가 함께 근무하며, 입원환자에 대한 장기 치료나 고난도 의료서비스는 제공하지 못하지만 외래진료를 통해 지역 주민의 기본적인 건강을 관리하고 예방접종이나 만성질환 관리와 같은 공공

표 2-8 북한 의료기관 현황(2017년 기준)

구분	시설 수(개)
리진료소 및 종합진료소	6,263
군 및 리 병원	1,694
중앙 및 도급 병원	135
요양소	682
예방원	55
위생방역기관	235
혈액원	12
합계	9,076

출처: Ministry of Public Health, *Medium term strategic plan for the development of the health sector: DPR Korea 2016-2020*, 2017

보건의 기능을 수행하고 있다. 특히 병원을 방문하기 어려운 지역 주민들에게 기초적인 의료서비스를 제공하는 역할을 한다(어린이의약품지원본부, 2016).

진료소는 그 자체로 규모나 인력에서 제한이 있지만 지역사회와의 밀접한 연결을 통해 의료 접근성을 확보하는 역할을 한다는 점에서 남한의 보건소와 유사한 성격을 지닌다. 이러한 마을 단위에 뿌리내린 구조 덕분에 주민들의 건강 문제에 대한 높은 접근성으로 의료 인력들이 주민들과 일상적으로 교류하며 질병을 조기 발견하고 예방하는 역할도 수행한다.

북한 보건당국은 진료소를 "가정의료봉사 혹은 현장의료봉사와 함께, 찾아오는 환자들에 대한 의료방조를 보장하며, 전문과적 의료방조를 받아야 할 환자들을 제때에 상급병원에 보내는 기관"으로 정의하고 있는데 이는 진료소가 단순히 기초 진료에 머무르지 않고 지역의료의 첫 관문이자 환자 분류의 거점으로 기능하고 있음을 보여 준다(서울대학교 의과대학 통일의학센터 외, 2019).

각 진료소는 전문과 구분 없이 의료 인력들이 종합적으로 진료를 담당하며 일차적인 건강관리와 간단한 질환 치료는 물론, 위급한 환자나 수술이 필요한 경우와 같이 보다 전문적인 처치가 필요한 경우에는 환자를 상급 의료기관인 시·군 단위의 병원으로 신속히 이송하는 중간 조정 단계의 역할도 수행한다.

일부 지역에서는 관할 범위가 넓은 진료소를 중심으로 1~2곳의 분소를 두어 호담당의사가 지역 곳곳을 효율적으로 관리할 수 있도록 하는데, 이는 진료소 체계가 단지 건물 하나에 국한되지 않고 지역의 지리적 특성과 인구밀도를 고려한 유동적 구조임을 시사한다. 그러나 실제 진료소의 여건은 열악한 경우가 많아 의료 인력의 수준이나 의료기기 보유 상태 모두 기대에 미치지 못하는 것으로 알려져 있다.

2018년 탈북한 북한이탈주민들의 증언에 따르면 대부분의 리나 동에는 진료소가 설치되어 있었으나 의료진의 역량이 부족하고 진료 수준이 낮아 기본적인 진찰 외에는 만족스러운 치료를 받기 어려운 경우가 많았다고 한다(나용우, 2023). 이러한 상황에서 2005년에 의사담당구역제를 개선하는 조치가 이루어졌는데, 이는 시·군 병원 의사들이 진료소 관할 지역까지 왕진을 다니느라 병원 내 진료에 차질이 생기던 문제를 해결하기 위해 각 지역 진료소나 종합진료소가 해당 구역의 의료서비스를 전담하도록 조정한 것이다(서울대학교 의과대학 통일의학센터 외, 2013).

이처럼 북한의 진료소는 인력과 자원의 제약으로 병원급 의료서비스를 제공할 수 있는 구조를 갖추지 못하였지만, 지역사회 주민들에게 가장 근접한 위치에서 의료 접근성을 확보하는 시스템의 일환으로서 북한의 농어촌 지역에서 의료 접근성을 실질적으로 보장하는 핵심적 인프라로 자리 잡았다. 이를 통해 진료소는 단지 진료 기능에 그치는 것이 아니라, 일상적인 건강관리와 예방을 담당함으로써 상급 의료기관으로의 연결을 포괄하는 '1차 보건의료 거점'으로서의 성격을 갖는다.

(2) 종합진료소

북한의 1차 보건의료기관 중에 보다 전문적인 진료 기능을 수행하는 중간 규모의 의료시설로 종합진료소가 있다. 이 기관은 규모나 기능 면에서 일반 진료소와 확연히 구분되며 주로 인구밀도가 높은 도시지역의 동이나 행정 중심지인 읍 단위에 설치되어 있다.

탈북한 의료인의 증언에 따르면 군 단위 이상으로 올라가면 '병원'이라는 명칭이 주로 사용되지만 동이나 읍 단위에서는 '종합진료소'라는 명칭이 사용된다고 한다(남북구강보건협력특별위원회, 2010). 이는 해당 지역에서 의료 시설의 위계와 기능적 범위를 파악하는 기준이 되기도 한다. 종합진료소는 외형상 병원과 유사한 경우도 있으나, 입원 병상이 없는 외래진료 전용 기관이라는 점에서 본질적으로 병원과 구분된다. 종합진료소는 입원실을 갖추고 있지 않아, 응급 상황이나 장기 치료가 필요한 경우에는 상급 기관으로 환자를 이송하는 방식으로 운영된다.

그러나 단순한 외래 진료소와 달리 다수의 전문과가 설치되어 있어 일반 진료소보다 훨씬 다양한 분야의 진료가 가능하다. 예를 들면, 종합진료소에는 내과, 외과, 산과, 치과뿐만 아니라 북한 특유의 고려의학을 다루는 고려과, 전염병을 관리하는 제2 · 3예방과(간염과 결핵 등), 그리고 지역 주민을 개별적으로 담당하는 호담당과 등 여러 진료 부서가 운영되고 있어 주민들은 입원을 요하지 않는 대부분의 질환에 대해 이곳에서 초동 진료를 받을 수 있다(서울대학교 의과대학 통일의학센터 외, 2019).

북한 내부 문헌에서는 종합진료소를 "주민들에게 가장 접근된 전문과적 의료봉사를 수행하는 외래 시설 형태의 치료예방기관"이라고 정의하고 있으며, 이는 단순히 질병 치료에 국한되지 않고 예방과 관리까지 포괄하는 기능을 수행한다는 점에서 지역 기반 의료기관으로서 중요한 위상을 보여 준다(서울대학교 의과대학 통일의학센터 외, 2019). 이처럼 종합진료소는 특정 과에 국한된 전문진료뿐만 아니라 예방접종, 건강검진, 만성질환자 관리 등 지역 보건을 위한 다양한 활동의 중심축이 되며, 주민과 물리적 · 심리적으로 가까운 의료 접점을 형성하고 있다.

종합진료소의 인력 구성은 일반 진료소보다 훨씬 풍부한 편으로 보통 4~5명의 의사가 상근하고 있으며 각 진료과를 분담하는 방식으로 운영된다(어린이의약품지원본부, 2016). 특히 진료소에서는 의료 인력이 종합적으로 모든 진료를 담당하는 반면, 종합진료소에서는 일정 수준의 전문성과 분업 체계가 갖추어져 있어 진료의 질적 수준에서도 차이가 존재한다. 지역 주민들은 종합진료소에서 비교적 빠르고 체계적인 진료를 받을 수 있으며 복합적이거나 중증인 환자는 이곳에서 일차적으로 선별되어 상급병원으로 이송되는 체계를 따르게 된다.

종합진료소는 기본적으로 지역사회 의료 접근성을 높이는 동시에 특정 지역 단위에서 발생하는 질병 패턴이나 보건 이슈에 더 세분화된 방식으로 대응할 수 있도록 설계된 의료 거점이다. 대규모 농장 단지나 공업지구 인근 등 인구 밀집도가 높은 동·읍 지역에 설치된 종합진료소의 기능은 단순한 외래 진료소를 넘어선다. 즉, 북한의 보건의료 체계에서 종합진료소는 진료소와 마찬가지로 주민들의 일상적인 건강관리를 책임지는 핵심 의료기관인 동시에 1차 진료와 예방을 유기적으로 연결하는 중요한 연결 고리 역할을 한다.

(3) 리병원

2022년 무렵부터 '리인민병원'은 '리병원'으로 명칭이 변경되었다. 북한의 농촌지역에는 기본적으로 리진료소가 설치되어 있으나, 단위 인구 규모나 리 넓이와 같은 지리적 요건에 따라 보다 큰 규모의 의료기관인 '리병원'이 설치된 경우도 있다(조성은 외, 2022).

리병원은 리진료소에 비해 한층 확장된 기능과 설비를 갖춘 의료기관으로 의사 수는 지역에 따라 다르지만 대체로 10명 이내로 구성되고 병상수는 보통 5개에서 최대 20개 정도이다. 또한 다양한 과목의 진료를 병행하는데 진료과목은 내과, 외과, 소아과, 산부인과를 기본으로 하여 필요에 따라 뢴트겐과, 치과, 이비인후과(일부), 고려치료과(일부), 혈액검사실 등이 설치되어 있다(어린이의약품지원본부, 2016).

리진료소와 리병원의 가장 뚜렷한 차이는 수술실의 존재 여부이다. 리진료소는 외래진료 위주의 기관으로 입원이나 수술은 불가능한 구조이지만, 리병원은 일정 수준의 입원시설과 수술실을 갖추고 있어 간단한 시술이나 수술이 가능하다. 실제로 북한 문헌상에서 리병원을 "산모들과 구급환자, 중환자들을 위한 일정한 수의 침대와 입원시설들이 갖추어져 있고 호담당의사제 원칙에 따라 농촌 주민에 대한 건강관리와 예방사업, 해산 방조, 전과적인 1차 의료봉사를 수행하는 기관"이라고 정의하고 있으며, 이를 통해 리병원이 지역 내에서 수행하는 의료적 기능의 폭이 리진료소보다 훨씬 넓다는 점을 강조하고 있다(서울대학교 의과대학 통일의학센터 외, 2019). 다만, 리병원도 모든 면에서 현대적 의료 인프라를 갖추고 있는 것은 아니며 실제 진단 및 수술 장비가 충분치 않아 고난이도 시술에는 한계가 있다는 탈북 의료인들의 증언도 존재한다.

또한 역사적·정치적 상징성이 있는 지역에 리진료소를 현대화하여 리병원으로 개편·설치하는 경우도 있는데, 대표적으로 항일혁명 유적지로 알려진 함경북도 온성군의 왕재산리 지역에서는 기존의 진료소가 '왕재산리인민병원'으로 격상되었다(서울대학교 의과대학 통일의학센터 외, 2019).

2022년을 전후하여 "농민들에 대한 의료봉사를 점차 도시 수준으로 끌어올려 보건 부문에서 도시와 농촌 간의 격차를 해소하겠다"는 북한 보건정책 기조에 따라 다양한 지역에서 리진료소를 리병원으로 병원화하려는 움직임이 포착되고 있다(『로동신문』 2022년 5월 4일). 북한 당국은 농촌지역 의료 향상을 위해 리진료소의 병원화를 꾸준히 추진해 왔으며 이미 1970년대 조선로동당 제5차 당대회에서 병원화 방침을 천명한 이후 1971년부터 1974년까지 전면적인 전환이 이루어졌다고 주장하였다(서울대학교 의과대학 통일의학센터 외, 2019). 그러나 현재까지도 상당수 리 지역에 여전히 리진료소가 존재하고 리병원은 특정 조건을 충족하는 지역에 한해 설치되는 선별적 의료기관이다.

이처럼 리병원은 단순한 진료를 넘어 농촌 주민들이 포괄적이고 체계

표 2-9 북한 리진료소, 종합진료소, 리병원 비교

구분	리진료소	종합진료소	리병원
위치	리 지역(시·군)	동 지역(시), 읍 지역(군)	리 지역(시·군)
건물 규모	단층	단층~2층	단층~2층
의료 인력 규모	2~5명	30~50명	10명 이내
수술실	-	-	소규모 종합수술장
입원실	-	-	입원실
내부 전문과	-	호담당과, 내과, 외과, 소아과, 산부인과, 고려과, 치과, 안과, 이비인후과, 제2·3예방과, 물리치료과 등	내과, 외과, 소아과, 산부인과 등
비고	수술 불가능, 외래진료만 제공, 만성 환자 관리	입원 병상 없는 외래진료 전용 기관, 다양한 분야의 진료 가능	수술 및 시술 가능

출처: 신희영·이혜원·안경수·전지은, 「김정은 시대 북한 보건의료체계 동향: 전달체계와 조직체계를 중심으로」, 『통일과 평화』, 8(2), 181-211, 2016; 서울대학교 의과대학 통일의학센터·한국국제보건의료재단·보건복지부, 『북한 보건의료 백서』, 2019

적인 의료서비스를 제공받을 수 있도록 설계된 농촌 보건의료 체계의 중심축으로 기능하고 있으며 인접 리에 거주하는 주민들 역시 해당 병원을 이용할 수 있도록 운영되고 있다.

〈표 2-9〉는 지금까지 리진료소와 종합진료소, 그리고 리병원을 설명한 내용을 토대로 비교한 표이다. 각 기관의 특징은 내부 전문과의 진료과목 종류와 수술 가능 여부를 기준으로 파악하면 도움이 될 것이다.

2) 2차 의료기관(시·군·구역병원)

앞서 언급했듯 북한은 2022년 하반기부터 기존의 병원 명칭에서 '인민'이라는 표현을 삭제하였다(통일부, 2023). 이에 각 지역의 '시·군·구역인민병원'은 '시·군·구역병원'으로 개칭되었으며, 이러한 북한의 2차 의료기관은 주로 지역 주민의 일반적인 질환을 치료하고 필요한 경우 3차 의료기관으로 환자를 이송하는 중간 단계의 역할을 수행한다. 이 범주에

는 도 단위의 시인민병원(이하 시병원), 대도시 내 구역 단위로 설치된 구역인민병원(이하 구역병원), 그리고 농촌지역이나 대도시 외곽의 군 단위 지역인 지방 도시에 위치한 군인민병원(이하 군병원)이 포함되며 각각의 명칭은 해당 기관이 위치한 행정단위에 따라 결정된다.

시병원은 대도시보다 인구밀도가 낮은 비교적 소규모 도시에 위치한 병원으로 3차 의료기관보다는 작지만 지역사회에 밀착된 형태로 기본적인 입원 및 외래진료 등 2차 진료를 담당한다. 구역병원은 평양이나 청진, 함흥과 같은 인구밀도가 높은 대도시의 행정구역 단위별로 하나씩 설치되어 있으며, 지역 주민과 밀접한 연계를 맺고 보편적인 질환 치료와 예방에 중심적인 역할을 하여 주민들에게 일상적이고 접근성 높은 의료서비스를 제공한다. 이러한 구역병원은 우리나라의 2차 진료기관과 유사한 기능을 수행하며 주민들의 흔한 질환 치료를 책임지는 실질적인 진료거점이라 할 수 있다.

한편, 농촌지역이나 대도시 외곽처럼 상대적으로 인프라가 열악하고 농촌적 특성이 강한 지역은 행정구역상 군 단위로 분류된다. 북한의 군은 남한의 군 단위 행정구역과 유사하며, 해당 지역 주민의 기본적인 의료수요를 충족하기 위해 각 군마다 군병원이 설치되어 있다(어린이의약품지원본부, 2012). 예를 들어 평양시의 행정구역 중 외곽에 해당하는 강남군, 중화군, 상원군, 강동군 등 네 개 군에는 각각 군병원이 운영되고 있으며, 이는 대도시 중심부의 구역병원과 유사한 기능을 수행한다.

이처럼 구역병원 및 군병원은 해당 행정단위 내 주민들의 건강을 일차적으로 책임지는 핵심 기관으로 북한에서는 시·군·구역 단위마다 기본적으로 한 개의 인민병원을 두는 체계를 유지하고 있으며 의료기관 배치를 이해하기 위해서는 북한의 행정구역 체계를 함께 파악해야 한다.

시·군·구역병원부터는 1차 의료기관인 진료소와 달리 외래진료는 물론 입원 치료가 가능한 시설을 갖추고 있으며 결핵요양소, 간염요양소 등과 같은 특수병원이 존재한다. 더불어 내과, 외과, 소아과, 산부인과, 고려치료과, 뢴트겐과, 치과, 이비인후과, 피부과, 안과, 신경과, 실험과(혈액 검사실) 등이 설치되어 있으며 해당 지역 실정에 따라 호담당의사를 중심으로 한 호담당과가 포함되기도 한다(서울대학교 의과대학 통일의학센터 외, 2019).

최근에는 이러한 2차 의료기관의 개건과 현대화를 도모하는 사례가 등장하고 있다. 대표적으로 2020년 10월 개원한 양강도 삼지연시인민병원은 북한이 지방병원의 본보기로 제시한 시설이다(조성은 외, 2022). 이 병원은 내과, 외과, 소아과, 산부인과, 구급과 등 기본 진료과를 포함해 입원실, 집중치료실, 수술실, 운동치료실, 실내공원 등의 부대시설을 갖추고 있으며 뇌파검사, 위장내시경, 복부초음파, 뢴트겐, 심전도, 혈액 및 소변 검사 등 다양한 현대적 검사 장비도 도입되어 있다.

이러한 2차 의료기관들은 대부분의 일반 질환을 이 단계에서 처리하고 보다 정밀한 진단이나 고난도의 치료가 요구되는 경우에만 선택적으로 3차 의료기관으로 이송한다. 이 과정을 통해 시 · 군 · 구역병원은 북한 보건의료 체계에서 단계별 의료 전달체계를 구성하는 중요한 축으로 기능함을 알 수 있다.

3) 3차 의료기관(도 · 시종합병원, 의학대학 부속병원)

북한의 3차 의료기관은 일반적으로 평양직할시, 남포특별시를 포함한 각 도에 설치 · 운영 중인 도종합병원(舊 도인민병원)과 의학대학 부속병원들을 의미한다. 대표적으로 평양직할시에는 평양시 제1 · 제2 · 제3병원이 도종합병원으로 기능하고 있으며 남포특별시에는 남포의학대학병원이 이와 유사한 역할을 수행하고 있다(조성은 외, 2022).

현재 북한의 행정구역은 9개의 도와 1개의 직할시, 3개의 특별시로 구성되어 있으며 각 도인민위원회 소재 도시에 도병원이 1개씩 설치되어 있다(신희영 외, 2016). 이들 병원은 북한의 의료 전달체계에서 중추적인 역할을 수행하며 1차나 2차 의료기관에서 감당하기 어려운 입원환자를 수용하여 치료하는 역할을 맡고 있다. 이러한 3차 의료기관은 외래보다는 수술과 입원이 필요한 중증 환자의 치료에 집중되어 있으며 결핵이나 간염과 같은 특수 질환 환자 등을 전문적으로 다루는 결핵예방병원, 간염병원 등 특수병원들이 여기에 소속되어 있다.

도 단위마다 설치된 도종합병원은 내과와 외과를 각각 세분화하여 순환기내과, 복부외과, 흉부외과, 정형외과, 이비인후과, 정신과, 소생과, 마취수술과, 종양예방과 등 다양한 전문 진료과를 두고 있으며, 이를 기반으로 지역 내 의료 허브 역할을 하고 있다. 또한 〈표 2-10〉에 기재된 의학대학과 연계된 도종합병원 또는 의학대학 부속병원에서는 의대생들의 실습 교육이 함께 이루어지는데 학생들은 보통 4학년에 도종합병원에서 실습을 시작하여 5학년부터는 2년간 심화된 실습에 참여하게 된다(서울대학교 의과대학 통일의학센터 외, 2019). 특히 이들 병원에는 제품개발교류소라는 연구 조직이 설치되어 있어 소독수 제조기나 수소수 제조기와 같은 의료 기구를 자체 개발하여 전국 의료기관에 보급하고 있다. 더불어 일부 병원에서는 신의학과 더불어 고려의학 분야의 치료기기까지 개발하는 등 연구소의 기능도 병행하여 운영되고 있다(『로동신문』 2019년 7월 22일).

3차 의료기관은 의료 전문 인력을 포함한 병원 인프라의 상태에 따라 치료 수준의 편차가 있는데 2007년 나눔인터내셔날 등의 보고에 따르면, 평양시 대성구역에 위치한 평양제2병원은 230여 명의 의사를 포함한 700여 명의 의료 인력이 근무하고 있으며, 소아병동·산과병동·외과병동 등 6개 병동을 갖추어 하루 약 300~400명의 환자를 진료한 것으로 추정되고 있다(나눔인터내셔날 외, 2007). 그러나 이 병원 역시 다른 지방병원들과 마찬가지로 의료기기와 약품의 부족, 전반적인 시설 노후화 문제가 지속적으로 제기되어 왔다.

북한에서는 주민의 직업이나 계층에 따라 특정 병원을 이용하도록 하

표 2-10 북한 도종합병원과 지역 의학대학 연계 현황

도종합병원(연계 병원)	의학대학명	소재지
강원도종합병원	원산의학대학	강원도 원산시
양강도종합병원	혜산의학대학	양강도 혜산시
자강도종합병원	강계의학대학	자강도 강계시
평안북도종합병원	신의주의학대학	평안북도 신의주시
평안남도종합병원	평성의학대학	평안남도 평성시
함경북도종합병원	청진의학대학	함경북도 청진시
함경남도종합병원	함흥의학대학	함경남도 함흥시
황해북도종합병원	강건사리원의학대학	황해북도 사리원시
황해남도종합병원	해주의학대학	황해남도 해주시

출처: 조성은 외, 『한반도 사회격차 완화를 위한 북한의 건강 및 보건의료 지표 분석』(연구보고서 2022-23), 한국보건사회연구원, 2022, 재구성

는 사례도 존재한다. 대표적으로 철도성을 위한 평양시 평천구역의 철도성병원에서는 철도성 소속 직원과 그 가족을 대상으로 진료가 이루어진다(어린이의약품지원본부, 2008). 이 병원은 외래병동과 입원병동을 각각 5층, 7층 규모로 갖추고 있으며 총 350여 명의 의료 인력이 근무하고 있는 것으로 알려졌다. 그러나 이곳 또한 장비 부족과 의약품 수급의 어려움으로 인해 의료서비스의 질이 떨어지는 한계를 안고 있다(신희영 외, 2017).

남포특별시의 경우, 2005년부터 남북협력사업의 일환으로 비정부기구인 어린이어깨동무를 통해 남포소아병원 입원병동 건립이 추진되었다. 이는 북한의 영유아들을 위한 건강·영양·질병 관리 차원에서 시행된 5개년 계획의 일환으로 외래병동 개보수를 포함한 병동 건설이 진행되었다. 하지만 2009년 이후 개발협력 사업에 지원이 중단되며 공사가 일시 중단되었고 이후 북한 당국이 자체적으로 건설을 완료하여 현재 운영 중이다(대북협력민간단체협의회, 2015).

이처럼 북한의 3차 의료기관은 지역 의료체계의 중심으로서 진료, 교육, 연구를 동시에 수행하는 복합 기능을 지니며, 특히 도종합병원은 북

한 의료 전달체계의 허리를 구성하는 핵심 기관으로 자리하고 있다. 그러나 전반적인 의료 인프라의 낙후와 자원 부족은 3차 병원 운영에도 지속적인 제약 요인으로 작용하고 있다.

4) 4차 의료기관(평양의 전문 및 중앙급 병원)

북한의 4차 의료기관은 3차 의료기관에서 해결이 어려운 중증 질환자들이 최종적으로 의뢰되는 최고 수준의 진료 기관으로 대부분 평양에 집중되어 있다. 대표적으로 평양 동대원구역에 위치한 조선적십자종합병원은 북한 내 최대 규모의 의료기관으로 알려져 있으며 의사 900여 명, 간호사 700여 명, 보장성원 400여 명 등 총 2,000명에 달하는 의료 인력이 근무 중이다. 이 병원은 평양 시민뿐 아니라 지방의 중증 환자들도 이용할 수 있는 시설로 하루 외래환자 수가 2,000명에 이르렀다고 한다(어린이의약품지원본부, 2012).

또한 평양의학대학병원은 북한 보건의료 체계의 중추를 담당하는 기관으로 진료뿐만 아니라 의료 인력의 교육 및 재교육 기능을 수행한다. 특히 2008년에는 어린이어깨동무가 이 병원 내에 '어깨동무소아병동'을 신축하여 북한 내 유일한 소아전문 병동으로 기능하게 되었다(대북협력민간단체협의회, 2015). 이 병동은 최신 의료장비와 기술을 이전하는 역할을 하였고, 의료진 간의 협력과 교류를 통해 북한 내 소아 진료의 수준을 끌어올리는 계기가 되었다.

이외에도 평양에는 각 과별 진료·연구를 수행하는 특수병원 및 기관들이 존재한다. 종양연구소, 내분비연구소, 피부병연구소, 평양산원 등은 진료 외에 연구 목적의 기능도 수행하며 암환자는 종양연구소에서, 당뇨병환자는 내분비연구소에서, 결핵환자는 중앙결핵병원에서 전문적인 치료를 받는 방식이다.

한편, 평양 이외 지역에도 4차 의료기관이 일부 존재한다. 대표적인 예로는 청진시와 함흥시에 설치된 임상의학연구소를 들 수 있다. 청진의 연구소는 주로 소화기계 질환을 다루며 심지어 평양 거주 환자들이 이곳으로 이송되어 치료받을 정도로 기능이 집중되어 있다. 또한, 함흥의 임상의학연구소는 외과계 질환을 중점으로 다루는 기관으로 북한에서 손꼽히는 정형외과 전문 의료진이 상주하고 있는 것으로 전해진다.

김정은 정권 시기에 중앙급 병원의 현대화와 확장도 가속화되었다. 대표적으로 문수지구에는 옥류아동병원, 류경치과병원, 류경안과종합병원 등이 새롭게 건설되거나 개건되었고, 2020년 3월에 평양직할시 대동강구역에 착공된 평양종합병원은 최근 2025년 2월에 완공되었다. 다음은 4차 의료기관 중 옥류아동병원, 류경안과종합병원, 평양산원 유선종양연구소 및 류경치과병원에 대한 설명이다.

(1) 옥류아동병원

옥류아동병원은 2013년 10월 13일에 개원한 북한의 대표적인 소아 전문 의료기관으로 "어린이들을 위한 종합적인 의료봉사기지"로 소개되고 있다(『조선의 오늘』 2019년 10월 23일). 이 병원에는 심장혈관외과, 복부외과, 사지외상 및 정형외과, 혈액종양과, 뇌신경외과, 호흡기내과, 순환기내과, 신경내과, 소생 및 집중치료과, 고려치료과 등 다양한 전문과가 설치되어 있다. 병원은 인공심폐기, 혈액가스분석기, 인공호흡기, 혈관조영촬영기, 다목적 엑스레이 장비, 초음파진단기, 내시경, CT 등 비교적 다양한 치료 및 진단 장비를 보유하고 있으며, 수술 과정의 실시간 감시와 협진이 가능한 표준정보화 체계를 갖춘 종합수술장도 마련되어 있다(조성은 외, 2022).

(2) 류경안과종합병원

류경안과종합병원은 2016년 10월 30일에 개원한 북한의 대표적인 안과 전문병원으로 평양시 중심부인 대동강구역 동문2동에 위치하고 있다. 이

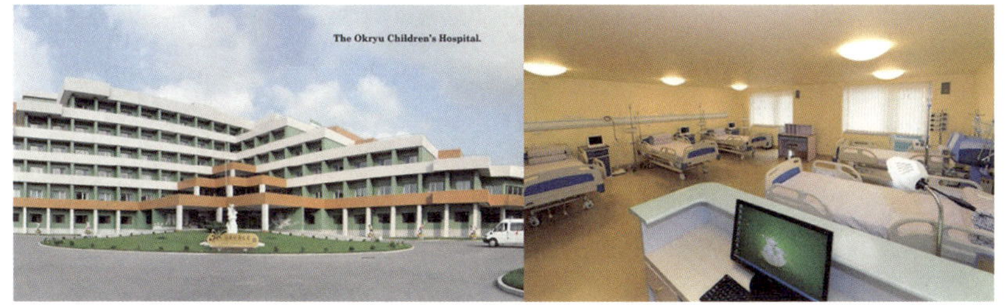

출처: 『KOREA TODAY』, 2016. 10. 1.; 『통일신보』, 2013. 10. 19.

그림 2-6 옥류아동병원 전경 및 입원실

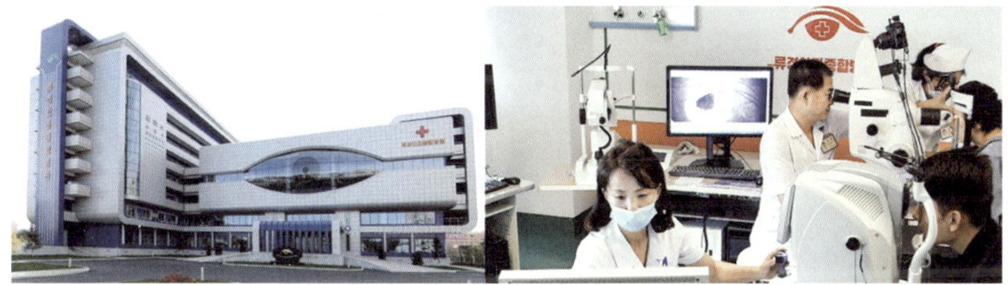

출처: 『통일신보』, 2023. 5. 13.; 『DPR KOREA』, 2024. 11. 1.

그림 2-7 류경안과종합병원 전경 및 내부 모습

병원은 4층 규모의 외래병동과 8층 규모의 입원병동으로 구성되어 있으며 안저검사실, 각막굴절검사실, 레이저치료실, 녹내장 및 백내장 수술실, 소아수술장, 망막유리체수술실, 집중치료실, 입원실 등 전문진료와 수술을 위한 다양한 공간을 갖추고 있다. 또한 안경상점과 안경가공실이 함께 운영되어 시력 교정 및 관련 서비스까지 포괄하는 안과 종합진료 체계를 구축하고 있다(『조선중앙통신』 2016년 10월 30일).

(3) 평양산원 유선종양연구소 및 류경치과병원

이외에도 북한 최대의 여성 및 산부인과 전문병원인 평양산원의 유선종양연구소, 북한의 치과 전문병원인 류경치과병원 등이 있다. 평양산원은 북한의 종합병원으로 여성 전문 병원의 역할을 하는데, 평양시 대동강구역 동문1동에 위치해 있다. 특히 평양산원의 유선종양연구소는 평양

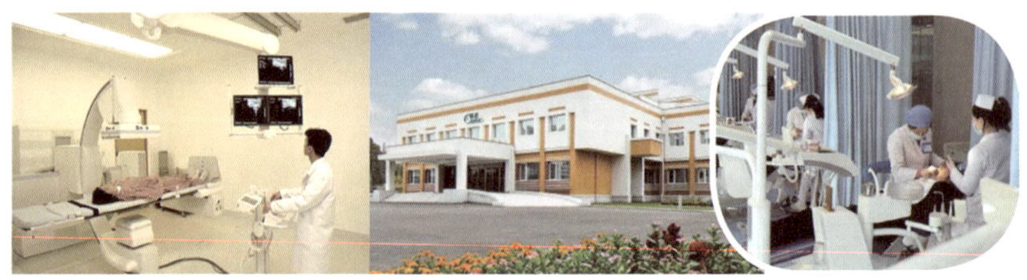

출처: 『KOREA TODAY』, 2016. 7. 1.; 『통일신보』, 2023. 5. 13.

그림 2-8 평양산원 유선종양연구소 내부, 류경치과병원 전경 및 내부

표 2-11 북한의 보건의료 전달체계

구분	일반병원		특수병원	
4차 중앙(평양)	평양종합병원 평양의대 부속병원 조선적십자종합병원		중앙결핵병원 기타 특수병원	
3차 도·(직할)시	도종합병원 의학대학 부속병원		결핵예방병원	간염병원
2차 시·군·구	시·군병원 구역병원	구역병원 (평양 일부)	결핵요양소	간염요양소
1차 리·동	공장 병·의원(산업지역)		리·동진료소	리 병·의원(농촌지역)

출처: 주경일, 「남북한 보건의료 및 방역체계에 대한 비교 연구」, 『인문사회 21』, 11(2), 813-828, 2020; 엄주현, 『북조선 보건의료 체계 구축사 II (2012~2023): 김정은 정권의 보건의료 발전 전략』, 선인, 2024, 재구성

산원의 부설기관으로 유방암을 전문적으로 다루는 유방암치료센터이며 2012년에 완공되었다.

또한 2013년에 완공된 류경구강병원은 2016년 현대화 공사를 거쳐 류경치과병원으로 명칭이 변경되었다. 이곳은 총 3층 규모의 병원으로 새로운 의료 설비 도입에 집중하고 있으며, 류경안과종합병원 근처인 평양시 대동강구역 동문2동에 위치해 있다. 이처럼 평양을 중심으로 한 중앙급 병원의 확충은 단순한 진료 기능 강화뿐 아니라 의료 체계 전반의 질적 제고를 목표로 하는 북한 보건의료 정책의 방향성을 보여 준다.

〈표 2-11〉은 지금까지 서술한 1차 의료기관부터 4차 의료기관을 분류한 표로 북한의 보건의료 전달체계를 파악하기 쉽게 정리한 내용이다.

3. 비공식 보건의료 전달체계: 민간 의료시장과 의약품 전달체계

북한의 보건의료 전달체계는 제도적으로 중앙 통제하에 운영되는 공식적 체계가 존재하지만, 1990년대 중반의 고난의 행군을 거치며 국가 주도의 시스템이 마비되면서 이와 병행하는 비공식 전달 경로가 자생적으로 형성되었다.

고난의 행군 시기 북한은 극심한 경제난과 함께 국가 기반 산업 전반이 붕괴되었고 의료 부문 역시 예외는 아니었다. 각종 의약품 생산 공장은 가동을 멈췄으며 중앙의약품관리소를 중심으로 운영되던 국가 의약품 공급망은 심각한 기능 저하를 겪었다. 또한, 의료기관과 의료진에 대한 약품 배급이 중단되면서 기존의 무상의료 체계는 점차 유명무실해졌고 의료진조차 생계를 위해 자력갱생을 강요받는 처지에 놓이게 되었다. 이러한 여건 속에서 주민들은 의료기관을 통한 진료나 처방이 점차 어려워졌고 치료에 필요한 약품은 스스로 '장마당'을 통해 구입해야 하는 현실에 직면했다(통일연구원, 2009). 결과적으로 의료서비스는 무상의료에서 사실상의 유상화로 이행되었고 경제력이 곧 치료 가능성을 결정짓는 요소로 작용하게 되었다.

비공식 보건의료 전달체계의 중심에는 장마당을 기반으로 한 민간 의료시장이 자리 잡게 되었다. 북한은 원칙적으로 사회주의 계획경제에 따라 시장경제를 부정해 왔지만 일부 농산물에 한해 거래가 허용되는 '농민시장'은 제한적으로 운영되어 왔다.

그러나 1990년대 중반 이후, 국가의 물자 공급 기능이 마비되자 생계를 위한 자발적 상거래가 거리와 골목 곳곳에서 확대되었고 주민들은 이를 '장마당'이라 부르기 시작했다. 처음에는 불법적 요소가 강했던 장마당이 점차 제도권에 편입되기 시작했고, 2003년에는 북한 당국이 '종합시장'을 공식화하면서 장마당 역시 공식성과 비공식성이 혼재된 다의적 공간으로 변모하였다. 오늘날 장마당은 허가를 받은 공식 종합시장뿐만 아니라 비공식 상행위가 이루어지는 장소까지 포괄하는 광의의 개념으로 사용되고 있다(홍민 외, 2016).

북한에서 의약품은 원칙적으로 중앙 통제하에 공급하도록 되어 있지만 현실에서는 상당 부분이 장마당과 같은 비공식 경로를 통해 유통되고 있다. 공식적으로 북한의 의약품 공급 체계는 중앙의약품관리소를 정점으로 중앙의약품관리소와 신의약공급관리국에 제출한 요구서에 근거하여 진행된다. 자세히 살펴보면 각 제약공장에서 생산되거나 외부로부터 수입된 의약품은 중앙의약품관리소에 집결된 후, 국가의 배정계획에 따라 각 도와 시·군 단위의 의약품관리소를 통해 하위 의료기관으로 배분된다.

그러나 현실에서는 이 공급 체계가 제대로 작동하지 못해 장마당이 의약품 유통에서 비공식 공급망의 핵심축으로 기능하고 있다. 이는 의약품의 품질 관리와 유통경로에 대한 제도적 통제가 사실상 어렵다는 것을 의미하며, 그 결과로 부정확한 복용법이나 용량 초과 등 의약품 오남용의 위험성이 상존하게 되었다.

특히 고난의 행군 시기, 남한과 유엔에서 지원한 인도적 의약품이 제도적 한계와 물류 기반의 미비로 인해 전국에 균등하게 분배되지 못하였으며, 일반 주민에게 도달하는 데 구조적인 제약이 있었다. 이 과정에서 일부 의약품은 장마당으로 유입되었고, 시장 내 자율적 가격 형성과 공급자 간 암묵적 가격담합을 초래하여, 결과적으로 민간 의료시장에서 의약품 가격이 비공식적으로 결정되는 구조가 고착화되었다(이혜경, 2018).

〈표 2-12〉는 유엔을 통해 공급된 의약품이 남포와 청진 지역 시장에서 실제로 어떤 가격에 매매되었는지를 정리한 것으로, 지원 의약품의 비공식 유통경로와 시장 내 가격 형성 구조를 엿볼 수 있는 자료이다.

북한 당국은 이러한 시장화 흐름을 통제하고자 2000년대 중반부터 약품 유통을 제도화하려는 움직임을 보였다(윤인주, 2015). 주요 도시에서 장마당 내 약품 판매를 단속하고 일정한 허가 절차를 거친 '개인약국' 운

표 2-12 공급된 유엔 약품들의 시장가격 매매가(남포/청진)

NO	약품명	단가/규격	가격(원)
1	Ringer	0.85%/500ml	1,200(중국제)~1,800(국산)
2	Glucose	5%/500ml	1,200~1,500
3	Glucose	20%/20ml-5A	3,000~5,000
4	Penicillin	100만	500
5	Streptomycin	A	600
6	Anticonceptive(피임)	30T	600(중국제)~1,500(UN제)
7	Loop	T(type)	1,500(중국제)~2,500(UN제)
8	Cohotrimoxasol	Tab.	25
9	영신환	150T	500
10	Ampicillin	Tab.	50
11	Mebendazole	Tab.	100
12	도쯔약(Isoniazid+Rifampin+Ethambutol+Pyrazinamide)	1Box	600
13	Isoniazid(INAH)	Tab.	15

출처: 이혜경, 『북한 무상치료제에 대한 이해: 의료인력 교육과 최근 무상치료의 변화』, 솔과학, 2018, 수정 및 재구성

영을 허용하였다. 일부는 중앙 제약회사의 명의로 의약품을 공급받으며 '회사 약국'으로도 운영되었다(류국현, 2016). 이로써 북한 내 의약품 유통 구조는 국영약국, 개인약국, 시장 약품매대, 가정 내 판매 등으로 다원화되고 복잡한 형태로 분화되었다.

이러한 의약품 유통 구조의 다원화 속에서 북한 당국은 비공식 시장을 통제하고 의약품 유통을 제도권으로 편입하기 위한 방안으로 '표준약국' 제도를 도입하였다. 표준약국은 단순한 의약품 판매 공간을 넘어, 약품 보관·공급·판매 전 과정에 대한 관리 기능을 결합한 약국 모델로, 내부 공간 구성과 운영 방식이 일정한 기준에 따라 표준화되어 있는 것이 특징이다. 이러한 제도는 「조선민주주의인민공화국 의약품관리법」에서 규정한 의약품의 보관·공급·판매 관리 원칙과도 연계되어, 의약품 유통을 비공식 시장에서 제도권으로 흡수하려는 정책적 시도로 이해할 수 있

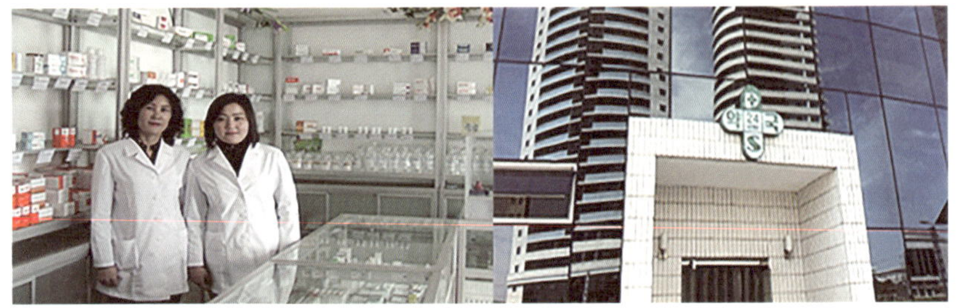

출처: 강신국, "북한에도 24시간 운영 약국 개업", 『데일리팜』, 2013. 2. 11.

그림 2-9 평스제약 약국 체인 근무 약사 및 24시간 운영되는 대동문약국

다(최은주, 2025). 표준약국에서는 의약품 구매에 앞서 일정 수준의 상담이나 간단한 진단 절차가 이루어지며, 고려약을 중심으로 일부 현대 의약품이 병행 제공되는 구조를 갖는다. 이는 의약품 이용의 합리성과 안전성 제고를 제도적 목표로 내세우고 있으나, 실제 운영에서는 주민들이 현금을 지불해야만 의약품에 접근할 수 있는 유상 구조가 전제되고 있다는 점에서, 무상치료제의 실질적 기능 약화와 형해화를 보여주는 사례로 평가된다. 최근 표준약국은 평양을 비롯한 주요 도시를 중심으로 확대되고 있으며, 일부 지역에서는 상시 운영 체계를 갖춘 약국 형태로도 등장하고 있다(『SPN 서울평양뉴스』, 2024년 10월 24일). 이러한 표준약국의 확산은 북한 보건의료 체계가 공식적으로는 무상의료 원칙을 유지하고 있음에도 불구하고, 의약품 전달체계에서는 이미 국가 관리하의 시장화·유상화 구조로 전환되었음을 보여주는 중요한 지점이라 할 수 있다.

의약품 유통 구조의 변화를 시기별로 정리하면, 1990년대 중반부터 2002년까지는 '자생적 시장 발생기', 2003년부터 2009년까지는 장마당과 개인약국이 병존하던 '판매 혼재기'로 볼 수 있다. 김정은 정권 시기에는 '개인약국 체계 확립기'로 접어들었으며, 특히 2012년의 6·28 신경제관리조치는 비공식 의료시장의 제도화를 촉진시킨 계기가 되었다(신희영 외, 2016). 이 조치는 평양 구역별 제약공장 개건 사업과 맞물려 시장경제적 요소의 확대를 보여 주는 상징적 사건으로 평가된다.

한편, 국가도 제약산업 회복을 위해 움직였다. 2002년 평스제약합영회사(평양-스위스 기업 공동 설립), 2005년 정성제약회사를 설립하고 일부 제약공장에는 외자 유치 및 돈주[2]의 투자가 이루어졌으며, 이로 인해 국영과 민간의 경계가 모호해진 혼합형 제약 생산 구조가 나타나게 되었다 (윤인주, 2015).

이처럼 북한의 보건의료 전달체계는 형식적으로 1차부터 4차급으로 이어지는 공식 의료기관 체계를 유지하고 있지만 현실적으로는 장마당을 통한 의약품 구매가 보편화되어 있으며, 이는 더 이상 국가가 실질적으로 무상의료 원칙을 유지하기 어려운 상황임을 방증한다. 이러한 국가 주도의 계획경제에서 자생적으로 등장한 민간자본과 비공식 유통망이 결합되어 나타나는 이중 구조는 북한 사회의 보건의료 체계가 단지 제도적 구조 차원에 머무는 것이 아니라 생존을 위한 실천의 영역이라는 점을 여실히 보여 준다.

4. 보건의료 분야 디지털 전환과 원격의료

21세기에 들어 인공지능(AI), 빅데이터, 사물인터넷(IoT) 등 첨단 디지털 기술은 사회 전반에 걸쳐 근본적인 변화를 일으켜 왔다. 특히 코로나19 팬데믹은 비대면 기술의 필요성을 부각시키며 디지털 전환이 단순한 선택이 아닌 생존과 직결된 핵심 과제임을 알리는 계기가 되었다. 이러한 흐름은 한국을 비롯한 여러 국가에서 디지털 정부, 디지털 플랫폼, 디지털 교육 등의 체계로 구체화되었으며 디지털 역량은 국가 경쟁력을 판단

2 '돈주'란 북한 사회에서 개인 자본을 바탕으로 경제활동에 참여하는 이들을 지칭하며, 보건의료 영역에서는 제약공장 운영이나 의료시설 투자 등을 통해 영향력을 행사하는 것으로 알려져 있다.

하는 주요 지표로 자리 잡게 되었다(강채연, 2024).

북한도 이러한 변화에서 예외는 아니었다. 체제의 폐쇄성과 국제사회와의 단절이라는 제약에도 불구하고 김정은 정권은 집권 초기부터 과학기술 중시 기조를 내세우며 정보화 전략을 추진해 왔으며, 보건의료 분야에서도 디지털 전환과 원격진료 체계를 주요 정책 과제로 제시하였다(『로동신문』 2019년 7월 22일; 2020년 1월 15일).

북한은 2000년대 중반부터 보건의료 체계의 정보화를 국가적 과제로 설정하고 의료기술과 정보통신기술을 접목한 디지털 전환을 단계적으로 추진해 왔다. 이는 심각한 자원 부족과 지역 간 의료 격차를 완화하기 위한 현실적 선택이었다. 특히 평양을 중심으로 하는 중앙병원과 지방병원 간의 의료 수준 차이를 해소하고 의료 인력의 재교육과 협진을 가능하게 하기 위한 방안으로 '먼거리의료봉사체계'라는 이름의 원격의료 시스템이 본격적으로 도입되었다.

북한이 주장하는 '원격의료'는 남한에서 흔히 말하는 원격의료(비대면 진료)와는 다르다. 북한이 사용하는 '먼거리의료봉사체계'는 명칭상 남한의 원격의료와 유사하지만, 실질적으로는 환자에 대한 직접 진료가 아닌 상급 의료기관의 전문가가 하급 기관의 의료진에게 진단 자문과 임상 교육을 제공하는 형태의 '원격 협진 체계'이다. 따라서 이는 '원격진료'라기보다는 '원격의료자문' 또는 '원격지도체계'에 가깝다고 볼 수 있다. 또한 북한의 원격의료는 단순히 원격으로 진료를 보는 것을 의미하는 것이 아니라 원격강의, 지방병원과의 교육·진료 협업, 원격회의 등을 아우르고 있어 남한의 원격의료보다 의미하는 범위가 더 넓다.

이러한 북한의 디지털 보건정책은 2008년 전국 리(里) 단위까지 광케이블을 이용한 인트라넷 기반의 통신망 구축이 완료되면서 본격화되었다. 2009년에는 보건성을 중심으로 원격진료 시범사업이 실시되어 김만유병원 등 중앙급 병원 4곳과 도급 병원 10곳, 시·군 인민병원 190여 곳이 연결되었다(『뉴스1』 2022년 6월 7일). 북한은 이보다 앞선 2007년

WHO의 협력을 통해 원격의료 시스템을 처음 도입하였으며 이후 그 범위를 점차 확대해 나가며 2020년 기준으로 중앙병원 4곳, 도립병원 10곳, 산과병원 10곳, 그리고 전국의 시·군 병원 189곳 등 총 213개 병원이 이 체계에 포함된 것으로 알려져 있다.

원격진료 외에도 원격영상진단 등 다양한 형태의 디지털 의료서비스가 시범적으로 운영되고 있으며, 2013년에는 평양에서 WHO와 공동으로 동남아시아 지역 원격의료 자문회의를 개최하여 자국의 사례를 소개하기도 하였다(박상민, 2021). 이 회의는 북한이 단순한 수혜국이 아니라 국제 협력의 일환으로 원격의료 전략을 적극적으로 수용하고 있음을 보여 주는 사례로 평가된다.

이후 김만유병원에는 '먼거리의료봉사실'이 정식으로 설치되었고 2015년부터는 평양의학대학병원도 체계적으로 참여하게 되었다(통일부, 2010). 특히 평양의학대학병원은 2021년 5월부터 2022년 3월까지 약 5,000건의 원격협의와 70건 이상의 원격강의를 시행하며 지방병원과의 교육·진료 협업에서 핵심적인 역할을 수행하였다. 고려의학종합병원, 옥류아동병원, 평양산원 등도 각 전문 분야의 네트워크를 통해 협진과 교육을 확대하고 있으며 소아과·산부인과·전통의학 등 분야별 의료 네트워크가 형성되고 있다(『NK경제』 2022년 6월 13일).

북한의 디지털 전환은 단순한 진료 시스템을 넘어서 보건행정 전반으로 확장되고 있다. 2021년 조선로동당 제8기 제2차 전원회의에서 '국가의료정보화 전략'이 제시되었고 보건성은 '원격진료망의 전국적 확대'와 '리급 인민병원까지의 정보화 구축'을 포함한 중기 계획을 발표하였다(김민관, 2022). 이는 전자문서 시스템, 화상진료 설비, 기관 간 네트워크 연계 등을 포함하는 포괄적인 사업으로 북한 전역을 연결하는 디지털 보건 거버넌스를 구축하려는 시도로 볼 수 있다.

이러한 흐름 속에서 먼거리의료봉사체계는 북한형 원격의료 시스템으로 점차 제도화되고 있으며 단순 진단뿐 아니라 협진, 화상회의, 수술

지도, 전문 강의 등으로 그 기능이 확대되고 있다. 예를 들면, 양강도 삼지연시인민병원이나 대홍군 소백리, 창현리, 문삼리 등 산간벽지 병원에서도 원격진료가 가능한 시스템이 가동되고 있으며, 일부 지역에서는 원격진료 이후 중앙병원 의료진이 직접 파견되어 수술에 참여하는 '혼합형 진료 모델'도 등장하고 있다(조성은 외, 2022). 해당 보건의료 디지털 전환 및 원격의료 관련 주요 현황은 〈표 2-13〉에 간략하게 나타내었다.

그러나 이와 같은 시도에도 불구하고 북한의 보건의료 디지털화는 여전히 구조적 한계를 지니고 있다. 만성적인 전력 부족, 노후 장비, 지역 간 네트워크 격차 등은 시스템 운영의 실효성을 저해하는 주요 요소이며, 보건현장에서의 의사결정이 당의 지시에 종속되어 있어 창의적 운영과 현장 중심의 자율성을 확보하기 어렵다. 무엇보다 통합된 보건정보 시스템의 부재, 수직적이고 분절된 정보관리 구조, 질 낮은 데이터의 활용 등은 보건정책의 정교한 설계를 어렵게 만든다. 이외에도 영아 사망률 등의 주요 보건지표조차 지역·성별·연령별로 세분화된 통계가 부족해 실질적 정책 수립에 한계가 발생하고 있으며, 보건 인력의 분석 역량 부족과 정보 표준화 미비도 보건의료 디지털화에 주요한 장애 요인이다.

이러한 한계를 극복하기 위해 북한 당국은 국가보건정책 기획 부서에

표 2-13 김정은 정권 시기 북한 보건의료 디지털 전환 및 원격의료 관련 주요 현황

날짜	내용	출처
2012.05.26.	청진의학대학, 컴퓨터망에 의한 화상·음성 전송체계 완성	조선중앙통신
2013.10.11.	각급 병원들에서 새로운 먼거리수술지원체계 도입	조선중앙통신
2013.10.13.	류경구강병원(現 류경치과병원) 개원	조선중앙통신
2013.10.13.	옥류아동병원 개원	조선중앙통신
2013.11.15.	평안북도 내 시·군 인민병원들, 먼거리수술지원체계 확립	조선중앙방송
2014.02.24.	옥류아동병원과 전국 소아병원들을 연결하는 먼거리의료봉사체계 새로 수립	조선중앙방송
2014.07.23.	고산과수농장에 원격의료봉사체계가 도입된 산업병원 건립	조선중앙방송

출처: 통일부, 『월간 북한동향』(2011년 12월호~2015년 12월호), 2011~2015; 신희영·이혜원·안경수·전지은, 「김정은 시대 북한 보건의료체계 동향: 전달체계와 조직체계를 중심으로」, 『통일과 평화』, 8(2), 181-211, 2016, 재구성

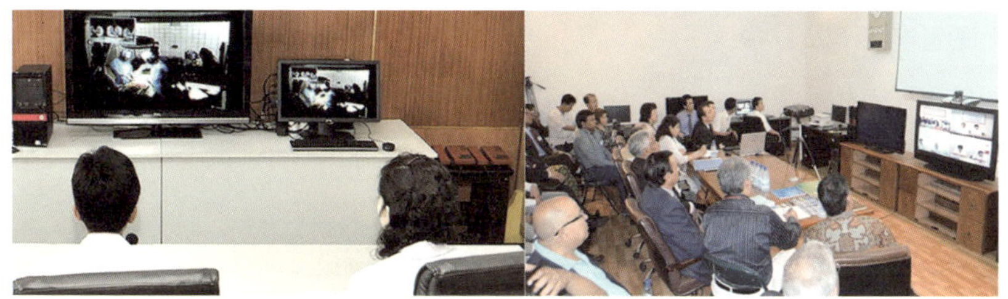

출처: 『DPR KOREA』, 2022. 6. 1.

그림 2-10 북한의 먼거리의료봉사실

국가 의료전산관리센터를 설치하고 서로 다른 수준의 보건관리 정보체계를 표준화(혹은 통합)함으로써 전문 인력을 효율적으로 양성하고자 했다(박상민, 2021). 더불어 WHO 등 국제기구는 북한의 정보기술 기반 개선과 보건정보를 활용한 정책 수립 역량 강화를 위한 기술적 지원과 협력을 지속적으로 제안하고 있다(엄주현, 2024).

결과적으로 북한의 보건의료 디지털 전환과 원격의료 체계는 외형적으로는 일정 수준의 시스템과 정책을 갖추었으나, 그 실효성과 지속 가능성은 정보의 질, 인프라 수준, 인적 역량 등 근본적인 구조 문제에 의해 여전히 제한되고 있다. 그러나 북한의 이러한 변화는 자원과 인프라의 제약 속에서도 일정한 제도화를 이루며 보편적 의료 접근성과 지역 간 의료 격차 해소를 위한 중요한 실험으로 평가된다. 향후 북한이 보건의료 체계 전반을 효과적으로 디지털화하기 위해서는 체제의 특수성을 고려하면서도 국제적 기준에 부합하는 정보관리 능력과 기술적 기반을 보다 확충해야 할 것이다.

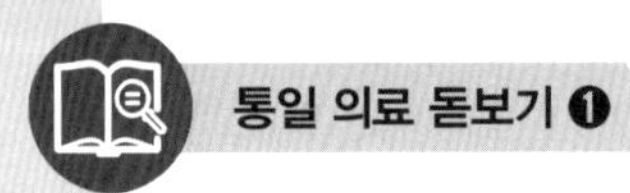

북한에서는 원격진료를 한다?

'원격진료'라고 하면 일반적으로 첨단 디지털 헬스케어와 고속통신망을 떠올릴 것이다. 그렇다면 정보통신 인프라가 제한적인 북한에서 원격진료가 가능할까?

놀랍게도 북한은 2000년대 중반부터 원격의료 개념을 체계화하였고, '먼거리 의료봉사'라는 자신들만의 독자적인 용어를 사용하며 나름의 원격의료 시스템을 구축해 왔다. 이는 단순한 기술도입 차원을 넘어 북한식 사회주의 의료체계의 약점을 보완하기 위한 전략적 시도로 이해할 수 있다.

'먼거리의료'란 무엇인가?

북한에서 사용하는 '먼거리의료(먼거리의료봉사)'는 남한이나 서구에서 통용되는 원격의료(Telemedicine) 개념과 유사하나, 당 중심의 중앙집권적 보건체계 안에서 설계된 점에서 뚜렷한 차별성을 지닌다. 특히 북한에서 말하는 먼거리의료는 개인 단말기 기반의 비대면 진료 방식이 아니라, 지방병원과 상급 병원(주로 평양 소재 중앙급 병원) 간의 전산망 연결을 통해 이루어지는 협진 체계에 가깝다.

이 체계는 주로 영상자료(CT, X-ray, 초음파 등) 및 환자 정보를 실시간 또는 반실시간으로 공유하고, 이에 근거하여 상급 병원 의료진이 진단 및 치료 방향에 대해 자문과 지시를 제공하는 방식으로 운영된다. 현장 의료진은 병원 내 먼거리 정보과에서 시스템에 접속하여 환자와 함께 협진에 참여하고, 상급 의료진은 공유된 자료를 통해 의견을 전달한다.

'먼거리의료봉사체계'는 평양의학대학병원, 김일성종합대학병원, 김만유병원 등 중앙급 병원을 거점으로 하여 지방병원을 연결하는 네트워크 형태로 구성되며, 환자의 대면 이동을 최소화하면서도 진단 정확도와 의료 질을 향상시키는 것을 주요 목표로 한다. 북한 당국은 이를 '화상진단', '화상회의' 등으로 홍보하고 있으며, 의료진 간 협진과 교육 기능을 동시에 수행할 수 있는 체계로 선전하고 있다.

다만, 영상자료 중 CT 등 고용량 파일은 북한의 열악한 통신망 및 전산 인프라 환경에서 실시간으로 전송되기 어려운 경우도 있는 것으로 알려져 있다. 이 때문에 일부 자료는 사전 전송 방식이나 정시 연결을 통해 처리되고 있으며, 공유의 신속성과 범위에는 현실적 제약이 존재할 가능성이 높다.

체계 구축과 확장 과정

북한의 먼거리의료봉사체계는 북한 보건성과 WHO가 협력하여 실제로 운영 중인 북한 당국 차원의 사업으로, 2008년 WHO와의 협력하에 평양 김만유병원과 지방병원을 광섬유로 연결하면서 시작되었다. 같은 해 9월에는 김만유병원과 평안북도종합병원, 만경대구역병원 간 첫 시험 통신이 실시되었으며, 2010년부터는 전국 9개 도(都)병원을 대상으로 전 지역 단위로 확대되었다(어린이의약품지원본부, 2015).

이후 김정은 정권은 이 체계를 적극 확대하였다. 2013년에 김만유병원을 중심으로 평양산원, 김일성종합대학병원, 의학과학원 종양연구소 등 중앙병원들이 참여하였고, 같은 해에 전국 210개 병원이 연계된 것으로 발표되었다. 2015년에는 그 수가 220개로 증가하였으며, 외과, 소아과 등 세부 진료과목별 원격진료 및 원격수술 지원체계까지 도입되었다고 주장하고 있다. 특히 옥류아동병원, 평양산원 등은 소아과 중심의 원격진료 시범 병원으로 역할을 수행하였다.

체계 도입 이후 북한 당국은 이를 보건의료 정보화의 대표 사례로 소개하고 있으며, 북한은 이러한 체계를 통해 ① 의료 비용(환자 이동 비용) 절감 ② 진료 접근성 개선 ③ 지방 의료인 교육 효과 등을 성과로 내세우고 있다. 실제로도 거주지에서 멀리 떨어진 평양까지 이동하지 않고, 수도권의 의료진에게 자문받을 수 있다는 점은 지방과 같은 의료 취약지역 환자들에게 의미 있는 제도일 수 있다. 더불어 의료진 대상의 원격교육 및 임상 자문을 병행함으로써 의료서비스의 질적 향상을 도모하고 있다.

다음 〈표 2-14〉는 북한의 『로동신문』에 보도된 먼거리의료봉사체계의 구축에 대한 내용으로, 북한은 내부 언론을 통해 해당 시스템이 "지방 환자들의 진료 대기 시간을 줄이고, 병원 간 연계를 강화하는 선진적 모델"이라고 선전하고 있다.

표 2-14 북한의『로동신문』에 보도된 먼거리의료봉사체계

보도 시기	구축 체계	연계 단위
2010.04.	먼거리의료봉사체계	김만유병원의 먼거리의료봉사실과 도(都)병원을 연결하는 먼거리의료봉사체계 수립
2012.09.	먼거리의료봉사체계	김만유병원과 도(都)병원은 물론 시·군·구역병원을 연결해 먼거리의료봉사체계를 전국적 범위로 확대
2012.09.	먼거리여성건강관리체계	평양산원과 각 도(都)산원 사이, 지방병원의 산부인과와 연결
2013.07.	먼거리수술지원체계	평양의 중앙급 병원과 전국의 도·시·군·구역병원에 도입
2014.02.	먼거리어린이건강관리체계	옥류아동병원과 전국의 소아병원 및 시·군·구역병원의 소아과 연결
2016.05.	고려병원 먼거리의료봉사체계	평양의 고려의학과학원과 각 도(都) 고려병원 연결

출처: 엄주현,『북조선 보건의료 체계 구축사 II (2012~2023): 김정은 정권의 보건의료 발전 전략』, 선인, 2024

평가와 한계

먼거리의료봉사체계는 북한이 직면한 지역 간 의료 자원 불균형, 전문의 부족, 교통 및 물리적 접근성의 제약 등을 해소하기 위한 현실적 대안으로 평가할 수 있다. 중앙-지방 간 협진 구조를 통해 지방 의료진의 진료 역량을 간접적으로 보완하고, 동시에 의료인 교육과 보건의료 정보화 수준 제고에 기여하는 구조로 기능하고 있다.

하지만 동시에 이 체계는 북한 보건의료 시스템이 갖는 구조적 제약을 반영한다. 예컨대, 중앙급 의료진의 지도 없이는 자율적 진료가 어려운 지방 의료체계, 평양 중심의 전문 장비 및 인력 집중 현상, 그리고 정보통신 인프라 부족에 따른 연결 지연 및 시스템 불안정성 등은 여전히 개선 과제로 지목된다.

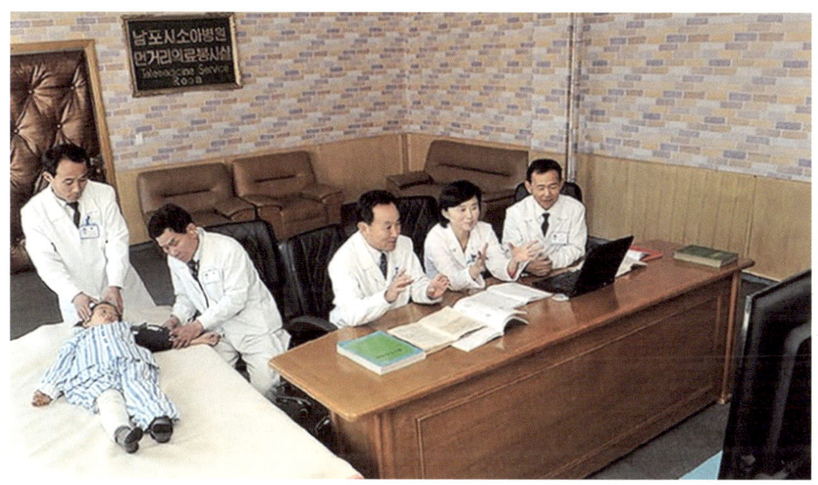

출처: 『DPR KOREA』, 2022. 6. 1.

그림 2-11 남포시소아병원의 먼거리의료봉사실

아울러 이 시스템은 북한의 선전매체에서 과장되게 소개되거나, 정치적 성과로 포장되어 활용되는 경우도 적지 않아 실제 활용 빈도나 효과는 통계적으로 입증되기 어려운 상황이다. 이에 따라 외형적 시스템 구축 여부와 별개로 실효성과 접근성, 지속 가능성에 대한 검토가 필요하다.

무엇보다 원격의료의 전면적 확대는 환자의 개인정보 보호, 진료 책임, 의료질 관리 등 법적·윤리적 쟁점과도 직결된다. 선진국 사례에서도 이와 같은 문제로 인해 신중한 정책적 접근이 요구되고 있으며, 북한 또한 기술적 유용성 외에 제도적 기반과 윤리 기준 마련이 동반되지 않는 한 해당 시스템의 안정적 정착은 쉽지 않을 것으로 판단된다.

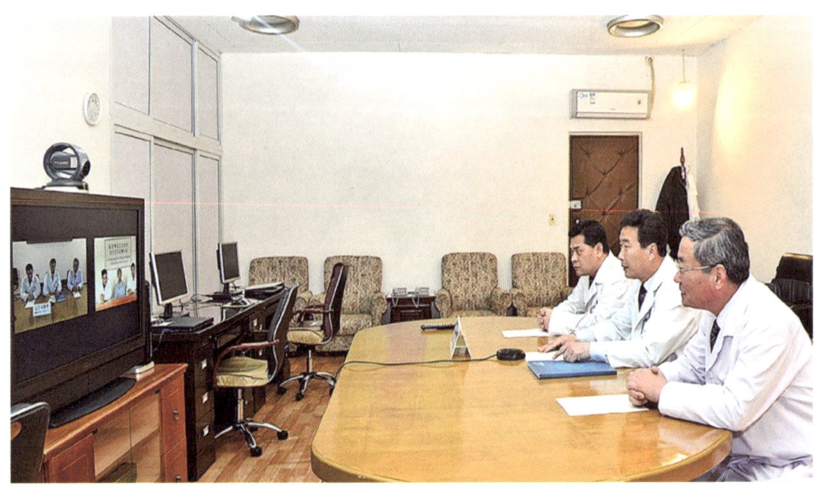

출처: 『DPR KOREA』, 2022. 6. 1.

그림 2-12 먼거리의료봉사체계를 가동하고 있는 북한의 김만유병원

제3절 북한 보건의료 인력 현황 및 양성체계

북한의 보건의료 인력 실태를 파악하는 데에는 정보 접근에 구조적 한계가 존재하므로, 본 절에서는 신뢰성이 검증된 기존 연구 성과를 중심으로 내용을 기술하였다. 특히 서울대학교 의과대학 통일의학센터의 『남북 의료인력 양성체계와 통일대비 의료인력 통합방안』 및 동 기관이 보건복지부, 한국국제보건의료재단과 공동으로 발간한 『북한 보건의료 백서』(2019년 개정판)의 분석 내용을 핵심 기반으로 삼았음을 밝혀 둔다.

1. 북한 보건의료 인력 현황

북한의 보건의료 인력은 전체적으로 북한 당국에 고용되어 있으며 교육위원회, 보건성, 인민무력부 등의 내각을 통해 양성된다(이세정, 2012). 북한은 의사, 치과의사, 간호원 등 다양한 보건의료 직종의 인력을 '보건일군' 또는 '의료일군'이라는 명칭으로 혼용하여 사용하고 있으며, 이는 북한의 법령과 문헌, 매체 등을 통해 확인할 수 있다. 「조선민주주의인민공화국 인민보건법」 제42조와 제45조에서는 '보건일군'이라는 용어를 사용하고 있으며, 「의료법」 제8조와 제24조에서는 '의료일군'이라는 명칭이 등장하는데, 이러한 표현은 북한이 보건의료 인력을 하나의 통합된 노동주체로 간주하고 있음을 보여 준다.

북한의 보건의료 인력은 사회적 계층과 직무 수준에 따라 상등보건일군, 중등보건일군, 보조의료일군으로 분류된다. 상급보건일군에는 의사, 치과의사, 고려의사 등이 포함되며 중등보건일군에는 준의, 보철사, 조산원 등이 속한다. 보조의료일군은 노동자 계급에 해당하며 간호원이 대표적인 예이다. 이처럼 계층별로 구분된 인력 구조는 북한 보건의료 체계의

표 2-15 북한의 보건의료 인력 분류

의료 인력 분류		
의사 (임상의사, 고려의사, 치과의사, 위생의사)	**준의** (임상준의, 고려준의, 치과준의, 위생준의)	약제사, 조제사, 간호원, 조산원, 보육원, 안마사, 마취사, 보철사, 뢴트겐기수, 안과기공사, 체육치료방법사

출처: 서울대학교 의과대학 통일의학센터 · 한국국제보건의료재단 · 보건복지부, 『북한 보건의료 백서』, 2019, 재구성

고유한 특징을 잘 보여 준다.

〈표 2-15〉는 북한 문헌자료를 바탕으로 보건의료 인력 분류체계를 시각적으로 정리한 것으로 의사는 분야별로 임상의사, 고려의사, 치과의사, 위생의사로 나뉘며 준의 또한 의사와 동일한 분야로 분류된다.

앞서 2장 1절에서 살펴본 바와 같이, 북한의 의사담당구역제(호담당의사제)는 1차 의료 제공 체계의 핵심축으로 작동한다. 이러한 체계의 원활한 운영을 위해서는 해당 인력을 적절히 수급하고 배치하는 것이 필수적이므로, 북한은 비교적 짧은 교육 기간을 통해 의료 인력을 빠르게 배출하는 '준의' 제도를 시행하였고, 의학전문학교를 통해 중등보건일군을 양성하는 교육체계를 구축하였다(신희영 외, 2017).

북한의 보건의료 인력 현황에 대한 구체적인 통계는 특수한 정치 · 사회적 조건으로 제한된 정보 접근성과 정치적 특수성으로 인해 일관성 있게 확보하기 어렵다. 현재로서는 〈표 2-16〉의 통계와 같이 북한 보건성과 WHO가 공동 발행한 국제보고서를 통해 대략적인 규모를 추정할 수 있을 뿐이다. 이들 보고서에서는 의료 인력에 대한 데이터를 비교적 지속적으로 제공해 왔으며, 그에 따라 일정 수준의 포괄적인 이해는 가능하다.

2017년 기준 북한의 전체 보건의료 인력은 약 24만 2,341명으로 추정되며, 이 중 가장 높은 비중을 차지하는 직종은 간호원이다. 간호원 수는 총 11만 875명으로 전체 보건의료 인력의 45.8%를 구성하며, 인구 1,000명당 약 4.5명이 배치되어 있는 것으로 나타난다. 그 뒤를 이어 의사는 8만 7,839명으로 전체의 36.2%를 차지하고 있으며, 인구 1,000명당

표 2-16 북한의 보건의료 인력 직종별 규모 및 비율(2017년 기준)

직종	인원수(명)	인구 1,000명당 비율(명)	의료 인력 비율(%)
의사	87,839	3.5	36.2
간호원	110,875	4.5	45.8
약제사	9,404	0.4	3.9
조산원	7,817	0.3	3.2
기타 보건일군	26,406	1.1	10.9
총계	242,341	-	100

출처: Ministry of Public Health, *Medium term strategic plan for the development of the health sector: DPR Korea 2016-2020*, 2017

의사 수는 약 3.5명 수준이다. 이는 의료인력의 양적 밀도 측면에서는 비교적 높은 수치로 평가할 수 있으나, 진료의 질, 지역 간 불균형, 전문성 등 질적 요소에 대해서는 별도의 분석이 요구된다.

약제사와 조사원은 각각 9,404명(3.9%)과 7,817명(3.2%)으로 확인되며, 이외 기타 보건일군은 총 2만 6,406명으로 전체의 10.9%를 구성한다. 여기에는 보건행정 요원, 위생원, 보건 관련 보조 인력 등이 포함되는 것으로 추정된다.

이처럼 북한은 간호원과 의사가 전체 의료 인력의 약 80% 이상을 차지하는 구조이며, 이는 단순 수치상으로는 인력 구성의 안정성을 시사하는 것처럼 보이지만, 실제 의료서비스의 접근성이나 질, 특히 지역 간 격차 등의 문제는 여전히 남아 있는 것으로 분석된다. 한편 전체 인력 규모와 분포는 북한 보건의료 체계의 기본적인 전달 구조와 인력 배치 정책의 방향성을 가늠하게 하는 중요한 자료로 활용될 수 있다.

이 과정에서 특히 주목되는 것은 호담당의사의 존재이다. 2010년 기준으로 4만 4,760명, 2017년 기준으로는 약 4만 5,000명의 호담당의사가 보고되었으나, 이 인력이 의사 수에 포함되는지 혹은 별도의 준의로 분류되는지에 대한 명확한 기준은 제시되어 있지 않다. 따라서 북한에서 발표되는 의사 수 통계에 실제 의사 외에도 준의, 고려의사 등 다양한 보건의료 인력이 포괄적으로 포함되어 있을 가능성이 크다.

또한 보건의료 인력 총수 역시 일정한 수치를 유지하면서 세부 항목만 소폭 조정된 형태로 보고되는 사례도 존재한다. 예컨대 2009년부터 2012년까지 북한의 전체 보건의료 인력 수는 동일하게 21만 5,727명으로 유지되었으나, 연도별로 의사, 간호사, 약제사, 조산원 등의 직종 분포는 일부 차이를 보였다. 이는 북한 당국이 전체 수치를 고정한 채 세부 항목을 통계적으로 조정했을 가능성을 시사하는 대목이다.

특히 다양한 의료 직종이 '의사'라는 포괄적 범주로 통합되어 있거나, 각 직종의 자격 기준과 역할이 명확히 구분되지 않은 채 보고되고 있는 현실에서는 실제 인력 규모, 구성, 지역별 배치 현황 등을 보다 정밀하게 분석할 필요가 있다. 따라서 북한의 보건의료 인력 통계를 단순한 수치로 해석하는 데에는 한계가 존재하며, 통계를 둘러싼 제도적 배경과 구조적 맥락을 함께 고려해야 보다 정확한 체계 분석이 가능하다.

2. 북한 보건의료 인력 양성체계

북한에서는 보건의료 인력을 직능별로 세분화하여 양성하고 있다. 상등보건일군은 의학대학과 약학대학에서, 중등보건일군은 의학전문학교에서, 그리고 보조의료일군은 간호원양성소 또는 간호원학교에서 각각 교육을 받아 양성된다. 이 가운데 핵심적인 보건의료 인력 양성기관은 단연 의학대학이다. 의학대학은 일반적인 의사를 배출하는 임상의학부를 중심으로 고려의학부에서는 고려의사를, 치과의학부에서는 치과의사를, 위생학부에서는 위생의사를 양성한다. 또한 약학부[3]에서는 약제사를 배출하

3 북한에서 약제사를 양성하는 교육기관으로는 의학대학 내의 약학부 외에도 독립된 약학대학이 존재한다. 현재까지 확인된 약학대학으로는 함흥약학대학(舊 함흥화학공

며 최근에는 김일성종합대학 평양의학대학에 체육의학부가 신설되어 체육 분야 전문의를 양성하고 있다.

한편, 의학대학 외에도 중등교육기관인 의학전문학교에서 준의, 보철사, 조산원, 조제사와 같은 중등보건일군이 배출된다. 보조의료일군인 간호 인력의 경우 남한과는 다른 체계로 간호원양성소에서 6개월, 간호원

표 2-17 북한 보건의료 인력 종류 및 양성기관

구분	의료 인력	양성기관	양성기간	비고
상등보건일군	의사	의학대학 임상의학부	5년 6개월	
		의학대학 통신학부	6년	준의, 간호원 대상 1년 2회 교육
		의학대학 전문반	7년	2013년 개설 정보
	위생의사	의학대학 위생학부	5년	
	치과의사	의학대학 치과의학부	5년 6개월[4]	
	고려의사	의학대학 고려의학부	5년 6개월	
	체육의사	의학대학 체육의학부	5년 6개월	최근 평양의학대학 설립
	약제사	의학대학 약학부, 약학대학	5～6년	
중등보건일군	준의	의학전문학교 기초의학과	3년	
	조산원	의학전문학교 조산과	3년	
	조제사	의학전문학교 약학과	3년	
	보철사	의학전문학교 구강과	2～3년	
보조의료일군	간호원	간호원양성소	6개월	의료기관 운영
		간호원학교	2년	도 단위 운영

출처: 신희영 외, 『남북 의료인력 양성체계와 통일대비 의료인력 통합방안: 의사·간호사·치과의사·수의사 인력을 중심으로』, 명문기획, 2018; 서울대학교 의과대학 통일의학센터·한국국제보건의료재단·보건복지부, 『북한 보건의료 백서』, 2019, 재구성

업종합대학 약학대학), 사리원약학대학, 그리고 사리원고려약학대학 등 총 세 곳이 있다. 이들 학교는 약제사를 전문적으로 배출하는 기관으로 파악된다. 다만 북한의 약학 관련 고등교육기관에 대한 정보는 매우 제한적이기 때문에, 이들 대학의 실체와 교육과정은 구체적으로 알려져 있지 않다. 현재까지는 북한의 고등교육 체계를 다룬 공식 잡지 『고등교육』에 수록된 2011년 1호부터 2016년 5호까지의 문헌과 2018년 11월 7일자 『로동신문』을 통해 약학대학의 명칭과 존재 여부를 일부 확인할 수 있다.

4 일부 출처에서 5년으로 줄었다는 북한이탈 치과의사의 증언이 존재한다.

학교에서는 2년의 과정을 통해 간호원을 양성하는 방식이 채택되고 있다(신희영 외, 2017). 이러한 북한의 보건의료인 종류와 양성기관, 양성기간 등의 의료 인력 체계를 종합적으로 정리하면 〈표 2-17〉과 같다.

1) 북한 의사인력 양성기관[5] 체계(의학대학 체계)

북한의 의료 인력을 양성하는 대표적인 교육기관인 의학대학의 체계는 해방 직후부터 점차 형성되기 시작했다. 1946년 10월 1일, 김일성종합대학이 창립되면서 그 안에 의학부가 설치되었고 같은 해 10월 15일에는 함흥의과전문학교를 모체로 한 함흥의학대학이 문을 열었다. 이어서 1948년 9월 1일에는 함경북도 청진에 청진의학대학이 설립되었고 같은 달 28일에는 김일성종합대학의 의학부가 분리되어 평양의학대학이 독립적으로 출범했다(『조선중앙통신』 2006년 3월 24일; 『로동신문』 2008년 9월 28일). 평양의학대학은 설립 초기에는 의학부, 약학부, 위생학부로 구성되었으며 이후 1959년에 구강학부, 1960년에는 동의학부가 추가로 신설되었고 1979년 1월 14일에는 대학과 부속병원이 통합되면서 교육과 임상현장이 유기적으로 연결되는 구조로 개편되었다.

한국전쟁 이후에는 북한 각 지역에도 본격적으로 의학대학이 세워지기 시작했는데 1959년 황해도 해주에 해주의학대학이, 1969년 자강도 강계에 강계의학대학과 평안북도 신의주에 신의주의학대학이 설립되었다. 이어 1971년에는 강원도 원산과 양강도 혜산에, 1972년에는 황해북도 사리원에, 그리고 1972년 8월에는 평안남도 평성에 각각 의학대학이 들어섰다. 이후 1992년에는 평양직할시에 인접한 남포특별시에 남포의학대학이 설립되면서 지금의 지역별 의학대학 체계가 완성되었다(신희영

5 북한은 의학대학 등의 의료인력 양성기관을 '의료일군양성기지'라고 명칭한다.

외, 2018).

북한의 문헌과 매체에 나타난 자료들을 종합해 보면 기존에 알려진 주요 의학대학 외에도 평양외과대학, 평양의료기술대학, 평양시의학대학과 같은 추가적인 교육기관의 존재가 확인된다. 평양외과대학은 원래 1985년 6월 평양고등의학전문학교를 전신으로 하여 '평양외과단과대학'으로 설립된 뒤, 1992년 3월 '평양외과대학'으로 개편된 기관으로 이곳에서는 외과 분야의 전문의와 함께 중등보건 인력을 양성해 왔다(조선향토대백과 인문지리정보관, 2010).

그런데 최근 북한에서 발간된 자료들을 분석한 결과, 평양외과대학이 2016년 무렵 '평양의료기술대학'으로 명칭이 바뀐 것으로 보이며 이후 2018년에 '평양시의학대학'이라는 명칭으로 전환된 정황이 확인된다. 그렇다면 평양외과대학이 2016년에 평양의료기술대학으로 개편되었고, 다시 2018년에 평양시의학대학으로 재조직된 것으로 이해할 수 있다.

이를 바탕으로 정리하면 현재 북한에는 평양직할시와 남포특별시, 그리고 9개 도에 걸쳐 총 12개의 의학대학이 운영되고 있다. 참고로 북한에서는 군 의료 인력, 즉 군의(軍醫)를 전문적으로 양성하는 교육기관으로 김형직군의대학이 별도로 운영되고 있다. 이 대학은 평양직할시에 위치해 있으며 군에 소속된 의료 인력의 양성을 목적으로 설립된 특수 목적 대학이다(서울대학교 의과대학 통일의학센터 외, 2019).

의학대학은 내각 산하 교육위원회의 관리를 받으며 지역별 의료 인력의 수요를 고려한 체계적인 배치가 이루어지고 있다. 특히 김정은 국무위원장이 집권하면서 북한의 고등교육 체계에도 변화의 바람이 불고 있는데 2014년부터 고등교육 개혁의 일환으로 대학을 종합화하고 각종 단과대학을 하나의 거점 대학으로 통합하는 일원화 정책이 추진되고 있다(엄주현, 2024). 이러한 개편은 의학대학을 포함한 보건의료 인력 양성기관에도 영향을 미치면서 앞으로 북한 내 의료 인력의 양성과 배출 구조에 더욱 중요한 변화를 불러올 것으로 전망되었다.

그러나 최근 2019년에 들어서, 김정은 정권하에서 추진되어 오던 대학 종합화 정책에 변화가 일어나고 있는 것으로 보인다. 2010년 평양의학대학은 김일성종합대학에 편입되어 '김일성종합대학 평양의학대학'으로 명명되었으나(『조선중앙통신』 2010년 11월 23일), 2019년 10월 다시 김일성종합대학에서 독립되어 현재는 독자적인 평양의학대학으로 운영되고 있다. 그 외에도 2015년 평북종합대학에 편입되어 '평북종합대학 의학대학'이 된 신의주의학대학이 최근 원래 명칭인 신의주의학대학으로 돌아왔으며, 2015년에 황북종합대학에 편입되어 '황북종합대학 강건의학대학'으로 개편되었던 강건사리원의학대학도 2019년 11월부터 다시 강건사리원의학대학이라는 명칭으로 등장하는 모습을 보였다(서울대학교 의과대학 통일의학센터 외, 2019). 〈표 2-18〉은 북한의 의학대학 현황(2025년 기준)을 표로 나타낸 것이다.

표 2-18 북한의 의학대학 현황(2025년 기준)

구분	의학대학명	소재지	비고
의학대학 12개교	강건사리원의학대학	황해북도 사리원시	황북종합대학 강건의학대학에서 2019년에 개편
	강계의학대학	자강도 강계시	
	남포의학대학	남포특별시	
	신의주의학대학	평안북도 신의주시	평북종합대학 의학대학에서 2019년에 개편
	원산의학대학	강원도 원산시	
	청진의학대학	함경북도 청진시	
	평성의학대학	평안남도 평성시	
	평양시의학대학	평양직할시	
	평양의학대학	평양직할시	김일성종합대학 평양의학대학에서 2019년에 개편
	함흥의학대학	함경남도 함흥시	
	해주의학대학	황해남도 해주시	
	혜산의학대학	양강도 혜산시	

출처: 신희영 외, 『통일 의료: 남북한 보건의료 협력과 통합』, 서울대학교출판문화원, 2017, 최근 변경된 의학대학 현황을 반영하여 작성

약학대학의 경우도 2016년 함흥화학공업종합대학에 편입되어 '함흥화학공업종합대학 약학대학'으로 개편되었으나 2018년 말부터는 다시 함흥약학대학으로 명칭이 변경되었으며 이 역시 종합대학화되었다가 다시 단과대학 체제로 전환되는 흐름을 보인다(『로동신문』, 2018년 4월 5일).

이와 같은 변화는 종합대학에 통합되었던 일부 의학대학들이 다시 원래의 단과대학 체제로 되돌아가는 흐름으로 북한의 보건의료 교육체계에서 의학대학과 약학대학을 포함한 여러 교육기관들이 재편성되고 있음을 시사하며, 북한 보건의료 인력 양성체계에서 단과대학 체제의 지속적인 변화를 반영하는 것으로 볼 수 있다. 이러한 최근의 변화들이 김정은 정권하에서 추진된 대학의 종합화 정책이 다시 변화하고 있는 것인지, 아니면 제도적 보완 과정이 진행되고 있는 것인지는 향후 더 많은 정보를 수집하여 분석할 필요가 있다.

2) 북한 의학대학 입학과정

북한에서 의학대학에 진학하기 위해서는 고급중학교 졸업 후 대학진학시험의 성적표, 추천서 등의 서류 심사를 통과하고, 이어 대학별 입학시험을 치러야 한다. 입학 시 사회, 국어, 외국어, 과학, 수학, 역사, 정치 등 7과목의 필기시험을 치르며 여기에 체력시험 4종목과 면접이 포함되어 최종 합격자가 결정된다.

북한 내 교육 관계자들의 증언에 따르면 2000년대 이후 의료인의 사회적 위상이 상승하면서 의학대학 입시는 약 3:1 수준의 경쟁률을 보일 만큼 점차 치열해지고 있다고 한다(신희영 외, 2018). 입학생 구성에도 특정한 경향이 드러나는데 남성 지원자의 경우 대부분 고급중학교 졸업 후 17세에 인민군에 입대하여 약 10년의 복무를 마친 뒤 복학하는 형태가 일반적이며 이들은 평균적으로 27세 전후에 대학에 입학한다.

반면 여성 학생은 중학교 졸업 직후 바로 진학하는 사례가 많아 상대적으로 연령대가 낮다. 성비는 통상 남학생이 80%, 여학생이 20% 내외로 구성된다고 알려져 있지만, 일부 사례에서는 남녀 비율이 1:1에 가깝게 나타나기도 한다. 특히 제대군인 출신 남학생은 대학 입학 전 6개월간 예비과정을 이수하는 반면, 직통 진학생은 곧바로 전공학부로 배정되는 것이 특징이다.

3) 북한 의학대학 교육과정

북한의 의학대학 교육과정은 시대의 변화에 따라 수십 년에 걸쳐 여러 차례 조정되어 왔다. 1950년대에 5년제로 운영되던 과정이 1970년대에 들어 6년 6개월로 연장되었고, 이후 1980년대 중반에는 다시 6년제로 축소되었다. 현재는 2013년을 기점으로 5년 6개월의 교육과정이 정착된 것으로 보인다. 다만 일부 북한이탈주민의 증언에 따르면 최근 들어 일부 대학에서 교육 기간이 다시 5년제로 단축되었다는 변화 가능성도 제기되고 있어 제도 운용이 일률적이지 않을 가능성도 제기된다(이혜경, 2013).

다음 〈표 2-19〉를 통해 알 수 있듯이 의학대학에서의 이론 교육은 주로 1학년부터 3학년까지 집중적으로 진행되며 4학년에 올라가면서부터

표 2-19 북한 의학대학 임상의학부 학년별 교육 과목(평양의학대학)

학년	교육 과목	비고
1학년	수학, 영어, 라틴어, 고려의학, 체육, 인체해부학, 물리교질화학, 정치사상 교육	기초학과목
2학년	조직학, 생리학, 약리학, 병리학, 세포생물학, 분자생물학	기초의학과목
3학년	내과진단학, 외과학총론, 내과, 외과, 소화기내과, 호흡기내과, 순환기, 비뇨기내과, 복부외과, 흉부외과	임상의학과목
4학년	전공 심화 교육	
5학년	정신병학, 법의학, 결핵학, 피부과학, 전염병학 등 특수과목	
6학년 (6개월)	임상실습 및 졸업시험	

출처: 신희영 외, 『남북 의료인력 양성체계와 통일대비 의료인력 통합방안: 의사·간호사·치과의사·수의사 인력을 중심으로』, 명문기획, 2018

본격적인 실습교육이 시작된다.

그러나 학생들은 4학년 도중 약 6개월간 '교도과목(군진훈련)'이라 불리는 군사훈련 프로그램에 참여하는데 이 기간 동안 군사훈련소(교도대)에 입소하여 실습이 일시 중단되기도 한다. 해당 훈련은 군사훈련소에 입소하여 군 진지 생활을 체험하는 과목으로 남학생의 경우 제대군인으로서 이미 군 복무 경험이 있는 이들도 훈련에 참여한다.

따라서 실제적인 병원 실습은 대개 5학년부터 본격적으로 진행되며 이때부터 학생들은 약 2년간의 실습 기간 동안 각 분야 전문 기관에 배치되어 다양한 의료 현장을 순환하며 보다 구체적인 임상 지식을 쌓는다. 실습 장소로는 도(종합)병원, 시(종합)병원 등이 있으며 정신과는 정신병원(일명 49호), 결핵 관련 실습은 제3예방원 등에서 특정 과목에 맞는 기관으로 배정되어 전반적인 진료 체계에 대한 현장 경험을 쌓는다.

〈표 2-20〉은 북한 의학대학 중 하나인 평양의학대학 임상의학부의 전 학년 교육과정안으로 이를 통해 북한 의학대학 교육과정의 구조적 특징을 보다 구체적으로 파악할 수 있다. 특히 이 교육과정안에서 북한 의학대학 교육과정의 다섯 가지 핵심적인 특징을 명확히 알 수 있다.

이론과 실습을 병행하는 북한 의학대학 임상의학부 교육과정의 첫 번째 특징은 외국어와 해부학 실습의 비중이 높다는 점이다. 전공 교육이 본격적으로 시작되기 이전의 초기 학년부터 외국어 능력과 해부학적 이해를 중시하는 교육 구조를 갖추고 있으며, 이는 의료인의 전문성과 직결된다는 교육적 판단 아래 지금까지도 일관되게 유지되고 있다. 외국어 강의 시간이 다른 과목보다 많이 배정되어 있고, 해부학은 실습 중심의 교육이 강화되어 있다는 점이 특히 두드러진다.

두 번째 특징은 이론 중심의 교육 편성이다. 북한 의학대학 임상의학부에는 순환기, 소화기, 비뇨기, 신경과, 산부인과, 소아과, 안과 등의 임상의학과목들이 개설되어 있으나 실제 교육 편성을 살펴보면 강의 시간에 비해 실습시간이 상대적으로 적은 비율로 배정되어 있다. 여기에서 실

표 2-20 북한 의학대학 임상의학부 전 학년 교육과정안(평양의학대학)

과목명	강의 시간	실습 시간	과목명	강의 시간	실습 시간	과목명	강의 시간	실습 시간
논리학	20	-	면역학	26	12	순환기	46	46
심리학	30	-	병태생리	42	18	소화기	54	54
외국어	280	-	병리학	50	30	비뇨기	40	12
수학	60	20	약리학	50	30	외상정형	24	24
물리	60	20	위생학	48	3	신경과	54	30
화학	86	24	의학정보학	44	36	산부인과	50	24
컴퓨터 기술기초	66	30	유전의학	26	24	소아과	64	36
프로그램	34	36	고려의학	40	30	정신과	28	12
해부학	24	126	보건경영	50	3	결핵과	24	-
세포생물학	18	12	보건조직 및 기술계산	20	30	이비인후 및 두경부외과	20	-
조직학	56	18	내과진단	44	60	안과	28	36
생리학	58	24	외과총론	44	60	전염병	34	30
생화학	56	24	방사선	40	60	회복	22	-
분자생물학	36	-	호흡기	24	24	법의	20	-
미생물학	48	36	혈액내분비 및 물질대사	30	30			

출처: 신희영 외, 『남북 의료인력 양성체계와 통일대비 의료인력 통합방안: 의사 · 간호사 · 치과의사 · 수의사 인력을 중심으로』, 명문기획, 2018

질적인 임상 능력보다는 이론적 지식 전달에 초점을 맞추는 교육체계가 지속되고 있다는 점이 확인된다.

세 번째 특징은 체계적으로 구분된 과목 구성이다. 임상의학부의 교육과정은 '기초학과목', '기초의학과목', '임상의학과목'의 세 가지 범주로 나뉘며 각 과목의 강의 및 실습시간이 세부적으로 배치되어 있다(신희영 · 안경수, 2017). 이처럼 과목 구성이 단계적으로 구조화되어 있다는 점은 학년별로 점진적인 학습이 가능하도록 설계되어 있음을 보여 준다.

네 번째 특징은 정치사상학 과목의 상존이다. 의학은 실용적이고 전문적인 분야의 교육과정임에도 불구하고 정치사상학 과목이 일정한 비중으로 포함되어 있으며 단순히 한두 과목에 그치지 않고 다양한 세부 과목으로 구성되어 전 학년에 걸쳐 지속적으로 교육된다. 이는 북한의 정치사회적 특성이 교육체계 전반에 깊이 반영되어 있음을 단적으로 보여 주는 요소이다.

마지막으로, 다섯 번째 특징은 전공 진입 이전의 기초 역량 강화이다. 북한 의학대학은 전공 교육 이전 단계에서 외국어, 기초과학, 해부학 등 기초 과목들을 집중적으로 학습하게 함으로써 전공 진입 전 학습 기반을 다지도록 하고 있다. 특히 외국어 능력과 해부학적 이해력은 이후 임상과목 수강의 전제 조건으로 강조되며 이로 인해 초기 학년에 이들 과목의 비중이 높은 구조를 갖는다. 이와 같은 다섯 가지 구조적 특징은 북한 의학대학 임상의학부 교육과정이 단순한 지식 전달을 넘어서 정치적 이념 교육과 전공 전 기초 역량 배양까지 포괄하는 특수한 형태의 전문 교육 모델로 작동하고 있음을 보여 준다.

한편, 2013년을 전후하여 임상의학부 외에 '전문반' 과정이 신설되었다는 증언도 있다. 이 전문반은 임상의학부의 5년 6개월 과정을 마친 학생 중 선발된 이들을 대상으로 운영되며, 1년 6개월 동안 내과, 외과, 산부인과, 소아과, 안과, 이비인후과 등 주요 임상 전공 분야를 보다 심화된 형태로 학습하는 고급 임상과정이다(신희영 · 안경수, 2017). 이를 통해 배출된 인력은 일정 수준 이상의 전문의로 간주되어 현장에서 보다 복합적인 의료 행위에 종사하게 된다.

이처럼 북한의 의학대학 교육은 이론-실습-심화교육의 구조로 계층적으로 설계되어 있으며 졸업 후 임상 실무에 곧바로 투입될 수 있도록 상당히 실용적이고 현장 지향적인 요소들을 강조하고 있다.

4) 북한 의사 면허 취득 과정

북한에서는 의학대학을 졸업하는 것만으로 의사 자격이 자동으로 부여된다. 남한처럼 별도의 국가시험을 통해 면허를 취득하는 절차는 존재하지 않으며 졸업시험을 통과하면 곧바로 6급 의사 자격을 얻게 된다.[6] 졸업시험은 국가졸업시험위원회가 주관하며 통상적으로 연 1회, 하루 동안 시행된다. 시험은 필기와 구술로 구성되며 주요 과목으로는 내과학과 외과학, 외국어, 그리고 정치사상학이 포함된다. 시험의 형식적 성격을 반영하듯 실제로는 대부분의 응시자가 탈락 없이 합격하는 것으로 알려져 있다(신희영 · 안경수, 2017).

졸업과 동시에 의사 자격이 부여된 학생들은 도당위원회나 시 · 군당위원회 산하 교육부의 결정에 따라 각 지역의 의료기관에 배치되며 이후 해당 기관에서 의사로서의 업무를 수행하게 된다(서울대학교 의과대학 통일

표 2-21 남북한 의사 면허 취득 시험 비교

구분	남한	북한
시험 명칭	의사 국가시험	의학대학 졸업시험
시험 주관	한국보건의료인국가시험원	국가졸업시험위원회
응시 자격	의과대학(또는 의학전문대학원) 졸업(예정)자, 보건복지부장관이 인정하는 학교를 졸업하고 외국의 의사 면허를 받은 자로서 예비시험에 합격한 자	의학대학 임상의학부 및 통신학부 졸업대상 인력
응시 횟수	연 1회	연 1회
시험 과목	의학총론, 의학각론, 보건의약 관계법규, 내과, 외과, 산부인과, 소아과, 정신건강의학과, 신경과, 신경외과, 정형외과, 이비인후과, 안과, 피부과, 응급의학과, 비뇨의학과, 예방의학	내과학, 외과학, 외국어(제2외국어 포함), 정치학과목(김부자 로작 포함)
평가 방법	필기(2일 일정), 실기(진료문항, 수기문항)	필기, 구술
합격 기준	필기: 전 과목 총점의 60퍼센트 이상, 매 과목 40퍼센트 이상 득점 실기: 의과대학 교수로 구성된 합격선심의위원회에서 결정된 합격점수 이상을 득점	10점 만점을 기준으로 모든 과목에서 6점 이상
합격률	94.2%(2024년 기준)	(관행상) 시험 참가자 전원 합격

출처: 한국보건의료인국가시험원, 『의사시험 직종안내』, 2025; 신희영 외, 「『고등교육』에 나타난 북한의 의학교육 현황 분석」, 『통일정책연구』, 26(2), 117-149, 2017

6 현재까지 파악된 북한 의학대학 관련 정보에 따르면 2016년 졸업생부터는 졸업과 동시에 의사활동 면허를 주지 않고 졸업 후 병원의 각 과에 배치되어 3년간 수련을 거친 후에 의사 면허 시험을 볼 수 있는 자격을 갖는 면허시험제도가 생겼다는 정보가 있다.

의학센터 외, 2019). 다시 말해, 북한의 의료인 양성체계는 의학대학 졸업과 동시에 자격 취득과 현장 배치가 하나의 흐름으로 연결되는 구조이다.

이처럼 남북한의 의사 면허 제도는 구조적으로 뚜렷한 차이를 보이며, 그 구체적인 비교 내용은 〈표 2-21〉에서 살펴볼 수 있다.

5) 북한 준의 인력 및 의료 인력 상승 양성체계

(1) 북한의 준의 양성체계

북한의 보건의료 인력 양성체계에서 가장 두드러지는 특징 중 하나는 중등보건일군을 양성하는 의학전문학교의 존재와 이 기관에서 배출되는 '준의(準醫)'라는 독자적인 의료 인력이다. 준의 양성의 제도적 뿌리는 광복 직후와 한국전쟁을 거치며 등장한 기술전문학교 설립에까지 거슬러 올라간다.

북한은 1946년에 북조선임시인민위원회의 결정에 따라 전국적으로 19개의 기술전문학교를 설립했고, 1948년에는 6개의 의학 관련 전문학교도 운영하기 시작하였다(허윤정 · 조영수, 2014). 이후 1950년대 중반에 전후 복구와 전국적인 무상치료제 실현을 위해 함흥, 평남, 청진, 해주, 강계, 신의주 등 전국적으로 다수의 의학전문학교가 추가로 설립되었고 이 중 상당수가 중등보건일군, 즉 준의를 포함한 실무형 의료 인력을 배출하는 핵심 기관으로 자리 잡게 되었다(강근조, 1991).

1980년대 중반에는 기존의 고등의학전문학교가 4년제에서 3년제로 개편되며 오늘날의 '의학전문학교' 체계가 확립되었다. 의학전문학교는 북한의 각 도에 1개교씩 설치되어 있다고 알려지는데 현재까지 파악된 바에 따르면 강계의학전문학교, 신의주의학전문학교, 개성의학전문학교, 원산의학전문학교 등의 최근 운영이 확인되고 있다(이혜경, 2013; 신희영 · 안경수, 2017). 최근에는 일부 학교가 종합대학의 의학대학으로 흡수 · 개편되었을 가능성도 제기되는데 이는 김정은 정권 시기에 추진된 고등교육기관의 통합 및 종합화 정책과 관련이 있는 것으로 보인다.

이러한 의학전문학교는 단기간 내 다수의 의료 인력을 배출하는 데 적합한 제도적 장치로 설계되었다. 특히 무상치료 정책의 전면적 실행을 위해 실무에 즉시 투입할 수 있는 인력을 확보해야 했던 북한의 입장에서 준의는 일종의 '현장형 의료 인력'으로 이상적인 모델이었다.

북한의 준의는 의학전문학교 내 기초의학과에서 3년간 교육을 받은 뒤 배출되는 인력으로 의사와 간호사의 중간적 성격을 지닌 의료 인력으로 분류되며 졸업 후 병원, 진료소, 조산원 등 다양한 의료기관에 배치된다. 북한에서 발간한 백과사전에서는 이들을 임상준의, 고려준의, 구강준의, 위생준의 등으로 나누는데, 이는 각 전공 분야의 상급보건일군(의사, 고려의사, 치과의사 등)과 대응되는 체계로 이해할 수 있다.

또한 준의가 수행하는 역할은 배치된 의료기관의 등급에 따라 상이하다. 도병원이나 중앙급 병원에 소속된 준의는 수술 보조, 주사 및 투약, 환자 간호 등 남한의 간호사가 수행하는 업무와 유사한 기능을 담당한다. 반면, 리진료소나 군급 병원 등 1차 의료기관에 배치된 준의는 외래진료, 입원환자 관리, 처방 및 간단한 시술 등 의사에 준하는 역할을 수행하며, 사실상 호담당의사로 기능하기도 한다. 특히 농촌지역 리진료소에 근무하는 준의는 지역 주민에게 주치의 개념에 가까운 의료서비스를 제공하며, 상급 병원으로의 후송 시 필요한 파송증(후송의뢰서) 발급 권한도 보유하고 있다(임경순 외, 2001).

이러한 구조는 겉으로 보기엔 간호사와 의사의 역할이 혼재된 형태이나 실제 북한 보건의료 전달체계에서는 인력 부족과 지역 간 격차를 메우는 현실적인 대안으로 기능하고 있다. 다만 최근 북한의 의료 현장에서 3차 의료기관급인 도병원 이상에서는 의학대학 졸업 의사 인력만으로도 인력 수급이 가능해졌기 때문에 준의 인력은 더 이상 배치되지 않는 추세라고 알려진다(신희영 · 안경수, 2017).

현재 북한의 중등보건일군 양성과 관련된 공식 통계나 자료는 매우 제한적이며 의학전문학교의 운영 현황, 교육과정, 급수 체계, 실제 의료 현장에서의 역할 등에 대한 정보는 북한이탈의료인이나 제한된 문헌 분석을 통해 일부 파악하는 수준에 그치고 있다. 따라서 향후 남북 보건의료 인력 통합을 대비하는 차원에서 북한의 준의 인력뿐 아니라 보철사, 조산원, 조제사 등 다양한 중등보건일군 전반에 대한 최신 정보를 면밀히 파악하고 분석할 필요가 있다.

(2) 북한 의학대학 통신학부 과정

북한의 보건의료 인력 양성체계에서 남한과 대비되는 또 하나의 중요한 특징으로는 기존의 중등보건일군 및 보조의료일군이 일정한 과정을 통해 상위 자격을 취득할 수 있는 자격 상승 교육체계가 제도적으로 마련되어 있다는 점이다. 특히 준의나 간호원과 같은 의료 인력[7]이 현직에 종사하면서 의사 자격을 취득할 수 있는 경로로 각 도의 의학대학에 설치된 통신학부가 중요한 역할을 한다(신희영 외, 2017).

통신학부는 일반적인 고등교육과는 달리, 의료기관에서 근무 중인 인력이 직무를 지속하면서 학습할 수 있도록 설계된 교육과정이다.[8] 정규 의학대학 과정과 비교하면 해당 교육은 축소되어 있으나 실무 경험을 바탕으로 의사 자격을 취득하는 통로로 기능하고 있으며 연 2회, 상반기와 하반기로 나뉘어 일정 기간(약 3주간)의 집중 수업이 진행된다(교육도서출판사, 1956). 참가자들은 해당 도의 의학대학에 출석해 강의를 듣고 실습을 받게 되는데, 주간 수업이 주를 이루지만 경우에 따라 야간 강의나 통신 강의 방식도 병행된다.

---

7 최근에는 준의뿐만 아니라 물리치료사나 뢴트겐사 등 의학전문학교 출신의 다른 보건 인력도 이 과정을 통해 의사 자격을 취득할 수 있다는 증언이 있다.

8 북한이탈의료인에 따르면, 과거에는 준의를 대상으로 3~5년간 교육하는 과정으로 의학대학의 특설 학부나 야간 과정이 운영되었으나 현재 통신학부 외 대부분은 폐지된 것으로 전해진다.

준의는 일정 수준 이상의 임상 경력을 인정받을 경우, 2학년 또는 3학년으로 의과대학 통신학부에 편입할 수 있으며, 약 3~4년의 교육과정을 이수하고 졸업시험에 합격하면 6급 의사 자격을 부여받는다(북한이탈의료인 증언). 기존 중등보건일군이 상위 자격의 보건 인력으로 전환될 수 있는 제도적 경로가 마련되어 있어 의료 인력 충원이 어려운 북한의 현실에서 제한된 자원의 효율적 활용을 위한 보완적 장치로 기능해 왔다. 특히 도농 간 의료 접근성 격차를 완화하는 데 일정 부분 기여한 것으로 평가된다.

다만, 해당 제도의 운영 과정에서 학사 관리 및 교육 질에 대한 우려도 제기되고 있다. 일부 북한이탈의료인에 따르면, 통신학부 과정이 형식적으로 운영되는 사례가 존재하며, 이는 자격 전환 제도의 실효성을 저해할 수 있다는 지적이다. 그럼에도 불구하고 통신학부는 북한 보건의료 체계 내 하위직 의료 인력의 상향 이동을 제도화한 사례로서, 향후 남북 간 보건의료 인력 교류 또는 자격 체계 통합 논의에서 유의미한 분석 대상이 될 수 있다.

제4절 북한 보건의료 정책 및 행정 조직 체계

1. 조선로동당 및 국가기구 조직

북한의 통치 체제는 수령을 정점으로 하는 절대권력 구조 속에서 조선로동당이 실질적인 권한을 행사하는 전형적인 '당-국가 체제(Party-State System)'로 구성되어 있다(국립통일교육원, 2024). 북한 사회주의헌법 제11조에서 "조선민주주의인민공화국은 조선로동당의 령도밑에 모든 활동을 진행한다"고 명시하고 있는 것처럼 조선로동당은 국가기구, 군대, 사회단체 등 모든 부문에 대한 전면적인 지도를 법적으로 정당화하고 있으며, 이는 곧 당의 우위가 제도적으로 확립되어 있음을 의미한다(국가정보원, 2024). 이러한 구조에서 조선로동당은 정책의 기획과 결정, 인사 통제, 주요 국가 의제의 집행까지 전반을 관장하고 국가기구는 이를 실행하는 행정적 수단으로 작동한다.

국가기구는 형식적으로 최고인민회의, 국무위원회, 내각, 사법·검찰기관 등으로 기능이 분화되어 있으나 실제로는 모두 당의 지침에 따라 움직이며 권력기관 간 견제와 균형 원리는 작동하지 않는다. 김정은 정권 시기에는 선군정치[9] 중심의 권력 운용에서 벗어나 당 중심의 통치 체제를 다시 강화하려는 움직임이 뚜렷하게 나타났다. 이는 조선로동당의 정치적 위상이 더욱 부각되고, 행정 전반에 대한 당의 통제력이 강화되었음을 보여 주는 변화라 할 수 있다. 이러한 맥락에서 북한 정책의 결정구조, 특히 보건의료 분야를 분석하려면 조선로동당의 조직구조와 기능 그리고 당과 국가기구 간의 위계적 관계에 대한 이해가 선행되어야 한다.

본 절에서는 먼저 조선로동당이 어떤 구조와 경로를 통해 정책을 형성·지시하는지를 살펴본 다음, 국가기구가 이를 어떻게 제도적으로 실행하는지를 분석함으로써 북한 보건의료 정책이 어떤 구조적 맥락에서 작동하는지를 체계적으로 조망하고자 한다.

1) 북한 조선로동당

북한의 정치권력은 조선로동당을 중심으로 작동하며 당은 최고지도자의

---

9 선군정치란 사회주의권 붕괴와 고난의 행군과 같은 위기를 극복하기 위해 김정일국방위원장이 '당의 영도 우선 원칙'에서 군을 강조하는 '군사선행의 원칙'으로 바꾼 정치 방식이다.

유일적 영도를 전제로 국가의 모든 분야를 포괄적으로 지휘하는 전위조직으로 기능한다. 조선로동당은 단순한 정치정당이라기보다 북한 사회 전체를 통제하는 핵심 통치기관이며 '수령의 당'이라는 표현처럼 당의 이념적 · 조직적 정체성은 수령과 불가분의 관계 속에서 규정된다.

실제로 2010년 개정된 「조선로동당규약」에서는 "위대한 수령 김일성 동지의 당"이라 명시되었으며 김정일 국방위원장 역시 조선로동당을 "사회주의 사회의 유일한 향도적 역량"이라 강조하였다. 이러한 규정은 조선로동당이 북한 사회 전반에서 어떤 역할을 수행해야 하는지를 이념적으로 명확히 해준다(국립통일교육원, 2024).

당의 최고 의사결정 기구는 명목상 당대회이며, 여기서 당의 기본 노선과 전략, 규약의 개정, 당 중앙 지도기관의 선출 등이 이뤄지도록 규정되어 있다. 그러나 실질적으로는 당중앙위원회와 정치국, 비서국 등 핵심 지도기구에서 주요 정책이 결정되며 당대회나 당대표자회는 이러한 결정을 추인하는 형식적 역할을 수행하는 경우가 많다. 특히 당대표자회는 당대회 사이에 긴급한 노선과 정책 문제를 논의하는 '임시 대회' 성격을 띠며 김정은 정권 시기에 여러 차례 소집된 바 있다.

조선로동당의 조직구조를 도식화하면 〈그림 2-13〉과 같다. 중심에는 당중앙위원회가 있으며 산하에는 정치국, 비서국, 그리고 다수의 전문부서들이 위치해 있다. 당중앙위원회는 당의 전반적 사업을 조직 · 지도하고 정책 방향을 설정하는 핵심 기구이다. 정치국은 고위 정치엘리트들이 집중된 조직으로 고위 인사나 정치 일정을 조율하며 당내 의사결정의 중심에 있다. 이와 함께 당중앙위원회 내 비서국은 당의 내부 행정과 실무 전반을 조율하며 주요 안건을 논의하고 집행을 지도하는 역할을 수행하는 조직이다.

비서국은 1966년 제2차 당대표자회와 제4기 제14차 당중앙위원회 전원회의를 통해 설치되었으며, 이후 2016년 제7차 당대회에서 '정무국'으로 개편되었다. 그러나 2021년 제8차 당대회와 당규약 개정을 계기로 비

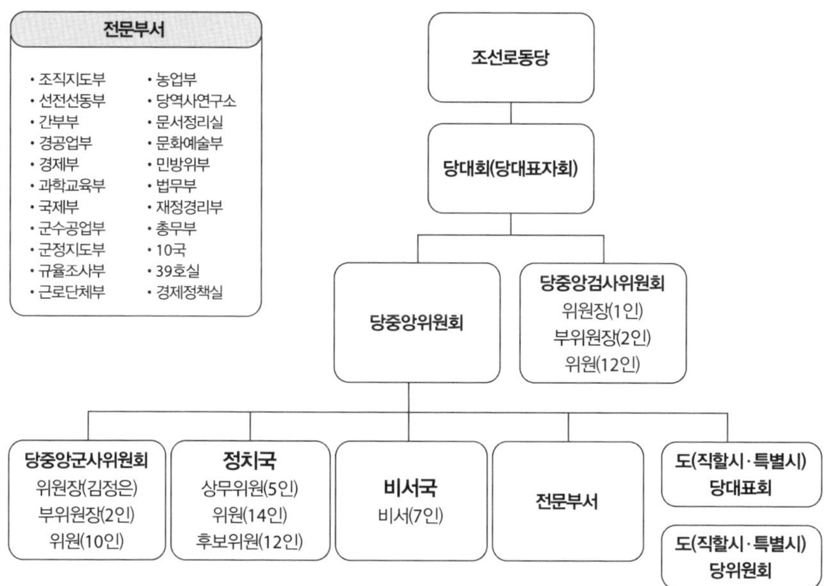

출처: 통일부, 북한정보포털: 권력기구도(당), 통일부 북한정보포털, 2025, 재구성

그림 2-13 북한 조선로동당 조직도(2025년 12월 기준)[10]

서제가 다시 도입되면서 정무국은 다시 '비서국'이라는 명칭으로 변경되었다(통일부 북한정보포털, 2021). 특히 각 전문부서가 작성한 정책안은 비서국 담당 비서의 검토를 거쳐 최고지도자의 비준을 받는 구조를 갖추고 있다.

전문부서는 현재 22개로 구성되어 있으며 대표적으로 조직지도부, 선전선동부, 과학교육부, 재정경리부 등이 있다. 이 가운데 조직지도부는 모든 권력기관과 전문부서를 통제·지도하며 고위 간부의 인사권을 사실상

10 2025년 12월 9일부터 진행한 조선로동당 중앙위원회 제8기 제13차 전원회의 확대회의에 따르면 '1명의 당중앙위원과 5명의 당중앙위원회 후보위원을 파면'했다고 알려졌다. 파면된 중앙위원과 후보위원이 정확히 어떤 국 혹은 위원회 소속인지는 불명확하기에 〈그림 2-13〉의 당중앙군사위원회 및 정치국 위원 숫자는 2025년 5월을 기준으로 작성하였다.

독점하는 막강한 권한을 지닌 부서이다. 각 부서에는 부장들과 산하 과에 제1부부장 등이 배치되어 당의 사업을 실무적으로 추진한다. 이러한 당 조직은 단지 정책을 기획하는 데 그치지 않고 국가기구와 사회 각 부문에 직접적인 지시와 감독을 수행하면서 사실상 국정을 통할하고 있다.

이처럼 조선로동당은 당-국가체제의 정점에 위치한 통치 핵심으로서 행정과 군사, 교육, 문화, 보건의료 등 모든 분야에 걸쳐 정책을 총괄하고 실행을 지도하는 구조를 지닌다(박영자 외, 2018).

한편, 전문부서 중 10국은 대남사업 부서였던 통일전선부[11]가 개편되면서 등장하였다. 이에 따라 통일전선부 산하 연구원이었던 조국통일연구원도 대적연구원으로 명칭을 변경하였다. 이는 2023년 12월 제8기 제9차 당중앙위원회 전원회의에서 제시된 김정은 국무위원장의 적대적 두 국가론을 실행에 옮긴 결과로 보인다. 본 회의를 통해 김정은 국무위원장은 남북관계를 "더 이상 동족관계, 동질관계가 아닌 적대적인 두 국가관계, 전쟁 중에 있는 두 교전국관계"라고 정의하고 이를 위해 "당중앙위원회 통일전선부를 비롯한 대남사업 부문의 기구들을 정리, 개편"하라는 지침을 내렸다. 10국은 과거 통일전선부의 기능과 역할을 계승하고 있지만, 북한의 변화한 대남전략에 의해 조직이 개편되었다는 것은 향후 남북한 보건의료 교류에서 중요한 의미를 지닌다.

2) 북한 국가기구

북한의 국가기구는 본질적으로 조선로동당의 지휘 아래 움직이는 종속적 구조를 갖는다. 앞서 언급한 북한 헌법 제11조와 2016년 개정된 당규약은 국가기구가 당의 노선과 정책을 충실히 집행하는 '집행자'로 기능

---

11 통일전선부는 대남사업 중심 부서로 1978년에 설립되었으며. 남북회담뿐만 아니라 대남심리전 및 통일전선 관련 공작 활동 등을 담당했다(국립통일교육원, 2021).

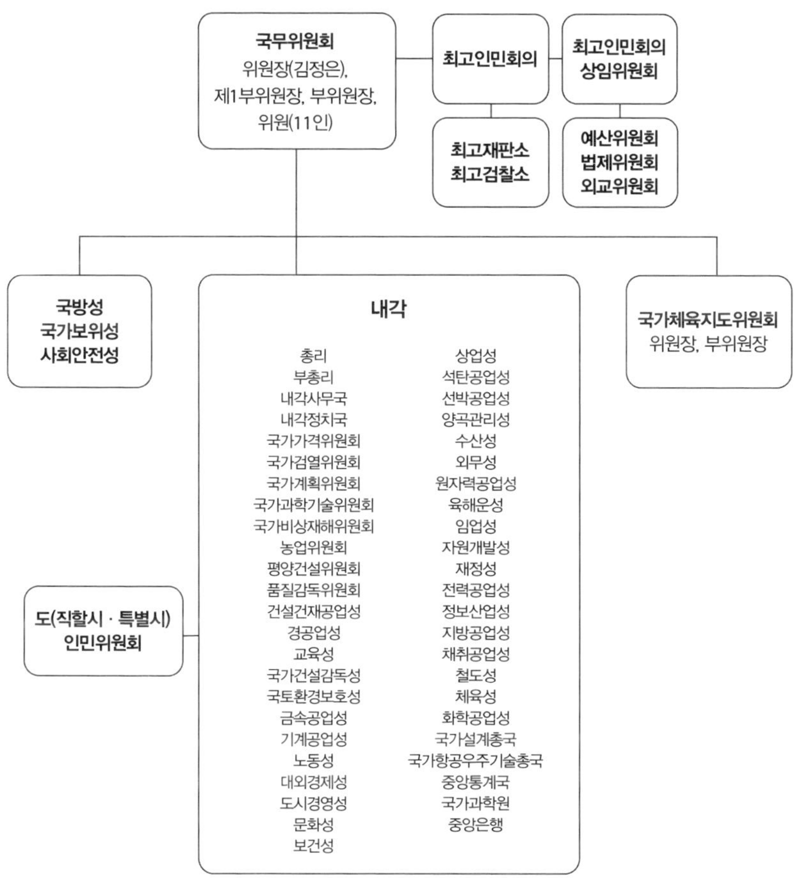

출처: 통일부, 북한정보포털: 권력기구도(정), 통일부 북한정보포털, 2025, 재구성

그림 2-14 북한 국가기구 조직도(2025년 12월 기준)

하도록 세노화하고 있으며 이는 당 우위의 정치구조를 더욱 공고히 하는 장치로 작용한다(김민 · 한봉서, 1985). 실제로 2016년 제7차 당대회에서 개정된 당규약 '제7장 당과 인민정권' 편에서는 당-국가 체제를 명문화하며 북한 특유의 정치구조를 공식화하였다.

북한의 국가기구는 성격과 기능에 따라 주권기관, 행정기관, 사법기관으로 구분되며 관할 범위에 따라 중앙국가기관과 지방국가기관으로 나된다. 현재 중앙 차원의 국가기구는 〈그림 2-14〉에서 볼 수 있듯이 국무위원회를 정점으로 하여 국방성, 국가보위성, 사회안전성 등이 그 산하에 조직되어 있다. 또한 최고인민회의와 그 상설 기구인 최고인민회의 상임위원회, 최고재판소, 최고검찰소가 존재하며 최고인민회 상임위원회의 산하에는 예산위원회, 법제위원회, 외교위원회 등 부문별 위원회가 설치되어 있다.

내각은 총리와 부총리를 중심으로 내각사무국, 내각정치국, 보건성, 국가비상재해위원회 등 2개의 국과 43개의 성 · 위원회 등이 소속되어 있으며 지방 차원에서는 각 도와 시 단위로 인민위원회가 구성되어 있다. 이 가운데 중앙주권기관의 핵심은 최고인민회의이다. 이 기구는 명목상 국가의 최고 주권기관으로서 입법과 정책 심의 기능을 담당하며 휴회 중에는 최고인민회의 상임위원회가 그 권한을 대행한다. 지방 차원에서는 도 · 시 단위의 지방인민위원회가 구성되어 있으나 이들 역시 조선로동당의 지침에 따라 움직이는 하위 행정기구일 뿐 자율적인 정책 결정 권한은 매우 제한적이다.

행정기구 측면에서 북한의 최고지도자인 국무위원회 위원장은 국가 운영의 정점에 위치한다. 국무위원회는 2016년 6월 최고인민회의 제13기 제4차 회의에서 헌법 개정을 통해 신설되었으며 기존 국방위원회를 대체하는 최고 정책결정기구로 자리 잡았다(국립통일교육원, 2024). 이는 김정은 정권 출범 이후 권력구조의 재편을 상징하는 대표적인 조치로 평가된다. 국무위원장은 고위 간부의 임명 · 해임권, 전시 국가방위위원회 조직 권한 등을 보유하고 있어 사실상 국가 운영에 대한 전권을 행사한다. 국무위원회가 전략적 정책 방향을 설정하는 최고 행정기관이라면, 내각은 이를 구체화하여 실행하는 부문별 실무 행정기구로 경제 · 사회 · 문화 등 실무 전반을 담당하며 국무위원회의 결정에 따라 정책을 시행한다.

한편, 내각은 1972년 사회주의헌법 개정에 따라 '정무원'으로 개편되었다가, 1998년 헌법 개정을 통해 다시 '내각'으로 복원되었다. 이 과정에서 폐지된 국가주석과 중앙인민위원회의 일부 권한을 이양받아 단순한 행정 집행기관을 넘어 국가 전반을 총괄하는 종합적인 관리기구로서의 기능을 갖추게 되었다(통일부 북한정보포털, 2021). 김정은 정권 시기에 들어 내각의 역할은 다소 강화되었으며, 이는 경제 관리 중심의 국정 운영 기조와 맞물려 추진된 변화로 해석된다. 특히 2017년 외교위원회의 부활은 대외정책의 전략적 조율을 위한 국가기구의 기능 정비 차원에서 중요한 의미를 지닌다(박영자 외, 2018).

사법기구로는 최고재판소와 최고검찰소가 있으며 이들 기관은 헌법상 독립성을 보장받는 법치주의 기관으로 명시되어 있다. 그러나 현실에서는 당의 통제하에 운영되며 사회 통제와 정치적 안정 유지의 수단으로 활용되는 경우가 많다.

결국 북한의 국가기구는 전통적인 사회주의 국가에서 보이는 당-국가 체제를 기반으로 하고 있으며 당이 정책을 결정하고 국가기구는 이를 집행하는 구조가 뚜렷하다. 이러한 권력구조에서 국가기구는 자율적으로 기능을 수행하기보다는 조선로동당의 의도를 실행하는 '전달자' 혹은 '집행자'로 자리매김하고 있으며, 김정은 정권 시기에는 더욱 정비되고 집중화된 형태로 변화하고 있다.

2. 보건의료 정책 및 행정 조직

북한의 보건의료 정책은 조선로동당 중앙위원회 비서국과 그 산하의 보건 관련 전문 부서들을 중심으로 수립된다. 당에서 정책을 결정하고 내각 산하 보건성을 비롯한 행정기관들을 통해 실질적으로 집행된다. 이러한 구조를 통해 북한 내 보건의료 정책 결정과 집행의 흐름은 당의 전략적 방향 설정과 행정조직의 실행 체계가 유기적으로 연결되어 있음을 알 수 있다.

1) 북한 보건의료 정책결정 조직: 조선로동당

조선로동당은 북한에서 모든 정책의 최종 결정을 내리는 핵심 권력기관으로 국가의 행정기관들이 수행하는 각종 집행 사업을 지도한다. 보건의료 분야 역시 예외가 아니며 보건의료 관련 정책은 조선로동당 중앙위원회 비서국과 그 산하의 여러 전문부서를 통해 마련되며 각 전문부서들은 실제 정책을 기안하고 결정하는 과정을 관장한다(주경일, 2020).

이 중에서도 과학교육부는 보건의료 전반에 대한 정책 방향을 설정하고 주요 결정을 주도하는 중심 부서로 기능한다. 과학교육부는 중앙 차원뿐 아니라 각 지방의 당위원회 산하 부서를 통해 시·도·군 단위의 보건의료기관을 실질적으로 지도하며 내각 소속인 보건성과 교육성에 대해서도 직접적인 통제와 지도를 행사한다.

과학교육부 외에도 보건의료 정책과 관련된 여러 당 전문부서들이 존재한다. 재정경리부와 총무부는 보건의료 재정 및 예산 운용과 관련된 주요 정책을 담당하며 국제부는 국제기구나 외부 단체와의 협력, 특히 대외원조와 관련된 업무를 관장하고 있다(서울대학교 의과대학 통일의학센터 외, 2013).

2) 북한 보건의료 정책집행 조직: 내각 보건성과 산하 조직

북한의 보건의료 정책은 당의 중앙기관인 조선로동당 비서국과 그 산하의 과학교육부와 재정경리부 등 전문부서들에서 주요 방향이 설정된다. 이와 같은 정책은 내각 산하의 보건성으로 이관되어 구체적이고 실무적인 집행 단계로 이어지는데, 최종적으로는 최고인민회의에서 형식적 절차인 정책 승인 과정을 거친다.

보건성은 다양한 분야를 포괄하는 조직 체계를 갖추고 있다. 크게 행정부문과 치료예방부문, 생산부문, 연구부문의 영역으로 나뉘며 각 영역

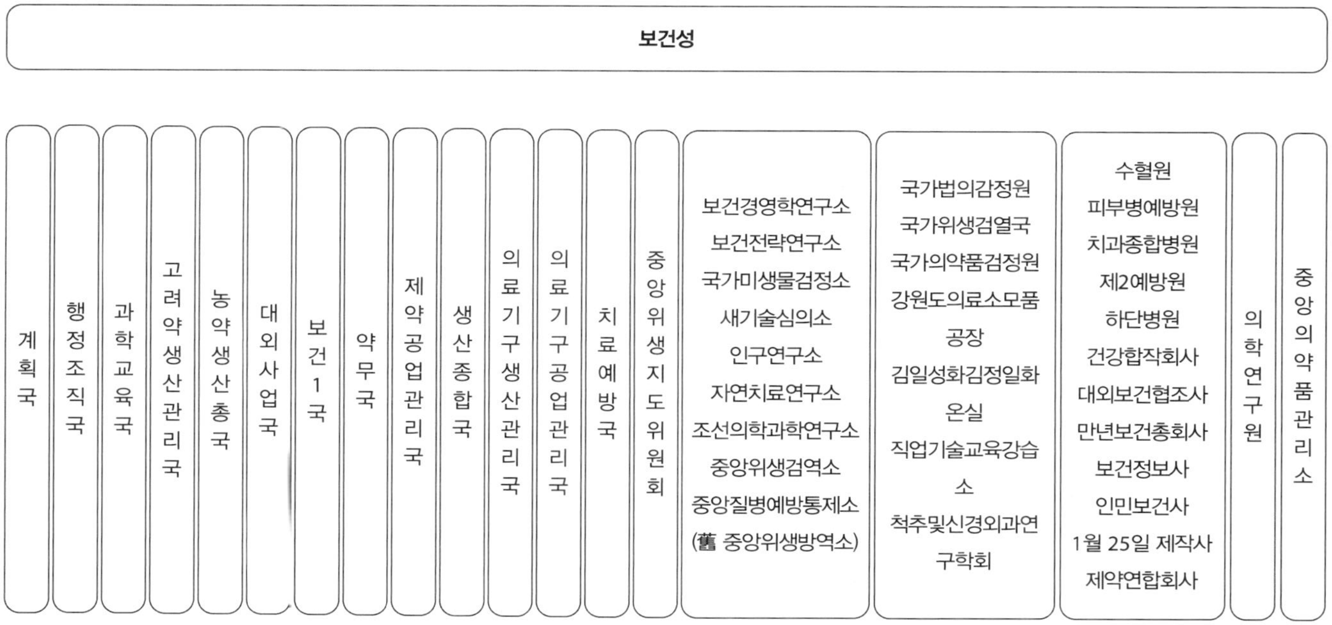

보건성

- 계획국
- 행정조직국
- 과학교육국
- 고려약생산관리국
- 농약생산총국
- 대외사업국
- 보건1국
- 약무국
- 제약공업관리국
- 생산종합국
- 의료기구생산관리국
- 의료기구공업관리국
- 치료예방국
- 중앙위생지도위원회
- 보건경영학연구소, 보건전략연구소, 국가미생물검정소, 새기술심의소, 인구연구소, 자연치료연구소, 조선의학과학연구소, 중앙위생검역소, 중앙질병예방통제소 (舊 중앙위생방역소)
- 국가법의감정원, 국가위생검열국, 국가의약품검정원, 강원도의료소모품공장, 김일성화김정일화온실, 직업기술교육강습소, 척추및신경외과연구학회
- 수혈원, 피부병예방원, 치과종합병원, 제2예방원, 하단병원, 건강합작회사, 대외보건협조사, 만년보건총회사, 보건정보사, 인민보건사, 1월 25일 제작사, 제약연합회사
- 의학연구원
- 중앙의약품관리소

출처: 통일부, 2024 북한 기관별 인명록, 통일부 북한정보포털, 2024, 도식화

그림 2-15 북한 내각 보건성 조직도(2024년 기준)

에 다양한 하부 부서들이 존재한다(〈그림 2-15〉). 먼저 행정부문에는 계획국, 행정조직국, 과학교육국, 대외사업국 등이 속해 있으며, 치료예방부문은 치료예방국, 약무국, 중앙위생지도위원회를 중심으로 구성된다. 여기에 더해, 국가중앙기관인 국가법의감정원, 국가위생검열국(2021년 6월 14일, 국가위생검열원에서 승격), 국가의약품검정원, 중앙위생검역소, 중앙위생방역소(現 중앙질병예방통제소) 등도 치료예방 기능을 분담하고 있다(통일부, 2024).

생산부문은 고려약, 제약공업, 의료 기구 등으로 다시 세분화할 수 있다. 고려약생산관리국은 고려약부문을 주관하는데, 해당 기관 산하에는 약초재배시험소, 사슴처, 고려약생산지도처, 약초생산지도처, 합영처 등이 포함되어 있으며 치료예방사업에 사용되는 다양한 고려약을 생산한다. 제약공업은 제약공업관리국이, 의료 기구 관련은 의료기구생산관리국과 의료기구공업관리국이 각각 담당한다.

연구부문에서는 의학연구원이 중심적인 역할을 수행하고 있다. 과거 '의학과학원'으로 불렸던 이 기관은 현재 '의학연구원'으로 명칭이 변경된 것으로 파악되며, 〈그림 2-16〉에서 확인할 수 있듯 기생충연구소, 레이저연구소, 의료기구연구소 등 복수의 전문 연구소를 산하에 두고 있다. 각 연구소는 해당 분야의 특성을 반영하여 분과별로 연구개발을 지속적으로 수행하고 있다.

현재 확인 가능한 의학연구원 산하 주요 연구소의 연구 현황은 다음과 같다. 의학생물학연구소는 간염바이러스에 대한 연구를 중점적으로 수행하고 있다. 의료기구연구소는 부정맥 진단지원체계 프로그램과 심박변동 분석체계 프로그램을 활용한 휴대용 심전계 개발에 주력하고 있으며, 합성제약연구소는 전신마취 주사약의 개발을 진행 중이다. 또한, 천연물약품연구소는 고압균질유화기, 기름젖제수액, 진통제 등 관련 기술 및 제제 개발을 수행하고 있으며, 약학연구소는 피로회복제 개발을 담당하고 있다. 방사선의학연구소는 활성산소를 활용한 방사선 역학요법 개

의학연구원	중앙의약품관리소
• 기생충연구소 • 레이저연구소 • 방사선의학연구소 • 산업의학연구소 • 약초재배연구소 • 약학연구소 • 어린이영양관리연구소 • 외과연구소 • 의료기구연구소 • 의학과학정보센타 • 의학생물학연구소 • 의학연구소 • 임상의학연구소 • 종양연구소 • 천연물약품연구소 • 청진임상의학연구소 • 최경태내분비연구소 • 합성제약연구소 • 항생소연구소 • 항체공학연구소 • 환경위생연구소 • 의학도서관	• **평양직할시** 평양시의약품관리소, 만경대구역의약품관리소, 평청구역의약품관리소, 강동군의약품관리소 • **개성특별시** 개성시의약품관리소 • **평안남도** 덕천시의약품관리소, 평성시의약품관리소, 대동군의약품관리소, 회창군의약품관리소 • **평안북도** 평안북도의약품관리소, 구성시의약품관리소, 신의주의약품관리소, 구장군의약품관리소, 박천군의약품관리소, 삭주군의약품관리소, 선천군의약품관리소, 염주군의약품관리소, 철산군의약품관리소 • **황해남도** 황해남도의약품관리소, 배천군의약품관리소 • **황해북도** 송림시의약품관리소 • **함경남도** 함경남도의약품관리소, 요덕군의약품관리소, 함주군의약품관리소 • **함경북도** 함경북도의약품관리소, 청진시부윤구역의약품관리소, 온성군의약품관리소 • **자강도** 자강도의약품관리소, 강계시의약품관리소, 동신군의약품관리소 • **강원도** 강원도의약품관리소, 고산군의약품관리소, 법동군의약품관리소 • **양강도** 양강도의약품관리소

출처: 통일부, 2024 북한 기관별 인명록, 통일부 북한정보포털, 2024, 도식화

그림 2-16 북한 내각 보건성 산하 의학연구원 및 중앙의약품관리소(2024년 기준)

발을 추진 중이다.

이 외에도 종양연구소, 어린이영양관리연구소, 환경위생연구소, 항생소연구소 등 다양한 전문 연구기관이 존재하는 것으로 파악되며, 이들은 북한 내 보건의료 연구 기반을 구성하는 핵심 기관으로 기능하고 있다.

보건성 내부에는 〈그림 2-15〉와 같이 보건전략연구소, 보건경영학연구소, 국가미생물검정소, 새기술심의소, 인구연구소, 자연치료연구소, 조선의학과학연구소, 중앙위생검역소, 중앙위생방역소(現 중앙질병예방통제소) 등이 존재하는 것으로 파악되고 있다.

이 가운데 보건경영학연구소는 북한식 원격의료 체계인 먼거리의료봉사체계 구축과 관련된 연구를 진행하며 먼거리의료봉사체계에 대한 설계와 하부구조를 완성하고 중앙병원부터 도·시·군 병원까지 먼거리의료봉사망을 형성하는 의료봉사 정보화에 기여하고 있다.

또한 보건성은 자체적으로 의료기관도 운영한다. 현재는 수혈원, 치과종합병원, 피부병예방원, 제2예방원 등을 운영하고 있는 것으로 파악되며, 보건성 산하의 중앙의약품관리소는 각 지역 단위로 구성된 의약품관리소들과 함께 북한의 의약품에 대한 전반적인 생산 및 전달(유통)체계를 담당한다.

3. 대외원조 수원 조직

1990년대 중반, 북한은 '고난의 행군'이라 불리는 심각한 경제위기를 겪으며 국가 전반의 기능이 크게 약화되었다. 특히 식량과 보건의료 분야는 국가 재정이 직접적인 타격을 받으며 급격히 붕괴되었다. 이를 기점으로 북한은 본격적으로 외부 원조에 의존하게 되었으며, 국제기구는 물론 남한 정부와 민간단체의 인도적 지원이 취약 부문을 보완하는 핵심 수단으로 자리 잡았다. 이러한 대외원조의 확대에 따라 북한은 자국 내 수원(受援) 체계를 본격적으로 정비하였다.

국제사회의 인도적 지원은 1994년 대홍수를 계기로 급속히 확대되었으며 북한은 이를 총괄하기 위한 기관으로 초기에 외무성 산하에 '큰물피해위원회(Flood Damage Rehabilitation Committee)'를 설치하였다. 이 위원회는 평양의 국가 수준에서부터 지역, 현장에 이르기까지 계층적인 구조를 갖추고 있었으며 다자기구나 국제비정부기구(INGO)들이 사업을 집행하는 과정에서 핵심적인 교섭 창구로 작동하였으나 분야별 전문성이 부족하다는 비판도 적지 않았다(홍지영·문경연, 2021).

그러나 이러한 구조는 2004년을 기점으로 중대한 변화를 맞이하였다. 북한은 이 시기부터 기존의 인도적 지원을 '개발협력'의 성격으로 전환하겠다고 선언하고 그에 따라 수원 조직의 거버넌스를 공여자별로 분절화된 형태로 재편하였다. 즉, 하나의 중앙 창구에서 모든 지원을 총괄하던 방식에서 벗어나, 국제기구나 NGO에 따라 서로 다른 부처와 기관이 대응하도록 한 것이다.

대외원조 수원 과정에서 남한으로부터의 원조는 조선로동당 중앙위원회 대남정책 전문부서인 통일전선부(10국)가, 국제원조의 경우에는 조선로동당 국제부 등 조선로동당의 각 전문부서가 원조의 유형에 따라 정책을 결정하고 내각이나 외곽단체 소속의 여러 기관들이 집행을 맡는 구조가 되었다(서울대학교 의과대학 통일의학센터 외, 2013).

한편, 이러한 '분절형 수원 구조(Fragmented Governance)'는 공여자 입장에서는 일관성 부족이라는 문제를 낳기도 했지만 북한 당국으로서는 지원에 대한 통제를 강화하고자 한 전략적 선택이었다고 볼 수 있다.

결과적으로 북한의 대외원조 수원 체계는 정치적 통제 구조와 행정적 실무 구조 그리고 국제사회와의 협력 방식이 복합적으로 얽혀 있는 형태로 발전해 왔다. 북한은 이러한 흐름 속에서 남북관계, 국제 정세, 내부 행정 역량에 따라 수원 조직을 조정하며 외부 자원을 최대한 활용하려는 모습을 보여 주고 있다.

1) 남한의 대북 지원과 북한의 수원 기관

남한의 대북 지원은 정부와 민간 차원으로 이원화되어 있으며, 북한은 이에 대응하기 위한 별도의 수원 체계를 구축해 왔다. 2000년 남북정상회담을 전후로 북한은 수원 조직의 기능을 정비하고 분화함으로써, 남한의 다양한 지원에 보다 효과적으로 대응할 수 있는 구조를 단계적으로 마련하였다.

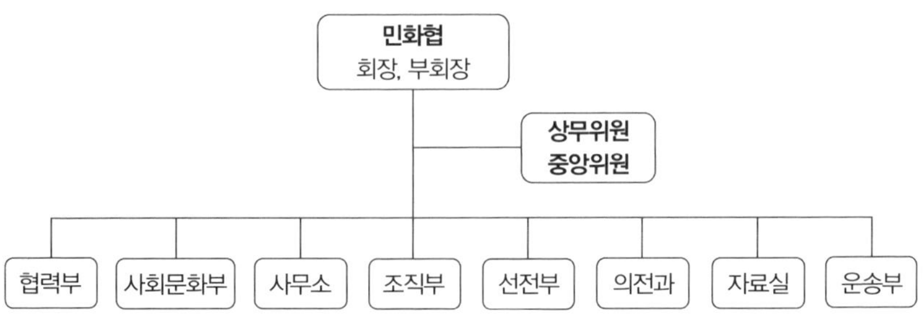

출처: 경기도, 『경기도 남북교류협력 10년 백서』, 2012

그림 2-17 북한 민족화해협의회(민화협) 조직도

남한 정부의 공식적인 대북 지원에 대응하는 창구는 2004년 출범한 '민족경제협력연합회(민경련)'이며, 이 기관은 개성공단, 금강산 관광 등 주요 남북경제협력 사업과 관련한 전반적인 협의 및 실행을 담당해 왔다. 이에 반해 NGO, 지방자치단체, 종교·학술 단체 등 민간 주체가 수행하는 인도적 지원 및 교류 사업은 '민족화해협의회(민화협)'가 전담하고 있다.

민화협은 1998년에 창설된 이후, 남한 민간 부문과의 교류에 대응하는 대표적인 대남 창구로 기능하고 있으며, 조선로동당 통일전선부(10국) 산하의 외곽기구로 분류된다. 〈그림 2-17〉에서 볼 수 있듯이, 민화협은 협력부, 사회문화부, 사무소 등의 내부 부서를 갖추고 있으며, 인도적 지원뿐 아니라 학술·종교 교류, 시민사회와의 접촉까지 포괄적으로 관리하고 있다(경기도, 2012).[12]

이와 함께, 종교 교류나 특정 목적의 민간 접촉에 대응하기 위해 보다 특수화된 수원 기관들도 운영하고 있다. 예컨대, 남북 불교계의 교류는 조선불교도연맹이, 기독교 관련 활동은 조선그리스도교연맹이, 천도

12 그러나 북한은 2024년 1월 조선로동당 제8기 9차 전원회의에서 대남정책 전환 방침을 제시하며, 이에 따라 민족화해협의회를 비롯한 대남 관련 외곽단체들을 모두 정리하기로 결정하였다.

교 접촉은 조선천도교회 중앙지도위원회가 각각 전담한다. 남북 간 천주교 교류는 조선카톨릭교협회가 맡고 있으며, 대한적십자사를 통한 인도적 지원은 별도의 협의 채널을 통해 조율되고 있다(문경연 외, 2017).

2000년대 이후, 북한은 한국 NGO들의 활동 방식 변화에도 능동적으로 대응하기 시작했다. 단순 수원자에 머무르던 기존 방식에서 벗어나 북한 내부의 전문 기관이 사업 실행의 주체로 등장하였고, 일부 사업에서는 양측이 실무 차원에서 협약을 체결하는 사례도 나타났다. 예를 들어 어린이어깨동무는 아동영양 및 보건사업을 위해 북한의 어린이영양관리연구소 및 조선의학협회와 직접 협약을 맺고 공동 사업을 수행한 바 있다(이용범, 2005). 이는 분야별 전문 수원 기관 간 협력 모델이 점차 강화되고 있음을 시사한다.

이와 같은 NGO 활동의 조정 및 총괄은 조선아시아태평양평화위원회(아태위)를 통해 이루어졌다. 아태위는 본래 미국과 일본 등과의 민간 외교 채널 확보를 목적으로 설립된 외곽단체였으나, 남북관계가 복합화됨에 따라 대남 및 대외 교섭의 조정 기능까지 수행하게 되었다(홍지영 · 문경연, 2021).

요컨대, 북한은 2004년을 전후로 대외 전략을 인도적 지원 중심에서 개발협력 중심으로 전환하면서 수원 거버넌스를 개편하였다. 이에 따라 정부 간 경제협력은 민족경제협력연합회(민경련)가, 민간 교류 및 NGO 대응은 민족화해협의회(민화협)가 각각 담당하며, 종교 및 사회단체 관련 교류는 분야별 기구들이 실무 수행을 맡는 다층적 구조가 완성되었다.

2) 국제사회의 대북 지원과 북한의 수원 기관

국제기구 및 외국 NGO들의 상주 활동이 늘어나고 사업 유형이 다양화됨에 따라 북한은 각 기관의 특성과 지원 분야에 맞는 전담 부처 및 창구 조직을 분화시켜 운영하고 있다. 국제기구 대응의 핵심 창구는 '국가조정위원회(National Coordinating Committee, NCC)'로, 이는 유엔 산하 기구들의 북한 내 활동을 조정하고 현지 사업 수행을 지원하는 역할을 맡고 있다. WHO, UNICEF, UNFPA, 세계식량계획(WFP) 등 주요 유엔 기구들은 북한에 상주하면서 보건, 영양, 위생, 모자보건 등 분야별 협력 사업을 수행하고 있으며, 이들에 대한 협력은 관련 북한 부처들이 공동 참여하는 부처 간 연계 구조를 통해 이루어진다(홍지영 · 문경연, 2021).

국제 NGO의 경우에는 상주 여부와 공여국에 따라 별도의 수원 기구가 지정되어 있다(이종무 외, 2011). 예컨대, 미국 NGO에 대해서는 '조선-미국민간교류협회(Korea-America Private Exchange Society, KAPES)', 캐나다 NGO에 대해서는 '조선-캐나다협력처(Korea Canada Cooperation Agency, KCCA)'가 각각 창구 역할을 수행한다. 이러한 협조사무소는 외국 NGO와 북한 내부 기관 간의 사업 실행과 업무 조율을 지원하는 중간 매개체이며, 일부는 해당 국가 대사관이나 유엔 기구와의 협의도 병행한다.

한편, 유엔 기구를 통한 다자 협력과는 별도로 적십자사 간의 인도적 협력은 독자적인 경로를 통해 추진되고 있다. 북한의 조선적십자회는 국제적십자사연맹(International Federation of Red Cross and Red Crescent Societies, IFRC) 및 각국 적십자사와 직접 협력하며 재난 대응, 보건, 식수 위생 등 다양한 분야에서 실무 사업을 수행해 왔다. 이러한 사례는 북한 당국이 수원 주체를 분야별 특성과 외교적 파트너십에 따라 유연하게 배치하며 조정 체계를 유지하고 있음을 보여 준다.

결과적으로, 북한의 대외원조 수원 체계는 고정된 단일 구조가 아니라 공여자의 특성, 국제 정세, 교류 목적 등에 따라 유동적으로 조정되어 온 유연한 대응 구조라 할 수 있다. 이는 외부 지원에 대한 통제력을 유지하면서도 다양한 공여자와의 협력 가능성을 열어 두려는 북한의 전략적 선택이 반영된 결과로 해석된다.

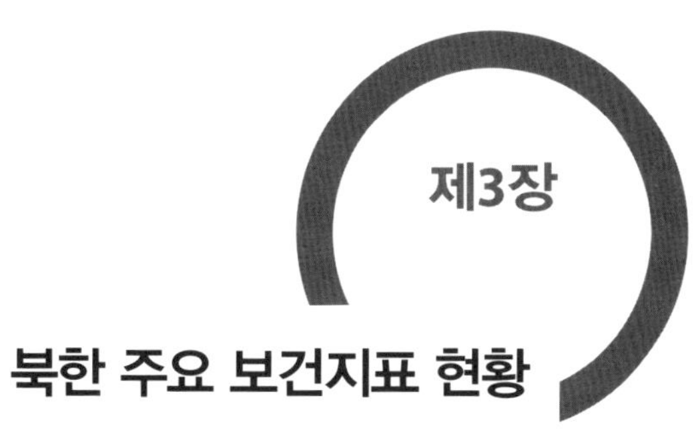

제3장

북한 주요 보건지표 현황

2장에서 북한의 보건의료 체계 전반을 검토하였다면, 본 장에서는 해당 체계하에서 북한 주민의 건강 수준을 진단할 수 있는 주요 보건지표들을 분석하고자 한다. 북한은 분단 이후 수차례 '고난의 행군' 시기를 겪으며 경제적 · 사회적 위기에 직면하였으며, 현재 세계은행(World Bank)은 북한을 저소득국가(Low Income Country, LIC)로 분류하고 있다. 2023년 기준 북한의 1인당 국민총소득(Gross National Income, GNI)은 남한의 약 30분의 1 수준에 불과하며, 이러한 경제력 격차는 곧 의료서비스의 질과 접근성의 불균형으로 이어진다.

이와 같은 경제적 기반의 열세는 모성 및 아동 건강을 포함한 전반적인 건강지표의 열악함으로 표출된다. 북한의 보건지표를 체계적으로 분석하는 것은 인도주의적 차원에서 상대 국가의 실태를 이해하는 데 그치지 않고, 장기적으로 통일 대비 정책 수립의 기초 자료가 된다는 점에서 중요한 의미를 지닌다.

북한은 기본적으로 예방의학 중심의 보건정책 기조를 유지하고 있으나 결핵, B형 간염, 기생충 등 주요 감염병의 통제에서 구조적 한계를 지속적으로 노출하고 있다. 특히 1990년대 중반의 경제위기를 기점으로 주요 보건지표가 급격히 악화되었으며, 이후 일부 지표는 회복세를 보이고

표 3-1 지역별 주요 건강지표 비교

구분	북한	남한	전 세계	SEARO/ 동아시아·태평양	출처(연도)
기대수명(전체)	73.6	83.4	73.3	76.7	World Bank(2023)
기대수명(남)	71.5	80.6	71.0	73.9	
기대수명(여)	75.7	86.4	75.8	79.6	
60세 기대여명(전체)	19.1	26.2	19.6	16.4	WHO(2021)
60세 기대여명(남)	17.4	23.6	18	15.4	
60세 기대여명(여)	20.7	28.4	21.1	17.4	
건강수명(전체)	64.7	72.5	61.9	59.4	
건강수명(남)	63.2	70.7	60.9	58.9	
건강수명(여)	66.4	74.1	63	59.8	
성인 사망률 (인구 1,000명당)	129.6	32.5	144.5	103.5	World Bank(2023)
성인 사망률(남)	155.9	44.3	176.1	132.9	
성인 사망률(여)	103.2	20.7	112.8	74.2	
생애모성사망위험(%)	0.11	0.00	0.37	0.07	
연령표준화 장애보정생존연수(DALYs) (인구 10만 명당)	33,653.91	25,096.51	-	-	IHME(2021)
구분	**북한**	**고소득국가 (HIC)**	**전 세계**	**저소득국가 (LIC)**	**출처(연도)**
모성 사망비 (출생아 10만 명당)	67.0	10.0	197.0	346.0	World Bank(2023)
5세 미만 아동 사망률 (인구 1,000명당)	18.0	5.0	36.7	62.3	
영아 사망률 (출생아 1,000명당)	14.5	4.1	27.1	42.8	
신생아 사망률 (출생아 1,000명당)	9.6	2.6	17.3	25.8	

있으나 전반적으로 여전히 낮은 수준에 머물러 있다.

한편, 북한의 보건지표에 대한 분석은 신뢰도 측면에서 일정한 제약을 수반한다. 현재 사용되는 대부분의 통계는 세계보건기구(WHO), 유엔아동기금(UNICEF), 세계식량계획(WFP), 보건계측·평가연구소(Institute for

Health Metrics and Evaluation, IHME) 등 국제기구의 추정치에 기반하고 있다. 그러나 이들 자료 역시 북한의 2008년 인구일제조사, 2014년 사회경제인구 및 건강조사 등의 제한된 정보를 기초로 하고 있어, 특정 시점 이후의 실태를 정확히 반영하지 못하는 한계가 존재한다. 특히 2020년 이후 코로나19 팬데믹 시기에는 북한 정부가 공식적인 통계를 거의 공개하지 않아, 관련 지표의 누락 또는 조작 가능성에 대한 우려도 지속적으로 제기되고 있다.

본 장에서는 2017년에 발간한 『통일 의료: 남북한 보건의료 협력과 통합』 이후의 보건지표들을 전반적으로 보완하고 업데이트하였으며, 새천년개발목표(Millennium Development Goals, MDGs)에 이어 지속가능발전목표(Sustainable Development Goals, SDGs)에 대한 북한의 이행 현황도 함께 검토하였다. 이를 통해 최근의 북한 보건지표 추세와 국제적 개발목표 이행 수준을 종합적으로 파악하고자 하였다.

한편, 국제기구의 통계 작성 방식이 수차례 개정되면서 동일 지표임에도 수치의 계산 방식이나 분류 체계가 변경된 경우가 있다. 예를 들어 동일한 1990년 통계라 하더라도 절대수치가 기존 자료와 상이하거나, 기존에는 정수 기준이었던 수치가 백분율 형태로 변경되어 제시되는 사례가 발견된다. 따라서 본 장에서 제시하는 일부 수치는 기존 문헌의 수치와 불일치할 수 있으며, 이는 북한의 실태 변화라기보다는 국제기구 통계 기준의 조정에 따른 차이임을 사전에 밝혀 둔다.

제1절 기초 보건지표

1. 인구학적 특징

2016년에 『통일 의료: 남북한 보건의료 협력과 통합』(2017년 발행)의 편찬 작업을 하며 당시 가장 최신 자료인 2015년 자료를 기준으로 5년 단위로 정리하여 인구학적 특징을 정리하였다. 그러나 WHO의 기준에 따른 코로나19 팬데믹[1] 이후 나타난 변화에 따라, 인구학적 영향을 파악하기 위해 본 장에서는 팬데믹 직전인 2019년과 직후인 2023년의 통계를 활용하고, 4년 단위로 총 3개 연도의 자료를 정리하였다(〈표 3-2〉).

2023년 북한의 총 인구는 2,641만 8,204명, 남한은 5,174만 8,739명으로 남한 인구는 북한 인구의 약 1.96배이다. 북한은 남성인구 1,305만 8,006명, 여성인구 1,336만 198명이며 남녀 성비는 97.738명으로 남한(99.672명)에 비해 여성의 비율이 약간 더 높다(〈표 3-2〉). 이러한 변화는 남성인구가 여성인구보다 빠르게 감소하는 것에 영향을 받는 것으로 판단된다. 남북한 모두 2031년을 기점으로 성비가 역전되고, 그 격차가 점차 커질 것으로 보인다(현대경제연구원, 2023).

남북한 인구성장률의 경우, 공통적으로 1960년부터 2023년까지 전반적으로 감소하는 추세이다. 남한은 1960년대부터 정부 주도하에 출산율을 떨어뜨리는 가족계획을 실시했고 이는 1990년대까지 이어졌다. 이후 출산율 감소 문제를 해결하기 위해 출산 장려 정책으로 기조를 전환하여 2010년대에 인구성장률이 소폭 상승하였지만 꾸준히 초저출산 사회가

---

1 WHO는 2020년 1월 30일에 코로나19에 대해 국제적 공중보건 비상사태(PHEIC)를 선언하고, 같은 해 3월 11일에 팬데믹으로 공식 지정하였다. 이후 약 3년 3개월간 비상사태 조치를 유지하다 2023년 5월 5일, 해당 비상사태의 종료를 선언하였다.

표 3-2 남북한 인구구조 비교

구분	인구 지표	2015	2019	2023
북한	인구(1,000명)	25,575	26,038	26,418
	남성인구(1,000명)	12,563	12,831	13,058
	여성인구(1,000명)	13,012	13,207	13,360
	남녀 성비(여성 100명당 남성 수)	96.543	97.153	97.738
	0~14세(%)	19.8	19.1	19
	15~59세(%)	69.2	69.7	69
	60세 이상(%)	11	11.2	12.2
	65세 이상(%)	7.7	7.8	8.9
	80세 이상(%)	1.5	1.9	2.4
	중위연령(세)	34.2	35.1	36.0
	인구밀도	212	216	219
남한	인구(1,000명)	50,984	51,768	51,749
	남성인구(1,000명)	25,577	25,883	25,832
	여성인구(1,000명)	25,407	25,885	25,917
	남녀 성비(여성 100명당 남성 수)	100.667	99.991	99.672
	0~14세(%)	13.8	12.4	11
	15~59세(%)	73.3	72.5	70.7
	60세 이상(%)	18.3	21.8	26.2
	65세 이상(%)	13	15.1	18.3
	80세 이상(%)	2.7	3.6	4.5
	중위연령(세)	39.9	42.2	44.5
	인구밀도	515	523	523

출처: World Bank, *World development indicators*, 2023

지속되고 있다(인구보건복지협회, 2021). 북한 또한 전반적으로 인구성장률이 감소하는 추세이다. 특히, 고난의 행군 시기인 1990년대를 기점으로 급감한 것을 확인할 수 있다(〈그림 3-1〉).

남북한 연령계층별 구성비를 살펴보면, 2023년 생산가능인구(15~64세) 비중은 남한 70.69%, 북한 68.99%로 남한이 약간 높다(UN, 2023). 65세 이상 고령 인구의 비중은 남한 18.34%, 북한 8.9%로 남한이 더 높다. 남한과 북한은 각각 2000년과 2004년에 고령화 사회에 진입하

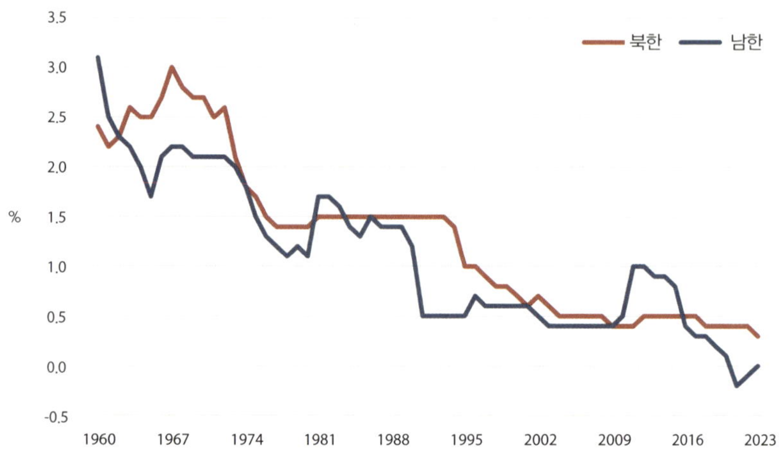

출처: United Nations, Department of Economic and Social Affairs, Population Division, *United Nations Population Data Portal*, 2023

그림 3-1 남북한 인구성장률 변화(1960~2023년)

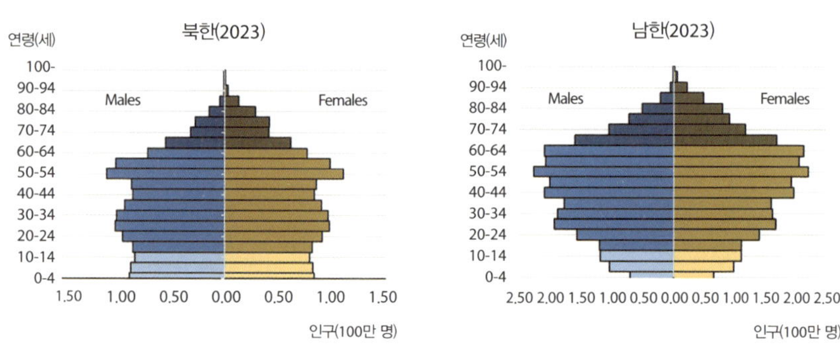

출처: United Nations, Department of Economic and Social Affairs, Population Division, *United Nations Population Data Portal*, 2023

그림 3-2 남북한 인구피라미드(2023년)

였고 북한은 2028년에 고령사회, 2039년에 초고령사회에 진입할 전망이다(현대경제연구원, 2023). 남한의 경우, 2024년 12월 23일 기준 65세 이상 고령인구의 주민등록 비율이 20%를 넘으며 초고령사회에 진입하게 되었다(대한민국 행정안전부, 2024). 남북한 인구피라미드 또한 항아리형에서

역피라미드형으로 변모하는 형태를 보인다(〈그림 3-2〉).

2. 기대수명

출생 시 기대수명(Life expectancy at birth)은 특정 해에 태어난 신생아가 당시 성별 및 사망률이 변하지 않는다고 가정했을 때, 평균적으로 얼마나 살 수 있는지를 나타내는 수치이다(WHO, 2023d). 2023년 전 세계 건강수명 평균은 73.3세(여성 75.8세, 남성 71.0세)로 여성이 남성보다 수명이 더 길다.

2023년 기준 북한의 출생 시 기대수명은 73.6세(여성 75.7세, 남성 71.5세)로 동아시아 및 태평양 지역 평균인 76.7세보다는 낮고, 전 세계 평균인 73.3세보다는 조금 높았다. 남한의 경우, 83.4세(여성 86.4세, 남성 80.6세)로 모든 평균치를 웃도는 수치를 보였다.

남한의 기대수명은 꾸준히 상승한 반면, 북한의 기대수명은 다소 변동이 있었다. 1990년대까지는 남북한 모두 비슷한 상승치를 유지하다 1990년대 경제위기를 겪으며 북한의 기대수명은 1995년 61세로 급락했다. 이후에는 비슷한 수치를 유지하다 경제위기 이전 수준으로 회복되었다. 1960년 기준 남북 기대수명 차이는 0.3세로 비슷했지만, 2023년 현재 약 9.8세로 벌어졌다(〈그림 3-3〉; World Bank, 2025).

60세 기대여명(Life expectancy at 60)이란 연령 60세가 당시 사망률 기준으로 기대할 수 있는 평균 생존 연수를 뜻한다. 2021년 북한의 60세 기대여명은 19.1년이며, 그중 여성은 20.7년, 남성은 17.4년으로 60세의 여성 노인이 남성 노인보다 3.3년 더 생존하는 것으로 나타났다. 2021년 WHO SEARO 지역의 평균인 16.4년(여성 17.4년, 남성 15.4년)보다는 높지만 전 세계 평균인 19.6년(여성 21.1년, 남성 18년)보다는 낮았다(WHO, 2023c). 이는 북한의 60세 이상 노인이 기대할 수 있는 평균 생존 연수가

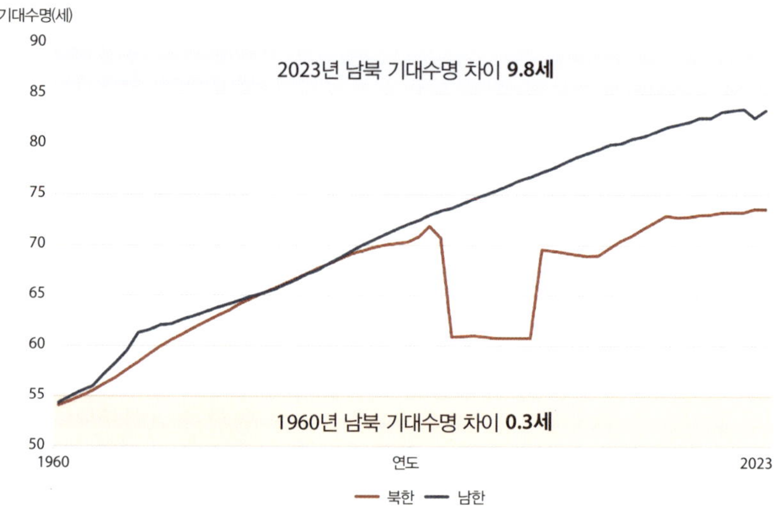

출처: World Bank, *World development indicators*, 2025

그림 3-3 남북한 기대수명 변화(1960~2023년)

전 세계 평균 60세 이상 노인에 비해 짧다는 것을 의미한다.

건강수명(Healthy life expectency)은 기대수명 중 질병이나 장애 없이 건강한 상태로 생활할 것으로 기대되는 평균 생존 연수를 의미한다. 단순 생존 기간이 아닌 삶의 질을 반영하는 지표로, 기대수명과의 비교를 통해 건강상 손실 기간을 추정할 수 있다. 본 절에서는 〈그림 3-4〉에 제시된 수치를 바탕으로 기대수명과 건강수명을 비교하였다.

기대수명의 최신 자료는 2023년 기준이나, 건강수명은 2021년까지의 수치만 공개되어 있어 본 분석에서는 2021년을 기준 연도로 삼았다. 해당 연도 북한의 기대수명은 73.4세로, 전 세계 평균(71.2세)을 2.2세 상회하였다. 같은 해 건강수명은 64.7세(여성 66.4세, 남성 63.2세)로 집계되었으며, 이는 2000년 대비 약 8.85년 증가한 수치이다(WHO, 2023b). 이를 종합하면, 북한은 2000년 이후 기대수명과 건강수명이 모두 상승세를 보였으며, 특히 건강수명이 상대적으로 더 큰 폭으로 향상된 것으로 분석된다.

한편, 21세기에 들어 전 세계적으로 기대수명과 건강수명 모두 완만

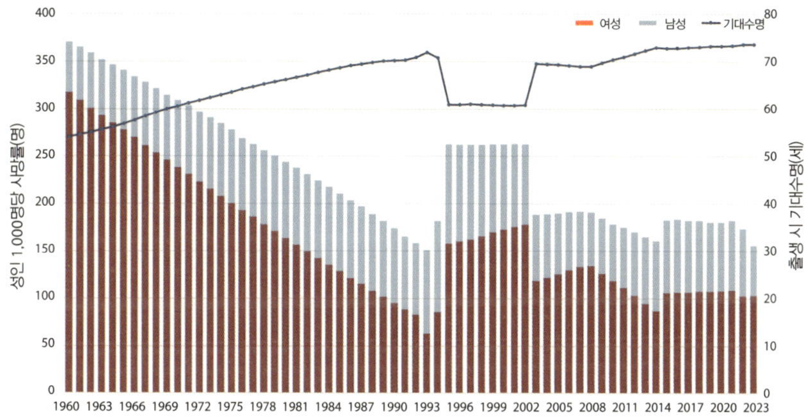

출처: Institute for Health Metrics and Evaluation(IHME), *GBD Compare: Causes of death in South Korea and North Korea (1990-2021)*, University of Washington, 2023; World Bank, World development indicators, 2025

그림 3-4 북한 기대수명과 성인 사망률 변화(1960~2023년)

한 상승 추세를 이어 왔으나, 코로나19 팬데믹의 영향으로 2021년의 수치들은 2012년 수준으로 일시 후퇴한 것으로 나타났다(WHO, 2023a). 북한의 경우, 코로나19와 관련한 공식 통계가 거의 공개되지 않아 구체적인 영향을 가늠하기 어렵지만, 다른 국가들과 유사한 수준의 영향이 있었을 것으로 추정된다.

3. 사망률과 사망원인

성인 사망률은 인구 1,000명당 15세부터 60세 사이에 사망할 확률을 의미하는 지표이다. 2023년 북한의 성인 사망률은 129.6명으로, 전 세계 평균(144.5명)보다는 낮지만, 동아시아 및 태평양 지역 평균(103.5명)보다는 높은 수준이다. 특히 남한(32.5명)과 비교하면 약 4배가량 높은 수치로, 남북 간 건강 격차가 여전히 큰 상황임을 보여 준다(World Bank, 2025).

북한의 연도별 성인 사망률 추이를 살펴보면, 1960년부터 1990년대 초반까지는 지속적인 감소세를 보였으나, 2000년대 초반까지 급격히 증가하는 양상을 나타낸다. 이는 앞서 기대수명 항목에서 살펴본 것처럼 1990년대 중반의 경제위기와 밀접하게 관련된 것으로 해석된다.

성별로 구분해 보면, 2023년 기준 남성의 성인 사망률은 155.9명, 여성은 103.2명으로, 남성이 여성보다 52.7명 높은 수준이다. 이러한 격차는 1960년대에 가장 작았으나, 1990년대 경제위기를 기점으로 크게 확대되었으며, 이후 점차 좁혀지는 추세를 보이고 있다. 다만, 현재까지도 1960년대보다 높은 성별 격차가 유지되고 있는 실정이다(〈그림 3-4〉).

북한 주민의 원인별 사망률 변화를 살펴보면 2021년 1~4위는 심혈관 질환(31.32%), 악성종양(15.46%), 만성 호흡기 질환(13.23%), 호흡기 질환/결핵(6.99%) 순이었다. 네 지표 모두 1990년 원인별 사망률과 같은 순위를 유지했지만, 호흡기 질환/결핵을 제외한 1~3위는 인구 10만 명당 사망률이 증가했다. 반면 1990년 사망률 5위였던 모성/신생아 질환은 82.31% 감소했고, 비감염성 질환 중 당뇨/만성 신부전과 신경 질환은 각각 69.03%, 107.91% 증가했다. 시간이 흐를수록 감염성 질환보다 비감염성 질환의 부담이 더 증가한 것을 알 수 있다(〈그림 3-5〉).

같은 상위 10개 사망원인을 남한과 비교했을 때, 북한 역시 유사한 질환 구조를 보였다(〈그림 3-6〉). 높은 비중을 차지한 주요 사망원인은 악성종양(30.23%), 심혈관 질환(23.35%), 신경 질환(9.42%), 호흡기 질환/결핵(8.12%) 순이었다.

한편, 코로나19 팬데믹의 영향으로 '기타 COVID 관련 결과'(IHME 분류 기준)가 전체 사망의 1.7%를 차지하며 상위 10개 원인에 새롭게 포함되었다.

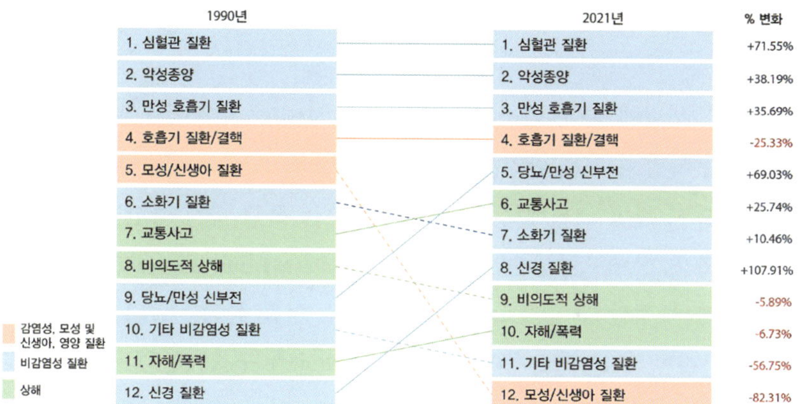

출처: Institute for Health Metrics and Evaluation(IHME), *GBD Compare: Causes of death in South Korea and North Korea (1990-2021)*, University of Washington, 2023

그림 3-5 북한 주민의 원인별 사망률 변화(1990~2021년)

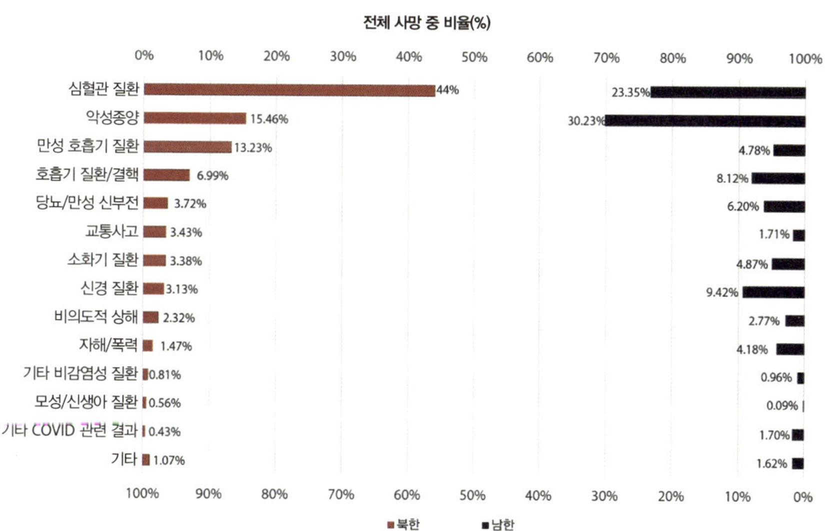

출처: Institute for Health Metrics and Evaluation(IHME), *GBD Compare: Causes of death in South Korea and North Korea (1990-2021)*, University of Washington, 2023

그림 3-6 남북한 주요 사망원인(2021년)

4. 질병부담

사망률은 시간에 따른 인구의 사망원인을 보여 주고 기대수명은 인구의 전반적인 사망 수준을 반영하는 기본적인 지표이다. 그러나 이는 살아 있는 사람들이 질병에 의해 겪는 고통의 수준을 보여 주지 못한다. 이에 고안된 지표인 장애보정생존연수(Disability Adjusted Life Years, DALYs)는 건강 손실을 측정할 수 있는 표준화된 값이다. 이를 통해 서로 다른 인구집단, 다른 질병, 다른 시간대의 질병부담을 비교할 수 있다.

여기서 1DALYs는 건강하게 살아야 할 1년이 손실된 것을 뜻한다. 감염성 질환에서 국가별 평균 소득 수준이 높을수록 건강 손실이 적었다. 반면, 비감염성 질환과 소득 수준과의 관련성은 약했다(Ritchie, Roser · Spooner, 2024). DALYs는 다음과 같이 계산한다.

DALYs(장애보정생존연수) = YLLs(손실수명) + YLDs(건강손실수명)

여기서 손실수명(Years of Life Lost, YLLs)이란 조기사망으로 인해 손실된 수명을 뜻하고, 건강손실수명(Years Lived with Disability, YLDs)이란 해당 질병 혹은 건강 상태로 인한 장애 상태에서 살아간 기간을 뜻한다(WHO, 2024h).

〈표 3-3〉은 사망원인별 남북한의 연령표준화 장애보정생존연수(DALYs)를 비교한 것이다. 모든 원인을 통합한 북한의 DALYs는 2021년 기준 인구 10만 명당 3만 3,654인년(Person-years)으로, 남한(2만 5,097인년)에 비해 약 1.34배 높은 수준이다. 이는 북한이 남한보다 전반적으로 더 큰 질병부담을 안고 있음을 보여 준다.

질환별로 살펴보면, 감염성 질환에서는 북한이 남한보다 2.33배, 비감염성 질환에서는 1.31배, 상해에서는 1.17배 높은 수치를 기록하였다. 한편, 기타 COVID 관련 질환의 경우 북한의 질병부담은 인구 10만 명당

표 3-3 남북한 원인별 연령표준화 장애보정생존연수(DALYs)(2021년)

(단위: 인년, 인구 10만 명당)

	북한	남한	남북 차이
모든 원인	33,654	25,097	1.34배
감염성 질환, 모성 및 신생아, 영양 질환	3,263	1,403	2.33배
비감염성 질환	26,842	20,516	1.31배
상해	3,450	2,959	1.17배
기타 COVID 관련 질환	99	218	0.45배

출처: Institute for Health Metrics and Evaluation(IHME), *Global Burden of Disease Study (GBD) Compare data visualization*, 2024

99인년으로, 남한(218인년)에 비해 약 0.45배 수준에 불과하였다. 이는 곧 남한이 북한보다 약 2.21배 높은 COVID 관련 질병부담을 보였다는 뜻이며, 비교 지표에서 북한 수치를 남한 수치로 나눈 결과에 기반한 수치임을 함께 감안할 필요가 있다. 이 같은 차이는 남한이 코로나19 관련 통계를 비교적 투명하게 공개한 반면, 북한은 관련 수치를 거의 보고하지 않았다는 점에서 기인한 것으로 해석된다.

2012년에는 모든 원인에서의 북한 질병부담이 남한보다 약 2배였던 데 비해, 2021년에는 그 격차가 약 1.34배로 축소된 것으로 나타나며, 이러한 변화를 살필 때는 북한 보건지표의 상대적 개선 혹은 통계 방식의 변화 가능성도 함께 고려할 필요가 있다.

한편, 손실수명(YLLs)은 사망의 빈도와 사망 발생 연령을 함께 고려한 지표로, 공중보건의 우선순위를 파악하는 데 활용된다. YLLs 1단위는 기대수명 기준으로 1년의 수명 손실을 의미한다(WHO, 2024g).

2021년 기준, 남북한의 사망원인별 손실수명(YLLs) 모두 비감염성 질환이 가장 높은 비중을 차지했으나, 세부 항목별로 살펴보면 북한이 전반적으로 더 높은 수치를 보였다. 구체적으로 비감염성 질환은 북한이 남한보다 1.95배, 감염성 질환은 2.54배, 상해는 1.71배 높은 YLLs를 기록하였다(〈그림 3-7〉).

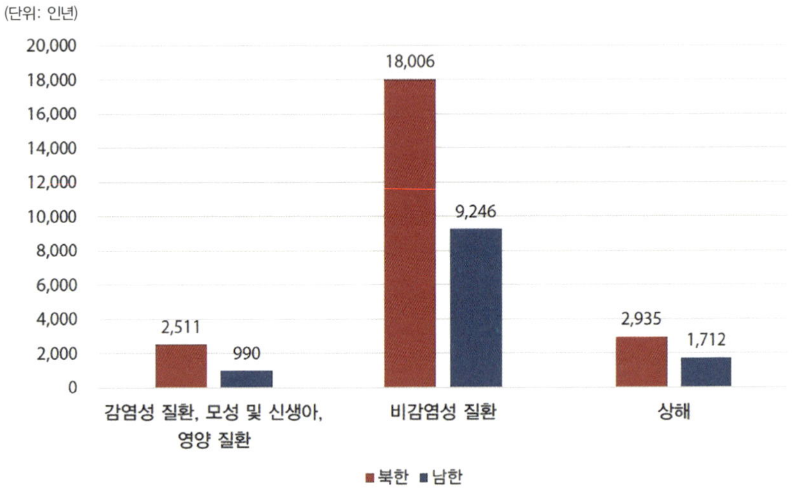

출처: Institute for Health Metrics and Evaluation(IHME), *Global Burden of Disease Study (GBD) Compare: Korea, Dem. People's Rep. and Korea, Rep*, 2024, 재구성

그림 3-7 남북한 손실수명(YLLs)(2021년)

이러한 수치는 북한이 20세기 후반부터 지속된 감염성 질환 문제를 아직 극복하지 못한 가운데, 최근에는 비감염성 질환 부담도 동시에 증가하고 있음을 보여 준다. 이는 북한이 매우 취약한 이중 질병부담(Double Burden of Disease) 구조를 가졌음을 시사한다.

제2절 모자보건

1. 모성 및 아동 사망률과 사망원인

1) 모성 사망률

모성 사망(Maternal mortality)이란 임신 또는 출산과 관련된 합병증으로 인한 사망을 뜻한다. 이를 측정하는 대표적인 지표는 모성 사망비(Maternal Mortality Ratio, MMR)로, 출생아 10만 명당 모성 사망의 수를 뜻한다. 전 세계적으로 2000년에는 출생아 10만 명당 328명이 사망했으나, 2023년 197명으로 감소해 약 39.94% 줄어들었다. 그러나 지속가능발전목표(SDGs) 시대의 첫 5년 동안(2015~2020년)은 개선이 정체되었다(WHO et al., 2023).

북한의 경우 고난의 행군 시기에 모성 사망비가 급증했다. 2000년대 이후 꾸준한 감소세를 보여 2023년 출생아 10만 명당 67명을 기록하였지만, 여전히 1990년 43명보다 55.81% 높은 수치를 보이고 있다(〈그림 3-8〉).

북한 모성 사망 수준은 전 세계 평균(197명)과 저소득국가(LIC)[2] 평균(346명)에 비해서는 매우 낮았다. 그러나 고소득국가(HIC)[3] 평균(10명)과

---

2 『통일 의료: 남북한 보건의료 협력과 통합』에서는 비교 기준으로 '개발도상국' 전체를 사용하였는데, 해당 범주는 저소득국가(Low Income Country, LIC)부터 중상위소득국가(Upper Middle Income Country, UMIC)까지 포괄하는 광범위한 개념이다. 이 책에서는 북한의 보건 지표를 보다 정밀하게 비교하기 위해, 경제 수준 및 보건 접근성에서 유사한 저소득국가만을 비교 대상으로 선정하였으며 북한은 국민총소득(GNI) 기준으로 World Bank 분류상 저소득국가에 해당하기에 이는 다수 국제기구의 실무적 판단과도 부합한다.

3 고소득국가(High Income Country, HIC)는 World Bank 분류상 2024년 기준 1인당 국민총소득(GNI)이 13,935달러를 초과하는 국가를 포함한다. 해당 분류는 World

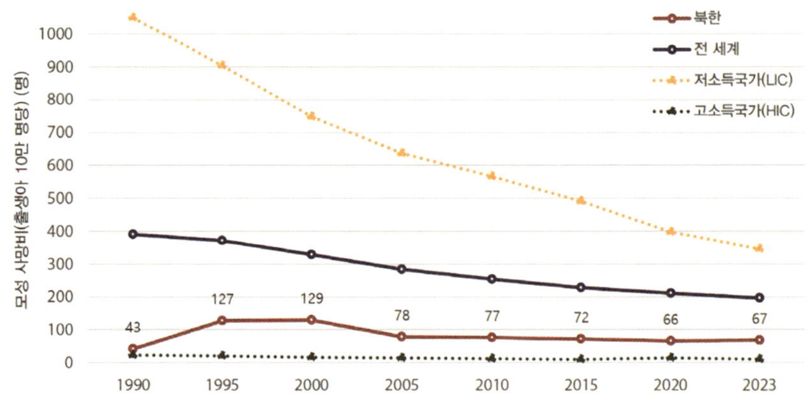

출처: World Bank, *World development indicators*, 2025

그림 3-8 지역별 모성 사망비 비교(1990~2023년)

남한(4명)보다는 훨씬 높았다. 남한과 비교하면 16.75배 높은 수치를 보인다(World Bank, 2025).

모성 사망과 관련하여 유엔은 MDGs와 SDGs에서 국가별 감축 목표를 제시해 왔다. MDGs의 모성 사망 관련 목표(목표 5A)는 1990년 대비 모성 사망비(MMR)를 75% 이상 감소시키는 것이었으며, 북한은 출생아 10만 명당 21명을 자체 목표로 설정하였다. 그러나 해당 기준은 달성하지 못한 것으로 평가된다.

당시 전 세계적으로도 MMR 목표 달성률은 낮은 편이었다. WHO 등 국제기구의 분석에 따르면, 95개국 중 MMR이 75% 이상 감소한 국가는 9개국에 불과했으며, 50% 이상 감소한 국가는 39개국, 25~50% 감소한 국가는 21개국, 25% 미만 감소하거나 오히려 증가한 국가는 26개국에 달했다(WHO et al., 2015).

Bank의 소득 수준별 집계(Aggregate)로, 국가별 경제 수준 비교 시 기준으로 활용된다.

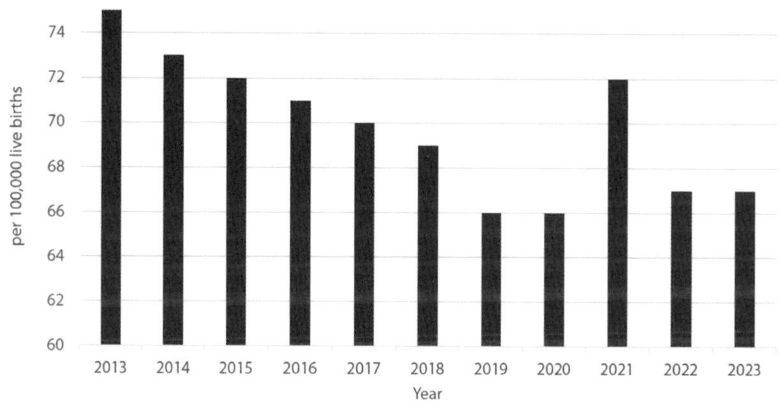

출처: World Bank, *World development indicators*, 2025

그림 3-9 북한 모성 사망비(2013~2023년)

SDGs에서는 2030년까지 MMR을 출생아 10만 명당 70명 이하로 낮추는 것을 목표로 하며, 북한은 이보다 더 엄격한 기준인 40명을 자국 목표로 설정하였다. 북한이 2021년에 발표한 『지속가능발전목표 이행에 관한 자발적 국가검토 보고서(Voluntary National Review, VNR)』에 따르면, 2014년부터 2019년까지 자국 내 MMR은 지속적으로 70명 미만을 유지하고 있다고 보고되었다. 다만, 이후 2021년에 72명을 기록하며 일시적인 상승세를 보인 것으로 나타났다(〈그림 3-9〉; DPRK, 2021).

한편, 북한의 공식 통계는 오랜 기간 낮은 신뢰도와 불투명성에 대한 비판을 받았으며, 국제기구가 발표한 추정치와도 일정한 괴리를 보인다. 따라서 북한의 자체 수치를 그대로 수용하기보다, 국제기구의 모니터링 자료와 함께 비교·분석하는 신중한 해석이 요구된다(최규빈 외, 2023).

생애모성사망위험(Lifetime Risk of Maternal Death)은 15세 소녀가 평생 동안 임신이나 출산으로 인해 사망할 확률을 의미한다. 합계 출산율(Total Fertility Rate)을 고려한 모성 사망 수준을 나타내므로 출산을 여러 번 할수록 그 위험이 높아진다. 북한의 2020년 생애모성사망위험은 550명당 1명으로 남한(1만 8,000명당 1명)의 약 32배, 동아시아 및 태평양 지역(840명당 1명)의 약 1.5배에 달한다(World Bank, 2020).

모성 사망비 통계와 관련된 자료는 전부 코로나19 이전의 자료들이다. 그러나 코로나19 팬데믹 동안 모성 사망은 두 가지 측면에서 영향을 받았을 가능성이 있다. 첫째, 간접 산과적 사망이다. 임신과 코로나19의 상호작용으로 여성이 사망하는 경우이다. 둘째, 보건 서비스 중단에 따른 임신 합병증 예방 및 관리 부족으로의 사망이다(WHO, 2023e). 북한 또한 이러한 영향을 받았을 가능성이 있다. 코로나19의 영향으로 북한은 기후 변화나 가뭄으로 인한 식량 부족, 수인성 전염병의 발병, 영농 시기 교란, 식량 문제 등으로 이어지는 연쇄적 또는 누적적 피해가 양산되는 경향을 보였다(조성은, 2023). 이러한 피해는 모성 건강관리를 포함한 다양한 지표들에 부정적인 영향을 미쳤을 가능성이 크다.

2) 모성 사망원인

전 세계적으로 모성 사망의 주요 원인 중 가장 높은 비중을 차지하는 것은 출산 시 출혈이며, 전체 모성 사망의 4분의 1 이상을 차지한다. 이와 유사한 수준으로 나타나는 두 번째 주요 원인은 '간접적 원인(Indirect Causes)'으로, 전체의 약 23%를 차지한다.

간접적 원인이란 임신 전부터 존재하던 지병이 임신 및 출산 과정에서 악화되어 사망에 이르는 경우를 말하며, 지병의 주요 예로는 심장질환, 내분비계 질환, 비뇨생식계 질환, 신경계 질환, 호흡기계 질환, 근골격계 질환 등이 있다.

이 외에도 임신성 고혈압[특히 자간증(Eclampsia)], 패혈증(Sepsis), 색전증(Embolism), 낙태(Abortion)로 인한 합병증 등이 주요한 사망원인으로 보고되었다(〈그림 3-10〉). 이러한 대부분의 원인은 적절한 전문 인력(의사, 간호사, 조산사 등)에 의한 신속한 진단과 이송, 치료가 이루어진다면 예방

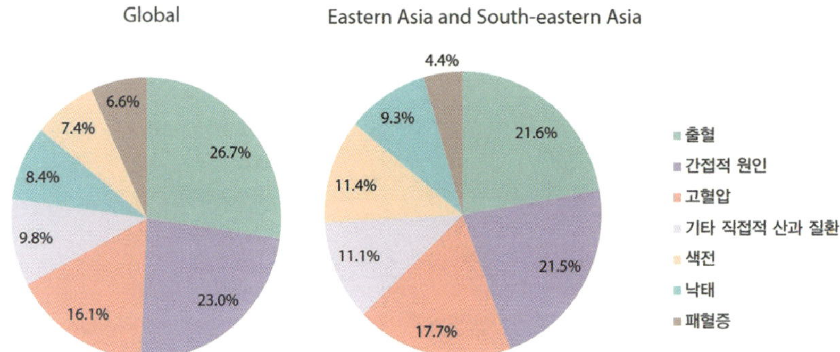

출처: Cresswell, J. A., Alexander, M., Chong, M. Y. C., Link, H. M., Pejchinovska, M., Gazeley, U. et al., "Global and regional causes of maternal deaths 2009-2020: A WHO systematic analysis", *The Lancet Global Health*, 13(4), e626-e634, 2025

그림 3-10 지역별 모성 사망원인(2009~2020년)

이 가능하다.

한편, 남한, 일본, 싱가포르, 태국 등이 포함된 동아시아 및 동남아시아 지역의 사망원인 통계를 보면, 출혈로 인한 사망은 21.6%로 전 세계 평균(26.7%)보다 낮은 수준이며, 특히 시기별로는 출산 직후(Postpartum)의 출혈이 가장 높은 비중을 차지한 것으로 나타났다(〈그림 3-10〉; Cresswell et al., 2025).

한편, 2019년 북한의 모성 사망에 대한 조사 결과에 따르면, 사망원인별 비중은 기타 직접적 원인이 33.9%로 가장 높았으며, 이어 패혈증 20.9%, 출혈 15.4%, 유산 또는 자연유산 13.5% 순으로 나타났다(〈그림 3-11〉; WHO, 2021).

이상의 자료를 종합하면, 북한의 모성 사망률을 효과적으로 감소시키기 위해서는 다음과 같은 대응이 필요하다. 첫째, 고위험 임산부에 대한 조기 선별 및 사전 관리 체계 강화가 요구된다. 둘째, 출혈 등 응급 상황에 대비한 신속한 이송 체계의 구축이 시급하다. 셋째, 안전하고 충분한 혈액 공급 및 수혈 체계의 정비 역시 핵심 과제로 꼽힌다.

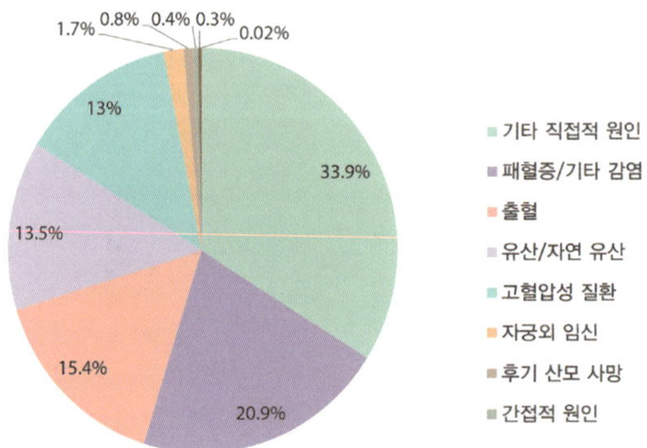

출처: World Health Organization, Regional Office for South-East Asia, *DPR Korea SRMNCAH factsheet: December 2020*, 2021

그림 3-11 북한의 모성 사망원인(2019년)

2030 지속가능발전목표(SDGs) 이행과 관련하여, 북한 VNR 보고서에는 모성 사망 감소와 관련된 지표가 포함되어 있다. 해당 보고서에 따르면, 출산 시 숙련된 의료진의 참여율은 2010년 97.3%에서 2017년 99.5%로 증가하였으며, 2030년까지 100% 달성을 목표로 설정하고 있다. 숙련된 의료진의 출산 참여율 증가는 모성 사망률 감소에 긍정적인 영향을 미칠 것으로 기대된다(DPRK, 2021).

3) 아동 및 신생아 사망률

5세 미만 아동 사망률이란 신생아가 생후 5세가 되기 전 사망할 확률을 의미한다. 전 세계 5세 미만 사망률은 1990년 출생아 1,000명당 94명에서 2023년 37명으로 감소하여 약 61% 하락하였다. 그러나 모성 사망비의 추이와 마찬가지로 SDGs 초기 5년간(2015~2020년)에는 MDGs 시기보다 사망률 감소 속도가 둔화하였다. 또한 2023년 한 해 동안 하루 평균 약 1만 3,100명의 아동이 사망했으며, 이는 대부분 예방 가능한 원인으로 발생한 사망으로 국제사회가 지속적인 개선 노력을 기울여야 할 과제로

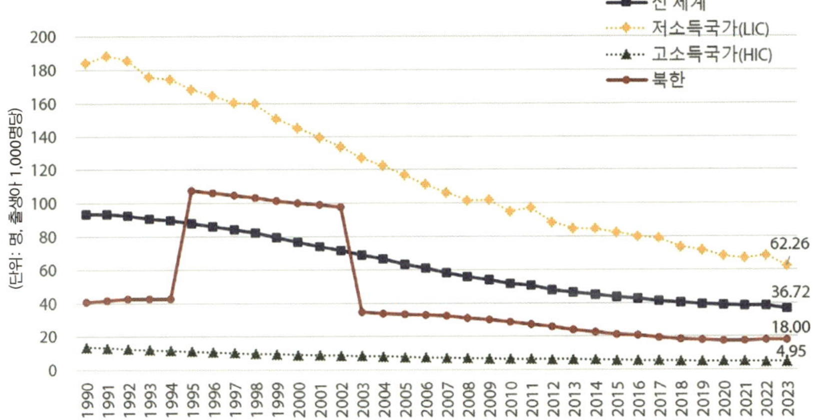

출처: UNICEF, *Under-five mortality*, 2024

그림 3-12 지역별 5세 미만 아동 사망률(1990~2023년)

남아 있다(UNICEF, 2024c).

북한의 5세 미만 아동 사망률은 1990년 출생아 1,000명당 40.7명에서 고난의 행군 시기에 속하는 1995년 107.7명까지 급증하였고, 2002년까지 비슷한 수준을 유지하였다. 이후 2003년 34.5명으로 완화되기 시작하여, 2023년에는 18명으로 크게 감소하였다. 아동 사망 수 역시 1990년 1만 7,165명에서 2023년 6,196명으로 줄어들었다. 이러한 수치는 북한이 전 세계 평균(36.7명)보다는 낮은 수준에 도달했으나, 남한(5명) 및 동아시아 및 태평양 지역 평균(14.8명)보다는 여전히 높은 수준임을 보여 준다(UN IGME, 2024a).

북한은 MDGs 시기 아동 사망률 감소 목표치를 출생아 1,000명당 14명으로 설정했으나 도달하지 못했다(〈그림 3-12〉). 반면, 2030 SDGs 이행에 대한 VNR 보고서에서는 2030년 목표치를 12명 이하로 설정하고, 2014~2019년의 통계자료를 제시하였다(〈그림 3-13〉; DPRK, 2021). 이 자료에서는 북한의 아동 사망률이 국제사회의 추정치보다 낮게 나타나는데, 앞서 살펴본 모성 사망비와 마찬가지로 자료 출처에 따라 신중한

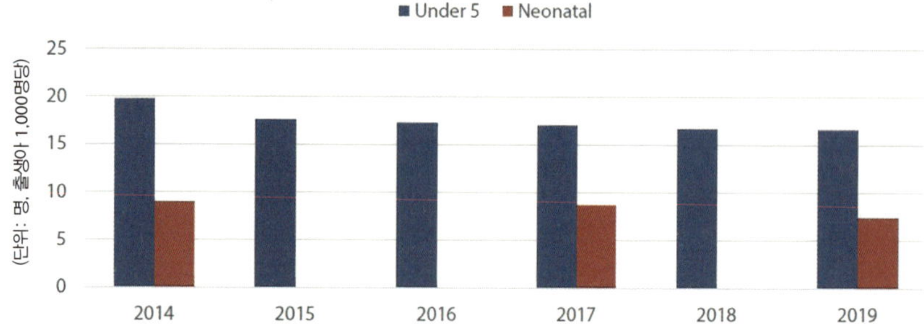

출처: Democratic People's Republic of Korea, *Voluntary national review on the implementation of the 2030 Agenda*, 2021

그림 3-13 북한 5세 미만 아동 및 신생아 사망률(2014~2019년)

해석이 요구된다.

신생아 사망률이란 생후 첫 28일(신생아기) 동안 사망할 확률을 의미한다. 신생아기는 아동 생존에서 가장 취약한 시기로, 2023년 전 세계 신생아 사망률은 출생아 1,000명당 17.3명으로 보고되었다. 이는 1990년의 36.7명에서 약 53% 감소한 수치이다. 그러나 2023년 한 해 동안에도 전 세계적으로 약 230만 명의 아동이 생후 첫 달에 사망하였으며, 신생아 사망은 여전히 국제사회가 해결해야 할 보건 과제로 남아 있다(UNICEF, 2024a).

북한의 신생아 사망률은 1990년 출생아 1,000명당 21.3명에서 고난의 행군 시기인 1995년 39.1명까지 증가했다. 이후 2002년까지 비슷한 수치를 유지하다 2003년 18.6명으로 감소했고, 2023년 9.6명까지 낮아졌다. 북한의 신생아 사망률은 전 세계 평균(17.3명)보다는 낮지만 남한(1.2명)과 동아시아 및 태평양 지역(7.3명)에 비해서는 여전히 높은 수준이다(〈그림 3-14〉; UN IGME, 2024c). 북한은 SDGs에서 2030년까지 신생아 사망률을 1,000명당 6명 이하로 낮추는 것을 목표로 하고 있다. 2030 SDGs 이행에 대한 북한의 VNR 보고서에 따르면, 2014년, 2017년, 2019년의 신생아 사망률은 10명 미만으로 국제사회의 추계보다 낮게 보

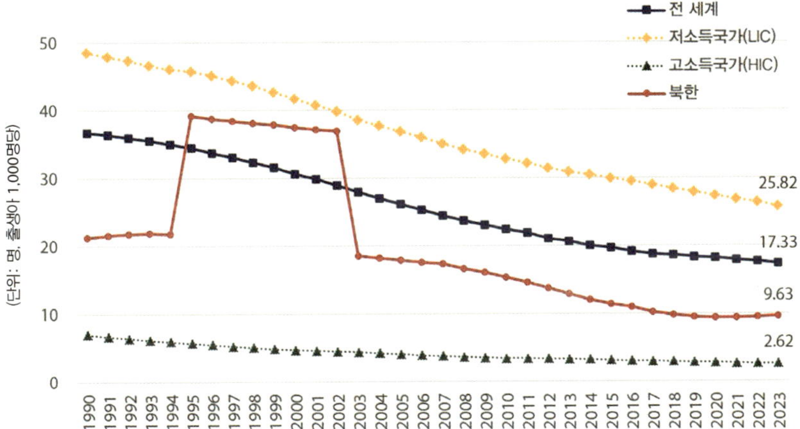

출처: United Nations Inter-agency Group for Child Mortality Estimation(UN IGME), *Child mortality estimates*, 2024

그림 3-14 지역별 신생아 사망률(1990~2023년)

고되었다.[4] 따라서 이 수치 또한 해석에 주의가 필요하다(〈그림 3-14〉).

4) 아동 사망원인

전 세계적으로 5세 미만 아동 사망의 주요 원인은 조산(18.10%), 하기도 감염(14.20%), 분만 질식 및 외상(11.54%), 말라리아(8.82%), 설사(8.71%)로 나타났다(UN IGME, 2024b). 2015년에는 감염성 질환이 주요 사망원인으로 다수 분포했던 반면, 최근에는 비감염성 요인이 상대적으로 더 큰 비중을 차지하는 경향을 보이고 있다. 특히 조산, 분만 질식 및 외상, 선천성 기형 등 신생아기와 관련된 원인의 합계가 37.61%에 달하며, 이는

4 그래프상 2015년, 2016년, 2018년의 신생아 사망률이 0명으로 표시된 것은 해당 연도에 북한 내 신생아 사망이 전혀 발생하지 않았음을 의미하기보다는, 해당 연도에 대한 통계 추정치가 산출되지 않았기 때문으로 해석하는 것이 타당하다.

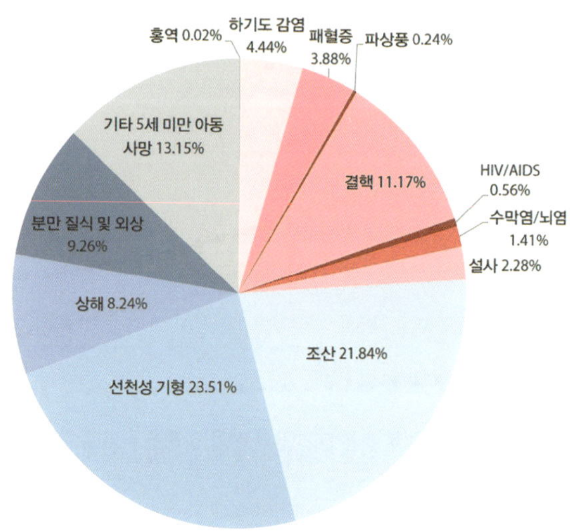

출처: United Nations Inter-agency Group for Child Mortality Estimation(UN IGME), *Child mortality estimates*, 2024

그림 3-15 북한 5세 미만 아동 사망원인(2021년)

신생아기 사망이 전체 아동 사망에서 큰 비중을 차지함을 시사한다. 실제로 2022년 기준 5세 미만 아동 사망의 47%가 생후 28일(신생아기) 이내에 발생한 것으로 나타났다. 이는 분만기 및 신생아기 동안 양질의 의료서비스 제공의 중요성을 강조하는 지표라 할 수 있다. 또한 영양 관련 요인은 5세 미만 아동 사망의 약 45%에 영향을 미치는 것으로 보고되었다.

이처럼 생후 첫 한 달은 아동 생존에서 가장 취약한 시기로, 출산 직후부터 생후 초기에 적절한 처치를 받지 못한 경우 사망 위험이 현저히 증가하는 것으로 나타난다. 이로 인해 출생 지역에 따른 생존 가능성의 격차도 큰 편이다(WHO, 2024a). 북한은 VNR 보고서에서 출산 시 숙련된 의료진의 참여율 제고를 주요 정책 목표로 설정하였는데, 이는 신생아기 사망률 감소와 밀접한 관련성을 가진다.

한편 북한의 5세 미만 아동 사망원인을 살펴보면, 선천성 기형(23.51%), 조산(21.84%), 결핵(11.17%), 분만 질식 및 외상(9.26%) 순으로 나타났다. 전 세계 통계와 유사하게 신생아기와 관련된 요인들이 높은 비중을 차지하고 있으며, 특히 감염성 질환인 결핵으로 인한 사망 비율은 11.17%로, 전 세계 평균 2.74%보다 약 4.1배 높은 수준이다. 북한의 5세 미만 아동 사망 중 감염성 질환에 의한 비율은 총 24%에 달해, 향후 아동 건강 향상을 위해 결핵을 포함한 감염성 질환에 대한 집중적인 관리가 필요함을 시사한다(〈그림 3-15〉).

2. 모자보건 주요 지표 현황

1) 산전 및 출산 관리(Antenatal and Delivery care)

(1) 산전 진찰(Antenatal care)

산전 관리는 산모와 태아의 건강을 보호하고 합병증을 예방하는 데 핵심적인 역할을 한다. 산전 진찰을 통해 산모는 미량영양소 보충, 자간증 예방을 위한 고혈압 관리, 수직감염 예방, 파상풍 예방접종 등의 기초적인 의료서비스를 받을 수 있다. WHO는 기존의 최소 4회 이상 산전 진찰 권고기준을 상향 조정하여, 최소 8회 이상의 방문을 권장하고 있다. 특히 임신 초기인 12주 이내 첫 진찰이 이뤄지는 것이 조기 합병증 발견 및 관리에 중요하다.

그러나 현재 전 세계 산전 진찰 관련 통계는 이전 기준인 최소 4회 방문을 중심으로 수집되고 있으며, 이에 따른 기준 충족률은 79%에 불과하다(UNICEF, 2023a). 북한의 경우, 2017년 다중지표군집조사(Multiple Indicator Cluster Survey, MICS) 결과에 따르면 임신 중 산전 진찰을 받은 비율은 98.7%였으며, 이 중 91.7%는 의사 또는 준의로부터 진찰을 받았다.

산전 진찰 횟수를 기준으로 보면, WHO의 새 권고기준인 8회 이상 진찰을 받은 산모는 18.3%에 불과했고, 최소 4회 이상 진찰을 받은 비율

표 3-4 북한 산전 건강관리 현황

구분		산전검진 방문횟수(%)					첫 검진 시 임신 개월 수(%)						계
		방문하지 않음	1~3회	4회 이상	8회 이상	모름/무응답	미검진	4개월 미만	4~5개월	6~7개월	8개월 이후	모름/무응답	
지역	도시	0.1	4.3	94.2	18.3	1.4	0.1	88.9	8.4	2.1	0.3	0.2	100
	농촌	1.1	6.0	92.9	18.3	-	1.1	79.8	13.8	4.5	0.5	0.3	100
학력	고등학교	0.6	5.1	93.3	17.3	1.0	0.6	84.4	10.6	3.6	0.5	0.3	100
	대학 이상	-	4.6	95.4	22.6	-	0	88.7	10.6	0.7	-	-	100
전체		0.5	5.0	98.7	18.3	0.8	0.5	85.2	10.6	3.1	0.4	0.2	100

출처: Central Bureau of Statistics(CBS) and UNICEF, *Democratic People's Republic of Korea Multiple Indicator Cluster Survey 2017: Survey findings report*, 2019

은 93.7%였다. 지역별로는 평양에서 4회 이상 진찰 비율이 100%인 반면, 황해북도 89.8%, 자강도 89.9% 등으로 지역 간 편차가 나타난다. 또한 임신 4개월 미만에 첫 진찰을 받은 비율은 85.2%로 절대적으로 낮은 수준은 아니나, 향후 조기 진찰 접근성을 향상하기 위해 추가적 개선이 요구된다(〈표 3-4〉).

(2) 출산 관리

분만 과정에서 산모와 신생아의 사망을 줄이기 위해서는 출산 장소와 출산 참여 인력, 두 가지 요소가 중요하다.

우선 출산 장소와 관련하여, 보건의료기관 내 출산은 응급 상황에 대한 즉각적인 대응이 가능하고, 청결한 물과 위생, 감염관리 체계가 갖춰져 있어 보다 안전한 출산 환경을 제공한다. 중상위 및 고소득 국가에서는 대부분의 출산이 보건의료기관에서 이루어지는 반면, 사하라 이남 아프리카에서는 그 비율이 64%에 불과하다. 또한 도시-농촌 간, 계층(부유층-빈곤층) 간 출산 장소의 불균형도 크게 나타난다.

다음으로 출산 참여 인력의 숙련도는 출산의 안전성과 직결된다. 숙련된 보건의료인이란 정상 분만을 안전하게 관리할 수 있도록 교육받고, 출혈, 패혈증 등 주요 합병증의 전조를 인지하여 즉각 진료 의뢰가 가능한 인력을 의미한다. 분만 시 숙련된 인력이 위생적 환경에서 적절한 의료 조치를 제공할 경우, 산모와 신생아에게 발생할 수 있는 감염 및 합병증의 위험을 크게 줄일 수 있다. 그러나 2023년 기준 전 세계 출산 중 86%만이 숙련된 의료인의 도움을 받은 것으로 나타났으며, 지역 간 불균형은 여전히 심각한 수준이다(UNICEF, 2023b).

북한 역시 출산 장소에서 지역 간 차이를 보인다. 전체 산모의 92.2%가 의료시설에서 출산하였고, 7.8%는 가정에서 분만하였다. 도시는 95.4%, 농촌은 87.3%로 도시 지역의 비율이 상대적으로 높았다. 지역별로는 평양이 100% 의료시설 출산을 기록한 반면, 평안북도는 88%, 황해북도는 86.6%로 나타나 평양을 제외한 지역에서는 상대적으로 가정 분만 비율이 높았다(CBS and UNICEF, 2019).

한편, WHO는 산후 관리 모델로 최소 4회의 산후 관리 접촉(Postnatal care contacts)을 권장하고 있다. 이 중 첫 번째 접촉은 분만 직후 최소 24시간 동안 의료기관 내에서 이뤄져야 하며, 가정 분만의 경우 출산 후 24시간 이내에 진료받을 것을 권고한다. 이후 접촉 시점은 출산 후 4,872시간 이내, 714일 이내, 출산 후 6주차에 각각 한 차례씩 진행되어야 한다(WHO, 2022).

북한은 무상치료제를 기반으로 여성에게 임신 전후 및 출산 시 산전·산후 진료를 제공하고 있으며, 보건정책상 산전 진료는 총 6회, 산후 진료는 총 5회 실시된다. 다중지표군집조사(MICS) 결과에 따르면, 산모의 85.2%가 3일 이상 의료시설에서 산후 관리를 받은 것으로 나타났으나, 지역 간 편차가 존재하였다. 평양의 경우 99%였으나 황해북도는 74.7%, 평안남도는 68%에 그쳤다. 특히 3일 이상 의료시설에 머무르지 못한 황해북도 및 평안남도의 산모들은 대부분 1~2일간만 머무른 것으로 조사되었다(CBS and UNICEF, 2019).

2) 아동 건강

(1) 예방접종

① 예방접종 체계

북한은 1980년에 예방접종확대계획(Expanded Programme on Immunization, EPI)을 시작하였으나, 자체적인 백신 생산 역량이 부족하여 1995년 이후 대부분의 백신을 국제기구로부터 공급받고 있다. UNICEF를 중심으로 WHO, 세계백신면역연합(Global Alliance for Vaccines and Immunization, GAVI) 등의 지원을 통해 B형 간염, 홍역, DTP 등 주요 백신이 북한에 전달되었다(WHO, 2016). 2018년에는 대홍수 피해 대응의 일환으로 UNICEF의 백신 지원이 있었으며, 홍역 및 풍진 퇴치를 위한 5개년 국가계획이 수립되기도 하였다. 2019년에는 97% 이상의 높은 예방접종률을 달성하는 등 비교적 성공적인 예방접종 체계를 유지했으나, 2020년 1월 코로나19로 인한 국경 봉쇄 이후 백신 공급에 심각한 차질을 빚게 되었다.

북한 아동의 백신 예방접종 일정은 남한과 차이를 보인다. BCG, B형 간염 백신은 두 체계 모두에 포함되어 있으나, 접종 시기와 횟수에서 차이가 있다. 북한은 비용 효율성을 고려하여 DTP-Hib-HepB 등 복합백신(혼합백신)을 접종에 활용하고 있으며, 홍역 및 풍진 예방을 위해 MR 백신(Measles-Rubella)을 사용한다. 반면 남한은 일부 백신을 개별 항목으로 접종하며, 홍역·유행성이하선염·풍진을 예방하는 MMR 백신을 사용한다. 또한, 남한은 수두(VAR), 일본뇌염 등 더 넓은 범주의 백신을 포함한 필수예방접종 체계를 갖추고 있으며, 기본접종과 추가접종을 세분화하여 시행하고 있다(UNICEF, 2023d; 질병관리청, 2024).

② 예방접종 현황

1997년 북한의 예방접종률이 급감한 이후, 북한은 1980년부터 시작된

표 3-5 북한의 예방접종 일정

백신	1차 접종	2차 접종	3차 접종	대상군
BCG	출생	-	-	출생 후 1주 이내
HepB	출생	-	-	출생 후 24시간 이내
DTP-Hib-HepB	6주	10주	14주	출생 후 6, 10, 14주
OPV	6주	10주	14주	출생 후 6, 10, 14주 (2015년 IPV로 변경)
IPV	-	-	14주	
MR	9개월	15개월	-	출생 후 9, 15개월
Td	임신 3개월	임신 4개월	-	임신 여성 대상, 3개월, 4개월
Vitamin A	6~11개월	12~59개월	-	출생 후 6~11개월, 12~59개월

출처: UNICEF, *Immunization coverage estimates: Data visualization*, 2023, 재구성

표 3-6 남한의 예방접종 일정

백신	1차 접종	2차 접종	3차 접종	대상군
BCG	출생	-	-	출생 후 4주 이내
HepB	0개월	1개월	6개월	출생 후 0, 1, 6개월
DTP	2개월	4개월	6개월	15~18개월, 4~6세 추가접종
Hib	2개월	4개월	6개월	12~15개월 추가접종
IPV	2개월	4개월	6개월	4~6세 추가접종
MMR	12~15개월	4~6세	-	-
VAR	12~15개월	-	-	-
일본뇌염	12~23개월	12~23개월	12개월 후	만 6세, 12세 추가접종

출처: 질병관리청, 국가예방접종 정보 — 예방접종도우미, 2024, 재구성

예방접종확대계획(EPI)을 재정비하고 백신 및 자동파괴주사기(Autodestruct Syringe, AD Syringe)를 본격 도입하였다(WHO, 2024b). 이후 유진벨재단, 남한, UNICEF, WHO, GAVI 등의 외부 지원으로 예방접종률이 다시 상승세를 보였다.

이러한 지원을 바탕으로, 백신으로 예방 가능한 감염병(Vaccine Preventable Diseases, VPDs) 중 일부는 북한에서 사실상 퇴치된 것으로 평가

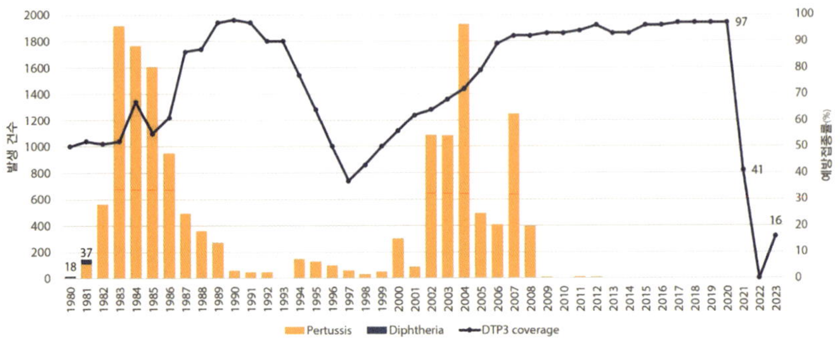

출처: World Health Organization, *Immunization data: Democratic People's Republic of Korea*, WHO Global Immunization Data, 2024

그림 3-16 북한 DTP3 예방접종률과 환자 발생 건수(1980~2023년)

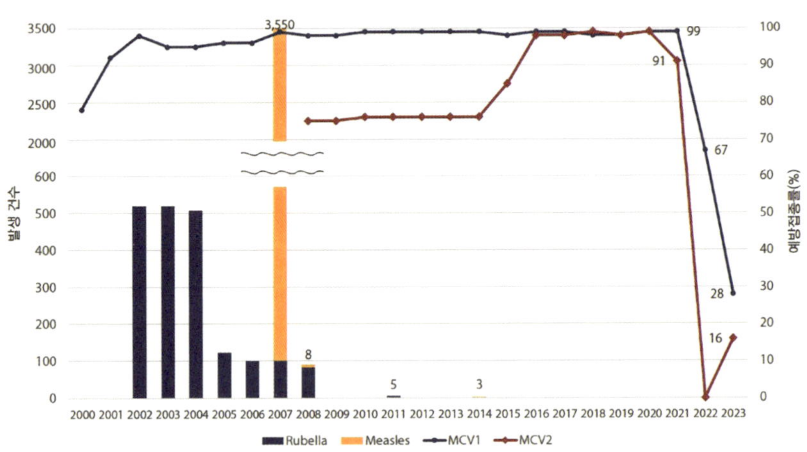

출처: World Health Organization, *Immunization data: Democratic People's Republic of Korea*, WHO Global Immunization Data, 2024

그림 3-17 북한 MCV 예방접종률과 환자 발생 건수(2000~2023년)

된다. 소아마비는 1996년 이후 환자 발생이 보고되지 않았으며, 북한은 2007년 WHO로부터 소아마비 퇴치 인증을 받았다(WHO, 2024c).

DTP3(Diphtheria, Tetanus, Pertussis 3차 접종) 예방접종률은 1987년에 기준의 86%에 도달했으며, 이에 따라 1,600건 이상 발생하던 신생아 파상풍 신고가 급감해 1998년 이후에는 신규 환자가 보고되지 않았다. 디프테리아는 1981년 이후, 백일해는 2012년 이후로 사실상 발생이 보고되지 않고 있다(〈그림 3-16〉).

홍역 및 풍진도 적극적인 MCV(MMR 또는 MR) 백신 접종을 통해 유병률이 감소하였다. 특히 2006년 11월에는 전국 204개 군 중 30개 군에서 홍역이 발생해 3,550명이 감염되고, 이 중 성인 2명과 영아 2명이 사망하였다. 이에 따라 UNICEF와 WHO는 긴급 백신 지원을 통해 대규모 예방접종 캠페인을 실시하였으며, 그 이후 유행은 급격히 감소세를 보였다(UN, 2007). 이후 홍역은 2014년 3건, 풍진은 2012년 1건만 보고되었다(〈그림 3-17〉).

여러 국제기구의 지원 및 북한 자체의 예방접종사업에 대한 관심으로 접종률은 점점 높아졌다. 2006년 다년도 예방접종 계획을 수립하는 등 체계를 갖추고, 2019년 97% 이상의 예방접종률을 기록해 성공적으로 사업을 수행했다(〈그림 3-18〉). 그러나 북한의 예방접종 비율은 코로나19 팬데믹 이후로 큰 변화를 맞이했다. 2020년까지는 꾸준히 상승하다가 2021년부터 급격한 감소세를 보이고, 2023년에 조금 회복되는 추세를 보였다(〈표 3-7〉). DTP3은 아동 예방접종이 얼마나 정기적으로 제공되는지를 판단하는 지표로 사용되는데(UNICEF, 2023c), 1997년 37%에서 2020년 97%로 증가하나 2021년 41%, 2022년 0%로 급격한 감소세를 보였다. DPT3을 포함한 아동기 권장 핵심 백신 7종(BCG, DTP1, DTP3, IPV1, MCV1, MCV2, Pol3) 전부 2019년과 비교했을 때 감소하였다. 코로나19의 영향으로 인한 구체적 위기와 이후의 대응에 대해서는 3장 3절에서 다루었다.

예방접종사업을 안정적으로 수행하기 위해서는 충분한 재정과 체계적인 운영 시스템이 필수적이다. 그러나 최근 북한의 예방접종사업은 지속 가능성 측면에서 불확실성이 커지고 있다. 코로나19의 영향으로 2020년부터 국경이 폐쇄되면서 평양에 주재하던 UNICEF 북한사무

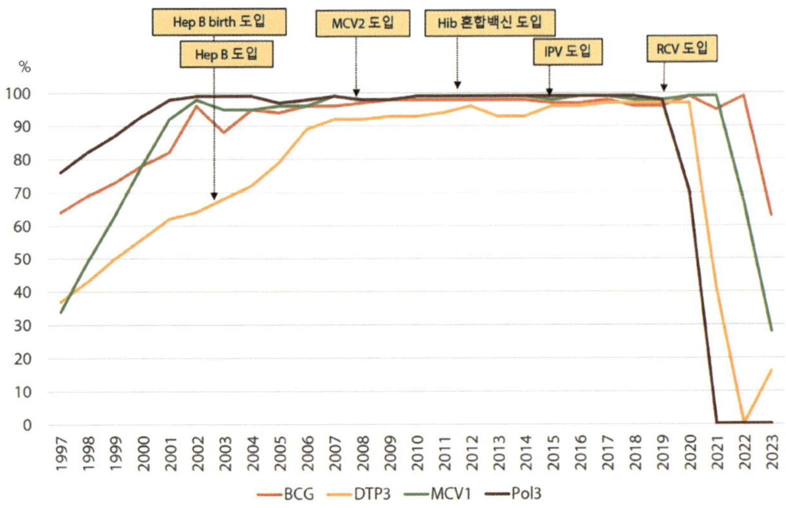

출처: UNICEF and World Health Organization, *WUENIC: Immunization coverage estimates dashboard*, 2024

그림 3-18 북한 예방접종사업 현황(1997~2023년)

표 3-7 북한 아동 예방접종률(1997~2023년) (단위: %)

구분	1997	2002	2007	2012	2017	2018	2019	2020	2021	2022	2023
BCG	64	96	96	98	98	96	96	99	95	99	63
DTP1	54	65	93	97	98	99	98	98	42	41	41
DTP3	37	64	92	96	97	97	97	97	41	0	16
Hepb3	-	-	92	96	97	97	97	97	41	0	16
Hepbb	-	-	96	99	98	98	98	99	99	50	0
Hib3	-	-	-	32	97	97	97	97	41	0	16
IPV1	-	-	-	-	0	65	98	98	99	99	0
MCV1	34	98	99	99	99	98	98	99	99	67	28
MCV2	-	-	-	76	98	99	98	99	91	0	16
Pol3	76	99	99	99	99	99	98	70	0	0	0
RCV1	-	-	-	-	-	-	-	99	99	67	28

출처: UNICEF and World Health Organization, *WUENIC: Immunization coverage estimates dashboard*, 2024

소를 비롯한 유엔 산하 기구들이 철수하였다. 이후 복귀 요청이 지속되고 있으나, 2024년까지도 복귀가 이루어지지 않은 상황이다. 이로 인해 UNICEF는 2021년까지 계획되어 있던 대북 지원 사업의 마지막 연차 사업을 완료하지 못했으며, 해당 사업에 대해 연장 신청을 완료한 상태이다(『VOA News』 2024년 7월 5일).

현재에도 일부 사업은 북한 외부에서 간접적으로 수행되고 있으나, 사업 범위와 접근성에는 상당한 제약이 존재한다. 예를 들어 세계기금의 경우 2020~2022년 배정된 북한 기금의 36%밖에 사용하지 못했고, 2023~2025년 지원금 또한 배정되었지만 북한이 신청하지 않아 최종적으로 무산되었다(『자유아시아방송』 2023년 3월 24일).

WHO의 예방접종 지출 분석에 따르면, 저소득국가(LIC)의 경우 전체 예방접종 비용 중 정부가 부담하는 비율은 평균 22%에 불과하다(WHO, 2020). 북한 또한 대부분의 예방접종 비용을 국제기구의 지원에 의존해 왔기 때문에, 국제사회의 후원이 장기적으로 제한될 경우 취약계층과 아동을 중심으로 예방접종률 하락 및 감염병 재확산 등 부정적 영향이 확대될 가능성이 크다.

(2) 영양

① 식량안보와 영양

북한은 식량 자급자족을 강조하지만 지형 특성상 농업에 어려움을 겪고 있다. 1990년대 초반 산업부문 위기와 동시에 농업 설비 노후화, 자연재해 등의 영향으로 농업 생산에도 큰 타격을 받았다(FAO, 2024). 이후 식량난이 주요 문제로 대두되며 1995년 2월 한 NGO로부터 30만 톤의 식량원조를 받았다고 발표했다(Lee, 2005). 보건성과 WHO가 발표한 보건발전중기전략계획에서도 이 내용이 언급된다. 건강한 식사를 위해 필요한 양은 1인당 연간 167kg으로 예측되는데, 북한 내 생산으로는 1인당 연간 142kg만이 차려지기에 2004년 세계식량계획(WFP)과 유엔 식량농업기구(Food and Agriculture Organization of the United Nations, FAO)에서는 인구의 약 40%(870만 명)에 대한 긴급협조가 필요하다고 구분하였다(보건성 · WHO, 2011). 여러 국제기구의 지원하에 2000년대 초반 이후로 북한의 전 세계 인구 대비 영양부족 비율은 10년 넘게 꾸준히 감소해 왔다. 그러나 2015년부터 다시 증가하기 시작했다(Yi, 2023). 2016년 여름, 태풍 라이온록(Lionrock)으로 인해 집중호우가 발생했고 이로 인한 홍수로 14만 명 이상이 피해를 입었다. 특히 아직 작물을 수확하지 못한 추수 직전에 홍수가 발생하여 그 피해 규모가 더 컸다(UN, 2016).

코로나19 기간 동안 북한은 국경을 봉쇄하며 외부와의 통계 협력조차 단절한 상황으로, 북한의 식량안보에 대한 정보를 파악할 수 없는 상황이다(Yi, 2023). 봉쇄 직전 해인 2019년, FAO와 WFP의 현장 방문 결과, 가뭄, 폭염, 홍수로 인해 다음 수확기까지 버틸 만큼의 식량조차 확보하지 못하고, 역대 가장 낮은 수준의 공공배급을 제공하고 있는 것으로 나타났다. 결론적으로 북한의 식량 수입 능력까지 고려하여 약 136만 톤의 식량 부족 상태에 놓였다는 예측이 있었다(UN, 2019). 이후의 정보를 파악할 방법이 없지만, 러시아 · 우크라이나 전쟁으로 인한 식량 가격 폭등, 계속되는 기후변화로 인한 재난의 증가 등으로 현대적 농업기계가 부족한 북한의 식량안보가 위협받고 있을 가능성이 높다고 미루어 짐작할 수 있다.

식량 부족은 영양결핍으로 귀결된다. 현재 북한 총 인구 2,590만 명 중 40% 이상인 1,070만 명이 영양결핍 상태에 있고, 만 5세 미만 아동의 약 18%가 발육부진인 것으로 예상된다. 많은 주민들이 단백질, 지방, 비타민, 미네랄 등 필수 영양소 부족으로 인한 만성 영양실조를 겪고 있다. 정부의 공공배급제도(Public Distribution System, PDS)로 배급되는 양이 항상 부족하기 때문에 많은 사람들이 가정 규모의 소규모 텃밭, 농촌 친척의 도움, 장마당을 통해 부족한 식량을 보충하고 있는 실정이다(WFP, 2024).

② 영양장애 실태-주요 영양 지표

여성, 영아, 어린이, 청소년은 영양실조에 가장 취약한 계층이다. 특히 임신부터 생후 24개월까지 약 1,000일 동안 최적의 영양을 제공하는 것이 중요하다. 5세 미만 아동 사망의 약 45%는 영양결핍과 관련이 있으며, 대부분 저소득 및 중간소득 국가에서 발생한다(WHO, 2024e).

아동 성장 상태는 인구집단의 영양 상태를 나타내는 주요 지표이다. 이는 SDGs를 통해서도 확인할 수 있다. SDGs 2번 목표는 "기아를 종식하고, 식량안보와 개선된 영양 상태를 달성하며, 지속가능한 농업을 촉진한다."이다(UN, 2024). 이를 파악할 수 있는 아동 영양 지표로 크게 만성영양장애(Stunting), 급성영양장애(Wasting), 과체중(Overweight), 미량영양소 결핍(Micronutrient deficiencies)[5] 등이 있다.

만성영양장애(Stunting)는 WHO 성장 기준에서 연령 대비 키가 -2 표준편차 미만일 경우를 말한다. 만성적 · 반복적 영양결핍의 결과이며 빈곤, 산모의 건강 · 영양 불량, 잦은 질병, 유아기의 부적절한 수유와 돌봄 등이 영향을 미친다. 만성영양장애 아동은 질병, 사망 위험이 높으며 인지발달 지연, 학업성취도 저하, 지적 능력 저하의 가능성이 있다. 특히 이로 인해 키가 작은 여성은 골반이 작아 산과적 합병증 위험이 높으며, 저체중아를 출산할 가능성이 높아진다. 이는 영양결핍의 대물림으로 이어진다. 전 세계 5세 미만 아동의 약 21.9%, 약 1억 4,900만 명이 만성영양장애 상태에 놓여 있다(WHO, 2024d).

WHO 성장 기준 키 대비 체중이 -2 표준편차 미만일 때, 급성영양장애(Wasting)로 판단한다. 이는 급성 영양실조로, 식사량이 부족하거나 설사 등의 잦은 감염에 의해 발생한다. 급성영양장애 아동은 면역력이 낮고, 질병 감염 가능성이 높으며 적절히 치료하지 않으면 사망할 가능성이

5 비타민과 미네랄이 부족한 상태를 말한다. 미량영양소는 호르몬, 효소, 성장 및 발달에 필요한 물질 생성 등 신체 기능에 필수적이다.

높다. 전 세계 5세 미만 아동의 약 7.3%, 약 4,900만 명이 급성영양장애를 겪고 있다(WHO, 2024e).

남북한 영양실조 현황을 비교하면 다음과 같다. 2024년 북한의 만성영양장애 비율은 16.8%로, 남한(1.8%)보다 약 9.4배 높다. 급성영양장애 비율은 6.4%로, 남한(0.2%)의 약 3.2배에 해당한다. 이 수치는 2024년 세계기아지수(Global Hunger Index, GHI)에서 31.4점의 '심각'에 해당하는 것으로, 127개국 중 118위의 하위 순위를 기록했다(Welthungerhilfe and Concern Worldwide, 2023). 5세 미만 과체중 비율의 경우, 2016년 0%를 기록한 것과 달리 2017년 2.3%를 기록했다. 이는 저소득 및 중간소득 국가에서도 소아비만, 영양결핍과 과체중 비율이 함께 증가하고 있다는 통계 수치와 일맥상통한다(〈표 3-8〉; WHO, 2024e).

가임기 여성의 철분 결핍은 산모 사망률 증가, 산전·산후 영아 사망, 조산 등의 위험을 높인다. 전체 산모 및 신생아 사망의 약 40%는 빈혈과 밀접한 관련이 있다. 빈혈이 있는 산모는 건강하게 임신할 가능성이 약 30~45% 낮아지고, 출생아의 체내 철분 저장량도 정상 수치의 절반 이하인 것으로 나타났다(WHO, 2024f).

북한 가임기 여성의 빈혈 비율은 39%로 세계 평균인 37%보다 높다. 반면, 남한의 경우 15%로 세계 평균보다 낮으며 북한보다 24% 낮은 것으로 나타났다. 2010년대 후반 이후의 북한 통계 수치들은 대부분 추산된 결과이며, 국경 봉쇄 이후 정확한 데이터를 구할 수 없어 최신의 북한 영양 관련 상황을 파악하기 힘든 상태이다. 그러나 여전히 대북 제재, 기후변화에 기인한 재난 등을 고려했을 때, 북한의 영양 수준이 크게 개선되지 않았을 것이라고 짐작된다.

빈곤과 영양장애는 밀접한 관련이 있어 저소득 및 중간소득 국가에서 영양실조 문제가 주로 대두된다. 그러나 한 국가 안에서도 도·농 간 격차가 존재한다. 실제로 북한의 식량 위기는 생산 문제가 아닌 분배, 접근성의 문제라는 평가가 지배적이다(Yi, 2023). 〈표 3-9〉는 북한의 행정구

표 3-8 남북한 영양실조 현황

	북한(%)	남한(%)	출처
만성영양장애 (Stunting)	16.8(2024)	1.8(2020)	북한 - GHI 남한 - World Bank
급성영양장애 (Wasting)	6.4(2024)	0.2(2020)	
5세 미만 과체중 (Overweight)	2.3(2017)	6.2(2020)	World Bank
가임기 여성 빈혈	39(2019)	15(2019)	

출처: World Bank, *Prevalence of overweight, weight for height (% of children under 5) – Korea, Rep. & Korea, Dem. People's Rep.*, World Development Indicators, 2024; Welthungerhilfe and Concern Worldwide, *Global Hunger Index: Democratic People's Republic of Korea,* Global Hunger Index, 2023

표 3-9 북한 행정구역별 영양장애 현황(2017년)

행정구역	만성 영양장애(%)	중증 만성 영양장애(%)	급성 영양장애(%)	중증 급성 영양장애(%)
양강도	31.8	10.5	4.4	0.3-0.4
함경북도	21.4	5.4	3.2	0.9
함경남도	19.3	6.1	2.1	0.9
강원도	23.7	10.7	3.6	0.7
자강도	23.4	9.1	3.5	0.7
평안북도	18.9	9.1	2.3	0.5
평안남도	20.7	10.4	2.0	0.4
남포시	21.0	9.0	3.0	0.5
황해북도	17.3	7.6	3.0	0.4
황해남도	13.4	8.4	3.4	0.4
평양시	10.4	5.4	2.3	0.3

출처: Central Bureau of Statistics of the DPR Korea and UNICEF, *DPR Korea Multiple Indicator Cluster Survey 2017: Survey findings report*, Pyongyang, DPR Korea: Central Bureau of Statistics and UNICEF, 2018

역별 영양장애 현황을 나타낸다. 최신 데이터가 존재하지 않아, 현재는 2017년 자료가 가장 최근의 자료이다. 전반적으로 양강도, 강원도, 자강도의 영양장애 비율이 높고 평양, 황해남·북도는 낮다(〈표 3-9〉).

WHO는 모유수유의 중요성을 강조한다. 0~23개월의 모든 아동이 최

표 3-10 북한 모유수유 관련 지표(2017년)

	출생 후 1시간 이내 모유수유(%)	완전 모유수유 비율(%)
남녀 통합	42.5	71.4
농촌	39.5	72.6
도시	44.4	70.8

출처: Development Initiatives, *Global Nutrition Report: Country nutrition profiles*, 2023

적의 모유수유를 받을 경우 매년 5세 미만 아동 82만 명의 생명을 살릴 수 있다고 말한다. 최적의 모유수유란 세 가지 방법을 따르는 것이다. 출생 후 1시간 이내 모유수유를 시작하고, 생후 6개월까지 모유만 먹는 완전 모유수유를 한다. 6개월 이후에는 보완식과 모유수유를 혼합하여 2세 이상까지 권장한다. 특히 출생 후 1시간 이내 수유를 시작하면 감염과 신생아 사망률이 감소하므로 영양결핍 문제가 큰 국가에서는 필수적이다. 그러나 전 세계 0~6개월 영아의 약 44%만이 완전 모유수유를 받고 있다.

북한의 모유수유 관련 지표를 확인했을 때, 출생 후 1시간 이내 모유수유를 하는 비율은 남녀 통합 42.5%로, 전 세계 평균 48.37%보다 조금 낮았다. 완전 모유수유 비율의 경우, 북한은 71.4%로 전 세계 평균 43.76%보다 훨씬 높았다. 출생 후 1시간 이내 모유수유를 하는 비율은 도시가 조금 더 높았지만, 완전 모유수유 비율은 농촌이 약간 더 높았다 (〈표 3-10〉).

그러나 북한의 완전 모유수유 비율이 전 세계 평균보다 현저히 높은 이유는 WHO의 권고를 충실히 이행한 결과라기보다는, 식량 부족으로 인해 영유아를 위한 대체 식품이 제한적인 현실을 반영한 것으로 보인다.

UNICEF 북한사무소는 북한 보건성과 함께 영양실조 해결 사업을 진행하며 북한의 영양 문제를 해결하고 있다. 먼저, 중등도 및 중증 영양실조 아동을 선별하여 치료한다. 상완둘레측정법(Mid-Upper Arm Circumference, MUAC)[6]을 이용하여 선별한 아동을 의료기관에 연계한다. 전국 210개 군 중 189개 군에 설치한 고열량 치료식(Ready-to-Use Therapeutic

Food, RUTF)을 사용하여 치료한다. 이를 통해 매년 중증 급성영양실조 아동 4만 명, 중등도 급성영양실조 아동 8만 명이 치료된다.

다음으로 전국 아동건강의 날 캠페인을 실시한다. 2015년 이후 5세 미만 아동 160만 명을 대상으로 매년 2회 시행한다. 비타민 A, 구충제, 6~23개월 유아 대상 미량영양소 분말 등을 배포한다. 또한 최적의 모유 수유 실천을 권장하고, 미량영양소 결핍 예방 활동을 진행한다(UNICEF, 2024b).

3. 여성 건강 문제

1) 출산 정책 변화

북한의 인구성장률은 지속적으로 감소하는 추세이며, 특히 1990년대 고난의 행군 시기를 기점으로 급격한 하락세를 보였다. 북한은 2004년에 고령화 사회에 진입하였고, 2028년에는 고령사회, 2039년에는 초고령 사회에 도달할 것으로 전망된다(현대경제연구원, 2023). 2023년 기준 북한의 조출생률은 인구 1,000명당 13명으로, 세계 평균(16명)보다 낮은 수준이며, 합계출산율 역시 1.8명으로 전 세계 평균(2.2명)을 하회한다(World Bank, 2024).

북한은 노동집약적 산업인 농업을 경제의 핵심 기반으로 삼고 있으며, 대북 제재로 인해 전 사회가 총동원된 노동력에 의존하는 구조를 보이고 있다. 이러한 노동력 중심의 경제체제에서 출산율의 지속적인 저하는 중장기적으로 생산가능인구 감소를 초래하는 구조적 위험 요인으로 작용할

6 상완 중간둘레 길이로 영양장애를 측정하는 방법이다.

수 있다. 한편, 북한의 「녀성권리보장법」에서는 여성의 출산의 자유를 보장하고 있으나, 출산 장려를 위한 구체적 정책 내용은 확인되지 않는다.

> 第50조 (출산의 자유)
>
> 녀성은 자녀를 낳거나 낳지 않을 권리가 있다. 국가적으로 녀성이 자식을 많이 낳아 키우는 것을 장려한다. 삼태자, 다태자를 낳아 키우는 녀성과 어린이에게는 담당의사를 두며 훌륭한 살림집과 약품, 식료품, 가정용품을 무상으로 공급하는 것 같은 특별한 배려와 혜택을 돌린다(조선민주주의인민공화국, 2023).

이처럼 출산은 여성의 자율적인 권리이지만, 북한은 생필품 등 물질적 인센티브를 제공하며 다자녀 출산을 장려하고 있다. 그럼에도 불구하고 출산율은 지속적으로 감소하는 추세이다. 최근에는 자녀를 한 명 이상 두지 않으려는 경향이 확산되고 있으며, 이는 자녀 교육 및 취업 등에 소요되는 경제적 부담에 대한 인식에서 비롯된 것으로 해석된다. 또한 지난 20여 년간 남한의 드라마와 영화 등이 북한으로 유입되면서, 여성의 사회적 지위 향상에 대한 인식이 확산되었고, 이것이 다자녀 출산을 기피하는 분위기에도 일정 부분 영향을 미쳤다는 분석도 제기된다(『VOA News』 2023년 12월 4일).

현 추세가 지속될 경우, 북한 인구는 2034년부터 감소하기 시작해 2023년 2,570만 명에서 2070년 2,370만 명 수준으로 줄어들 것으로 전망된다(현대경제연구원, 2023). 이에 따라 북한 정부는 출산 장려를 위한 다양한 조치를 시행하고 있다. 북한 관영매체는 김정은 국무위원장이 출산율 저하를 방지하는 것이 여성의 의무이자 국가의 국력을 강화하기 위한 과업이라고 강조한 바 있다고 보도했다(『VOA News』 2023년 12월 4일).

또한 2023년 12월 초에는 약 11년 만에 제5차 전국어머니대회가 개최되었으며, 제4차(2012년) 대회에 이어 다자녀 출산을 장려하는 주요 계기로 활용되었다. 제4차 대회에서 "아들딸들을 더 많이 낳아야 한다"는 발언이 있었으며, 제5차 대회에서는 다자녀 가구에 대해 주택 배정, 식량·생활필수품 공급, 의료서비스 우선 제공 등 국가적 혜택을 강조하였다.

그러나 이러한 물질적 지원이 실제 출산율 제고로 연결될 수 있을지에 대해서는 회의적인 시각도 존재한다. 북한 여성들은 생계 유지, 사회동원 참여 등 다양한 부담을 동시에 지고 있어, 출산 자체가 상당한 부담으로 인식되는 경우가 많기 때문이다. 이에 따라 단기적·물질적 인센티브만으로는 실질적인 출산율 제고에 한계가 있을 것이라는 분석이 제기된다(정은미, 2023).

2025년 3월, 북한 남포시 당위원회가 28세 이상 미혼 여성을 대상으로 강제 결혼을 추진하고 있다는 보도가 전해졌다. 남포시당은 "사회주의 조선(북한)에서 결혼과 출산은 개인의 선택이 아니라 애국의 문제이며, 결혼을 거부하는 것은 조국을 위해 여성으로서 마땅히 해야 할 역할을 하지 않는 것"이라고 주장했다. 또한 결혼을 거부하는 경우 '사회적 의무 기피자'로 분류되어 노력 동원 대상에 포함시키고, 자녀가 없는 부부의 명단을 조사한 정황도 알려졌다. 중앙 차원의 지시인지, 지역 차원의 독자적 움직임인지는 명확하지 않다. 그러나 이 사례는 출산율 저하 문제가 북한 사회에서 강제적인 통제로 이어질 만큼 중대한 사회적 과제로 인식되고 있음을 보여 준다(『데일리NK』 2025년 3월 31일).

2) 북한 여성 건강 담론의 부재

앞서 언급했듯 북한은 사회적으로 출산율 증가를 위해 노력하며, 건강 취약계층인 임산부와 아동 등을 대상으로 여러 지원을 실시한다. 그러나 한편으로 여성 출산에 직접적으로 관련된 측면에만 치중한다는 지적이 있다.

2022년 탈북 여성을 대상으로 북한 여성의 월경 건강을 조사한 연구에 따르면, 이는 오랫동안 공적 영역에서 배제된 주제라고 한다. 10대 여성들도 월경에 대한 교육을 거의 받지 못하고, '월경은 감춰야 할 것'이라는 사회 분위기가 형성되어 있다고 한다. 또한 시장의 생리대 1팩 가격이 평균 쌀 3~4kg에 해당해 살 수 없으며, 생리대 배급은 거의 없거나 단발성에 그쳤다고 한다. 이에 생리대를 재사용하거나 천으로 대체하거나 사용하지 못하는 사례가 많았는데, 특히 시골 지역의 비율이 더 높았다. 이는 감염, 불임 등 건강 문제로 이어질 가능성이 있고, 궁극적으로 이는 북한에서 중시하는 출산율과 밀접한 관련이 있기에 좌시해서는 안 될 문제이다(An and Sim, 2022).

탈북 여성을 대상으로 한 또 다른 연구에서, 연구 참여자 전원은 북한 사회에서 여성의 신체에 대해 이야기하는 것이 터부시되기 때문에 결혼 전 병원을 가는 것 자체가 흠이며 결혼에 영향을 미친다고 진술했다. 또한 자궁경부암 등 여성 건강 관련 교육이 정규 학교 교육과정에 포함되어 있지 않다는 점도 언급했다(손지혜 외, 2021).

북한 여성의 건강권을 보장하기 위해서는 여성 건강 교육체계 마련과 더불어 월경용품의 안정적 보급 체계 구축 및 사회적 인식 개선이 필요할 것이다. 더불어 국제기구 및 민간 부문의 지원 측면에서도 생리대를 포함한 개인위생용품 지원을 강화하고, 향후 대북 보건의료 지원 전략에 반영될 수 있도록 고려해야 한다.

제3절 감염성 질환

1. 결핵

1) 결핵지표 현황

결핵은 *Mycobacterium tuberculosis*에 의해 발생하는 호흡기 감염병으로, 예방 및 약물치료가 가능한 질병이다. 감염자의 기침, 재채기 등에서 나온 비말보다 작은 입자의 에어로졸을 통해 공기 중으로 전파되며, 전염성이 매우 높다. 남한에서는 제2급 법정 감염병, 미국에서는 제1급 법정 감염병으로 분류된다. 주로 폐를 침범하며 기침, 가래, 흉통 등의 증상이 나타난다. 진단은 투베르쿨린 반응검사, 흉부 X선 촬영 등을 통해 이루어지며, 객담 도말검사를 통해 확진한다. 결핵은 활동성 결핵과 잠복 결핵으로 나뉘며, 잠복 결핵의 경우에는 증상과 전염성이 없다.

전 세계적으로 매년 약 1,000만 명이 결핵에 감염되며, 전체 인구의 약 4분의 1이 결핵균에 감염된 것으로 추정된다. 특히 면역체계가 약한 HIV 감염자, 영양결핍자, 당뇨병환자, 흡연자는 결핵 위험이 높아진다. 이에 따라 대부분의 결핵환자는 저소득국가 및 중간소득국가에 집중되어 있다(WHO, 2024n).

2020년부터 2023년까지 코로나19로 인한 진단 및 치료 중단의 영향으로 약 70만 명의 초과 결핵 사망자(Excess Deaths)가 발생한 것으로 보고되었다. 코로나19는 2020~2022년 동안 단일 원인 기준으로 가장 많은 사망자를 발생시킨 감염병이었지만, 2023년부터는 결핵이 다시 1위를 차지하였다. 예방과 치료가 가능함에도 여전히 높은 사망률을 기록하고 있다(WHO, 2024k).

활동성 결핵 확진자는 최소 6개월간 매일 항결핵제를 복용해야 하며, 최소 3가지 이상의 약제를 병용하여 혈중 농도를 충분히 유지하고 약제내성의 발생을 방지해야 한다. 1차 항결핵제로는 리팜핀(Rifampin), 이소니아지드(Isoniazid), 에탐부톨(Ethambutol), 피라지나마이드(Pyrazinamide), 스트렙토마이신(Streptomycin), 레보플록사신(Levofloxacin) 등이 사용된다. 다만, 이러한 약물은 독성이 강해 부작용의 위험이 존재한다. 예를 들어, 리팜핀은 소변, 땀, 눈물 등의 분비물을 오렌지색으로 변화시킬 수 있고, 이소니아지드는 간 독성 및 말초신경염을 유발할 수 있어 정기적인 추적 관찰이 요구된다. 항결핵제를 2주 이상 복용하면 전염성이 현저히 낮아져 일상생활이 가능하며, 동거인이나 밀접 접촉자에게는 예방적 항결핵제 복용이 권고된다. 또한 결핵균은 자외선에 약하므로 햇볕에 세탁물을 건조하는 것이 감염 예방에 도움이 된다.

그러나 1차 항결핵제를 제대로 복용하지 못했거나, 다제내성균에 감염된 경우에는 다제내성결핵(MDR-TB)이 발생할 수 있다. 이는 리팜핀과 이소니아지드 모두에 내성을 보이는 결핵으로, 치료 성공률이 50%에 불과하다(질병관리청, 2024).

WHO가 매년 발표하는 『2024 세계 결핵 보고서(Global Tuberculosis Report 2024)』에서는 북한을 결핵 부담과 다제내성결핵 부담이 높은 30개의 국가 중 하나로 집계하고 있다. 2023년 지역별 결핵 발생률을 비교한 〈그림 3-19〉에서 북한은 인구 10만 명당 결핵 발생률이 가장 높은 500명 이상 집단에 중앙아프리카공화국, 가봉, 레소토, 미얀마, 필리핀과 함께 속해 있다(〈그림 3-19〉; WHO, 2024k).

한편 SDGs에도 결핵을 포함한 감염성 질환과 관련한 목표가 명시되어 있다. SDGs 3.3은 2030년까지 후천성면역결핍증(AIDS), 결핵, 말라리아 및 소외열대질환의 확산을 종식시키고 간염, 수인성 질병 및 기타 전염성 질병 방지를 목표로 하고 있다. 북한의 VNR 보고서에서는 2015, 2018, 2020년의 인구 10만 명당 결핵 발생률이 각각 451, 354, 351명이라고 공개했다(DPRK, 2021). 이는 〈표 3-11〉에서 제시된 World Bank 자료보다 전반적으로 낮은 수치로, 해석에 주의가 필요하다. 〈표 3-11〉에

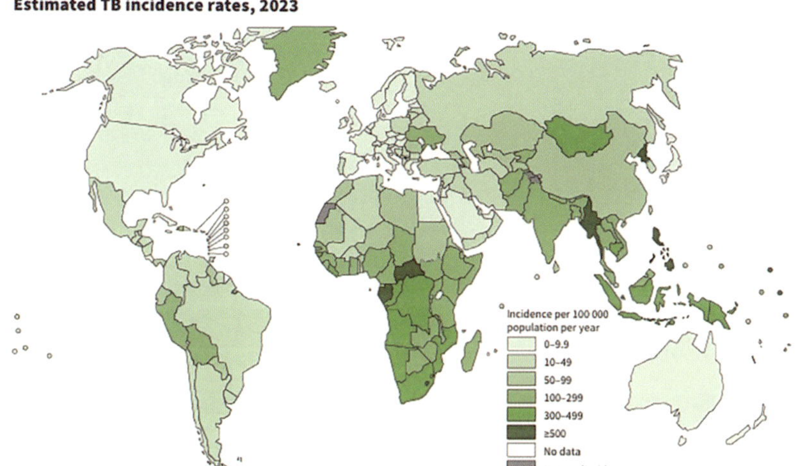

출처: World Health Organization, *Global tuberculosis report 2024*, 2024

그림 3-19 지역별 결핵 발생률 비교(2023년)

서는 2023년 북한의 결핵 발견율은 남한, 동아시아 및 태평양 지역, 전 세계 평균보다 현저히 낮다. 그러나 신규 환자 중 치료 성공률은 동아시아 및 태평양 지역, 전 세계 평균과 비슷하며, 남한보다 높은 것으로 나타났다. 이는 남한의 결핵 치료체계의 문제보다 환자들의 약물 순응도와 관련 있을 것으로 예상된다. 반면 결핵 발생률은 북한이 현저히 높은 상태로, 북한의 결핵 문제는 꾸준히 관리해야 할 건강 문제임을 방증한다(〈표 3-11〉).

2006~2009년 국내에 입국한 북한이탈주민 3,378명을 대상으로 한 결핵피부반응검사(PPD) 결과에서 81% 이상이 양성, 그중 40대 이상 주민의 90%가 양성으로 나타났다(전정희, 2018). 또한 2017년 추정한 북한의 결핵환자 수는 약 9만 6,000명인 데 반해, 보고된 환자 수는 약 8만 명으로 약 1만 6,000명의 진단 격차(Detection Gap)가 존재한다(WHO, 2018). 그렇기에 실제 유병률은 북한이 제시한 자료나 국제기구 추정·집계치보다 높을 것으로 예상된다.

표 3-11 지역별 주요 결핵지표 비교

구분	북한	남한	동아시아 및 태평양 지역	전 세계
결핵 발견율(2023)	58	94	71	75
결핵 치료 성공률 (신규 환자 중, 2022)	87	79	86	88
결핵 발생률 (10만 명당)	513	38	149	134

출처: World Bank, *Tuberculosis – Korea, Dem. People's Rep., Korea, Rep., World, low income*, World Development Indicators, 2024

이러한 북한의 결핵 실태를 고려할 때, 결핵은 중요한 공중보건 문제이지만, 북한 자체의 정기적 실태조사는 부족한 상황이다. 2016년 6월, WHO의 기술 지원을 받아 북한 보건성은 처음으로 국가 결핵 실태조사(National TB Prevalence Survey)를 수행하였다. 이 조사는 100개 지역에서 15세 이상 약 7만여 명을 대상으로, 개인 면담, 흉부 X선 촬영 및 객담 도말검사를 포함하여 설계되었으며, 그 결과 결핵 유병률은 인구 10만 명당 약 513~634명 수준인 것으로 추정되었다. 이 조사는 북한 내 결핵 부담을 확인한 최초의 대규모 실태조사였으며, 이후에는 유의미한 후속 조사가 진행되지 않았다. 특히 2020년 코로나19 봉쇄 이후 북한 내 관련 자료는 더욱 접근하기 어려운 상태이다(WHO, 2016).

2020년 이전 기준으로 확인 가능한 최신 자료 중 하나는 2019년 결핵 실태조사이다. 2018년 당시에도 북한은 결핵 고위험국 30개국 중 하나로 분류되었으며, 전체 결핵 치료 예산으로 약 5,000만 달러를 책정하였다. 이 중 다제내성결핵(MDR-TB) 대응을 위해 약 1,000만 달러가 배정되었다. 확보 예산 중 약 46%인 590만 달러는 북한 내부 자금으로 조달되었고, 나머지 54%인 680만 달러는 국제기구의 지원을 통해 충당되었다. 하지만 약 3,700만 달러의 예산이 부족했다.

결핵 예방 치료는 5세 미만 아동 1만 522명을 대상으로 실시되었으며, 이는 목표 대비 100%를 초과하는 높은 이행률을 보였다. 결핵의 주요 위험 요인으로는 영양결핍, 흡연, 당뇨, 알코올 사용 장애 등이 있다. 이 가운데 북한은 특히 흡연과 영양결핍이 주요 요인으로 작용하고 있으며, 영양결핍률 43%, 남성 흡연율 52%로 보고되었다(WHO, 2019).

이처럼 북한의 영양부족 문제는 결핵과 밀접한 관련이 있다. WHO가 지정한 결핵 고위험국 가운데, 북한은 동북아시아 지역에서 유일하게 인접 국가들과 뚜렷하게 구분되는 높은 유병률을 보인다(WHO, 2016). 특히 북한의 성별 결핵 분포에서 중장년 남성의 유병률이 동 연령대 여성보다 높다는 점은 영양결핍과 높은 흡연율이 결핵 발생에 중대한 영향을 미치고 있음을 시사한다.

2) 다제내성결핵 위험성

결핵 관리의 구조적 어려움 중 하나로 북한 무상치료제의 유명무실화를 들 수 있다. 고난의 행군 시기를 거치며 사회경제적 기반이 붕괴되었고, 북한 내 항생제 제조 공장들도 가동이 중지되었다. 이와 동시에 반복된 자연재해로 옴, 홍역, 성홍열, 말라리아 등 각종 전염병이 창궐했다. 면역력이 극도로 저하된 상황에서 결핵은 빠르게 확산되었다.

동유럽 공산주의의 붕괴로 의약품 수입이 중단되자 북한 당국은 보건의료인들에게 약초를 직접 재배·채취하여 이를 치료제로 사용하도록 했다. 약초 재배 및 채취는 보건의료인들에게 꽤나 부담이었기에, 약초를 구입하는 방식으로 대체되며 장마당이 활성화되기 시작했다.

유엔 등 국제기구를 통해 지원된 의약품 또한 일부 횡령되어 장마당에서 판매되었다. 의료서비스 전반이 유상화되며 치료 행위에 가격이 매겨지고, 결핵약 역시 주민들이 장마당에서 구매하는 형태로 변모했다.

〈표 3-12〉는 당시 장마당에서 거래된 약제 가격을 보여 준다. 2010년대 중반 기준, X선 의사의 평균 월급은 약 2,300원이었으며, 일반 주민들의 수입은 이보다 낮았을 것으로 추정된다. 결핵 치료는 여러 약제를 병

표 3-12 북한 내 유엔 공급 약품들의 시장 매매가(남포/청진)

약품명	단가/규격	가격(원)
스트렙토마이신	A	600
이소니아지드	Tab	15
도쯔약(이소+리팜핀+Et+PA)	1box	600

출처: 이혜경, 『북한 무상치료제에 대한 이해』, 솔과학, 2018, 재구성

용해야 내성 발생을 막을 수 있으므로 주민들은 장마당에서 주로 '도쯔약'[7]을 구입했을 것이다. 도쯔약의 가격은 의사 월급의 약 26%에 해당하며, 일반 주민에게는 상당한 부담이다(이혜경, 2018).

또한 통상적으로 결핵의 확산을 막기 위해 동거인도 이소니아지드와 리팜핀 혼합 약제를 최소 한 달간 복용해야 한다. 그러나 북한 주민의 경제적 여건을 고려할 때, 이러한 조치는 현실적으로 이행이 어렵다. 병원 진료에도 비용이 발생하기 때문에, 다수의 주민이 병원 대신 처방전이 필요 없는 장마당에서 결핵약을 구입할 가능성이 있다. 또한 경제적 부담으로 단일 약제만 사용할 경우, 다제내성결핵 확산 위험을 더욱 증가시킬 수 있다.

유엔 등 국제기구와 더불어, 유진벨재단은 북한 내 다제내성결핵 환자 치료를 지원하는 주요 NGO로 2013년부터 방북 사업을 수행해 왔다. 그러나 2020년 이후 코로나19로 인해 직접적 방북이 중단되었으며, 당시 등록된 1,800명의 환자에게 18개월분의 치료제만 전달하였다. 이후 2,200명의 신규 환자 등록 목표도 달성하지 못한 상황이다. 이러한 수치를 볼 때 북한 내 다제내성결핵의 문제 또한 심각함을 미루어 짐작할 수 있다(Eugene Bell Foundation, 2020). 이처럼 오랜 기간 활동해 온 단체조차

---

7 WHO에서 권고하는 결핵관리전략(Directly observed Treatment, Short course, DOTS)에서 사용되는 1차 항결핵제를 의미하는 말로, 북한에서 DOTS에 사용되는 약물을 일명 "도쯔약"이라 한다.

교류가 중단되면서, 2020년 이후 북한 내 결핵 관련 실태를 파악하는 것은 사실상 거의 불가능한 실정이다.

Stop TB Partnership 조사에 의하면, 2023년 다제내성결핵 환자 치료 목표치인 1,068명에 비해 실제 치료 시작 환자는 약 24%인 257명으로 매우 부족한 수준이다. 또한 예방치료의 경우, 2019년까지 매우 우수한 성공률을 보였으나 2020년부터 정체되어 2023년 5세 미만 아동은 5,421명(2019년 1만 4,090명), 5세 이상은 거의 하지 않는 실정이다(Stop TB Partnership, 2024).

3) 북한 결핵관리체계

보건성은 북한 보건 관련 업무를 총괄하는 기관으로서, 남한의 보건복지부와 비슷한 역할을 한다. 보건성은 결핵관리체계에서 최상위기관으로서, 국가결핵관리프로그램(National TB Control Programme, NTP)을 둔다. NTP는 정책 수립 및 계획, 홍보, 국제 협력, 예산 확보, 기술지원 등을 담당하며 중앙결핵예방원(Central TB Preventive Institute, CTPI)과 중앙의약품관리소(Central Medical Warehouse, CMW)에 의해 유지 · 구성된다. 결핵관리는 중앙, 도 단위, 시 · 군 단위, 리 · 동 단위로 나뉘어 수행되며 결핵 서비스는 총 349개의 현미경검사실(군병원 209개, 결핵요양소 101개, 동진료소 39개 등)을 통해 전달된다(Ministry of Public Health, 2014; WHO SEARO, 2015).

중앙의약품관리소(CMW)는 항결핵제를 관리하고 도약무국, 군약무국으로 공급하는 역할을 한다. 그러나 북한의 모든 결핵약제는 세계기금, UNICEF, Global Drug Facility(GDF) 등을 통해 지원되어 외부 의존도가 높다. 또한 유통기한 및 온도 관리 등에서 취약성을 띄고 있다(WHO SEARO, 2015).

중앙결핵예방원(CTPI)은 모든 세균학적 검사, 훈련, 감독, 모니터링,

임상시험과 외부정도관리(External Quality Assessment, EQA)[8]를 담당하는 조직이다. 100여 개의 병상을 갖추고 있으며 결핵 합병증·폐외결핵·소아결핵환자 치료, 도말음성결핵 진단을 수행한다. 국가결핵표준실험실(National TB Reference Laboratory, NTRL)은 CTPI의 일부로, 외부정도관리(EQA)를 통한 수준 높은 현미경 검사, 다제내성결핵 진단용 배양검사, 약제내성검사를 실시한다. 또한 지역결핵표준실험실(Reginal TB Reference Laboratory, RTRL)과 도 단위 실험실의 EQA를 진행한다.

도결핵예방원(Provincial TB Preventive Institute, PTPI)은 관할 도 내 결핵 예방, 치료, 실험실 관리, 모니터링, 기자재 공급 등의 역할을 담당한다. 정기적으로 결핵환자 관련 통계 및 치료 결과를 CTPI에 보고하고, 취합 결과를 보건성에 보고하는 전달체계를 취하고 있다. 일부 도결핵예방원(PTPI)에는 지역결핵표준검사실(RTRL)이 속해 있으며 집중치료환자 입원치료실이 있는 곳도 있다.

시·군 병원 내 결핵과는 보건성의 가장 기초가 되는 단위로, 가이드라인에 따라 결핵 예방·관리·통제를 실질적으로 수행한다. 현미경검사실에서 결핵 진단과 환자 등록을 하는데, 관리가 필요한 결핵환자로 판단하면 결핵병원이나 요양소로 보낸다. 특히 합병증, 부작용이 심하거나 도말양성폐결핵 환자의 경우 요양소로 보내져 입원 치료를 받게 된다. 그러나 결핵요양소를 통한 환자 관리는 WHO에서 권장하는 바가 아니며, 오히려 북한 보건 재정에 부담이 되고 있다. WHO는 합병증, 심각한 부작용이 있는 경우에만 요양소 입원을 권장하며 그 외의 결핵환자는 호담당의사를 통해 직접복약확인(Directly Observed Treatment, DOT)[9] 관리를 강

8 외부정도관리(EQA)란 실험실의 기능을 객관적으로 평가하기 위해 외부 기관을 활용하는 것을 의미한다.

9 직접복약확인(DOT)은 WHO에서 권고하는 결핵관리전략을 구성하는 5가지 요소 중 하나로, 환자가 적절한 기간 동안 적절한 방법으로 결핵약을 복용하도록 하기 위해 훈련된 요원이 환자의 약 복용을 직접 확인하는 방법을 의미한다. 북한에서 DOTS는

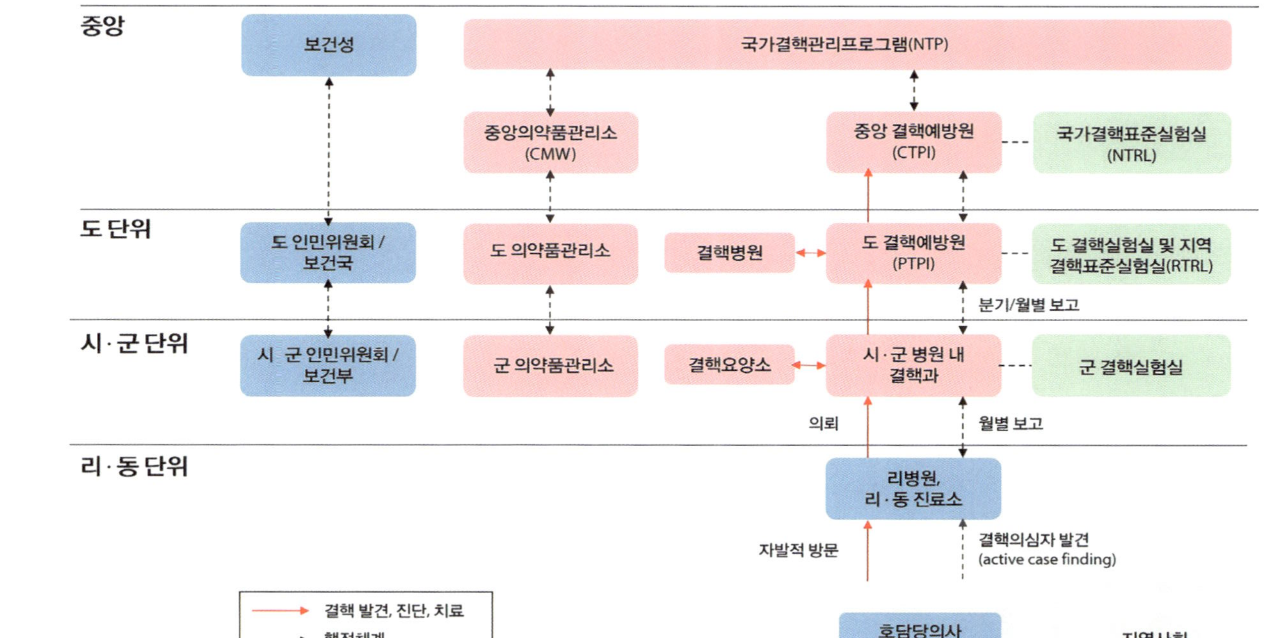

출처: Ministry of Public Health, *National strategic plan for tuberculosis control 2015-2018*, 2014; World Health Organization, Regional Office for South-East Asia, *National tuberculosis control programme: Democratic People's Republic of Korea: Report of the joint monitoring mission*, 2015, 재구성

그림 3-20 북한의 결핵관리체계

화하는 것을 제안한다(WHO SEARO, 2015).

리·동 진료소는 결핵의심자를 발견하면, 등록 후 관할구역 내 가장 가까운 현미경검사실로 진단을 의뢰한다. 결핵환자 발견은 주로 두 가지 경로가 있는데, 호담당의사가 가정에서 직접 발견하는 경우와 결핵의심자가 스스로 리병원에 방문하는 경우이다. 결핵환자들은 리·동 진료소를 통해 직접복약확인(DOT)을 받게 되며 약제복용 기록을 치료 카드에 작성하게 된다. 리·동 진료소는 결핵환자들을 추적관리하여 검사 스케줄에 맞게 시·군 결핵과로 보낸다. 도말양성환자와 접촉한 이력이 있는 경우에도 군 결핵과로 보내 검사를 실시하도록 한다.

4) 북한 결핵 진단 체계

결핵은 주로 흉부 X선 검사와 객담 도말검사 및 배양검사를 통해 진단된다. 배양을 통해 결핵균이 검출되면, 약제감수성검사(Drug Susceptibility Test, DST)를 실시하여 약제 내성 여부를 확인한다. 이러한 진단 과정에는 기본적으로 장비가 갖춰진 실험실과 기술인력이 필요하다. 최근에는 신속분자 진단법 등 새로운 기술들이 개발되어 활용되기도 한다.

북한은 2010년 평양에 설립한 국가결핵표준실험실(NTRL)에서 정기적인 결핵균 배양 및 1차 약제에 대한 감수성검사를 수행하고 있으며, 2013년에는 Xpert MTB/RIF 시스템[10]을 도입하였다. 또한 북한은 WHO와의 협력을 통해 함흥과 사리원에 지역결핵표준실험실(RTRL) 설립도 추진 중이다. WHO는 인구 10만 명당 최소 1개 이상의 도말검사가 가능한 실험실을 국가 내에 확보하는 것을 목표로 설정하고 있으며(Stop TB Partnership, 2010), 2014년 북한은 인구 10만 명당 실험실 수

1998년에 처음 도입되었으며 2003년에 전국으로 확대되었다.

10 유진벨재단 및 세계기금 등이 2013년 800개, 2015년 750개의 카트리지를 지원했다.

1.4개를 보유하여 남한(1.2개) 및 SEARO 평균(1.2개)보다 다소 높은 수준을 기록하였다(WHO, 2015). 그러나 북한 내 실험실은 전기와 수도 등 기본 인프라가 열악하여 검사 기능이 제대로 작동하지 못하는 경우가 많으며, 지역에서 수행해야 할 혈액검사조차 중앙의 NTRL에서 직접 처리하고 있어 업무 과중 문제가 지속되고 있다. 이러한 결핵 진단 체계의 역량 강화를 위해 미국 민간단체인 Christian Friends of Korea(CFK)와 스탠퍼드 대학교의 Bay Area TB Consortium(BATC)이 NTRL을 대상으로 장비 유지보수 및 인력 교육 프로그램을 지원하고 있다(서울대학교 의과대학 통일의학센터 · 통일연구원, 2015).

2018년 10월, 국제기구가 북한에 파견되어 지원한 프로그램인 PMDT(Programmatic Management of Drug-resistent TB)[11]에서 북한의 다제내성결핵 체계를 평가했다. 다제내성결핵이 의심되는 환자는 약제감수성검사(DST)가 있는 기관에서 검사받은 후 유진벨재단 병원으로 의뢰된다. 유진벨재단 병원의 모든 환자는 원칙적으로 입원 치료를 받으며, 치료 기간은 최소 18~24개월이다. 그러나 치료 중 부작용 관리가 제한적이다. 간기능 이상이나 청각장애 등을 모니터링할 장비가 부족하다. 다제내성결핵의 치료 성공률은 유진벨재단 병원 내부 보고서에서 약 70~80%로 발표됐는데, 이는 WHO 기준 이상의 수치다. 그러나 치료 중단, 부작용, 재입원 등의 비율도 점진적으로 증가 중이다.

다제내성결핵 치료에 사용되는 약제는 유진벨재단과 세계기금을 통해 제공된다. 약제는 연 단위로 조달되며 북한 자국 차원의 재고 시스템은 미비하나. 또한 약제 품질 관리나 유통도 국제기관이 전담하며 공급망이 디지털화되지 않아 북한 내에서의 관리가 미흡하다. 앞서 다룬 모든 결핵 관리 체계는 종이로 기록하는 형태로, 데이터가 디지털화되지 않았다.

11 PMDT란 다제내성결핵 환자의 표준화된 진단 · 치료 · 관리 방식으로, 세계기금과 유진벨재단 등의 지원을 받아 운영되었다.

유진벨재단 병원 인력은 의사, 간호사, 임상병리사로 모두 기본적인 교육을 수료했다. 그러나 신약(Bedaquiline, Delamanid), 단기요법 등 지속적 교육체계가 부족하다고 보고되었다(WHO, 2018).

2020년 WHO, 국경없는의사회, Stop TB Partnership은 공동으로 Step Up for TB 보고서를 작성하며 북한의 결핵 관련 정책을 평가했다. 이에 따르면, 북한은 국제 기준 정책 14개 중 절반만 도입되어 있는, 평균보다 낮은 수준이다. 결핵 예방과 관련된 정책은 비교적 잘 이행하고 있다고 드러났다. 그러나 초기 결핵 검사에서 PCR이나 유전자형 검사 등 분자진단검사(Rapid Molecular Diagnostic, RMD)를 사용하지 않아 다제내성결핵이 의심될 경우에는 추가적인 검사가 필요하다. 또한 1차 의료기관에서는 다제내성결핵을 치료할 수 없고 약제 관리 정책이 미비하다. 즉, 예방 이외의 진단, 치료, 약제 관리 정책은 미비한 실정이다. 새로운 진단 검사 및 모니터링 기기의 도입, 최신 결핵 치료 지침의 적극적 도입, 데이터 디지털화, 약제 관리 시스템의 체계화 차원에서의 개선이 필요하다(Stop TB Partnership & MSF, 2020).

2. 말라리아

1) 말라리아

말라리아는 기생충 플라스모듐 속(*Plasmodium* genus)에 속하는 병원체가 척추동물의 적혈구에 기생함으로써 발생하는 질환이다. 주로 감염된 암컷 얼룩날개모기(Anopheles Mosquito)에 물림으로써 사람에게 전염된다. 인간에게 감염을 일으키는 말라리아 기생충은 총 다섯 종으로, 삼일열 말라리아(*P. vivax*), 열대열 말라리아(*P. falciparum*), 사일열 말라리아(*P. malariae*), 난형열 말라리아(*P. ovale*), 원숭이열 말라리아(*P. knowlesi*)가 있다.

이 중 한반도에서 주로 발생하는 형태는 삼일열 말라리아이며, 열대열 말라리아는 아프리카 대륙에서 가장 흔한데 치료하지 않을 경우 24시간 이내 사망할 수 있는 가장 치명적인 유형으로 알려져 있다. WHO는 5세 미만 아동, 임산부, HIV/AIDS 감염자 등을 말라리아 고위험군으로 분류하고 있다.

감염된 모기에 물린 후 약 10~15일 이내에 발열, 오한, 두통 등의 초기 증상이 나타나며, 이후에는 극심한 피로, 호흡곤란, 혈뇨, 황달, 비정상적 출혈 등의 증상이 진행될 수 있다. 말라리아 예방을 위해서는 모기 노출을 최소화하는 비화학적 예방법과 화학적 예방접종·투약 방법이 병행된다. 대표적인 예방법으로는 살충 처리된 모기장 사용, 실내 살충제 도포, 모기기피제 활용 등이 있으며, 최근 아프리카 일부 지역에서는 살충제에 대한 내성을 가진 모기의 출현이 보고되고 있다. 예방적 약물로는 항말라리아제 복용이 대표적이며, 백신 접종도 이루어지고 있다. 한반도에서 주로 발생하는 삼일열 말라리아에 대해서는 클로로퀸(Chloroquine)과 프리마퀸(Primaquine) 경구 요법이 표준 치료로 사용되고 있다(WHO, 2024m).

2023년 기준, 전 세계 말라리아 발생 건수는 약 2억 6,300만 건으로 집계되었으며, 이 중 약 59만 7,000명이 사망하였다. 전체 환자의 94%, 사망자의 95%는 아프리카 지역에 집중되어 있다. 한반도는 말라리아 발생 지역으로 분류되지만, 질병 고부담국(High Burden Country)은 아니며 WHO의 백신 도입 대상 국가에도 포함되어 있지 않다. 그럼에도 불구하고 말라리아 퇴치를 달성하고 재유행을 방지하는 것은 공중보건 차원에서 지속적으로 관리되어야 할 과제이다(WHO, 2024o).

2) 남북한 말라리아의 상관관계

한반도는 한국전쟁 당시 말라리아 발생이 급증했다가 WHO의 퇴치 사업으로 1970년대에 말라리아가 퇴치되었다. 그러나 1993년, 남한 휴전선 인근 지역의 군인을 중심으로 삼일열 말라리아 감염이 확산되었다. 북한은 1996년에 국제사회에 도움을 요청했다. 이후 DMZ를 중심으로 남북한 모두 2000년대 초반까지 말라리아가 크게 유행하였다. 말라리아는 모기에 의해서 전파되기 때문에 기온·강수량·습도 등의 기상요소의 변화, 모기의 이동경로와 깊은 상관관계를 가지고 있다. 북한은 1990년대에 말라리아 근절을 주장했지만 비공식적으로 말라리아 유행이 확인되었는데, 이는 대홍수의 영향으로 모기 서식에 유리한 환경이 조성되었기 때문으로 짐작된다(경기도, 2011).

북한 내 말라리아 환자는 1999년 약 10만 명, 2000년 20만 4,000명, 2001년에는 약 30만 명으로 급격한 증가세를 보였다. 이러한 말라리아 유병률의 급증 원인 중 하나로 치료약물 복용 방식의 문제점이 지적된다. 일반적으로 삼일열 말라리아의 치료에는 클로로퀸을 3일간 복용한 후, 재발을 방지하기 위해 프리마퀸을 약 2주간 추가 복용해야 한다. 그러나 1990년대 말까지 북한 내에 프리마퀸이 안정적으로 공급되지 않아 완전한 치료가 어려웠고, 이로 인해 보균 상태의 환자가 다수 발생하여 2000년대 초반까지 말라리아 전파에 영향을 미쳤을 것으로 추정된다(이철수 외, 2008).

이후 남북한 말라리아 유병률은 급격히 감소했지만, 여전히 말라리아는 발생한다. 남북한 모두 WHO의 E-2025 프로그램에 참여했다. 이 프로그램은 20개국을 대상으로 2025년까지 말라리아를 퇴치할 계획을 담은 프로그램으로, 남한은 질병관리청에서 제2차 국가 말라리아 재퇴치 실행계획을 수립하였다. 이는 2028년까지 환자 발생 제로, 2030년 국내 말라리아 퇴치단계로의 정책 전환을 목표로 하는 계획이다(이선영 외, 2024).

북한의 경우, 코로나19로 인한 국경 폐쇄 이후 북한 내에는 관련 NGO 인력이 없다. 북한 보건성만으로도 가능하다는 전문가의 의견과

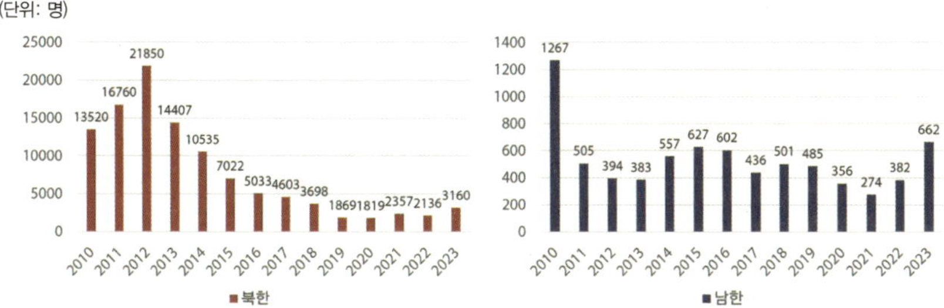

출처: World Health Organization, *Malaria fact sheet*, 2024

그림 3-21 남북한 말라리아 감염환자 수(2010~2023년)

출입국 통제가 오히려 외부 감염 차단에 유리하게 작용할 것이라는 평가가 있다(『NK news』 2021년 4월 22일). UNICEF는 2021년 12월, 말라리아 예방물자 반입을 위한 제재 면제를 승인받아 북한에 몇 차례 물자를 이송하였다. 그러나 대부분 물류 지연으로 수개월 후에야 전달되었다.

또한 북한의 말라리아 환자 수는 2012년 2만 1,850건으로 정점을 찍고 이후 매년 감소세를 보이다 2021년 약 10년 만에 환자 수가 증가했다. 그럼에도 WHO는 2015년 이후 환자 수가 총 40% 감소했기 때문에 2025년 퇴치 목표에 맞춰 진행 중이라고 평가했다(〈그림 3-21〉; 『NK news』 2022년 12월 12일).

〈그림 3-22〉는 2011년부터 2016년까지 남북한 말라리아 유행 지역을 보여 준다. DMZ 인근 남북한 지역 말라리아 유병률을 보았을 때, 황해남도(북한)와 강화군(남한)은 양의 상관관계가 강하게 나타난다. 즉, DMZ를 중심으로 말라리아 원충 및 모기가 상호 순환하고 있는, 시공간적 일관성이 존재함을 의미한다. DMZ 인근 지역인 황해북도, 강원도 북부 또한 말라리아 고발생 지역으로 일관되게 나타났으며, 다음으로 유병률이 높은 평안북도는 DMZ에서 300km 떨어져 있어 중국에서 유입되는 감염으로 예측된다(Kim et al., 2019).

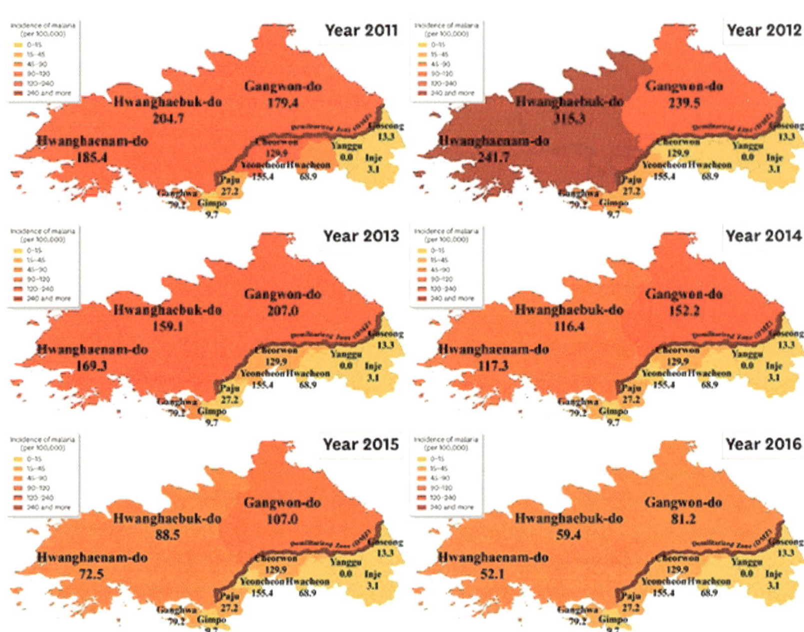

출처: Kim, J. H., Lim, A. Y. and Cheong, H. K., "Malaria incidence of the regions adjacent to the Demilitarized Zone in the Democratic People's Republic of Korea, 2004-2016", *Journal of Korean Medical Science, 34*(36), e227, 2019

그림 3-22 남북한 말라리아 유행 지역(2011~2016년)

3. B형 간염

B형 간염은 가장 흔한 바이러스성 간염으로, B형 간염 바이러스에 의해 감염된다. 생애주기 동안 세 차례 B형 간염 백신을 접종하면 평생 보호 효과를 기대할 수 있다. 혈액, 침, 질 분비물, 정액 등 체액을 통한 접촉으로 감염되며, 급성과 만성으로 구분된다. 급성 간염은 대부분 초기에는 무증상이지만, 3개월 이내 황달, 짙은 소변, 심한 피로감 등의 증상이 수주간 지속되며, 중증의 경우 간부전으로 사망할 수 있다. 급성기

는 최대 6개월까지 지속되며 이 기간 동안 감염력이 존재한다. 혈액검사를 통해 진단할 수 있으나, 명확한 치료법은 없어 휴식과 대증요법이 주로 적용된다. 6개월이 지나도 혈액검사상 양성이 지속되면 만성으로 진단되며, 이 경우 간경변, 간암 등으로의 이환 가능성이 높아진다. 만성 환자에게는 이를 예방하기 위한 항바이러스 치료가 가능하며, 보통 테노포비르(Tenofovir), 엔테카비르(Entecavir) 등의 약제를 장기 복용하게 된다(WHO, 2024l).

소아의 경우, 5세 이전에 감염되면 만성으로 진행될 가능성이 95%에 달한다. 특히 산모가 B형 간염 바이러스에 감염된 경우, 출산 중 산도를 지나며 수직감염이 발생할 수 있다. 이를 방지하기 위해 산모에게는 임신 중 경구 항바이러스제를 투약하며, 신생아에게는 출생 후 12시간 이내 B형 간염 백신과 면역 글로불린을 병용 투여한다(Hepatitis B Foundation, n.d.).

2022년 기준, 전 세계적으로 약 2억 5,400만 명이 만성 B형 간염을 앓고 있으며, 매년 약 120만 명이 신규 감염된다. 2022년 B형 간염 관련 사망자는 약 110만 명으로, 대부분 간경변과 간암으로 인한 사망이었다. 북한의 경우, B형 간염에 대한 전국 단위 유병률 조사가 실시된 바 없어 공식 통계는 존재하지 않는다. 다만 2014년 북한이탈주민 1,588명을 대상으로 한 조사에서 남성 12.4%, 여성 10.4%가 B형 간염 양성으로 나타났으며, 특히 30대 연령층에서 남성 24.2%, 여성 15.9%로 가장 높은 양성률을 보였다(질병관리본부, 2014).

북한 내 간염환자는 주로 제2예방원 및 요양소에서 관리되며, 리병원 및 기초 진료소에서 간염이 의심되는 환자들을 간염전문병원으로 의뢰한다. 그러나 지방 실험실에서는 B형 간염 진단 역량이 부족하여 조기 발견이 어려우며, 간염 전문 의료기관 역시 휴식, 식이요법, 한방 치료 등 제한된 처치만 가능하다.

이러한 한계를 보완하기 위해 북한 보건성과 민간단체 Hepatitis B Free(HBF), Christian Friends of Korea(CFK), Global Care Partners는 공

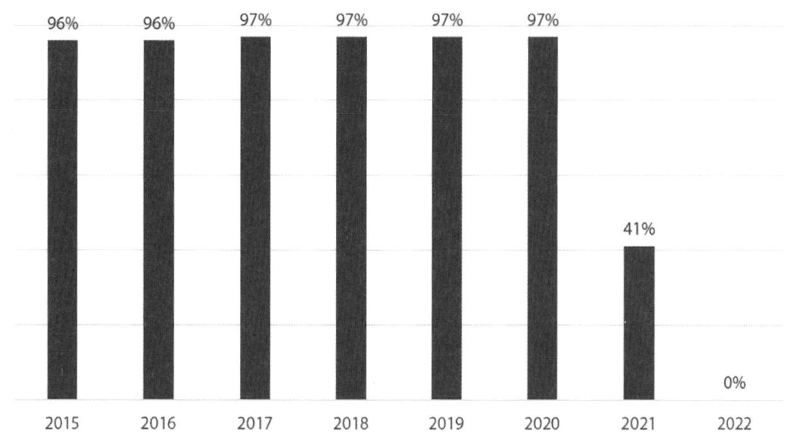

출처: World Health Organization and UNICEF, *Hepatitis B vaccination coverage*, WHO Immunization Data Portal, 2024

그림 3-23 북한 B형 간염 예방접종률(2015~2022년)

동으로 HOPE(Hepatitis B Overview and Program to trEat) 프로젝트를 추진하였다. 2016년부터 평양과 개성에서 치료 활동과 현지 의사 교육, 병원 인프라 개선, 지속가능한 치료 모델 구축 등을 시작하였으며 이후 해주와 평성으로 활동 범위를 확장하였다. WHO 가이드라인을 기반으로 환자 선별, 진단검사, 추적관리 체계를 구축하였으며, 만성 B형 간염 환자에게 테노포비르와 엔테카비르 등 항바이러스제를 지원하였다. 2019년 5월 기준 1,700명 이상의 환자가 항바이러스 치료를 받고 있었으며, 임신 3기 여성을 대상으로 수직감염 예방 프로그램도 준비 중이었다. 그러나 코로나19로 인한 국경 폐쇄 이후에는 관련 지원 활동에 대한 공식 기록이 존재하지 않는다(Hepatitis B Free, n.d.).

북한은 2030 SDGs 이행 관련 VNR 보고서를 통해 인구 10만 명당 B형 간염 발생률이 2015년 6.8건에서 2020년 5.9건으로 감소하였다고 보고하였다(DPRK, 2021). 북한의 B형 간염 백신은 2007년부터 보급되어

90% 이상의 접종률을 유지해 왔으나, 코로나19로 인한 국경 봉쇄로 백신 공급에 차질이 발생하였다. 이로 인해 2021년에는 41%, 2022년에는 0%의 접종률을 기록하였다. 이후 UNICEF는 GAVI의 지원을 받아 '백신 보충(Catch-up) 캠페인'을 통해 B형 간염 백신 접종 사업을 재개하였다(〈그림 3-23〉; UNICEF, 2023c).

4. 코로나19

코로나바이러스감염증-19(COVID-19)는 SARS-CoV-2(중증급성호흡기증후군 코로나바이러스 2형)에 의해 발생한 전 세계적으로 유행한 감염병이다. 감염자의 대부분은 경증에서 중등도의 호흡기 증상을 겪고 특별한 치료 없이 회복한다. 그러나 일부는 중증으로 진행되어 치료가 필요할 수 있다. 특히 고령자나 심혈관 질환, 당뇨, 만성 호흡기 질환, 암 등을 가진 만성질환자는 중증으로 이환될 확률이 높다(WHO, 2025a).

2019년 12월 중국에서 신종 코로나바이러스 감염 사례가 처음 확인된 이후 빠른 속도로 확산되었다. 이에 WHO는 2020년 1월 30일 국제적 공중보건 비상사태를 선언했고, 3월 11일 공식적으로 팬데믹으로 규정했다. 이후 약 3년이 지난 2023년 5월 5일 비상사태가 종료되었다(WHO Europe, 2025). 그러나 팬데믹이 끝났다는 의미는 아니며, 2025년 5월 기준 코로나19로 인한 누적 사망자 수는 709만 5,536명으로, 3년간 단일 질병 사망 원인 1위를 기록했다(WHO, 2025b).

1) 북한 위생방역체계 및 전염병 대응

북한은 국가위생검열원이 최고 위생방역기관으로서 위생, 방역, 질병관리 전반을 지휘한다. 2003년 사스(SARS) 발병 당시 설치된 비상기구인 국가비상방역위원회는 비상 신고체계 운영, 의심자·확진자의 격리사업 방향 설정 등의 역할을 수행한다. 또한 중앙위생방역소(現 중앙질병예방통제소)[12]는 북한 전국 위생방역 사업의 실무를 지도하는 기관으로 위생관리, 식품검정, 노동공해 감시, 방역, 검역 및 통보 등의 업무를 담당한다. 특히 감염병 발생 및 유행 감지 시 총괄 지휘를 맡아 정보 수집 및 분석, 실험실적 진단 등을 일괄적으로 관할한다. 각 행정구역의 지역 단위 위생방역소(現 도·시·군·구역질병예방통제소)는 역학조사 실행, 실험실적 진단과 방역 대응의 지역 단위 실무를 담당한다. 위생방역소의 주요 사업으로는 위생계몽운동, 다양한 위생 시설의 신·개축, 급성 감염병 및 기생충의 감염 예방, 환경오염 방지, 직업병 예방 및 관리 등이 있다(김진혁, 2017).

북한은 코로나19 이전인 2003년, 중국에 사스가 유행하던 시기에 국경 통제 조치를 시행한 바 있다. 당시 북한은 평양-베이징 항공 노선을 차단하고 신의주 세관을 일시 폐쇄하였으며, 같은 해 6월 제7차 남북 이산가족 상봉 행사에 참여한 남한 측 참가자를 대상으로 사스 검역을 실시했다(최천운, 2020). 내부적으로는 사스 격리병원을 지정하여 조금이라도 의심 증상이 있는 경우 안주와 신의주 격리병원으로 이송하도록 하였고, 모든 입국자는 증상 유무와 관계없이 10일간 격리 조치를 취하도록 했다(서울대학교 의과대학 통일의학센터 외, 2019).

2) 북한 보건당국의 코로나19 대응

2020년 1월, 중국 우한 지역에서 코로나19의 대규모 발생이 확인된 직

12 한편, 북한은 2023년부터 위생방역체계의 명칭을 개편하여 중앙위생방역소를 '중앙질병예방통제소'로, 위생방역소를 '질병예방통제소'로 변경하였다(『로동신문』, 2023년 2월 23일; 엄주현, 2024).

후, 북한은 빠른 대응에 착수하였다. 1월 26일 자 『로동신문』에서 「신종 코로나비루스감염증을 철저히 막자」라는 제목의 보건성 담화를 발표하였으며, 곧바로 국가비상방역체계를 선포하고 북중 국경을 전면 봉쇄하는 고강도 방역 조치를 시행하였다.

이번 코로나19 대응은 2000년대 초 조류인플루엔자 및 사스 등 기존 감염병 대응과 비교해 몇 가지 중요한 차별점을 보였다. 가장 두드러진 특징은 김정은 국무위원장이 대응 전면에 나서 직접 지휘를 주도했다는 점이다. 김정은 국무위원장은 조선로동당 정치국 확대회의를 통해 중앙비상방역지휘부를 구성하고, 전염병의 유입 경로를 차단하기 위한 전면적 봉쇄 및 인민의 절대적 복종을 강조하는 지침을 하달하였다.

이후 2021년까지 북한은 코로나19 관련 조치를 논의하기 위해 로동당

표 3-13 코로나19 관련 로동당 회의(2020~2021년)

연도	날짜	회의	내용
2020	2.28.	정치국확대회의	중앙 방역 지휘부 구성 지시
	4.11.	정치국회의	코로나19 관련 내각 공동결정서
	7.2.	정치국확대회의	방역성과 공고화 지시
	7.25.	정치국비상확대회의	'최대비상체제' 선포
	8.5.	정무국회의	봉쇄된 개성에 특별지원 지시
	8.13.	정치국회의	국가적인 방역체계를 위한 기구 설립
	8.25.	정치국확대 및 정무국 회의	국가비상방역태세 점검 및 개선
	9.29.	정치국회의	국가적인 비상방역 강력 시행
	11.15.	정치국확대회의	완벽한 봉쇄 장벽 구축
2021	1.12.	제8차 당대회	방역의 안정적 정세 시종일관 유지
	2.11.	제8기 2차 전원회의	방역성과 공고화 지시
	6.18.	제8기 3차 전원회의	방역사업의 장기화 대비, 경제와 인민들의 식의주 문제 보장
	6.29.	정치국확대회의	비상방역체계를 저해한 간부 책임
	9.2.	정치국확대회의	방역대책과 인민생활부분 강조
	12.1.	정치국확대회의	국가경제의 안정적 관리 강조

출처: 이승열 · 이승현 · 김주경, 「북한 코로나19 확산 현황과 백신지원 전망」, 『이슈와 논점』, (1955), 1-15, 국회입법조사처, 2022. 6. 7.

회의를 총 15차례 개최하였으며, 해당 회의들은 국가의 통제 역량을 동원한 고강도 대응 체계 구축을 중심으로 진행되었다(〈표 3-13〉).

북한의 코로나19 감염 방지 정책은 다음 두 가지로 볼 수 있다. 먼저 유입 차단 정책으로, 검역 강화, 감시대상자에 대한 격리 조치 및 격리기간 연장이다. 둘째로 일상 조치이다. 북한 주민들은 마스크를 착용하고, 종업원들은 하루 3차례 이상 체온을 측정하며, 사회적 거리두기(1m 이상) 등의 지침을 조직적으로 시행했다(이승열 외, 2022).

북한 당국은 이러한 방역 전략으로 2년 이상 확진자 0명 상태를 유지하였다고 주장했다. 그러나 2022년 5월 12일, 북한의 『조선중앙통신』을 비롯한 『로동신문』, 『민주조선』 등 주요 언론에서 오미크론 변이 코로나19 감염이 발생했음을 보도했다. 코로나19가 북한으로 유입된 경로나, 정확한 시기는 공개된 바가 없다. 그러나 평양 중심으로 코로나19가 확산되고 4월 말부터 알 수 없는 열병이 전국적 범위에서 폭발적으로 발생했다고 밝혔다. 이에 비추어 볼 때, 최소 4월 말 이전에 유입되어 4월 15일 태양절 110주년 집회, 4·25 조선인민군 창건 90주년 열병식 등의 대규모 행사를 계기로 확산되었을 것으로 짐작된다.

조선중앙통신 보도 당일, 당중앙위원회 제8기 제8차 정치국회의에서 국가비상방역체계를 최대비상방역체제로 전환했다. 5월 18일, 코로나19 치료안내지도서 작성 시달 명령이 내려졌으며 지도서에는 코로나19 확진지표로 역학관계(확진자와 접촉), 임상증상(발열), RT-PCR 검사, 항체검사가 담겨 있고, 1개 지표가 양성으로 되는 경우 확진으로 판정하는 내용이 포함되어 있었다.

당시 북한 주민들의 코로나19 백신 접종률은 0%이며 장기간의 경제난이 지속되었던 상황이었음에도 불구하고 외부 지원을 거부하였다(국회 보건복지위원회, 2022). 당시 남한 정부, COVAX(코로나19 백신 공동 분배 프로젝트), UNICEF, 중국 정부 등은 지원 의사를 밝혔으나, 북한 당국은 중국 정부에게만 120톤 가량의 방역물품과 의약품을 요청하여 지원받았

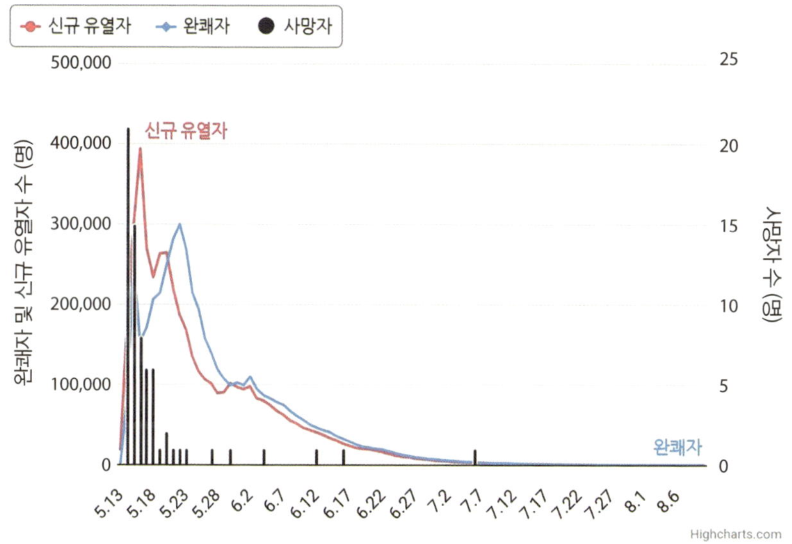

출처: 통일연구원, 북한 코로나19 현황 DB, 통일연구원 통계 DB, 2022

그림 3-24 북한 보건성 코로나19 공식 통계(2022년 5월 12일~2022년 8월)

다. 그 외 지원은 거부하거나 무응답으로 일관하며 내부 통제에만 의존했다(한하린 · 이대운, 2022). 북한 상황에 대한 국제사회의 우려와 달리, 북한은 불과 3개월 만인 8월 10일 코로나19 상황의 공식 종식을 선언했다. 김정은 국무위원장은 "아직까지 왁찐(백신) 접종을 한 차례도 실시하지 않은 우리나라에서 기승을 부리던 전염병 확산 사태를 이처럼 짧은 기간에 극복하고 방역안전을 회복하여 전국을 또 다시 깨끗한 비루스 청결지역으로 만든 것은 세계보건사에 특기할 놀라운 기적"이라고 말했다(황진태 외, 2022). 실제 북한 보건성은 코로나19 발생 기간 동안 이례적으로 통계를 발표했다. 그러나 코로나19 확진자가 아닌 발열 환자 기준이었다. 또한 코로나19 확산세가 타 국가와 다르게 빠른 속도로 줄어들었다(이승열 외, 2022). 5월 16일 신규 유열자가 약 39만 명에 달했는데, 약 12일 만에 8만 8,000명으로 감소했다(〈그림 3-24〉). 또한 오미크론 변이 치명률은 0.002%로 전 세계에서 가장 낮은 수준이다. 그러나 북한의 자료는 알려진 오미크론 변이의 치명률인 0.6%보다 현저히 낮은 수준이고, 누적 치명률 0.13%인 남한보다도 낮은 수치로 통계의 신뢰성이 의심된다(한하린 · 이대운, 2022).

이에 실제 북한의 코로나19 감염자 수를 추정한 연구에서는 오미크론 변이의 무증상 비율과 북한이 발표한 유열자 수를 감안할 때, 북한 인구의 약 28.3%(734만 9,510명) 정도가 감염되었을 것으로 예상하기도 했다. 또한 중증화율[13]과 치명율[14]을 추론했을 때, 중증 환자는 5만 2,978명에서 가장 높은 확률을 보이고 사망자는 1만 4,510명에서 가장 높은 확률을 보인다. 이는 북한 보건당국이 공개한 사망자 74명보다 훨씬 높은 수치이다(조성은 외, 2023).

3) 코로나19 팬데믹 시기의 북한 주민

북한에 코로나19 오미크론 바이러스 확산으로 최대비상체제가 발동했을 때, 약국은 코로나19 전장의 최전선으로 간주되어 24시간 체계로 운영되었다. 이는 비상방역 상황에서도 의약품이 제대로 공급되지 못하여 군대가 약국을 중심으로 의약품 공급을 담당한 것으로 보인다.

최대비상체제 당시 지역 위생방역소(現 질병예방통제소)에서는 지역 공공시설들에 소독 방역을 실시했다. 아침 첫 출근 시간부터 한 시간 이내로 소독수로 일터 내부를 소독한 후 하루 일과를 실시했다. 위생반장은 코로나19 관련 업무를 담당했다. 북한 주민은 열 · 기침 · 재채기 · 콧물 중 한 가지 증상만 있어도 위생반장에게 연락을 취하고, 열이 심하거나 증상이 다양한 경우는 바로 담당 의사에게 연락했다. 인민반장은 코로나19 환자가 있는 가정들의 생활을 도왔다. 병원 방문이 필요한 환자는 대부분

---

13 코로나19 확진 환자 중 위중증 환자 및 사망자의 비율.

14 코로나19 확진 환자 중 사망자의 비율.

지역을 벗어나지 못하고 관내 병원에서 치료를 받았다.

마스크 공급의 경우, 2020년 초부터 평양과 지방의 직물 공장에서 마스크를 만들도록 하여 큰 문제가 되지 않았다고 알려졌다. 농촌지역 주민들은 자체적으로 천 마스크를 제작하여 사용하기도 했다고 한다.

그러나 코로나19 대유행으로 북한 주민의 불안 등으로 인해 약물의 오남용 및 과다복용이 상당히 심각한 문제로 대두되기도 하였다(조성은 외, 2022). 또한 광범위한 봉쇄 정책이 장기화되면서 식량 수급에 부정적 영향을 주었다. 봄철 모내기 일부가 정상적으로 진행되지 못했고, 북한 최대 식량 생산지인 황해남도 해주시와 강령군 인근에 코로나19를 포함한 각종 수인성 전염병(장티푸스, 이질, 콜레라 등)이 발생하였다(한하린 · 이대운, 2022).

4) 코로나19와 백신

앞서 언급했듯이, 김정은 국무위원장은 코로나19 백신 접종 없이 상황이 종식되었음을 공식적으로 선언하였다. 또한 2021년 3월 COVAX를 통해 제공 예정이었던 아스트라제네카 백신 199만 2,000회분의 공급을 북한은 수용하지 않았다. 이후에도 북한은 다양한 백신 공급 제안을 반복적으로 거절하였다.

이에 대해 제기되는 해석 중 하나는, 화이자 및 모더나 백신의 경우 초저온 유통 및 보관이 필수적인데, 북한 내 관련 콜드체인 시스템이 미비하다는 점이 주요 거부 사유일 가능성이다. 아울러, 한국이나 미국 등 외부 국가로부터 백신을 지원받는 행위가 체제의 약점을 드러내는 것으로 인식되어 거부하였다는 분석도 존재한다(이승열 외, 2022).

그러나 김정은 국무위원장이 코로나19 종식을 선언하고 시간이 얼마 지나지 않은 2022년 8월 중순부터 신의주, 남포, 평양 일부 구역의 만 3세 이상 주민들에게 1차 백신 접종을 시작했다고 알려졌다. 또한 9월 말부터 2차 백신 접종을 시작했다고 한다. 2차 접종 대상자는 18~59세의 성인이었다. 1차와 다르게 유아, 청소년, 60세 이상 노인은 제외되었으며, 1차 접종 후 당뇨환자 사망 사례가 다수 발생하여 2차에서는 제외되었다는 보도도 존재한다. 그러나 북한의 영양부족 및 열악한 보건의료체계로 인해 사망하는 주민이 많아 원인을 명확히 구분하기 어렵다고 보기도 한다. 또한 러시아 접경 지역인 나선시의 무역 및 화물열차 관련 근로자들도 접종을 받은 것으로 알려졌다. 그러나 여전히 백신의 종류는 밝혀지지 않았으며, 북한 내부에서는 중국산 코로나19 백신일 것으로 유추하고 있다고 한다(『Daily NK』 2022년 10월 19일).

앞서 3장 2절에서 언급한 바와 같이, 코로나19로 인한 국경 봉쇄 조치 이후 북한의 필수 예방접종률은 급격히 하락하였다. 이에 따라 2024년 9월 2일, 북한은 UNICEF의 지원을 받아 전국 단위의 백신 접종 캠페인을 실시하였다. 본 캠페인은 예방접종 기회를 놓친 전국 210개 군의 아동 및 임산부를 대상으로 하였으며, 총 80만 명 이상의 아동과 12만 명의 임산부에게 백신을 접종하는 것을 목표로 하였다.

북한 보건성은 이를 위해 400만 회분 이상의 필수 백신을 공급받은 것으로 알려졌으며, 접종 항목에는 5가 백신, MR(홍역-풍진 혼합백신), Td(파상풍-디프테리아 백신), BCG(결핵), B형 간염, IPV(불활성화 소아마비 백신) 등이 포함되었다. 이와 함께 7,200명 이상의 보건의료 인력이 백신 접종 및 관리에 대한 교육을 이수하였다(UNICEF, 2023c).

콜드체인(Cold Chain)이란 백신의 효과를 유지하기 위해 제조부터 최종 접종 시점까지 일정한 온도 범위(통상 2~8°C)를 유지하며 저장·운송·관리하는 저온 유통 체계를 의미한다. 만약 해당 온도 범위를 벗어나면 백신의 효능이 저하될 수 있으므로, 냉장·보관·배송 전 단계에서 체계적인 온도 유지 시스템이 필수적으로 요구된다(UNICEF, 2024d). 앞서 언급한 바와 같이, 북한의 콜드체인 인프라는 타 국가에 비해 열악한 편으로 평가되며, 이러한 요인이 국제 백신 지원을 수용할지의 여부에 영향

표 3-14 북한 콜드체인 구축 및 재건 현황

연도	내용
2001	WHO, UNICEF, 북한 보건성이 참여하여 재건 시작
2003	전국 6,000여 개의 병원 및 진료소 점검
2004~6	UNICEF – 전국 50구역 4,300개 마을 콜드체인 구축
2008	National Survey for Cold Chain and EPI Coverage Survey
2010	UNICEF – 콜드체인 군 단위로 확대
2011	GAVI(EPI) – 국가 전체 운송체계의 95% 이상 개선(8개 도 백신 저장고 설치)
2015	콜드체인을 리 단위 최소 25%로 확대(현재 리·동 보건소에는 냉동박스 구비)
2023	UNICEF – 콜드체인 기기 775대 지원

출처: 서울대학교 의과대학 통일의학센터, 대북 백신지원사업 참여기관 국제협력을 위한 세미나 발표 자료[미공개 자료], 2015, 재구성

을 미친 것으로 추정된다.

〈표 3-14〉는 북한의 콜드체인 시스템 구축 현황을 연도별로 정리한 것이다.

2023년 UNICEF에서 콜드체인 기기를 지원하고, 2024년 백신 예방접종 사업을 수행하며 신형 냉동고 및 냉장고, 콜드박스, 온도 기록 장치 등을 추가로 지원했다. 2024년 북한 콜드체인 저장 시스템을 분석한 연구에서 정기 백신을 저장하기에는 충분하지만 보충접종 백신을 저장할 수 있는 여력은 부족하다는 결과가 있었다. 특히 모더나, 화이자의 코로나19 백신 등과 같은 mRNA 백신은 초저온 저장이 필요하기 때문에, 현재까지 알려진 북한 인프라로는 어려운 것으로 보인다. 또한 일부 리·군 단위 백신 보관소는 겨울철 영하 15도 이하로 내려가 난방이 필요하지만, 전기가 하루 평균 2~4시간만 공급되는 지역도 있기에 안정적인 시스템 유지가 어려운 지역도 존재한다. 향후 코로나19와 비슷한 팬데믹 등을 대비하여 국제사회와 공조하여 콜드체인 시스템을 확장할 필요가 있다(Sempungu et al., 2025).

5. 소아 설사

2021년 기준, 북한 5세 미만 아동 2.28%가 설사가 직접적 원인이 되어 사망했다. 수치상으로는 설사가 다른 질병에 비해 차지하는 비중이 낮아 보이지만, 21세기에 접어든 지금도 설사로 사망하는 아동이 전체의 2%를 상회한다는 점은 결코 간과할 수 없다. 이와 더불어 관련 정보의 부족으로 효과적인 지원 전략을 수립하는 데에도 한계가 존재한다.

북한 내 설사의 주요 원인으로 열악한 WASH,[15] 고난의 행군 이후 심화된 식량 불안정 등이 있다. 2017년 자료에 따르면, 북한 인구의 67%만 안전하게 관리된 수원을 사용하고 있었고, 도시와 농촌 간에는 27%의 접근성 격차(도시 77%, 농촌 50%)가 존재했다. 가정에서 물을 끓이거나, 정수 필터 사용 등 적절한 수질 관리 방법을 사용하는 비율은 16.5%에 불과하였다. 즉, 산업폐수나 대변에 노출된 관리되지 않은 우물을 사용하므로 수인성 전염병의 위험이 존재한다.

국제사회는 북한의 WASH 프로그램을 지원해 왔지만, 상하수도 체계의 전면 개보수는 비용 부담으로 어려운 실정이다. 그렇기에 북한 보건성의 설사병 대응 전략은 주로 치료적 측면에 초점이 맞춰져 있다. 대표적 국제 지원으로는 경구 수액, 영양 보충, 필수의약품 제공 외에도 2004년 평양 옥류아동병원 건립, 콩우유 제조 시설 설립 등이 있었다. 아동병원에서는 설사 및 영양실조 아동을 집중 치료하며, 인근에 건립된 콩우유 공장을 통해 영양 지원도 병행하였다. 그러나 이러한 자원의 지역 간 배분 실태는 정확하게 파악되지 않고 있다.

2012년부터 2019년 사이 북한 학술지에 수록된 총 5,211편의 논문 중 소아 설사에 관한 논문은 43편으로 감염성 설사, 소화불량 및 흡수장애

---

15 Water, Sanitation, and Hygiene.

에 의한 설사로 구분된다. 감염성 설사는 바이러스성(*Rotavirus*), 세균성(*Klebsiella pneumoniae*), 기생충성(*Cryptosporidium parvum, Giardia duodenalis*)이 주를 이루었다. 흡수장애에 의한 설사는 유당불내증 등이 주원인이었다.

소아 설사에 대한 주요 치료 방법으로는 프로바이오틱스, 비타민 A 및 아연 보충, 수분 보충, 항생제 치료, 고려의학적 처치 등이 함께 활용되었다. 프로바이오틱스의 경우, 유산균, 유산구균, 비피더스균 등을 우유 또는 곡물가루와 혼합하여 투여하는 방식이 일반적이었다. 설사의 유형과 관계없이 수분 보충은 기본 처치로 시행하였으며, 경증 환자에게는 체중당 75cc, 중등도 이상 환자에게는 체중당 100cc를 기준으로 4시간 이내에 경구 또는 정맥으로 투여하였다. 이와 함께 한방 성분인 황기 및 물푸레나무 추출물 등이 첨가되어 치료에 사용되었으며, 항생제는 보조적 치료 수단으로 활용되었다. 주요 항생제로는 Trimethoprim + Sulfamethoxazole 병용제제와 Metronidazole 등이 보고되었다.

분석된 논문의 절반 가량에서 고려의학을 단독 또는 병용 요법으로 활용하고 있었다. 도토리, 황기, 봉선화 등을 함유한 한약이나 동물성 추출물을 사용하거나 '금강약돌', '신대알약'으로 불리는 물질에 기반하여 치료하기도 했다. 로타바이러스 설사 환자에게 오존수를 경구 투여하기도 했으며 뜸, 부항, 지압, 침술 등 수기 치료도 병행되었다.

로타바이러스가 설사병의 주요 원인 중 하나로 확인된 만큼, 로타바이러스 백신 보급은 사망률 감소에 가장 효과적으로 작용할 수 있다. 실제로 멕시코와 보츠와나 등지에서 백신을 도입하여 설사 사망률과 입원률이 급감한 바 있다. 또한 아연 정제(5mg) 보급, 경구 수액 생산시설 개선 등의 조치도 효과적일 것으로 보인다. 궁극적으로 유엔의 인도적 제재 면제에 대한 논의나 북한의 국경 개방이 선행되어야 하겠지만, 북한 현실에 맞는 통합적 접근을 통해 소아 설사 사망률을 줄이는 노력이 필요하다(Kim et al., 2025).

6. 기타 감염성 질환

1) 장내 기생충

기생충은 전 세계적 건강 문제로, 2016년 기준 약 450만 DALYs 손실로 계산될 규모의 주요 감염병 중 하나이다. 고소득·중간소득 국가는 구충제를 통해 질병부담이 줄었지만, 개발도상국의 기생충 문제는 여전히 심각하다.

북한 또한 기생충 감염이 흔하지만 정확한 데이터가 없어 그 실태를 파악하는 데 한계가 있다. 그러나 이는 결핵, 간염, 말라리아처럼 질병부담이 높기 때문에 북한 보건당국에서도 상당히 무게를 두고 관리하고 있다. 위생방역체계 중 중앙위생방역소(現 중앙질병예방통제소)는 기생충을 역학조사가 필요한 지정감염병으로 본다.

북한에 관련 데이터가 존재하지 않지만 북한이탈주민 조사를 통해 그 실태를 엿볼 수 있다. 2006년 2월부터 2014년 4월까지 만 19세 이상 북한이탈주민 중 대변검사 및 대장내시경을 받은 환자 17명 중 7명에게서 기생충이 발견되었다. 그 중 6명은 편충(*Trichuris trichiura*), 1명이 간흡충(*Clonorchis sinensis*)이었다(안선영 외, 2015).

또한 2019년까지 북한 주민의 기생충 감염을 다룬 문헌을 분석한 결과, 621명 중 38%가 적어도 한 종의 기생충에 감염되어 있었다. 회충이 41.1%, 편충이 38.1%로 가장 많았으며, 감염 경로별로는 토양매개 기생충이 54%, 음식 및 물 매개 기생충이 20.3%인데, 그 중 간흡충이 11%를 차지했다(Chang, 2019).

기생충과 관련해 큰 파장을 일으켰던 사례가 있다. 2017년, 한국으로 망명한 판문점 공동경비구역(Joint Security Area, JSA) 군인의 수술 과정에서 회충으로 추정되는 수십 마리의 기생충 성충이 발견되었으며 그 중 길이가 27cm에 달하는 거대한 기생충도 있었다. 판문점대표부의 군인은 주로 건강한 군인들이 포진한, 북한에서 가장 대우를 잘 받는 부대 중 하나라는 점에서 북한의 기생충 실태를 미루어 짐작할 수 있다(『VOA Korea』 2017년 11월 16일). 또한 통일부에서 2024년 여러 차례 남한으로 보낸 오물풍선 내용물을 분석한 결과, 토양에서 회충·편충 등의 기생충이 다수 발견되었다고 발표했다. 또한 사람의 유전자도 발견돼 기생충이 인분에서 유래했을 가능성도 있다고 밝혔다(『한겨레』 2024년 6월 24일).

북한에서는 화학비료가 모자라 인분이나 가축의 분뇨를 이용해 농사를 짓고, 기생충 알이 있는 농작물을 먹기 때문에 기생충 감염 문제가 심각한 것으로 본다. 또한 대부분의 국제 지원이 기생충보다는 결핵, 말라리아 등의 질환에 초점이 맞춰져 있고, 전국적으로 구충 사업이 잘 이루어지지 않으며, 구충제 대신 볏짚 삶은 물을 마시는 등의 이유로 쉽게 해결되지 않는 것으로 보인다(Chang, 2019).

2) 아프리카돼지열병

아프리카돼지열병(African Swine Fever, ASF)은 바이러스성 출혈성 돼지 전염병으로, 급성 감염 시 치사율이 100%에 이르기 때문에 양돈 산업에 큰 피해를 끼치는 질병이다. 남한은 가축전염병예방법상 제1종 법정전염병으로 지정했다. 인수공통감염병은 아니며 돼지과(*Suidae*)에 속하는 동물만 감염되지만, 백신이나 치료제가 존재하지 않는다. 아프리카에서 발생이 시작되었지만 현재 바이러스가 널리 전파되며 2018년 8월 중국에서 처음 발생이 보고되고, 이듬해 북한에서도 첫 사례가 발생했다(국립야생동물질병관리원, n.d.).

2019년 5월 23일 중국 국경에 인접한 지역인 자강도 우시군의 북상협동농장에서 ASF 사례 1건이 보고되었고, 이틀 뒤 확진되어 30일 세계동물보건기구(World Organisation for Animal Health, WOAH)에 공식 보고하였다. 해당 농장에서 돼지 99마리 중 77마리가 ASF로 폐사되었으며, 나머지 22마리도 살처분되었다. 북한은 이동 제한, 통제 지역 감시, 감염된 사체 및 부산물 처리, 살처분, 소독 등의 방역 조치를 시행했다고 보고했다(농림축산식품부, 2019). 이후 추가 발생 사례는 공개하지 않았지만, 국가정보원이 평안북도에서는 돼지 떼가 전멸했고, 돼지고기 가격이 폭등했다고 보고한 점에 근거하여(『VOA』 2019년 10월 25일), 북한 내부에서도 상당히 유행했을 것으로 예측된다.

이에 남한 또한 경계 강화 조치를 시행했으나 2019년 10월 2일 경기 연천 DMZ 인근에서 ASF로 죽은 야생멧돼지를 발견했다. 혈액을 통해 ASF 바이러스 계통을 분석한 결과, 중국과 동유럽의 최신 ASF 바이러스주와 유사했다. 그러나 정확한 유입 경로는 불분명했다. 북한 ASF 바이러스 염기서열이 확보되지 않아 직접적으로 비교할 수 없지만, 북한에서 유래했을 가능성이 있는 것으로 제기되었다(Kim et al., 2020). 이후 한 달 사이 남한에서 약 15만 4,500마리의 돼지가 살처분되었으며, 모두 북한과 인접한 지역의 농장에서 발생했다. 이에 보건당국은 야생멧돼지 통제를 우선시하여 국경 지역에 저격수와 사냥꾼을 배치하고, 국경 농장에 수천 명의 방역 요원과 2,000개의 검문소를 배치하였다(『VOA』 2019년 10월 25일). 그러나 최근 2025년 3월 16일 경기도 양주시에서 52번째 사례가 발생하였고, 바이러스가 남쪽 지역까지 퍼져 현재도 집중 감시 중이다(〈그림 3-25〉).

북한이탈주민 증언에 따르면, 북한 인구 약 2,500만 명 중 80%가 단백질 섭취를 돼지고기에 의존하고 있으며, 가축이 병들었을 경우에도 도축하지 않는 관행이 존재하는 것으로 알려졌다. 중국에서 ASF에 감염된 돼지를 조리하여 섭취한 사례가 보고되었으며, 북한 내에서도 유사한 사례가 발생했을 가능성이 있다. ASF는 감염된 사체, 배설물, 사료, 사람 및 차량 등을 통해 쉽게 전파될 수 있다(『VOA』 2019년 10월 25일). 비록 인수공통감염병은 아니나, ASF는 영양결핍이 심각한 북한 주민에게 중요한 단백질 공급원인 돼지고기의 공급을 위협하는 주요 보건·식량 문제

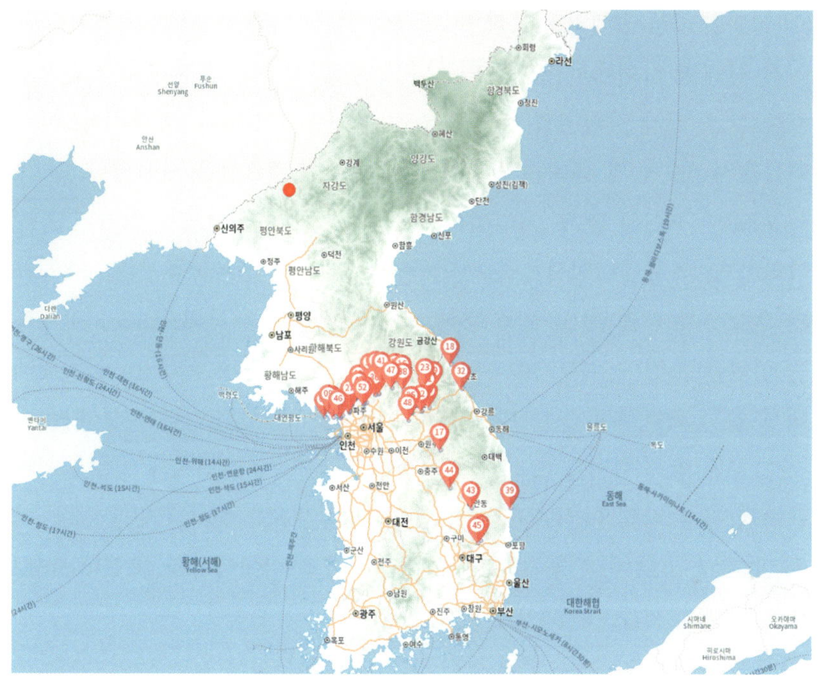

출처: 농림축산식품부, (n.d.), 가축전염병 발생현황 – 아프리카돼지열병(ASF)

그림 3-25 남북한 아프리카돼지열병 발생 현황(2019~2025년)

로 간주될 수 있다.

이에 따라 중국 접경 지역에서 ASF 발생 사례가 보고된 이후인 2019년 2월, 유엔식량농업기구(FAO)는 북한에 전문가를 긴급 파견하였다. 파견단은 북한 수의 당국과 회의를 진행하고, 중앙 및 현장 수의사 약 45명을 대상으로 ASF 대응 관련 교육 프로그램을 실시하였다(FAO, 2019). 그럼에도 불구하고 이후에도 북한에서 ASF가 발생하였으며, 이에 대한 북한 정부의 대응 및 국제사회의 지원과 관련된 공식 기록은 확인되지 않고 있다.

(1) 남북한 공동 방역의 필요성

여러 감염병 사례에서 알 수 있듯이, 남한과 북한은 휴전선을 기준으로 마주 보고 있어 감염병의 측면에서 깊이 연관되어 있다. 말라리아, 아프리카돼지열병 등의 사례는 남북한 공동 방역이 필요함을 시사한다.

2008년, NGO 단체 '우리민족서로돕기운동'과 경기도는 약 3년간 말라리아 남북 공동방역사업을 추진하였다. 개성에 방역물품 지원, 매개모기 밀도조사 방법 지도 등을 통해 북한 말라리아 환자의 20%가 감소하는 성과를 보였다. 이후 2018년 11월, 소나무재선충병 확산을 막기 위해 개성 인근 소나무림 공동 방제를 실시하기도 했다. 그러나 이를 마지막으로 공동 방역 협력은 중단된 실정이다. 2019년 아프리카돼지열병과 관련하여 공동 방역을 제안했으나, 북한 측의 거절로 성사되지 못했다. 이후 2020년 코로나19 공동 방역도 마찬가지로 이루어지지 못했다(『BBC News 코리아』 2024년 8월 9일).

그러나 남북 간 공동 방역은 단순한 대북 인도적 지원을 넘어, 남한 주민의 건강권 보호를 위한 전략적 접근이기도 하다. 실제로 2010년 천안함 사건 이후 시행된 5 · 24 조치에도 불구하고, 정부는 말라리아 공동 방역 사업의 일환으로 방역 물자의 북측 반출을 허용하였다. 이 조치는 말라리아 환자 수의 실질적 감소로 이어졌으며, 남북 모두에 긍정적인 효과를 가져왔다(류지성, 2020). 향후에도 감염병 확산에 효과적으로 대응하기 위해서 남북 공동 방역 체계를 제도화할 필요가 있다.

3) HIV/AIDS

HIV(Human Immunodeficiency Virus, 인간 면역결핍 바이러스)는 인체 면역세포를 공격하는 바이러스로, 감염되면 질병 및 감염에 취약해진다. AIDS(Acquired Immune Deficiency Syndrome, 후천성면역결핍증)란 HIV 감염 말기 상태에 도달한 것으로, 면역세포인 CD4+ T세포 수가 200개 미만이거나, 기회감염이 1개 이상 발생할 경우 AIDS로 진단한다. HIV는 혈액, 정액, 질 분비물, 모유 등 감염인의 체액과 접촉했을 때 전파된다. HIV 감염인과 무방비한 성관계(콘돔 또는 예방·치료약 없이)를 하거나 주사기를 공유했을 때 감염되기 쉽다(질병관리청, 2020).

현대의학 기술상 한번 바이러스에 감염되면 완치될 수 없다. 그러나 항레트로바이러스 요법(Antiretroviral Therapy, ART)을 통해 체내 HIV 수치를 아주 낮은 수준으로 줄이는 바이러스 억제가 가능하다. 약물을 잘 복용하여 바이러스가 검출되지 않으면 비감시 바이러스 상태로 보고, 이 경우 성 접촉을 통한 감염력이 없는 것으로 본다. 만약 치료를 받지 않으면 AIDS로 진단된 사람의 평균 생존 기간은 약 3년이고, 기회감염이 나타났을 경우 1년 미만으로 줄어든다(HIV.gov, 2023; WHO, 2024i).

HIV 감염을 방지하기 위해 예방요법을 사용할 수 있다. 경구 약물을 사전에 복용하는 PreP(노출 전 예방요법) 혹은 노출 후 72시간 내에 복용하는 PEP(노출 후 예방요법)의 두 가지 방법이 있다. PreP 사용은 성 접촉을 통한 전염 99%, 주사기를 통한 전염 74%의 예방 효과가 있으나 PEP의 효과성은 그보다 낮으므로 가능하면 사전에 복용하는 것이 더 좋다(HIVinfo, 2024).

지금까지 알려진 HIV로 인한 사망자는 전 세계 약 4,230만 명에 달하며, 2023년 기준 약 3,990만 명이 HIV에 감염된 상태이고 그중 65%는 아프리카 지역에 거주한다. WHO, 세계기금, UNAIDS는 SDGs 목표 3.3인 2030년까지 HIV 종식을 목표로 세부 전략을 세웠다. 전체 감염자의 95%가 자신의 상태를 알고 있고, 그중 95%가 항레트로바이러스 치료를 받고, 그중 95%는 바이러스 수치를 억제하는 것을 목표로 하고 있다. 2023년 기준 감염자 중 86%가 상태를 인지했고, 그중 77%가 ART 치료를 받았고, 72%가 바이러스 억제 상태인 것으로 나타났다. HIV 감염인이 산모일 경우, 수직감염 가능성이 있기 때문에 출산 과정 동안 항바이러스제를 투여하고, 신생아가 출생한 직후부터 항바이러스제를 투여한다

(질병관리본부, 2014).

북한은 2010년 'WHO 아시아 에이즈 실태 보고서'에서 HIV 감염 사례가 없다고 밝혔다. 그러나 북한의 접경 국가인 중국의 HIV/AIDS 확진자가 꾸준히 늘어나고 있는 등 앞으로 AIDS가 발생할 가능성이 있으므로 예방할 필요가 있다고 언급했다(『VOA Korea』 2020년 12월 9일). 또한 2018년 12월 평양에서 열린 세계 에이즈의 날 기념 행사에서 북한은 지구상 마지막 HIV 청정지의 위업을 축하했다. 그러나 2019년 북한에 HIV 양성자가 약 8,362명 있을 것으로 추정된다는 연구 결과가 공개되었다. 연구에 따르면 북한의 주장과 달리, 1999년 1월 처음으로 감염자가 나타났고 이후 2013년 북한이 미국에 본사를 두고 있는 비영리단체인 DoDaum에 도움을 요청하여 연구가 이루어졌다고 알려졌다. 북한 당국은 감염자 수가 2015년 기준 약 10년간 꾸준히 증가해 왔으며 2018년 9월 북한 국가에이즈위원회의 전국 단위 설문조사 결과 감염자가 급증 중임을 확인했다. 북한의 HIV 유병률은 약 0.069%로 미국(0.6%)이나 두 자릿수 유병률을 보이는 아프리카 일부 국가들에 비해 낮은 수치이다. 그러나 오랜 기간 HIV 감염 사례가 없다고 주장해온 점을 고려할 때, 충분히 주목할 만한 수치이다.

DoDaum 측에서는 약 3,000명이 사용할 수 있는 항레트로바이러스 치료제를 북한에 지원하고 있으나, 대북 제재로 인해 의약품 반입이 원활하지 않다. 특히 중국-북한 국경에서는 전체 의약품의 30~40%가 통관되지 못하는 문제가 지속되고 있다. HIV/AIDS 진단이 가능한 검사실도 단 3곳에 불과하여 조기진단 및 치료 연계 시스템이 매우 제한적이다. 또한 HIV와 결핵 동시 감염 시 질병의 진행 속도가 급격히 증가하는데, 북한은 다제내성결핵 고위험국이므로 이로 인한 복합 감염의 위험이 크다(Stone, 2019). 그럼에도 불구하고 현재까지 관련된 공식 통계는 확인되지 않고 있다.

이후 2023년 북한의 보편적 의료보장 서비스 지수를 분석한 자료에 의하면 HIV/AIDS 치료제에 대한 접근성에서 가장 낮은 18점을 받았다(WHO and World Bank, 2023). 이는 세계적으로 해당 문제가 밝혀진 이후에도 치료 체계 확립, 지원 등이 미비함을 보여 준다.

북한 내 HIV 감염의 주원인은 헌혈과 주사기 사용자인 것으로 드러났다. 또한 성매매업에 종사하는 북한 여성과 성매수자의 감염률도 높을 것으로 추정되었다. 북한은 현재 12개의 혈액원을 보유하고 있는 것 외에 구체적 혈액 관리 체계가 드러난 것이 없다. 그러나 장마당에서 혈장을 구하거나, 가족들이 급혈하거나, 하루 끼니를 해결하기 어려운 사람들이 돈을 위해 수혈소에서 피를 판매하는 등 북한의 혈액 수급 체계는 상당히 열악한 것으로 알려져 있다(『자유아시아방송』 2023년 6월 22일). 한편 PreP(노출 전 예방요법)에 사용되는 약물은 북한 내에서 사용되지 않고 있는 것으로 알려졌다. 또한 HIV/AIDS 예방을 위한 콘돔 사용도 극히 제한적인 것으로 알려져 있으며, 여성에게는 주로 '고리'로 불리는 루프 시술만이 시행되고 있어 성매개 감염 예방에 취약할 수 있다(지상민, 2020). 이처럼 북한의 HIV/AIDS 대응은 감염 경로 차단, 혈액 안전성 확보, 예방 약제 보급 등에 전반적인 제도적 공백이 있어 향후 보건 인프라 개선과 국제적 협력이 필요한 영역으로 평가된다.

제4절 비감염성 질환

21세기에 들어서며 보건의료 발달로 인한 기대수명 증가로 노인 인구가 늘어나며 만성질환 또한 증가했다. 이제 전 세계 보건 문제는 감염병에서 비감염성 질환으로 변화되었다. 실제로 〈그림 3-26〉을 참고할 때, 2019년 전 세계 사망원인 중 비감염성 질환이 74.37%인 것에서 보건 문

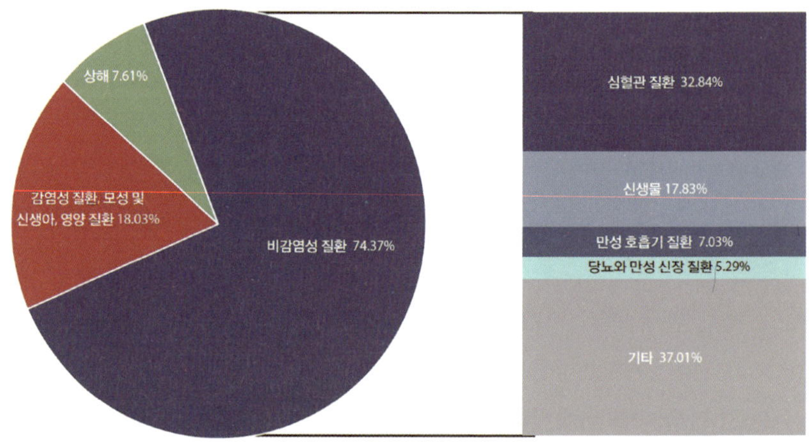

출처: Institute for Health Metrics and Evaluation(IHME), *GBD Compare: Global Burden of Disease Study 2019 results*, University of Washington, 2019

그림 3-26 전 세계 사망원인(2019년)

제 추이가 변화했음을 알 수 있다. 1990년에서 2019년 사이 장애보정생존연구(DALYs)의 추이를 분석하여 서로 다른 인구집단, 다른 시간대의 질병부담을 비교한 결과, 전체 DALYs는 큰 변화가 없었다. 그러나 연령 표준화된 DALYs율은 꾸준히 감소했는데, 이는 의료 향상, 예방, 영양 상태 개선 등의 영향으로 볼 수 있다. 연령대별로 보았을 때, 50세 미만 연령층에서는 2010년 이후 DALYs율 감소 속도가 가속화되었다. 특히 0~9세에서 연간 평균 감소율이 가장 높았다. 이는 소아 감염병 예방, 신생아 및 소아 사망률 감소의 성과로 해석할 수 있다.

2019년 기준 25세 이상 성인의 주요 DALYs 원인은 비감염성 질환이었다. 특히 허혈성 심장질환, 뇌졸중, 당뇨, 만성 신장 질환, 만성 폐쇄성 폐질환이 주를 차지했으며, 고령층에는 심혈관 질환의 부담이 절대적으로 컸다. 또한 DALYs에서 건강손실수명(YLDs)의 비중이 지속적으로 증가하고 있다. 사망률은 감소했지만 장애와 관련된 질병부담은 증가했다는 의미로, 오래 사는 것과 건강하게 사는 것이 일치하지 않음을 의미한다. 대표적 질환으로 당뇨 등의 비감염성 질환이 이에 해당한다(GBD 2019 Diseases and Injuries Collaborators, 2020).

앞서 질병부담이 감염성 질환에서 비감염성 질환으로 변화한 '역학적 변천(Epidemiological Transition)' 현상은 전 세계적으로 나타나며, 북한도 예외가 아님을 3장 1절 중 4. 질병부담에서 밝혔다. 북한을 포함한 중간 소득 및 저소득 국가들은 20세기 후반까지의 주요 문제였던 감염성 질환을 극복하지 못한 상황에서 비감염성 질환이 증가한 이중 질병부담(Double Burden of Disease) 구조를 취하고 있다고 설명했다.

시간의 흐름에 따른 북한의 DALYs 순위 변화를 살펴보면, 지난 29년간 북한의 비감염성 질환의 순위는 대폭 상승하고 감염성 질환의 순위는 하락했음을 알 수 있다. 특히 심혈관 질환은 1990년 2위에서 2005년 1위

순위	1990	2000	2005	2010	2015	2019
1	모성 및 신생아 질환	영양 결핍	심혈관 질환	심혈관 질환	심혈관 질환	심혈관 질환
2	심혈관 질환	심혈관 질환	암(신생물)	암(신생물)	암(신생물)	암(신생물)
3	호흡기 감염 및 결핵	암(신생물)	만성 호흡기 질환	만성 호흡기 질환	만성 호흡기 질환	만성 호흡기 질환
4	암(신생물)	모성 및 신생아 질환	모성 및 신생아 질환	근골격계 질환	근골격계 질환	근골격계 질환
5	기타 비감염성 질환	호흡기 감염 및 결핵	호흡기 감염 및 결핵	교통사고	교통사고	교통사고
6	비의도적 상해	만성 호흡기 질환	기타 비감염성 질환	기타 비감염성 질환	기타 비감염성 질환	기타 비감염성 질환
7	기타 감염성 질환	기타 비감염성 질환	근골격계 질환	모성 및 신생아 질환	호흡기 감염 및 결핵	당뇨 및 만성 신장 질환
8	만성 호흡기 질환	교통사고	교통사고	호흡기 감염 및 결핵	정신질환	정신질환
9	교통사고	근골격계 질환	비의도적 상해	비의도적 상해	당뇨 및 만성 신장 질환	호흡기 감염 및 결핵
10	근골격계 질환	비의도적 상해	정신질환	정신질환	비의도적 상해	비의도적 상해
11	정신질환	기타 감염성 질환	당뇨 및 만성 신장 질환	당뇨 및 만성 신장 질환	모성 및 신생아 질환	신경계 질환

감염성, 모성 및 신생아, 영양 질환 / 비감염성 질환 / 상해 / * 모든 연령, 성별 포함

출처: Institute for Health Metrics and Evaluation(IHME), *GBD Compare: Global Burden of Disease Study 2019 results*, University of Washington, 2019

그림 3-27 북한 질병부담 변화(1990~2019년)

로 올라선 이후 줄곧 압도적인 질병부담 요인으로 자리 잡았다. 암(신생물) 또한 2000년대 이후 꾸준히 상위권에 있다. 반면 모성 및 신생아 질환은 1990년 1위였다가 2019년 14위까지 떨어졌으며, 호흡기 감염 및 결핵도 꾸준히 하락하였고, 영양결핍 문제 또한 급격히 감소하였다. 이는 국제 지원의 성과로 볼 수 있다(〈그림 3-27〉).

1. 비감염성 질환 실태

앞서 북한 또한 역학적 변천을 겪었다고 언급했다. 이는 다음의 1985년 김정일 국방위원장의 발언에서도 확인할 수 있다. "현 시기 질병과의 투쟁에서 중요한 것은 심장혈관계통질병, 암성질병, 물질대사질병을 비롯하여 병걸린률과 로동능력상실률이 높은 질병을 미리 막기 위한 대책을 바로세우는 것입니다."(이요한, 2019)

김일성 국방위원장이 최고 지도자일 때, 동유럽 등 공산주의 국가의 물질적 지원에 기반한 무상치료제의 효과적 운영으로 20세기 말 북한은 이미 역학적 변천에 도달한 것으로 미루어 짐작할 수 있다. 그러나 고난의 행군을 거치며 감염성 질환, 영양 질환, 모성 및 아동 질환 등의 문제가 급격히 부상하였다. 또한 빈곤으로 인한 대사 악화, 기본적 의료서비스의 결핍, 만성적 스트레스와 생활 습관 악화 등으로 비감염성 질환도 늘어났다. 이를 계기로 북한은 현재까지 감염성 질환과 비감염성 질환 문제를 모두 안고 있는 이중 질병부담 구조를 띠게 되었다(이요한, 2019).

국제사회는 꾸준히 감염성 질환, 모자보건 등의 측면에서 북한에 지원을 하고 있지만, 비감염성 질환에 대해서는 아니다. 그렇기에 통일이 될 경우에 남북한의 비감염성 질환 측면에서 많은 것을 고려할 필요가 있다. 남한 또한 비감염성 질환의 부담이 높으며, 남북한 모두 저출산 및 고령화 현상을 겪고 있다는 점에서 그 부담은 상당히 증가할 것으로 예상된

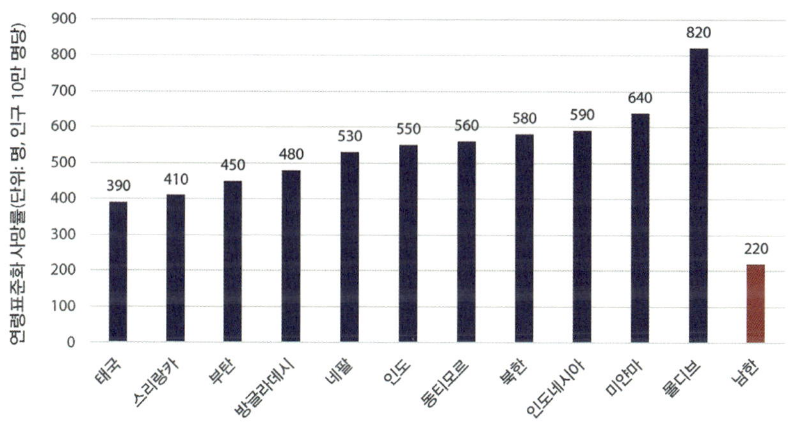

출처: World Health Organization, *Total NCD mortality rate (per 100,000 population), age-standardized*, Global Health Observatory, 2025. 3. 19.

그림 3-28 지역별 비감염성 질환 사망률 비교(2021년)

다. 실제로 독일 통일 사례를 보면, 통일 직후 높은 실업률 및 경제적 위기로 인해 동독 남성의 허혈성 심질환 사망자가 급격히 증가한 바 있다(조경숙, 2016). 통일 20년 후 동독은 대부분의 건강지표에서 서독과 대등해졌다. 또한 비슷한 정도의 부정적 사회 충격을 받은 체제변환기의 동유럽 국가들도 약 20년 만에 원래의 기대수명 수준을 회복하였다. 그러나 일각에서 북한은 이미 더 큰 사회적 충격인 고난의 행군을 겪은 바가 있어 통일 이후 다가올 건강지표 저하의 심각성은 이전보다 크지 않을 수도 있다는 시각 또한 존재한다(이요한, 2019).

2021년 북한의 비감염성 질환에 의한 사망자 수는 총 21만 명으로 인구 10만 명당 580명의 비율을 보였다(WHO, 2025c). 이는 WHO SEARO에 속한 11개국 중 네 번째로 높으며 남한(인구 10만 명당 220명)과 비교하면 2배 이상 차이가 난다(〈그림 3-28〉). 또한 2021년 북한 내 비감염성 질환에 의한 70세 미만 조기 사망자 수는 9만 307명으로 2000년 7만 5,955명에 비하여 약 18.9% 증가했다(IHME, 2021).

남북한 주요 비감염성 질환별 사망 수준을 비교했을 때, 북한의 질병부담이 더 크다는 점을 알 수 있다. 비감염성 질환 전체 DALYs 값은 북한(26,842.81)이 남한(20,515.83)보다 약 31% 높으며, 전체 사망률 또한 북한(773.0)이 남한(518.2)보다 약 49% 높다. 여러 질환군 중 심혈관 질환, 만성 호흡기 질환, 암(신생물), 소화기 질환은 북한에서 두드러지게 높다. 특히 심혈관 질환의 경우, DALYs 값이 남한에 비해 3.2배나 높은 수치를 나타냈다. 소화기 질환과 만성 호흡기 질환은 의료 접근성, 흡연·대기질 등의 영향으로 북한에서 질병부담이 더 높은 것으로 보인다. 반면 암(신생물)의 경우는 남북한 차이가 크지 않으며, 남한이 약간 더 높았다. 근골격계·신경계·정신질환·피부 및 피하조직 질환은 남한의 질병부담이 더 높았다. 이는 북한보다 남한이 생존에 위협적이지 않은 질병에도 자원이 분산될 수 있기 때문으로 볼 수 있다. 그렇기에 북한의 정신질환, 피부 및 약물사용 장애의 값이 작거나 없는 것은 실제로 질환이 발생하지 않았다기보다 보고 누락, 의료 접근성 미흡 등의 이유라고 보는 것이 더 정확할 것이다(〈표 3-15〉).

연령별로 구분해서 보자면, 북한이 남한보다 전체 비감염성 질환 사망률뿐만 아니라 70세 미만 조기 사망률 또한 높음을 알 수 있다. 남한에 비해 약 2.4배 높으며, 이는 보건 시스템 및 조기진단 시스템이 약하다는 것을 보여 준다. 또한 WHO SEARO 지역과 비교하면, 전체 사망률과 조기 사망률 둘 다 평균보다 높음을 알 수 있다. 대체로 SEARO 지역이 북한과 같은 중간소득 및 저소득 국가로 구성되어 있다는 점을 고려하면, 상당히 높다고 이해할 수 있다(〈표 3-16〉).

1) 암(신생물)

암은 인체 거의 모든 장기나 조직에서 발생할 수 있는 질환군으로, 통제되지 않은 세포 증식이 주변 조직 침범 또는 전이로 이어질 수 있다. 전

표 3-15 남북한 비감염성 질환별 사망 수준(2021년)

비감염성 질환 분류	사망률(인구 10만 명당)		장애보정생존연수(DALYs)	
	북한	남한	북한	남한
비감염성 질환 전체	773.0	518.2	26842.81	20515.83
암(신생물)	142.14	194.02	4181.12	4239.07
심혈관 질환	403.8	149.86	9475.35	2929.05
만성 호흡기 질환	121.35	30.71	2617.47	806.02
당뇨 및 신장 질환	34.19	39.83	1549.08	2033.19
신경계 질환	28.87	60.48	1245.37	1787.48
소화기 질환	31.03	31.27	1089.96	957.56
근골격계 질환	1.73	2.3	2143.27	3301.92
약물사용 관련 장애	1.95	2.16	262.67	466.9
피부 및 피하조직 질환	0.45	1.41	496.58	545.22
기타 비감염성 질환	7.48	6.16	1335.0	762.64
정신질환	0.0	0.0	1580.56	1805.86

출처: Institute for Health Metrics and Evaluation(IHME), *GBD Results Tool: Global Burden of Disease Study 2021 estimates*, University of Washington, 2021

표 3-16 지역별 비감염성 질환 사망 수준 비교(2021년)

구분	북한		남한		WHO SEARO
	사망자 수	사망률 (인구 10만 명당)	사망자 수	사망률 (인구 10만 명당)	사망률 (인구 10만 명 당)
비감염성 질환	204,011.09	773.00	267,236.91	518.20	476.83
비감염성 질환 중 70세 미만 조기사망	90,307.54	366.48	69,507.50	151.00	250.99
조기사망 비율(%)	44.27%	-	26.00%	-	-

출처: Institute for Health Metrics and Evaluation(IHME), *GBD Results Tool: Global Burden of Disease Study 2021 estimates*, University of Washington, 2021

세계적으로 두 번째 주요 사망원인이며, 2018년에는 약 960만 명이 암으로 사망하였다(WHO, 2024j). 조기 발견은 치료 반응을 높이고 생존율을 향상시키며 의료비 절감에도 도움이 된다. 이를 위해 증상 발생 전의 선별검사가 중요하다.

2021년 기준, 북한에서는 약 3만 7,514명, 남한에서는 약 8만 2,688명이 암으로 사망하였다. 이는 남한의 암 사망자 수가 북한보다 약 2.2배 많다는 의미이다. 그러나 인구 10만 명당 기준으로 보면 북한의 암 사망률은 약 142명인 반면, 남한은 약 135명이며, 연령표준화 사망률(Age-Standardized Rate, ASR) 기준으로는 남한이 약 67.6명으로 북한의 절반 수준에 그친다. 이러한 차이는 단순히 암 발병률이 낮아서라기보다는 진단 및 사망보고 체계의 정교함, 조기 검진의 보편화, 보건의료 체계의 접근성 차이에 기인했을 가능성이 높다.

남북한 악성종양 종류별 사망률을 비교해 보면, 남북한 질환별 편차가 크다는 것을 알 수 있다. 특히 흡연이나 환경 노출의 영향이 큰 기관지암

표 3-17 남북한 악성종양 종류별 사망률(2021년) (인구 10만 명당)

	북한			남한		
	전체	남성	여성	전체	남성	여성
구강암 및 구인두암	2.4	3.2	1.7	3.4	4.2	2.4
식도암	11.5	16.8	6.3	4.3	7.6	0.9
위암	27.0	34.3	19.9	23.8	30.9	16.7
대장암 및 직장암	12.9	12.9	12.6	22.6	25.2	20.0
간암	8.7	10.9	6.0	26.5	38.7	14.2
췌장암	4.5	5.1	3.9	13.8	14.7	12.8
기관지암 및 폐암	32.0	42.0	22.0	35.9	64.2	25.3
흑색종 및 피부암	1.2	1.2	1.3	1.3	1.1	1.5
유방암	7.9	0.3	15.3	5.6	0.07	5.7
자궁경부암	5.3	-	10.5	2.1	-	4.2
자궁체부암	1.3	-	2.5	1.8	-	1.6
난소암	2.0	-	2.0	2.6	-	2.6
전립선암	1.9	3.8	-	5.0	3.9	-
방광암	2.1	2.8	2.1	3.0	5.6	2.0
림프종 및 다발성골수종	3.5	4.1	3.0	3.6	3.6	3.4
혈액암	4.6	4.7	4.4	3.8	4.3	3.3
기타 악성 신생물	9.0	8.9	8.0	9.7	10.1	9.1

출처: Institute for Health Metrics and Evaluation(IHME), *GBD Results Tool: Global Burden of Disease Study 2021 estimates*, University of Washington, 2021

및 폐암, 식도암에서 북한이 압도적으로 높다. 자궁경부암은 북한이 남한의 2.5배, 여성 유방암은 2.7배로 높은데, 이는 백신 접근성, 조기진단 체계의 차이로 추정된다. 또한 그 외 기타 암들에서 남한의 암 사망률이 높은 것은 암 진단 및 보고 체계가 북한보다 선진화되어 있기 때문으로 보인다. 즉, 여성 관련 암과 환경성 암에서 남북한 차이가 매우 뚜렷하다(〈표 3-17〉).

그러나 북한에서 암에 대한 연구, 진료 체계, 인식 등에 대해 공개된 바는 극히 적다. 북한이탈주민을 상대로 어떤 질환이 가장 무섭냐는 질문에 37%가 암이라고 대답했다. "암은 불치병이다"라고 인식해 암과 심혈관 질환이 발병하면, 특별한 관리 방법이 없는 것으로 생각했다. 암 관련 지식을 측정했을 때 위암, 폐암, 간암 등에는 상대적으로 지식수준이 높았던 반면 대장암과 유방암 등 서구화와 관련된 암종은 잘 알지 못했다(이요한 외, 2014).

2019년 3~4월 봄철 북한 '위생월간'[16]의 일환으로 보건성 의료진이 암 예방을 중심으로 건강 교육 순회강연을 진행했다는 발표가 있었다. 평양과 지방 의료기관이 암 치료 능력에서 현저히 차이 나기 때문에 양강도, 함경북도 등지를 의사들이 돌며 직접 설명하는 기회는 이례적이다. 강연에서는 남성의 과도한 음주와 흡연, 인공 가공식품 소비 증가의 문제점을 지적하고 두릅나무즙을 암 치료용으로 마시는 것을 권고했다고 알려졌다.

1990년대 후반까지 북한 의사들이 사망원인을 암으로 진단하는 일은 거의 없었다. 의료비를 감당하기 힘들고, 진단 시설 자체가 부족했기 때문이다. 그렇기에 과거 북한의 암 진단과 치료는 극소수 특권층에게만 국한된 것이었다. 현재 북한에는 봉화진료소, 평양의학대학병원, 평양산원 유방종양연구소, 평양의학과학원 방사선의학연구소 등에서 암 연구 및

16 매년 3~4월 북한에서 국가적 위생사업의 일환으로 대청소 및 생활환경 개선 작업을 시행하는 기간을 의미한다.

치료가 이루어지는 것으로 알려져 있다(『Daily NK』 2019년 4월 24일).

북한의 의학간행물을 통해 암 진단법과 치료 현황을 파악한 연구에 의하면, 대북 제재 등으로 교류가 많이 부족함에도 암에 대한 연구가 비교적 활발히 진행되고 있었다. 암종별 검진 및 진단법의 경우 유방촬영술로 유방암을 진단하고, 초음파로 간암 진단, 폐암 환자 흉벽 침범도 평가, 위와 췌장 유착 평가 등을 하는 것으로 파악됐다.

치료 방법으로는 항암제, 방사선, 고주파열, 항암 온열치료 등을 시행한다. 특히 고려의학을 도입했는데 정향복합균영양싸락약, 참나무버섯다당, 복명1호주사약 등 전통의학 약제로 개발한 항암제로 면역치료를 하기도 한다. 그 외 먼거리 의료 상담이나 가정 방문 진료 등을 통해 난소암 암생존자의 합병증 관리를 성공적으로 진행한 연구 등도 존재한다. 그러나 대부분의 연구에서 초음파, X선 언급이 많고, CT나 MRI를 이용한 진단의 언급이 없어 해당 기기가 많이 보급되어 있지 않은 것으로 보인다(유금혜, 2024).

2) 심혈관 질환

심혈관 질환이란 심장과 혈관에 영향을 미치는 질환군을 말한다. 주로 죽상경화로 인해 혈전 위험이 높아지는 것이 원인이다. 대표적 질환으로 허혈성 심장질환, 심근경색, 뇌졸중, 류마티스 심질환 등이 있다. 위험 요인은 고혈압, 고지혈증, 당뇨, 비만, 흡연, 음주, 스트레스 등 매우 다양하다. 전 세계 심혈관 질환 사망의 최소 75%는 저소득 및 중간소득 국가에서 발생한다. 이는 주요 위험 요인을 조기에 발견할 수 있는 1차 보건의료 체계가 미약하거나 의료 접근성이 낮기 때문이다. 병이 악화된 상태에서 발견되면, 치료비 부담이 더 커져 가계에 재정적 부담이 가기에 치료 중단으로 이어지기도 한다. 연구에 의하면 심혈관 질환의 80%는 예방이 가능하기 때문에 올바른 생활 습관을 가지면 방지할 수 있다. 그러나 깨끗한 공기, 가격이 적당한 건강한 식품, 활동적인 생활을 유도하는 도시 공간 등은 개인이 노력할 수 없는 부분이기에 저소득 및 중간소득 국가에서 질환 예방에 한계가 있다(NCD Alliance, 2024).

〈표 3-18〉을 참고하면, 북한이 남한보다 전체 심혈관 질환 사망률이 2.7배 높다는 것을 알 수 있다. 그중 뇌졸중, 허혈성 심질환, 고혈압성 심질환은 북한이 각각 3.1배, 2.8배, 3배 높다. 이는 응급 상황 대응 부족, 항고혈압제 관리 미흡, 의료 인프라 취약 등이 이유인 것으로 유추할 수 있다.

북한의 허혈성 심질환 치료의 경우 협심증 환자의 45.1%가 침습적 치료를 받았고, 운동부하검사에서 양성을 보인 경우에만 관상동맥조영술을 시행했다. 주목할 점은, 급성 관상동맥증후군 환자 348명에게 스텐트 삽입술(약물방출 스텐트 360개, 금속 스텐트 210개)을 시행한 결과 12개월 내

표 3-18 남북한 심혈관 질환 세부 사망자 수 및 사망률(2021년)

구분	북한		남한	
	사망자 수(명)	사망률(인구 10만 명당)	사망자 수(명)	사망률(인구 10만 명당)
전체 심혈관 질환	16,570	403.8	77,286	149.8
류마티스 심장병	1,778	6.74	437	0.9
허혈성 심질환	36,375	137.8	25,415	49.3
뇌졸중	58,380	221.2	37,351	72.4
고혈압성 심질환	7,450	28.3	4,888	9.5
심근병증 및 심근염	684	2.6	1,296	2.5
심방세동	1,167	4.4	3,165	6.1
대동맥류	175	0.7	1,767	3.4
말초동맥 질환	27	0.1	258	0.5
심내막염	100	0.4	745	1.4
판막 질환(비류마티스)	60	0.2	1,293	2.5
폐동맥 고혈압	270	1.0	631	1.2
기타 심혈관계 질환	95	0.4	39	0.1

출처: Institute for Health Metrics and Evaluation(IHME), *GBD Results Tool: Global Burden of Disease Study 2021 estimates*, University of Washington, 2021

재협착률이 6.38%에 불과했다는 것이다. 이 수치는 남한을 포함한 다른 국가와 유사한 수준이다.

급성 뇌경색 환자 164명에 카테터 중재술을 시행한 결과, 경동맥 폐색 환자 사망률은 30%, 시술 실패 시 사망률은 73%로 한국 평균 사망률(11.4%)보다 훨씬 높았다. 관상동맥우회술(CABG) 시 수술 직후 사망률 4.5%, 평균 5~7년 생존율 97.4%, 시술 성공률 95.5%로 상당히 높은 수준이었다. 판막 질환의 경우, 승모판 협착증이 142건으로 가장 흔했으며 환자 평균 체중 44.7±4.1kg으로 심각한 저체중 상태로 추정되었다. 북한에서 보고된 125건의 급사 사례 중 43.2%는 급성 심근경색, 40.8%는 고혈압성 뇌출혈이었다. 44%가 40대, 37.6%가 50대로 상대적으로 젊은 연령층이었는데, 그 이유는 높은 흡연율과 미흡한 생활 습관 관리로 보인다.

심혈관 질환의 치료는 개흉술에서 중재 시술 중심으로 변모하고, 응급치료 영역까지 범위가 확장되는 등 꾸준히 발전하고 있다. 그러나 북한은 심혈관계 관련 기초 통계자료를 공개하지 않고 있으며 남한과의 격차가 여전히 존재하기 때문에 국제적 협력이 필요하다(Choi et al., 2023).

2. 비감염성 질환 위험 요인

비감염성 질환의 주요 행동 위험 요인으로는 흡연, 부적절한 식습관, 알코올 섭취 등이 있다. 〈표 3-19〉는 북한 주요 위험 요인의 DALYs의 시간별 변화를 나타낸 표이다. 1990년과 2021년에 모두 대기오염이 가장 높은 순위를 차지했으며, 2021년에는 고혈압과 부적절한 식이의 순위가 상승하고, 공복 혈당 상승 지표가 새롭게 등장했다. 흡연은 꾸준히 상위 순위를 차지했으며, 아동 및 모성 영양실조 문제는 상당히 개선되었다.

표 3-19 북한 주요 위험 요인 DALYs

순위	1990년 주요 위험 요인	DALYs	2021년 주요 위험 요인	DALYs
1	대기오염	5,609	대기오염	6,450
2	흡연	3,842	고혈압	4,845
3	아동 및 모성 영양실조	3,693	흡연	4,617
4	고혈압	3,176	식이	3,796
5	식이	2,402	공복 혈당 상승	2,249

출처: Institute for Health Metrics and Evaluation(IHME), *GBD Compare Tool - Democratic People's Republic of Korea, risk factors by DALYs (1990-2021)*, University of Washington, 2025

1) 흡연

2021년 기준, 흡연은 북한 내 질병부담 순위에서 3위를 차지하며 인구 10만 명당 4,617년의 손실을 초래한 주요 위험 요인이다. 2017년 국가건강조사 결과에 따르면, 15세 이상 남성의 흡연율은 46.1%였으며, 이 중 38.4%는 매일 흡연하는 것으로 나타났다. 북한에서 전자담배 또는 무연담배의 사용이 확인되지 않았으며, 여성 흡연율은 공식적으로 0%로 보고되었다. 다만 여성 흡연이 사회적으로 금기시되는 문화적 특성을 고려하면 실제 수치가 과소 보고되었을 가능성도 있다. 같은 해 남한의 흡연율은 남성 38.1%, 여성 6.0%로, 남성 기준으로는 북한보다 낮은 수치를 보였다.

북한은 2003년 세계보건기구 담배규제기본협약(WHO Framework Convention on Tobacco Control, WHO FCTC)에 서명하고, 2005년 비준한 이후 흡연 규제 및 금연 정책을 단계적으로 추진하고 있다. 2005년 「담배통제법」을 제정하여 다수의 공공장소를 금연 구역으로 지정하고 있으나, 법적 벌금 부과 체계가 부재하며, 담배 광고에 대한 규제도 상대적으로 미흡한 실정이다. 2022년 기준 가장 많이 판매되는 담배의 평균 소매 가격은 229원으로 보고되었다. 일부 병원과 지역사회 기관에서는 금연 상담과 니코틴 대체요법(Nicotine Replacement Therapy, NRT)을 통한 금연 지원 서비스를 제공하고 있다(WHO, 2023).

2020년 11월에는 보다 강화된 「금연법」을 채택하여 금연 구역 확대, 미성년자 대상 담배 판매 금지, 담배 이미지가 연상되는 장난감·식품·장식품 등에 대한 금지 조치를 추가하였다. 해당 법령은 위반 시 벌금 또는 형사 처벌이 가능하도록 규정하고 있다.

최근 북한은 금연 캠페인을 점차 강화하고 있는데, 생물양자공진분석기를 활용하여 니코틴 수치를 측정하고 해독 상태를 시각적으로 확인하는 내용을 보도한 사례가 있다. 또한 2020년 보도에서는 약 10년 전 개발된 '금연영양알약'이 금연에 효과가 있다고 소개하였다. 그러나 최고지도자인 김정은 국무위원장이 공공장소에서 흡연하는 모습이 여전히 매체에 자주 등장하고 있어, 지도자의 행태가 금연 정책의 효과성과 사회적 메시지 전달에 영향을 미칠 수 있다는 지적도 있다(『NK News』 2020년 8월 24일).

2) 대기오염

대기오염은 1990년과 2021년에 모두 북한의 주요 질병부담 원인 중 하나로 지속적으로 상위를 차지하고 있다. WHO는 2016년 북한에서 인구 10만 명당 207.2명이 미세입자(PM2.5) 오염으로 사망한 것으로 추정하였으며, 이 수치는 일부 중동 및 아프리카 국가를 제외하면 세계적으로 가장 높은 수준에 해당한다.

북한 주민들은 난방 및 취사 시 품질이 낮은 고체연료를 사용하거나, 노후화된 석탄 화력발전소를 주 에너지원으로 사용하고 있어 실내외 모두에서 고농도의 대기오염에 노출되고 있다. 특히 이러한 발전소에는 배출가스 정화장치가 설치되지 않아 오염물질의 대기 방출이 심각한 것으로 보고되고 있다(『조선일보』(영어판) 2019년 5월 29일).

실제로 북한 인구 중 WHO의 권고 기준(Interim Target-2: PM2.5 연평

균 25μg/m³ 이하)을 초과하는 농도에 노출된 비율은 99.7%에서 100%로 추정된다. 이는 북한 인구의 거의 대부분이 WHO 기준을 초과하는 고농도 미세먼지에 지속적으로 노출되고 있음을 의미한다(Brauer et al., 2017).

한편 북한 내에서도 환경오염과 건강 간 연관성을 인식하고 일부 연구를 수행한 바 있다. 예를 들어 '대기 중 비소 및 아황산가스(SO_2) 농도와 폐암 사망률 간의 관련성'을 분석한 연구 등이 보고된 바 있으며(이요한, 2024), 이는 향후 북한이 환경성 질환에 정책적으로 개입할 가능성을 시사한다.

3. 정신건강과 장애

1) 정신건강

북한 사회의 폐쇄성과 정보 접근의 제약으로 인해 주민들의 정신건강에 관한 실태는 여전히 많은 부분이 미지의 영역으로 남아 있다. 특히 정신질환에 대한 사회적 낙인과 제도적 부재는 북한 주민들이 겪는 심리적 고통을 외부에서 정확히 포착하기 어렵게 만든다. 이에 따라 많은 연구는 북한이탈주민의 증언과 경험을 바탕으로 북한 내 정신건강 상황을 간접적으로 유추하는 방식으로 이루어지고 있다.

북한의 정신의학을 둘러싼 학술적 연구 역시 제한적인 범위에 머무르고 있는데 현재까지의 분석 대부분은 북한이탈주민을 대상으로 한 심리평가나 인터뷰를 바탕으로 하고 있으며 북한 내에서 실제로 사용되는 정신의학 교과서, 진단 기준, 병리 개념 등에 대한 직접적인 연구는 거의 이루어지지 않았다(유전원 · 전우택, 2024).

북한이탈주민들의 증언을 살펴보면 이들은 탈북 과정에서의 생존 위협과 폭력, 정착 초기의 적응 스트레스, 과거 트라우마 등으로 인해 높은 수준의 정신적 고통을 경험하고 있음이 확인된다. 상당수는 공포, 우울, 불안, 수면장애, 자살 충동 등을 겪었으며 이는 독일 통일 당시 일반 난민 집단에서 공통적으로 나타났던 증상과 유사한 양상을 보인다(엄태완, 2005). 특히 2010년의 북한이탈주민을 대상으로 한 조사에 따르면, 북한이탈주민 중 상당수가 공개 처형 목격, 장기간의 굶주림, 수용소 수감 등의 경험을 가진 것으로 나타났고, 이는 외상 후 스트레스 장애(Post-Traumatic Stress Disorder, PTSD)와 우울장애 발병 가능성을 크게 높이는 요인으로 작용할 수 있다(김석주, 2015).

또한 주민들은 '생활총화'라는 업무와 생활을 반성하는 자기비판과 상호비판의 집단 훈련을 통해 일상적으로 사상적 통제를 받고 있으며 이는 사적인 감정 표현이나 개인의 내면적 문제를 드러내는 것을 억제하는 문화로 이어진다. 이처럼 북한 주민들이 처한 환경은 개인의 정신건강을 해치는 구조적 요인이 복합적으로 작용하는 특성을 가진다.

정신질환에 대한 북한의 제도적 인식 또한 남한과 매우 상이한데 북한의 진료 체계에서 정신건강 문제는 독립된 의학 분과로 다뤄지기보다는 신경과 혹은 내과적 증상의 일부로 취급되는 경우가 많다. 실제로 북한의 『가정의학 편람』(2016)에는 '정신병'과 '신경병'이라는 용어가 구분되어 사용되며 불안, 공포, 불면 등의 증상은 '신경순환무력증'이나 '심장신경증', '자율신경실조증'과 같은 내과적 질환의 한 증상으로 서술된다(김석주, 2015). 이 같은 경향은 정신질환에 대한 이해 자체를 왜곡시킬 뿐만 아니라 조기진단과 적절한 개입을 어렵게 만든다.

더욱이 자살 충동이나 중증 정신병 증상이 있는 환자들은 대부분 일반 병원이 아닌 '49호 병원'이라 불리는 정신질환자 격리시설로 이송되어 치료받는데 이 시설에 대한 정확한 운영 실태는 알려진 바가 거의 없지만 단순 치료보다는 통제와 격리에 초점이 맞춰져 있을 가능성이 높다(김석주 외, 2012).

한편 북한 정부는 국제사회에서 자국의 정신건강 관리에 대해 나름의 입장을 밝히고 있다. 북한은 '아동 권리에 관한 협약(CRC)'과 '여성에 대한 모든 형태의 차별 철폐에 관한 협약(CEDAW)'에 대한 국가보고서를 통해 "당국은 아동과 노인이 신체적 · 정신적으로 건강하게 성장하고 존엄한 삶을 영위할 수 있도록 법률과 제도가 마련되어 있다"고 강조하였다(NKDB 북한인권정보센터, 2022).

〈표 3-20〉은 2024년 WHO에서 발표한 자살 통계를 남한과 북한으로 구분하여 비교한 내용이다. 남한과 북한의 자살률은 분명하게 차이 나며 남한의 자살률이 북한에 비해 압도적으로 높다. 이에 반해, 2023년에 김정은 국무위원장이 처음으로 자살 방지와 관련하여 책임간부들을 대상으로 긴급회의를 소집하였고 본 회의에서 김정은 위원장이 직접 자살을 방지하라는 지시를 북한의 도, 시, 군급 책임 간부들에게 하달한 것으로 알려졌다(『자유아시아방송』 2023년 6월 2일).

더불어, 2022년 발간된 VNR 보고서에서는 정신건강을 언급하면서도 자살, 우울, 불안과 같은 정신질환의 유병률이나 관련 통계를 전혀 공개하지 않았다. 이러한 태도는 북한이 정신질환을 공공보건의 영역이 아닌 통제 대상의 일환으로 인식하고 있으며 국제 기준에 따른 정신건강 증진보다는 체제 유지적 관점에서만 문제를 바라보고 있음을 보여 주는 사례라 할 수 있다(전우택 외, 2023).

결론적으로 북한의 정신건강 문제는 단순히 질병의 관점에서 접근할 수 있는 사안이 아니라, 사회구조, 정치체계, 문화적 인식 등이 복합적으로 작용하는 총체적 문제로 이해해야 한다. 향후 남북한 간의 사회통합 및 보건의료 체계 통합을 논의할 때 이러한 이질성과 복잡성을 충분히

표 3-20 남북한 성별 및 전체 자살률(2024년) (인구 10만 명당)

국가명	남자	여자	전체	순위
남한	38.2	16.9	27.5	2
북한	10.5	8	9.3	63

출처: World Health Organization, *Suicide mortality rate (per 100,000 population)*, 2025, 도식화

고려한 다층적인 정신건강 정책이 마련되어야 할 것이다.

2) 장애인

북한 사회에서 장애인은 오랫동안 사회적 주변부에 머물러 왔다. "북한에는 장애인이 없다"는 말이 한때 공식 입장처럼 회자되기도 했는데 이는 장애인을 체계적으로 은폐·배제하는 현실을 반영하는 표현이다. 북한 장애인에 대한 체계적인 통계나 정부 차원의 정보는 거의 공개되지 않으며 대부분의 실상은 북한이탈주민들의 경험을 통해 유추할 수 있을 뿐이다. 북한이탈주민들의 증언에 따르면 북한에서 장애인은 지역사회에서 철저히 고립되며 의료 접근은 물론 기본적인 생계와 인권조차 보장받기 어렵다고 한다. 많은 이들은 북한의 복지제도가 존재하더라도 실질적으로는 무력한 상태에 불과하다고 말한다(김석주 외, 2015).

장애인에 대한 차별과 인권침해는 일상적으로 존재하였는데 특히 장애인의 평양 거주는 수십 년간 엄격히 통제되었다. 1988년 제13차 세계청년학생축전을 앞두고 당국이 도시 미화를 이유로 평양에 거주하던 장애인들을 강제로 지방으로 이주시켰으며 이후로도 상당 기간 평양 내 장애인 거주는 금지되었다. 강제이주는 단순한 이전이 아닌 가족과의 분리, 주거 및 생계 기반의 붕괴로 이어졌으며 일부 장애인은 인적이 드문 산간 지역의 '집단거주지'에 배치되었다. 양강도와 함경남도 등에는 왜소증 장애인을 위한 '난쟁이 마을', 척추 장애인을 위한 '곱새 마을'이 존재했다는 증언도 있다(통일부, 2024).

이러한 집단거주지에서의 생활은 사회와의 단절을 의미했다. 비장애인과의 결혼은 물론, 직업 선택과 거주 이전의 자유도 제한되었다. 이처럼 장애인은 사회 구성원이 아닌 철저히 '격리된 존재'로 취급되었다. 더욱 충격적인 사실은 일부 장애인이 강제불임수술이나 생체실험의 대상이 되었다는 증언이다. 1990년대부터 최근까지 왜소증 장애인을 대상으로 한 불임수술이 전국 병원에서 이루어졌으며 명단 작성을 위한 병원 내부 지침까지 존재했다고 한다. 때로는 가족의 동의 없이 병원으로 끌려갔고 출생 직후 지적장애 신생아를 '합의에 따라' 안락사시켰다는 사례도 보고되었다(US Department of State, 2016).

이러한 현실과는 별개로, 북한 당국은 국제사회의 시선을 의식해 장애인 보호와 권리 보장을 위한 제도적 움직임을 보이기 시작했다. 2003년에는 「장애자보호법」을 제정하면서 처음으로 장애인 관련 법적 정의를 명시했다. 해당 법률에서는 장애인을 '장기적인 신체상 결함과 주위환경의 요인들에 의하여 사회생활에 자립적으로 참가하는데 지장을 받는 공민'으로 정의하고 국가가 이들의 인격을 존중하며 권리와 자유, 이익을 여타 건강한 사람과 동일하게 보장해야 한다고 규정하였다(조선민주주의인민공화국 장애자보호법, 2013). 이 과정에서 북한은 법률적 언어로 기존에 사용하던 '불구자'라는 표현을 '장애자'로 바꾸기도 했다(송현진, 2021). 이는 용어상의 변화일 뿐만 아니라 북한 내부의 인식 변화 가능성을 시사하는 조치로 평가되기도 한다.

북한은 2013년 7월 유엔의 「장애인권리협약」에 서명하였으며, 같은 해 기존 「장애자보호법」을 수정·보완하였다. 이는 협약 가입을 통해 국제사회에 대한 책임을 명문화한 셈이며 협약 제5조에서 강조된 '평등과 비차별 원칙'은 이후 북한의 장애인 정책 논의에 일정한 영향을 미쳤다(UN CESCR, n.d.). 특히 2014년에는 조선장애자보호연맹 주도로 전국적인 장애인 실태조사가 시행되었고, 이 조사 결과에 따르면 북한 전체 인구의 6.2%가 장애를 가진 것으로 나타났다. 이는 1998년 3.41%, 2011년 5.8%에서 점차 증가한 수치이며 2018년 북한이 제출한 협약 이행보고서에서는 장애인 비율을 5.5%로 제시하고 있다(통일부, 2018). 단순 수치상으로는 남한의 장애인 출현율(5.39%)과 유사한 수준이나 그 삶의 질과 권리 보장 수준은 극명한 차이를 보인다(〈표 3-21〉).

한편, 2018년 북한이 유엔에 제출한 국가보고서를 기반으로 도식화하여 나타낸 〈그림 3-29〉를 살펴보면 2016년 기준으로 북한 「장애자보호법」 제2조의 분류 체계에 따라 집계된 장애 유형 가운데 지체장애인이 가장 큰 비중을 차지했으며, 그 뒤를 이어 청각장애, 시각장애, 언어

표 3-21 북한의 성별 및 연령별 장애인 비율 (단위: %)

지표	2014년			2016년		
	합계	남성	여성	합계	남성	여성
장애자 비율	6.2	5.9	6.5	5.5	5.1	5.9
0-4세	-	-	-	0.3	0.4	0.2
5-6세	-	-	-	0.5	0.6	0.4
7-16세	1.0	1.1	0.8	1.0	1.2	0.8
17-59세	5.4	6.1	4.7	4.8	5.4	4.2
60세 이상	18.5	15.1	20.5	16.9	13.3	19.1

출처: Democratic People's Republic of Korea, *Initial report on the implementation of the Convention on the Rights of Persons with Disabilities*, United Nations Office of the High Commissioner for Human Rights, 2018

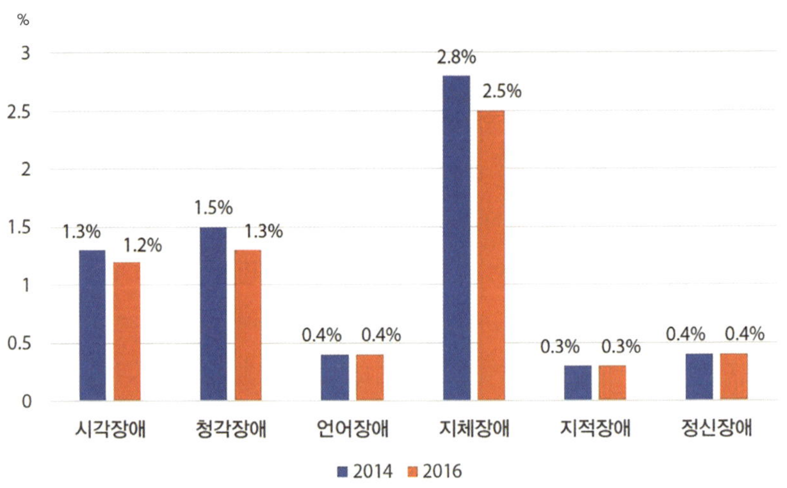

출처: Democratic People's Republic of Korea, *Initial report on the implementation of the Convention on the Rights of Persons with Disabilities*, United Nations Office of the High Commissioner for Human Rights, 2018, 도식화

그림 3-29 북한의 장애 유형별 장애인 비율

장애, 정신장애, 지적장애 순으로 분포되어 있는 것으로 나타났다(송인호, 2019).

북한의 장애인 복지제도는 법제적으로는 존재하지만 실제로는 적용 범위와 수혜 대상이 매우 제한적이다. 영예군인[17]을 중심으로 한 특수집단만이 제도의 혜택을 누리고 있으며 산업재해나 선천성 장애를 가진 일반 주민은 여전히 제도 바깥에 머물러 있다. 더욱이 법률의 존재 자체가 국제적 체면을 의식한 '외형적 조치'에 불과하다는 지적도 많다(이규창, 2013). 이는 법이 있더라도 실질적 효력이나 사회 인식의 개선으로는 연결되지 않는 북한 특유의 '보여 주기식 제도화'의 전형이라 할 수 있다.

다만 최근 몇 년 사이 북한 사회 내부에서도 미세한 변화의 조짐은 엿보인다. 일부 지역에서 장애인을 위한 전용 주택 단지가 조성되고 있으며 이전에는 철저히 통제되었던 평양 거주 제한도 조금씩 완화되는 모습이다. 평안남도 평성 인근에 왜소증 장애인을 위한 거주지가 조성되었고 2020년에는 평양에 거주하는 장애인에 대한 목격담도 전해졌다. 이는 제도와 인식이 완전히 변했다기보다는 극소수라도 제도적 경로에 진입할 수 있는 가능성이 생기고 있다는 점에서 의미를 가진다(통일부, 2024).

또 다른 주목할 만한 변화로는 2023년 제정된 「장애자권리보장법」이 있다. 북한 김일성종합대학은 2023년 9월 자 홈페이지를 통해 "장애자들의 권리문제는 사회생활의 모든 분야에서 건강한 사람들과 동등하게 안정되고 행복한 생활을 누릴 권리를 보장하는 문제"라고 소개하며, 해당 법의 제정 사실을 공식화하였다. 이 법은 2023년 9월 27일 최고인민회의 법령 제22호로 채택·공포된 것으로, 총 7개 장 75개 조문으로 구성되어 있다. 주요 내용은 ① 장애자의 사회정치적·경제문화적 권리 보장,

17 '영예군인(榮譽軍人)'은 '군사복무기간 부상을 입고 제대하여 국가적인 혜택을 받는 사람'을 의미한다. 북한 사회과학출판사, 『조선말대사전(증보판)』 제4권, p. 1109, 사회과학출판사, 2017 참조

② 차별 및 학대 금지, ③ 평등권 보장, ④ 국가의 보호 의무, ⑤ 교육·노동·문화생활 보장 등으로, 장애인의 권리를 제도적으로 규정한 최초의 포괄적 법률이라 할 수 있다.

북한이 그간 「장애자보호법」과 같은 제한적 법률에 머물렀던 점을 고려하면, 이번 법 제정은 적어도 장애인 권리 보장에 대한 인식의 변화를 제도적으로 표출한 조치로 볼 수 있다.

다만 실제 제도의 이행 여부와 현장의 변화를 확인하기 위해서는 지속적인 관찰이 필요하며, 이러한 변화가 단순한 외형적 조치에 그치지 않고 장애인의 삶의 질 개선으로 이어질 수 있을지가 향후 중요한 과제가 될 것이다(『NK경제』 2025년 9월 14일).

북한의 장애인 정책은 아직까지 심각한 인권침해의 그늘에서 벗어나지 못하며 여전히 많은 문제를 안고 있다. 하지만 그 존재 자체를 부정하던 과거에 비해 이들의 삶이 조심스럽게나마 공론화되고 있다는 점은 중요한 변화의 시발점이라 할 수 있다. 북한의 장애인을 향한 시선과 제도가 실질적인 개선으로 이어지기까지는 아직 갈 길이 멀지만 법률, 통계, 국제협약 등의 외형적 조치들이 진정한 변화로 이어지기 위해서는 보다 치밀한 실태 파악과 함께 이들의 목소리를 사회적으로 반영하려는 움직임이 필요할 것이다.

통일 의료 돋보기 ❷

북한 의학잡지를 만나다!

2025년 7월까지 통일부 북한자료센터에 갖춰진 북한 의학잡지는 『내과』, 『외과』, 『소아·산부인과』, 『치과·안과·이비인후과』, 『조선약학』, 『고려의학』, 『조선의학』, 『예방의학』, 『기초의학』, 『의학(외국과학기술통보)』으로 총 10개이다. 『의학(외국과학기술통보)』을 제외한 잡지는 전부 의학과학출판사에서 발행된다. 『의학(외국과학기술통보)』은 중앙과학기술통보사에서 발행되는데, 해당 출판사는 외국 과학기술에 관해 선진 과학기술을 수집하고 분석한 내용을 수록하고 있다. 각 잡지 한 호당 40편가량의 논문이 수록되어 있으며 논문은 평균 600자 내외로 이루어진다.

북한 의학잡지에 수록되는 논문은 보통 제목, 저자, 최고지도자의 교시로 시작하여 연구 대상과 방법, 연구 성적, 맺는말, 참고문헌, 영문 요약으로 구성된다. 북한의 의학 논문은 저자의 소속과 학위, 키워드가 없다. 참고문헌의 수와 전체 분량 또한 일반적인 의학 논문보다 적다.

표 3-22 북한 의학잡지 리스트

잡지명	출판사	간행 빈도	개간 연도(추정)
내과	의학과학출판사	연 4회	1978
외과	의학과학출판사	연 4회	1978
소아·산부인과	의학과학출판사	연 4회	1989
치과·안과·이비인후과	의학과학출판사	연 4회	2003
조선약학	의학과학출판사	연 4회	1953
고려의학	의학과학출판사	연 4회	1972
조선의학	의학과학출판사	연 4회	1954
예방의학	의학과학출판사	연 4회	1965
기초의학	의학과학출판사	연 4회	1991
의학(외국과학기술통보)	중앙과학기술통보사	연 6~8회	1961

출처: 통일부 북한자료센터

표 3-23 남북한 의학용어 비교

북한 의학용어	남한 의학용어
신형코로나비루스감염증	신종코로나바이러스
전염성폐염	폐렴
기초질병이 있는 환자	기저질환자
의진자	감염병 의심자
열나기	고열
숨가쁨	호흡곤란
근육아픔	근육통
게우기	구토
코메기	코막힘
잦은맥	빈맥
가슴활랑거림	심계항진
경상형/상형/심한형	경증/중등증/중증

『예방의학』 2020년 제3호(루계 제220호)에 실린 코로나19를 소개한 글을 통해 북한에서 사용하는 의학용어를 파악해 보았다.

북한에서는 바이러스를 '비루스'라 부르기에, 신종코로나바이러스를 '신형코로나비루스감염증'으로 명명했다. 또한 에어로졸을 '공기졸'로, 폐렴을 '폐염'으로 표기한다. 증상 및 징후를 칭하는 용어는 순우리말에 가까운 표현을 사용했다. 또한 중증도 분류는 남한과 마찬가지로 세 단계로 구성되지만, 명칭에 차이가 있었다.

리된 비루스와 현재 감염자의 비루스의 게놈배렬이 99% 류사하다는것을 발견하였다.

3. 신형코로나비루스감염증의 역학적특성

1) 신형코로나비루스에 쉽게 전염될수 있는 사람

집단적으로 발생하는 신형코로나비루스감염자의 83%가 가족성원들속에서 나왔다고 2020년 2월 11일에 발표되였다. 쉽게 전염될수 있는 사람들로는 로인들과 기초질병이 있는 환자들인데 이들은 감염된 후에 병상태가 비교적 심하였다. 어린이들과 갓난애기들속에서도 병이 발생할수 있다. 또한 의료기관과 의료집단들에서 사람－사람사이에 전염된 환자가 나타났는데 자료에 의하면 신형코로나비루스감염으로 인한 전염성페염이 발생한 후 환자치료사업에 종사하던 의료성원들속에서의 병발생률은 14.3%였다고 한다.

신형코로나비루스는 잠복기에도 전염성을 가지고있기때문에 감염환자는 다른 사람에게 비루스를 전파시킬수 있다.

2) 신형코로나비루스의 전파경로

신형코로나비루스의 기본전파경로는 비말감염경로인데 주로 비루스를 보유한 감염자의 재채기나 말할 때 튀여나오는 침방울 또는 그로부터 확산된 미립자들에 의해 전파된다. 신형코로나비루스는 명백히 비말경로로 전염될수 있고 접촉을 통해서 전염될 가능성이 아주 높으나 2020년 2월 23일 어느 한 호흡기질병전문가는 신형코로나비루스가 하수도망을 통해서도 전파될수 있기때문에 하수도관이 막히지 않도록 해야 한다고 하였다. 그는 하수도관이 막히면 오염된 공기나 물기둥이 신형코로나비루스를 매개하여 감염증을 일으킬수 있다고 하면서 이 비루스에 감염된 환자의 대변에서 비루스가 발견된것만큼 병원들에서도 하수도관에 주의를 돌려야 한다고 하였다. 2003년 중증급성호흡기증후군(싸스)이 전파될 때에도 홍콩특별행정구에서 하수도관이 불결한것으로 하여 300여명이 전염된적이 있었다. 그러나 신형코로나비루스가 공기속에서 오래동안 떠돌지 않으며 공기를 통해 전파될수 있다는 증거는 아직 밝혀진것이 없다. 또한 대소변이나 소화기계통을 통한 신형코로나비루스의 전파는 아직 확인되지 않았다.

4. 신형코로나비루스감염증의 발생기전

신형코로나비루스감염증의 전염원은 주로 신형코로나비루스에 감염된 페염환자이며 호흡기를 통해 튀여나오는 침방울 혹은 사람과의 접촉을 통해 사람들사이에서 전염된다.

신형코로나비루스가 인체세포를 감염시키는데서 관건은 신형코로나비루스의 S단백질(스파이크단백질)과 인체의 안기오텐신전환효소 Ⅱ(ACE_2)의 결합에 있다. 다시말하여 S단백질이 혈압을 통제하는 ACE_2를 《열쇠》하고 그것과의 결합을 통해 인체에 침입한다.

인체세포의 단백질이 어떻게 비루스와 관계를 맺을수 있는가에 대해 과학자들은 《인체가 집이고 신형코로나비루스가 도적이라면 ACE_2는 바로 이 집의 〈문손잡이〉라고 할수 있다. S단백질이 그것을 잡으면 비루스는 인체세포로 거침없이 들어가게 된다.》라고 하였다.

병이 발생하기 전까지 ACE_2의 전모, ACE_2와 신형코로나비루스 S단백질간의 호상작용을 똑바로 알지 못하였다. 어느 한 연구집단의 과학자들은 세계에서 제일 처음으로 ACE_2의 고분해능3D공간구조에 대하여 밝혔다. 그들은 ACE_2와 신형코로나비루스 S단백질감수기결합구조구역간의 복합물구조를 구체적으로 분석해냈다. 이 연구집단에서는 형태적으로 볼 때 신형코로나비루스의 S단백질이 ACE_2를 딱 붙잡고있다는 점이 싸스비루스와 매우 비슷하다는것, 신형코로나비루스의 S단백질감수기결합구조구역과 싸스비루스배렬의 류사성이 82%에 달한다고 하였다.

5. 신형코로나비루스감염증의 림상적특성

신형코로나비루스감염증환자의 잠복기는 초기에는 일반적으로 10일정도이며 최소 1일, 최대 14일이라고 보았다. 그후 신형코로나비루스의 잠복기가 24일이라는 연구결과가 나왔고 그이후에 와서 30일 지어 90일이라는 연구결과들도 나왔다.

이 병의 림상적특징은 급성호흡기비루스감염증의 림상학적징후들이 나타나는것이다. 즉 체온이 높고 기침(마른기침이거나 얼마간의 가래가 섞인것.)이 나며 숨가빠하고 근육아픔과 피로감이 있으며 가슴답답한 감을 느낀다. 보통 감염된 순간부터 6~8일째 되는 날에는 심한 숨가쁨이 발생한다. 첫 징후들로는 머리아픔, 각혈, 설사, 메스꺼움, 게우기, 가슴활랑거림을 들수 있다.

세계보건기구가 밝힌 신형코로나비루스감염증의 주요림상증상은 열나기(87.9%), 마른기침(67.7%), 무력감(38.1%), 기침과 가래(33.4%), 숨가쁨(18.6%), 근육아픔 또는 관절아픔(14.8%), 목구멍아픔(13.9%), 머리아픔(13.6%), 오한(11.4%), 메스꺼움 혹은 게우기(5.0%), 코메기(4.8%), 설사(3.7%), 각혈(0.9%), 결막충혈(0.8%)이다.

해당 증상들은 감염초기때 체온이 높지 않은 상태에서도 발현될수 있다. 그리고 림상적변종들과 표현형태는 경하게 경과하는것, 호흡부전이 없는 페염, 급성호흡부전이 있는 페염, 급성호흡장애, 패혈증, 패혈증성쇼크이다. 이로부터 림상형을 경한형(일반형), 상형(중한형), 심한형(위급한 형)으로 나눈다.

이번에 입원한 신형코로나비루스감염증환자들의 평균나이는 41살정도이고 60살이상의 로년기환자들속에서 매우 중한 형태들이 나타났다. 그것은 그들속에서 당뇨병, 고혈압기타 심장혈관계통질병 등 수반증들이 관찰된것과 많이 관계된다.

중한 경과때 하기도질병이 빨리 악화되고 페염과 급성호흡부전, 급성호흡장애, 패혈증, 패혈증성쇼크가 나타나고있다. 경과가 중한 모든 환자들속에서 급성호흡부전이 빨리 악화된다. 페염은 모든 감염자들속에서 진단되고 급성호흡장애진단을 받은 환자는 90%이상이다.

어린이들속에서 나타나는 코로나비루스감염의 림상증상은 상기도의 손상(코염, 인두염)과 하기도의 손상(기관지염, 세소기관지염, 페염)으로 특징지어진다. 흔히 환자는 열나기, 목아픔을 호소하며 림상징후들로는 병의 정도가 약할 때 미열, 심한 감염과 혼합감염때 높은열, 기침, 코물, 목안뒤벽의 충혈, 숨가쁨과 혈중 산소포화도감소, 잦은 맥, 호흡부전으로 나타난다.

기관지염과 페염은 호흡기비루스들과 결합될 때 심해지며 청진 및 타진으로 확인된다.

호흡기감염시 어린이들속에서 첫 5~6일동안에 자주 발생하는 복부관련아픔(메스꺼움, 게우기, 배아픔) 혹은 설사증상이 발생할수 있다.

다른 호흡기비루스들과의 혼합감염때 림상증상은 무증상과정 혹은 경한 호흡기증상으로부터 높은열, 의식장애 등 건강상태의 악화, 춥고 떨리기와 땀나기, 머리아픔 및 근육아픔, 마른기침, 숨가쁨, 잦고 힘든 호흡, 잦은 가슴활랑거림과 같은 중증급성호흡기감염에 이르기까지 각양각색이다. 병초기에 게우기, 잦은 설사가 있을수 있다. 중한 급성호흡기감염증상은 어른들속에서 나타나는 중증급성호흡기증후군 혹은 폐부종까지 겹친 비루스성페염이다.

6. 진찰절차와 진단기준

1) 진찰절차

현재 병원에서 열나기, 기침증상이 있는 환자를 진찰하는 절차는 다음과 같다.

① 환자는 우선 예비진찰실에 가서 체온을 측정한다. 열나기, 기침증상이 있는 경우 간호원은 환자가 마스크를 착용하게 하고 외래진찰실로 안내한다.

② 의사는 환자가 제공한 정보에 근거하여 발병하기 전 한달사이에 전염병발생지역에 다녀온 기왕력이 있는가, 의진자와 접촉한 기왕력이 있는가 등의 내용을 문의한다. 만일 환자에게서 열나기, 기침증상이 나타나고 환자가 전염병발생지역에 다녀온 기왕력이 있거나 의진자와 접촉한 기왕력이 있다면 즉시 입원시키고 격리치료를 진행하여야 한다. 동시에 비인두분비물, 가래 등을 해당 지역의 위생방역기관에 보내여 검사하도록 한다.

조건이 허락되는 병원에서는 직접 검사할수도 있다. 검사결과가 양성이라면 감염되였음을 확진할수 있다.

2) 신형코로나비루스성페염의 진단

(1) 신형코로나비루스성페염의 의진

① 역학적진단

발병전에 신형코로나비루스감염증환자가 보고된 지역 또는 나라들에 대한 려행기왕 또는 발병전에 신형코로나비루스감염증환자와 접촉하였거나 발병전 신형코로나비루스감염증이 발생된 지역 또는 나라에서 온 열나기와 호흡기증상이 있는 감염자와 접촉한 기왕이 있을 때 그리고 집단적인 발병이 인정될 때이다.

② 림상적진단

열나기와 호흡기증상이 나타날 때, 신형코로나비루스성페염의 화상학적소견이 있을 때, 발병초기에 백혈구수가 정상이거나 감소할 때 혹은 림파구수가 정상이거나 감소할 때, 우의 역학적진단내용에서 임의의 1개 지표와 림상적진단내용에서 임의의 2개 지표에 동시에 부합될 때 또는 역학적진단

－ 8 －

－ 9 －

출처: 리명권, 「위험한 전염병 신형코로나비루스감염증」, 『예방의학』, 2020(3), 8-9, 2020

그림 3-30 『예방의학』 잡지

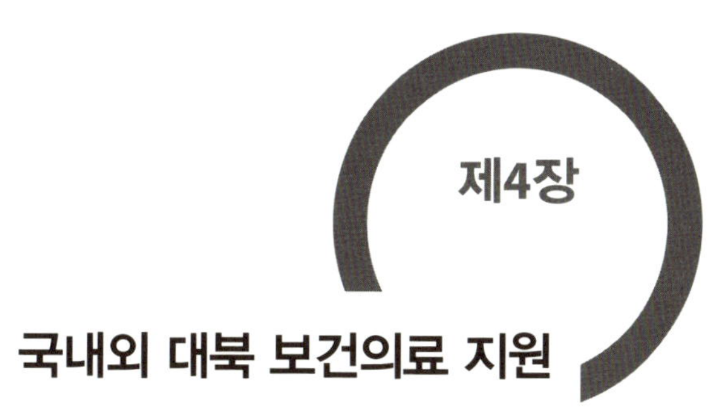

제4장 국내외 대북 보건의료 지원

본 장에서는 국제사회 및 대한민국 정부의 대북 보건의료 지원 흐름과 최근 경향을 종합적으로 분석하였다. 먼저, 연도별 주요 사건을 중심으로 북한에 대한 보건의료 지원 경과를 살펴본다. 다음으로 국제사회 차원에서 보건의료 지원을 수행하는 주요 공여국 및 공여기관(Donors)과 수행주체(Channels)의 역할과 특성을 정리한다. 마지막으로 남북협력기금 기반의 대북 지원 사업 가운데 정부 직접 지원, 국내 민간단체를 통한 지원, 국제기구를 경유한 지원 등 정부의 주요 사업유형별 동향을 검토한다.

〈그림 4-1〉은 북한 보건의료 지원의 흐름을 단순화한 개념도이다. 주

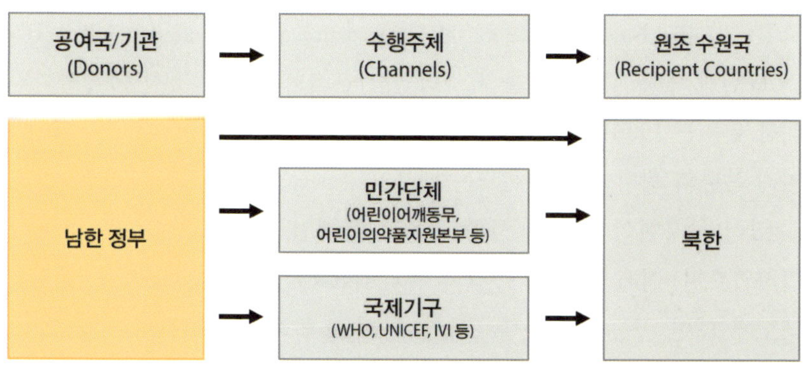

그림 4-1 대북 지원의 흐름

요 공여국 및 공여기관은 국제연합(UN), 국제비정부기구(INGO), 비정부기구(NGO) 등을 통해 원조를 제공하고 있으며, 이러한 수행주체들은 원조 활동을 긴급구호와 개발지원으로 구분하여 수행하고 있다. 한편, 대한민국 정부는 유엔 산하 국제기구 및 국내 민간단체를 수행주체로 지정하여 간접적 방식으로 대북 지원을 실시하고 있다.

제1절 대북 보건의료 지원의 추진 과정 및 분석 범위

1. 대북 지원 추진 배경 및 변천 과정

1970년대 후반 중국의 시장경제체제 개혁과 1991년 구소련 체제 붕괴는 북한의 대외 경제에 큰 전환점이 됐다. 1980년대부터 지속되었던 원조가 중단되고 대외무역도 절반 수준으로 급감하였다. 이후 1994년 김일성 주석의 사망과 더불어 농업 및 경제 정책의 실패, 1995년부터 이어진 자연재해 등으로 북한은 심각한 기근 상황에 직면하였다. 국제사회의 대북 지원은 1995년 8월 23일, 북한 주재 유엔대표부가 유엔 인도주의업무조정국(United Nations Office for the Coordination of Humanitarian Affairs, UN OCHA)에 수해 긴급구호를 요청하면서 본격화되었다. 당시 국제사회의 대북 원조는 1996년부터 1999년까지 전체 대북 지원액의 80% 이상을 유지해 북한의 해외 원조 의존도는 매우 높은 수준이었다(유원섭 외, 2007).

그러나 북한의 폐쇄적 사회 구조는 국제기구의 원조 활동에 제약을 가하였으며, 이에 따라 1999년 유엔과 INGOs는 북한 당국의 비협조적 태도에 대한 공동성명을 발표하였다. 이로 인해 국경없는의사회(MSF), 옥스팜(Oxfam International, OXFAM), 기아대책행동(Action Contre la Faim,

ACF) 등이 철수하였다. 이후 북핵 문제 및 아프가니스탄 사태 등으로 인해 국제사회에서 북한에 대한 관심이 감소하였고, 대북 지원도 점차 축소되었다. UN OCHA는 2000년부터 2004년까지 지속적으로 국제사회에 대북 구호를 요청하였으나, 2004년 북한은 더 이상 외부 지원을 수용하지 않겠다고 선언하였다. 이후 북한의 핵실험은 국제사회 내 고립을 심화시켰다.

이와 같은 상황과 병행하여 남북 교류는 점차 확대되었다. 2005년 북한은 대북 지원의 방향을 인도적 지원에서 개발협력으로 전환할 것을 요구하였다. 이에 따라 남한의 지원도 단순 물자 제공에서 장비 및 인프라 지원, 의료 인력 교육 등으로 다양화되었으며, 이러한 흐름은 2007년까지 이어졌다. 그러나 2008년 초 남한 정부는 민간 대북 지원의 분배 투명성과 남북협력기금 집행의 투명성 강화를 목표로 조정 국면에 들어갔으며, 같은 해 7월 금강산 관광객 피격 사건을 계기로 남한의 대북 지원은 급감하였다.

이와 비슷한 시기에 북한은 홍수 피해를 입고 2007년 UN OCHA에 긴급구호를 요청하였다. 이후 일시적으로 국제사회의 대북 지원이 증가하였으나, 북한의 제2 · 3차 핵실험으로 인해 유엔 안전보장이사회는 대북 제재를 강화하였고 지원 규모는 다시 감소하였다. 2016년 제4 · 5차, 2017년 제6차 핵실험은 대북 제재의 범위와 강도를 강화시키는 계기가 되었다. 남한 정부는 2010년 5 · 24 조치를 통해 직접적인 대북 지원을 중단하였다. 다만 2009년 신종인플루엔자(Influenza A, H1N1) 확산 시기에는 긴급 의약품을 지원하였으며, 2013년에는 민간단체 및 국제기구를 통한 보건의료 지원을 승인하여 결핵 치료제와 영양식 등을 제공하였다. 또한 WHO, UNICEF의 영유아 및 모자보건 사업에 남북협력기금을 활용한 간접 지원도 이루어졌다. 그러나 2016년 북한의 핵실험으로 인해 개성공단 폐쇄가 결정되었으며, 남북한 간의 인적 교류는 대부분 중단되었다.

이후 2018년 4월과 5월, 남북정상회담이 개최되고 같은 해 9월 19일

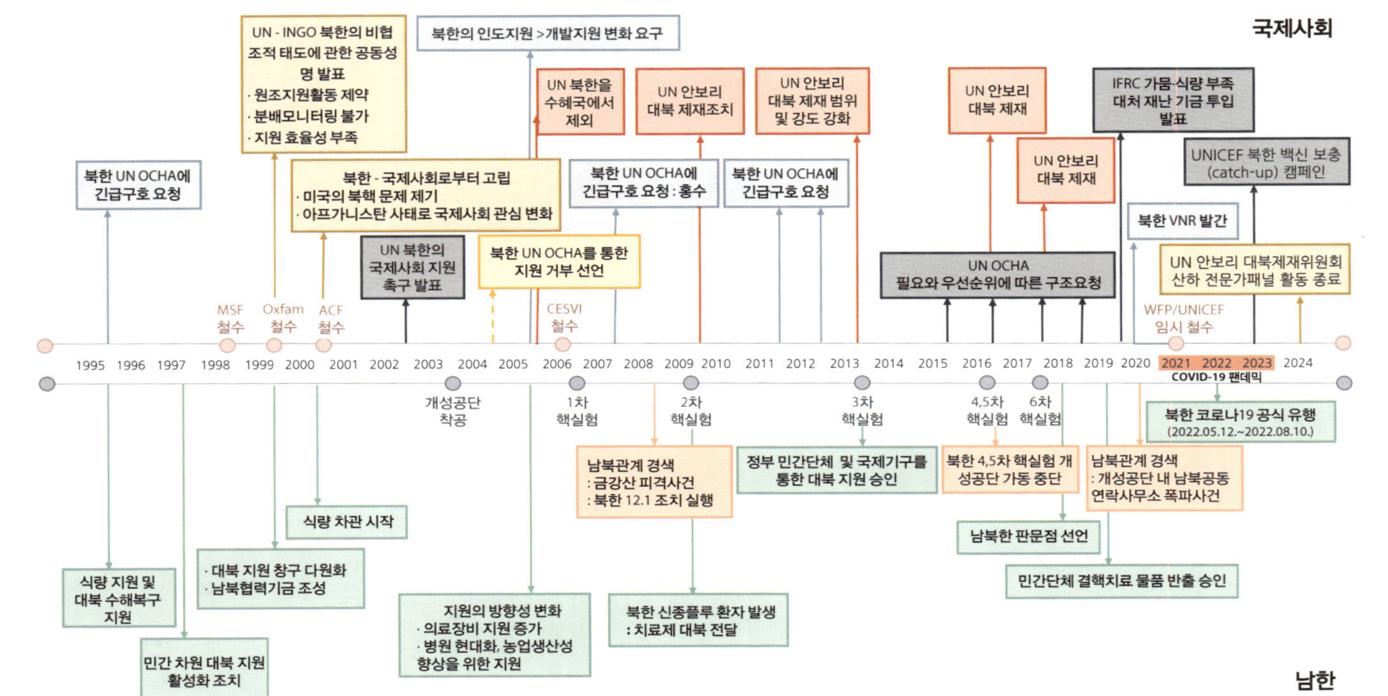

출처: 서울대학교 의과대학 통일의학센터 · 한국국제보건의료재단 · 보건복지부, 『북한 보건의료 백서』, 2013, 재구성

그림 4-2 대북 보건의료 지원의 연도별 변천 과정(1995~2024년)

‘평양공동선언’이 발표되었으나 그 이후에 실질적인 교류는 진전되지 않았다. 2020년 코로나바이러스감염증-19(COVID-19) 확산 이후, 북한은 국경을 전면 봉쇄하고, 국제기구 파견 인력을 포함한 모든 외국인에 철수를 지시하였다. 이로 인해 세계식량계획(WFP)과 UNICEF는 북한에서 철수하였으며, 동시에 INGOs의 대북 지원 활동도 대부분 물자 전달에 한정되어 이루어졌다.

2019년에 남한 정부가 민간단체의 결핵치료 물품 반출을 승인하면서 보건의료 분야 남북 교류의 재개 가능성이 제기되었으나, 2020년 북한이 개성공단 내 남북공동연락사무소를 폭파함에 따라 관계는 다시 경색되었다. 한편, 2021년 북한은 지속가능발전목표(SDGs)에 따른 국가자발검토보고서(VNR)를 발간하고, UNICEF와 협력하여 코로나19 팬데믹 이후 급감한 예방접종률 회복을 위한 전국적 캠페인을 실시하는 등 일부 국제 협력은 진행하였다. 그러나 국제사회 및 남한과의 전반적인 보건의료 협력은 여전히 제한적인 상황이다.

2. 대북 보건의료 지원 분석 범위

1) 자료 출처

(1) 국외 자료

2025년 6월 현재, 국제사회의 대북 지원 실적을 종합적으로 정리한 단일 통합 데이터 시스템은 존재하지 않는다. 그러나 대북 보건의료 지원 실적 분석에 가장 널리 활용되는 자료원은 경제협력개발기구(Organization for Economic Cooperation and Development, OECD)의 국제개발통계(International Development Statistics, IDS)와 유엔 인도주의업무조정국(UN OCHA)의 재정추적서비스(Financial Tracking Service, FTS)이다. 이 두 데이터베이스는 모두 국제사회의 대북 지원 실적을 관리하지만, 데이터 수집 방식과 포함 항목에서 차이가 존재하므로 자료 해석 시 주의가 필요하다.

OECD 개발원조위원회(Development Assistance Committee, DAC) 회원국의 경우, 공적개발원조(Official Development Assistance, ODA)를 일정 비율 이상 수행해야 하며, 이에 따른 계획 및 집행 결과도 보고 의무가 있다. 반면, UN OCHA의 FTS는 ODA 외 인도적 지원(Humanitarian aid) 실적을 수집하며, 자발적 보고 체계에 기반하기 때문에 누락된 데이터가 존재할 가능성이 높다.

① OECD IDS

OECD 국제개발통계(IDS)에서의 보고 주체는 OECD DAC 회원국을 비롯해, 비회원국(Non-DAC countries), 다자기구(Multilateral donors), 민간공여주체(Private donors) 등을 포함한다.

그러나 이들 중 보고 의무는 DAC 회원국에 한정되기 때문에, OECD 통계는 국제사회의 모든 원조 실적을 포괄하지 못하는 한계를 갖는다.

대한민국은 DAC 회원국이지만 북한에 대한 원조 실적을 공식적으로 보고하지 않고 있다. 이는 대한민국 헌법상 한반도 전체를 관할하는 유일한 합법 정부로서, 북한을 독립된 주권국가로 인정하는 것이 헌법상 제약을 받을 수 있기 때문이다(박지연, 2015). 다만, 연간 지원 총액(Aggregated data) 기준의 연도별 총계 분석이나, Creditor Reporting System(CRS)을 활용한 사업단위 분석(Project-level data)은 가능하다는 점에서 분석의 유용성은 여전히 존재한다.

OECD에 보고되는 원조 사업은 모두 원조 목적을 함께 명시해야 하며, 이를 위해 5자리 숫자로 구성된 CRS 코드를 사용한다. 모든 사업에는 1개의 CRS 코드가 할당되며, 지원 영역 및 세부 목적에 대한 정보를 담고 있어 정량적 분석에 유리하다. 2018년 기준 총 261개의 CRS 코드가 존재하며, 이 중 보건의료 분야와 직접적으로 연관된 항목으로는 '보

표 4-1 OECD의 보건 분야 CRS 코드 분류

DAC 코드		CRS 코드	DAC 분야 분류	
			한글명	영문명
보건 (120)	보건 일반 (121)	12110	보건정책 및 행정관리	Health policy and administrative management
		12181	의료교육/훈련	Medical education/training
		12182	의료 연구	Medical research
		12191	의료서비스	Medical services
	기초 보건 (122)	12220	기초 보건 진료	Basic health care
		12230	기초 의료 설비	Basic health infrastructure
		12240	영양	Basic nutrition
		12250	감염병 관리	Infectious disease control
		12261	보건 교육	Health education
		12262	말라리아 퇴치	Malaria control
		12263	결핵 퇴치	Tuberculosis control
		12281	보건 인력 개발	Health personnel development
인구정책·시책 및 생식보건 (130)		13010	인구정책 및 행정관리	Population policy and administrative management
		13020	생식보건	Reproductive health care
		13030	가족계획	Family planning
		13040	성병 대책 (HIV/AIDS 포함)	STD control including HIV/AIDS
		13081	인구 및 생식보건 부문 교육	Personnel development for population and reproductive health

출처: OECD, DAC-CRS 코드 목록(DAC-CRS CODES.xls), 개발협력연대, 2018, 재구성

건일반(CRS 121)', '기초보건(CRS 122)', '인구정책·시책 및 생식보건(CRS 130)'이 있다(〈표 4-1〉). 다만 일부 보건의료 활동이 CRS 코드 정의에 명확히 부합하지 않거나, 복합적 원조 목적을 가진 경우에는 분석의 정확성이 떨어질 수 있다.

또한, 자연재해나 분쟁 등 긴급 상황에서의 보건의료 지원은 '구호물자 및 서비스(CRS 72010)'로 분류되므로, 보건 분야 데이터가 누락되는 경우도 있다(OECD, 2009). 특히 북한이 2005년 이전까지 인도적 지원 위

주의 의료 지원을 수용했던 점을 고려할 때, 해당 시기의 보건의료 통계 분석에는 각별한 주의가 요구된다.

② UN OCHA FTS

UN OCHA의 재정추적서비스(FTS)는 대북 인도적 지원 실적을 공공에 개방된 형태로 관리하는 데이터베이스이다. 공여국 정부, 수행주체(채널), 언론, 공여기관 웹사이트 등에 보고된 지원 약정(Pledge)을 포함한 모든 인도적 지원 데이터를 포괄하며, 유엔 합동호소(UN Consolidated Appeals) 관련 데이터를 중심으로 매일 자료가 갱신된다.

이 시스템은 '사업단위 자료(Project-level data)' 형태로 구성되며, 데이터는 '지원 약정(Pledge)', '약정금액(Commitment)', '지급액(Paid contribution)'으로 분류된다. OECD IDS가 원조 목적을 세부적으로 관리하는 체계라면, UN OCHA FTS는 13개의 대분류(Category)를 기준으로 개별 원조 활동을 나눈다. 이 중 보건의료 분야에 해당하는 분류는 '보건(Health)'과 '식수 및 위생(Water Sanitation Hygiene)'이다. 그러나 OECD IDS와 마찬가지로, UN OCHA FTS 또한 모든 대북 보건의료 지원 데이터를 포함하지 않는다는 한계를 지닌다.

(2) 국내 자료

① 남북협력기금

남북협력기금은 남한 정부의 대북정책 추진 기반이자 민간 차원의 경제협력을 위한 유일한 재정지원 창구로 볼 수 있다. 남북한 상호교류와 협력사업에 필요한 자금 확보 및 공급을 목적으로 설치되었다. 통일부에서 관리하고 수출입은행에서 실질적으로 운용한다. 남북협력기금 관련 통계 현황은 통일부와 수출입은행의 홈페이지에서 확인할 수 있지만, 앞의 OECD나 UN OCHA의 데이터베이스와는 다른 데이터 체계를 가지고 있기 때문에 국제사회와 비교하는 데는 제약이 있다.

표 4-2 국내외 대북 지원 자료 내 보건의료 분야에 대한 조작적 정의

구분	자료 출처	보건의료 분야 정의
국외 대북 지원	OECD IDS	CRS 121, 122, 130
	UN OCHA FTS	① 'Health' & 'WASH' ② 연구진 제안코드
국내 대북 지원	정부(당국) 차원	'긴급구호'
	민간단체(개별사업)	① '일반구호' & '보건의료' ② 연구진 제안코드
	국제기구	WHO, UNICEF, IVI 등

2) 자료수집 방법

(1) OECD IDS

대북 보건의료 개발지원 자료는 OECD 홈페이지의 CRS 통계 시스템을 통해 추출하였다. 검색 시 설정은 〈표 4-3〉과 같다. OECD에 대북 지원 실적이 최초로 보고된 2002년부터 2023년까지의 데이터를 분석하였다.

표 4-3 자료수집 방법(OECD IDS)

구분	자료선택 기준
Time period	2002~2023
Recipient	Democratic people's Republic of Korea
Sector	120: Health, Total 130: Population policy/Program & Reproductive Health, Total
Measure	Official development assistance
Channel	All Channels
Modality	All Modalities
Flow type	Disbursements
Price base	Constant prices

(2) UN OCHA FTS

인도적 대북 보건의료 지원 자료는 UN OCHA FTS 홈페이지(https://fts.unocha.org/)를 통해 추출하였다(최종 접속일 2025년 6월 10일). 검색 시

표 4-4 자료수집 방법(UN OCHA FTS)

구분	자료선택 기준
Country data	Korea, Democratic People's Republic of
View by	① Sector - 'Health', 'Water Sanitation Hygiene' ② Recipient
Year	2000～2024
Source	All
Destination	All

설정은 〈표 4-4〉와 같다.

(3) 남북협력기금

통일부의 『통일백서(1997~2025)』에 수록된 사업비 집행 실적을 중심으로 분석하였으며, 통일부 홈페이지 내 남북협력기금 통계와 『2008년 남북협력기금 백서』, 정책브리핑 자료 등에서 추가 데이터를 수집하였다. 아울러 통계청의 e-나라지표와 KOSIS 국가통계포털, 통일부의 대북 지원 정보시스템 포털 등 공공 통계 사이트의 보건의료 관련 지표도 참고하여 보완하였다.

제2절 국외 대북 보건의료 지원

1. 대북 보건의료 개발지원

현재 OECD IDS를 통해 확인 가능한 대북 보건의료 지원 실적은 2002년부터이지만, 유엔인구기금(UNFPA)은 이미 1985년부터 1989년 사이 북한에 의약품, 장비 지원, 보건 인력 훈련, 피임기구 제공 등의 지

표 4-5 OECD IDS의 대북 지원 실적 및 보건의료 분야 지원 현황(2002~2023년)

(단위: 100만 USD, %)

연도	전체 지원금액(A)	보건의료 지원금액(B)	B/A (%)
2002	189.7	4.4	2.3
2003	84.1	2.5	3.0
2004	98.7	3.6	3.6
2005	63.3	5.5	8.7
2006	47.0	2.1	4.5
2007	97.2	6.0	6.2
2008	202.7	5.5	2.7
2009	63.6	17.6	27.7
2010	79.8	30.6	38.3
2011	99.1	21.2	21.4
2012	82.8	20.6	24.9
2013	77.7	27.8	35.8
2014	88.2	31.7	35.9
2015	133.8	26.0	19.4
2016	121.9	25.7	21.1
2017	134.9	26.8	19.9
2018	122.4	14.0	11.4
2019	134.7	15.0	11.1
2020	126.7	26.8	21.2
2021	23.4	3.8	16.2
2022	14.7	6.0	40.8
2023	14.5	6.9	47.6
계	2,100.9	330.1	15.7

원을 수행하였다(UNFPA, 1998). 다만, 이는 단순 물자 지원에 해당하며, 실질적인 개발협력은 1995년을 기점으로 시작되었다고 본다.

대북 지원의 규모는 국제사회와 북한 간의 외교 관계 변화에 영향을 받아왔다. 특히 북한의 핵실험 문제는 개발지원의 흐름에 직접적인 영향을 미쳤다. OECD IDS에 보고된 바에 따르면, 2002년부터 2023년까지의 대북 개발지원 총액은 21억 117만 5,000달러(한화 약 2조 8,896억 원)이

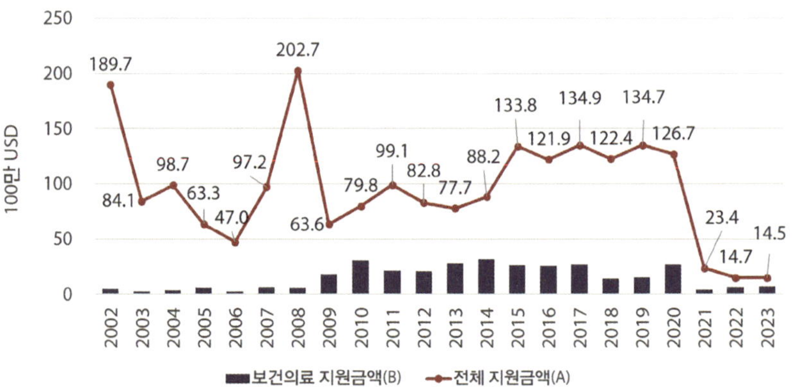

출처: OECD, *CRS: Creditor Reporting System (flows) – Official Development Assistance to DPRK (Health & Population/Reproductive Health sector)*, OECD Data Explorer, 2023

그림 4-3 OECD IDS의 대북 지원 실적 및 보건의료 분야 지원 현황(2002~2023년)

며, 이 중 보건의료 분야에 지원된 금액은 3억 2,997만 4,000달러(한화 약 4,553억 6,000만 원)로 전체의 약 15.7%를 차지한다. 비중만으로 보면 보건의료 분야의 지원은 상대적으로 낮아 보일 수 있으나, 2009년 약 27.7%를 기록한 이후 점차 상승하여 2023년에는 47.4%에 도달하는 등 꾸준한 증가세를 보이고 있다(〈표 4-5〉, 〈그림 4-3〉).

1) 보건의료 분야별 지원 현황

OECD의 CRS 코드 정의상 '보건일반(CRS 121)'은 북한 전체의 보건정책 및 관리, 3차 의료기관 이상의 전문 보건의료인 교육 및 훈련, 의료시설 지원, 특수목적 의료서비스 제공 등을 포함한다. '기초보건(CRS 122)'은 지역사회 수준의 1차 의료 강화를 목표로 하며 의약품지원, 의료시설 및 장비 확충, 보건 교육 프로그램, 영양개선, 감염성 질환 관리 등이 포함된다. 마지막으로 '인구정책·시책 및 생식보건(CRS 130)'은 인구정책

표 4-6 대북 보건의료 개발지원의 분야별 지원 현황(2002~2023년) (단위: 100만 USD)

연도	보건일반(CRS 121)	기초보건(CRS 122)	인구정책·시책 및 생식보건(CRS 130)
2002	0.0	2.1	2.3
2003	0.0	1.3	1.3
2004	0.4	2.3	0.9
2005	1.0	3.3	1.1
2006	0.0	0.9	1.2
2007	0.0	4.4	1.6
2008	0.0	3.9	1.6
2009	0.0	16.2	1.4
2010	0.0	29.4	1.2
2011	1.8	18.1	1.2
2012	1.1	18.3	1.2
2013	2.1	25.0	0.7
2014	1.9	28.3	1.6
2015	1.3	23.6	1.1
2016	2.1	22.6	1.0
2017	1.0	24.8	0.9
2018	1.1	12.3	0.6
2019	0.2	14.2	0.5
2020	17.5	9.2	0.1
2021	0.4	3.3	0.0
2022	1.7	3.5	0.8
2023	0.6	5.3	0.9
계	34.2	272.3	23.2

과 행징, 생식건강 관리 및 교육, 가족계획 프로그램, HIV/AIDS 등 성매개 감염병 예방 및 관리를 포괄한다.

2002년부터 2023년까지의 보건의료 분야 개발지원 실적을 분석한 결과, 기초보건(CRS 122)이 전체 보건의료 지원의 약 82.6%를 차지하며 가장 높은 비중을 보였다. 다음으로 보건일반(CRS 121)이 약 10.4%, 인구정책·시책 및 생식보건(CRS 130)은 약 7.0%의 비중을 차지하였다(〈표 4-6〉).

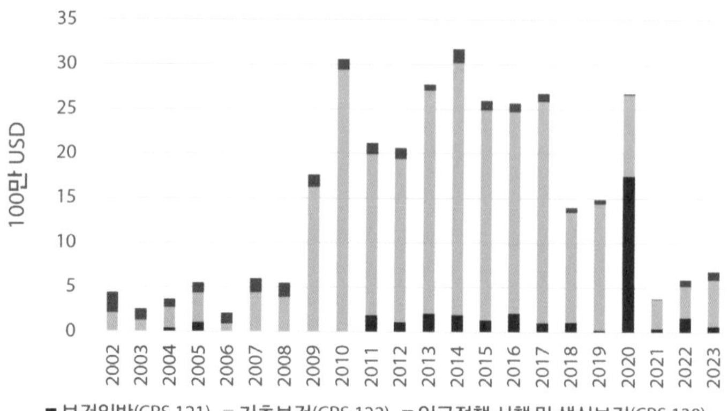

그림 4-4 대북 보건의료 개발지원의 분야별 지원 현황(2002~2023년)

기초보건(CRS 122) 내 주요 세부 영역을 살펴보면, '기초 보건 진료(CRS 12220)'가 전체 기초보건 지원의 28.8%, '결핵 퇴치(CRS 12263)'가 21.9%, '영양(CRS 12240)'이 12.6%이고, '말라리아 퇴치(CRS 12262)'가 그 뒤를 이었으며, 이 네 항목만으로 전체 기초보건 지원의 75% 이상을 구성하였다(〈그림 4-4〉).

결핵 퇴치(CRS 12263) 항목은 2010년부터 세계기금의 본격적인 개입이 이루어지면서 지원액이 급증하였다. 특히 2011년에는 결핵 퇴치 사업에 1,191만 달러가 투입되었는데, 이는 해당 연도 전체 보건의료 지원 중 단일 항목 기준으로 최대 규모였다. 2014년부터 WHO와 UNICEF도 결핵 사업에 본격적으로 참여하며, 결핵은 북한 내 주요 감염병 대응 전략의 중심축으로 자리 잡았다.

기초 보건 진료(CRS 12220)는 2002년부터 2023년까지 모든 연도에 걸쳐 꾸준히 지원이 이루어졌으며, 이는 북한의 1차 보건의료 체계 유지를 위한 장기적인 개발협력이 지속되었음을 시사한다. 주요 사업 내용에는 1차 의료기관 대상 의약품 및 예방접종 지원, 보건의료 인력 교육 등이 포함되며, UNICEF, WHO, 세계백신면역연합(GAVI), 유럽개발기금

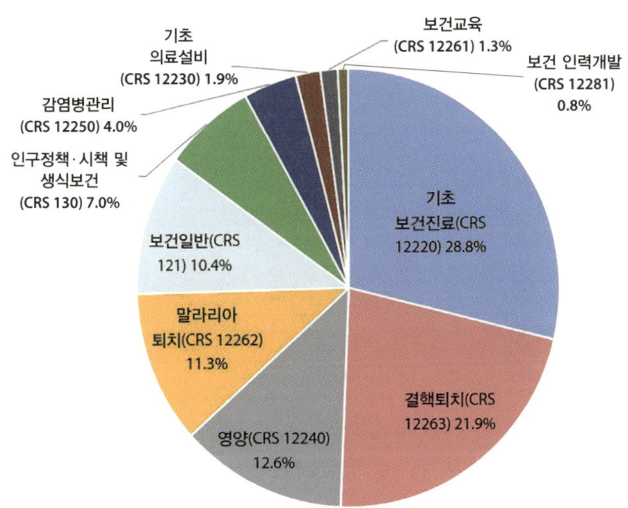

그림 4-5 대북 보건의료 개발지원의 세부 분야별 지원 현황(2002~2023년)

(European Development Fund, EDF) 등 다양한 국제기구가 참여하였다.

말라리아 퇴치(CRS 12262) 항목은 2010년 세계기금의 초기 사업 지원을 통해 시작되었으며, 2011년에는 UNICEF가 약 1년간 추가로 지원하였다. 비록 OECD IDS에는 남한의 사업이 명시되어 있지 않지만, 남한 정부는 2001년부터 2009년까지 WHO를 통해 북한 내 말라리아 퇴치를 위한 지원을 수행하였다(통일부, 2012).

영양(CRS 12240) 사업은 유아 및 임산부의 영양결핍 예방을 주목적으로 하며, UNICEF가 가장 핵심적인 수행주체로 활동하였고, WFP, WHO, 유엔개발계획(United Nations Development Programme, UNDP) 등이 참여하였다. 특히 2009년부터 2011년까지 식량난과 영양결핍 심화로 인해 매년 600만 달러 이상이 영양 지원에 투입되었다.

이 외에도 감염병 관리(CRS 12250), 보건 인력 개발(CRS 12281), 인구정책·시책 및 생식보건(CRS 130) 등의 항목도 일정한 비중을 차지하며, 북한의 보건시스템 전반의 대응 역량 제고에 기여하고 있다.

표 4-7 대북 보건의료 개발지원의 세부 분야별 지원 현황(2002~2023년)

(단위: 100만 USD)

구분		'02	'03	'04	'05	'06	'07	'08	'09	'10	'11	'12	'13	'14	'15	'16	'17	'18	'19	'20	'21	'22	'23	계
보건 일반	보건정책 및 행정관리	0.01	0.00	0.00	1.01	0.00	0.01	0.00	0.01	0.00	1.66	0.79	1.24	0.97	1.15	1.17	0.86	0.97	0.17	17.47	0.40	1.66	0.65	30.18
	의료교육/훈련	0.01	0.00	0.00	0.00	0.03	0.00	0.00	0.00	0.00	0.00	0.00	0.00	0.00	0.00	0.00	0.00	0.00	0.00	0.00	0.00	0.00	0.00	0.03
	의료 연구	0.00	0.00	0.00	0.00	0.00	0.00	0.00	0.00	0.00	0.00	0.02	0.03	0.00	0.00	0.27	0.07	0.04	0.04	0.00	0.00	0.00	0.00	0.49
	의료서비스	0.00	0.00	0.37	0.00	0.00	0.00	0.00	0.00	0.00	0.18	0.27	0.79	0.95	0.16	0.66	0.11	0.07	0.00	0.00	0.00	0.00	0.00	3.56
기초 보건	기초 보건 진료	1.72	0.52	1.66	1.59	0.00	2.71	2.30	6.93	4.12	2.85	5.13	3.99	4.31	9.93	5.11	11.47	7.65	12.36	7.33	2.62	0.67	0.05	95.01
	기초 의료 설비	0.00	0.00	0.45	1.05	0.07	0.38	0.34	2.26	0.22	0.18	0.15	0.13	0.20	0.12	0.21	0.16	0.13	0.08	0.02	0.00	0.01	0.00	6.16
	영양	0.37	0.27	0.21	0.15	0.37	0.49	0.50	6.23	6.02	0.95	2.42	10.66	3.86	1.21	2.71	2.14	0.06	0.48	0.04	0.53	1.09	0.84	41.59
	감염병 관리	0.00	0.00	0.01	0.50	0.30	0.81	0.68	0.00	0.00	0.30	0.17	0.43	0.54	0.85	0.63	0.46	0.04	0.00	1.62	0.09	1.65	4.22	13.28
	보건 교육	0.00	0.48	0.00	0.00	0.00	0.00	0.00	0.83	0.35	0.41	0.40	0.47	0.51	0.45	0.00	0.44	0.00	0.00	0.00	0.00	0.00	0.00	4.34
	말라리아 퇴치	0.00	0.00	0.00	0.00	0.00	0.00	0.00	0.00	7.94	4.76	3.17	2.71	6.71	3.49	3.79	1.74	2.43	0.49	0.04	0.00	0.00	0.00	37.26
	결핵 퇴치	0.00	0.00	0.00	0.00	0.00	0.00	0.00	0.00	10.73	8.53	6.88	6.62	11.91	7.43	9.64	8.10	1.77	0.39	0.06	0.02	0.03	0.05	72.13
	보건 인력 개발	0.00	0.00	0.00	0.04	0.11	0.01	0.07	0.00	0.00	0.09	0.00	0.01	0.23	0.13	0.55	0.35	0.27	0.39	0.07	0.07	0.08	0.14	2.58
인구정책·시책 및 생식 보건	인구정책 및 행정관리	1.30	1.20	0.22	0.25	0.04	0.44	0.32	0.17	0.55	0.36	0.34	0.29	1.19	0.83	0.13	0.30	0.23	0.15	0.03	0.04	0.54	0.60	9.50
	생식보건	0.84	0.06	0.69	0.88	1.13	1.13	1.28	1.21	0.67	0.89	0.32	0.26	0.36	0.02	0.64	0.50	0.31	0.25	0.05	0.00	0.01	0.12	11.61
	가족계획	0.05	0.01	0.00	0.00	0.04	0.00	0.00	0.00	0.00	0.00	0.55	0.13	0.00	0.00	0.00	0.00	0.00	0.00	0.00	0.00	0.01	0.01	0.81
	성병 대책(HIV/AIDS포함)	0.08	0.00	0.00	0.00	0.02	0.01	0.00	0.00	0.00	0.00	0.00	0.00	0.02	0.04	0.03	0.07	0.05	0.08	0.04	0.00	0.00	0.00	0.44
	인구 및 생식 보건 부문 교육	0.00	0.00	0.00	0.00	0.00	0.00	0.00	0.00	0.00	0.00	0.00	0.00	0.00	0.19	0.16	0.04	0.00	0.00	0.00	0.00	0.19	0.22	0.80

표 4-8 공여기관별 대북 보건의료 개발지원 실적(2002~2023년)

(단위: 100만 USD)

구분	'02	'03	'04	'05	'06	'07	'08	'09	'10	'11	'12	'13	'14	'15	'16	'17	'18	'19	'20	'21	'22	'23	계
세계기금	0.00	0.00	0.00	0.00	0.00	0.00	0.00	0.00	18.67	13.29	10.04	9.23	18.60	10.63	13.04	9.51	3.94	0.00	17.43	0.00	1.30	0.00	125.69
GAVI	0.00	0.00	0.00	0.00	0.00	1.17	1.53	3.28	1.93	1.27	4.56	3.47	3.49	9.66	4.36	11.24	6.61	11.92	8.69	2.56	2.25	4.17	82.15
WFP	0.00	0.00	0.00	0.00	0.00	0.00	0.00	5.85	6.00	0.46	2.01	9.76	3.38	0.51	1.83	1.51	0.00	0.00	0.00	0.00	0.00	0.00	31.32
UNICEF	1.70	1.53	0.75	1.92	0.89	2.42	1.50	4.24	0.68	1.77	0.50	0.81	1.28	1.65	1.52	1.62	1.38	0.17	0.07	0.02	0.16	0.26	26.82
WHO	0.00	0.00	0.00	0.00	0.00	0.00	0.00	0.00	0.00	2.27	1.19	2.81	1.66	1.66	3.40	1.82	1.48	1.84	0.62	0.69	0.65	0.95	21.02
UNFPA	1.05	0.89	0.71	0.94	1.01	1.23	1.27	1.16	1.15	0.86	1.20	0.64	1.46	1.03	0.54	0.71	0.35	0.25	0.00	0.00	0.64	0.92	18.00
노르웨이	0.95	0.00	1.21	1.67	0.03	0.74	0.18	2.15	0.00	0.00	0.00	0.00	0.00	0.00	0.00	0.00	0.00	0.00	0.00	0.00	0.00	0.00	6.92
핀란드	0.00	0.00	0.00	0.00	0.03	0.18	0.34	0.24	0.57	0.57	0.55	0.55	0.69	0.57	0.17	0.16	0.19	0.11	0.00	0.00	0.00	0.00	4.91
스위스	0.00	0.00	0.00	0.00	0.00	0.02	0.00	0.00	0.00	0.00	0.00	0.00	0.00	0.00	0.00	0.00	0.00	0.34	0.02	0.52	0.96	0.58	2.44
EU기관	0.00	0.00	0.00	0.00	0.00	0.00	0.00	0.00	1.58	0.59	0.20	0.00	0.00	0.00	0.00	0.00	0.00	0.00	0.00	0.00	0.00	0.00	2.37
이탈리아	0.00	0.00	0.00	0.51	0.00	0.00	0.00	0.70	0.00	0.00	0.00	0.00	0.52	0.00	0.00	0.00	0.00	0.00	0.00	0.00	0.00	0.00	1.72
스웨덴	0.00	0.00	0.00	0.00	0.00	0.00	0.00	0.00	0.00	0.00	0.00	0.00	0.58	0.00	0.51	0.04	0.04	0.00	0.00	0.00	0.00	0.00	1.18
호주	0.00	0.00	0.37	0.38	0.03	0.00	0.25	0.00	0.00	0.00	0.00	0.00	0.00	0.00	0.00	0.00	0.00	0.00	0.00	0.00	0.00	0.00	1.02
독일	0.00	0.00	0.00	0.04	0.08	0.02	0.00	0.00	0.00	0.00	0.00	0.01	0.00	0.25	0.30	0.18	0.00	0.00	0.00	0.00	0.00	0.00	0.88
네덜란드	0.58	0.11	0.00	0.00	0.00	0.00	0.00	0.00	0.00	0.04	0.10	0.00	0.03	0.00	0.00	0.00	0.00	0.00	0.00	0.00	0.00	0.00	0.86
UNDP	0.00	0.00	0.00	0.00	0.00	0.00	0.00	0.00	0.00	0.04	0.27	0.34	0.04	0.00	0.00	0.00	0.00	0.00	0.00	0.00	0.00	0.00	0.69
뉴질랜드	0.05	0.00	0.57	0.00	0.00	0.00	0.00	0.00	0.00	0.00	0.00	0.00	0.00	0.00	0.00	0.00	0.00	0.00	0.00	0.00	0.00	0.00	0.62
프랑스	0.01	0.00	0.00	0.01	0.00	0.00	0.00	0.00	0.00	0.00	0.00	0.00	0.00	0.00	0.00	0.00	0.00	0.39	0.00	0.00	0.01	0.00	0.43
벨기에	0.00	0.00	0.00	0.00	0.00	0.00	0.43	0.00	0.00	0.00	0.00	0.00	0.00	0.00	0.00	0.00	0.00	0.00	0.00	0.00	0.00	0.00	0.43
스페인	0.00	0.00	0.00	0.00	0.00	0.18	0.00	0.00	0.00	0.00	0.00	0.09	0.00	0.00	0.00	0.00	0.00	0.00	0.00	0.00	0.00	0.00	0.28
폴란드	0.00	0.00	0.00	0.00	0.00	0.00	0.00	0.00	0.00	0.00	0.00	0.01	0.02	0.03	0.01	0.00	0.00	0.00	0.00	0.00	0.00	0.00	0.07
영국	0.00	0.00	0.00	0.00	0.00	0.00	0.00	0.01	0.02	0.00	0.00	0.01	0.00	0.01	0.01	0.00	0.00	0.00	0.00	0.00	0.00	0.00	0.05
그리스	0.00	0.00	0.00	0.00	0.04	0.00	0.00	0.00	0.00	0.00	0.00	0.00	0.00	0.00	0.00	0.00	0.00	0.00	0.00	0.00	0.00	0.00	0.04
UNAIDS	0.03	0.00	0.00	0.00	0.00	0.01	0.00	0.00	0.00	0.00	0.00	0.00	0.00	0.00	0.00	0.00	0.00	0.00	0.00	0.00	0.00	0.00	0.04
미국	0.00	0.00	0.00	0.00	0.00	0.00	0.00	0.00	0.00	0.00	0.00	0.00	0.00	0.00	0.01	0.00	0.02	0.00	0.00	0.00	0.00	0.00	0.03
아일랜드	0.00	0.00	0.00	0.00	0.00	0.00	0.00	0.00	0.00	0.00	0.00	0.00	0.00	0.00	0.00	0.00	0.00	0.00	0.00	0.00	0.00	0.00	0.00
리투아니아	0.00	0.00	0.00	0.00	0.00	0.00	0.00	0.00	0.00	0.00	0.00	0.00	0.00	0.00	0.00	0.00	0.00	0.00	0.00	0.00	0.00	0.00	0.00

2) 공여기관별 지원 현황

2002년부터 2023년까지의 대북 보건의료 지원 실적을 OECD IDS에서 분석한 결과, 공여국 및 다자기구는 총 34개로 나타났다. 이 중 1,000만 달러 이상 지원한 기관은 세계기금, WFP, GAVI, UNICEF, WHO, UNFPA이며, 이 가운데 세계기금은 1억 2,555만 달러 이상을 지원하며 전체의 38.1%를 차지해 가장 큰 비중을 보였다. GAVI(24.9%), WFP(9.5%), UNICEF(8.1%), WHO(6.4%)도 비교적 규모가 컸으며, UNFPA는 5.5%로 가장 낮은 수준이었다.

공여기관의 연도별 지원 경향을 분석한 결과, 개별 국가보다는 다자기구의 기여도가 더 높고 지속적인 흐름을 보였다. 특히 세계기금은 2010년부터 본격적으로 말라리아 및 결핵 퇴치 사업을 추진하며 대북 보건의료 개발지원의 핵심 공여기관으로 자리 잡았고, 전체 지원 비중의 약 38%를 차지할 정도로 규모와 영향력이 컸다.

GAVI는 2007년부터 백신 지원을 본격적으로 시작하여 2023년까지도 꾸준한 흐름을 보였다. 전체 지원의 약 25%를 차지하며, 결핵 및 소아백신 지원 사업의 대표 공여기관 역할을 수행하고 있다.

WFP는 영양지원 중심의 대북 보건지원 사업을 전개하며 전체의 9.5%를 지원했으며, 특히 2007년부터 2014년 사이에 집중적으로 사업을 수행했다. UNICEF는 감염병 대응, 모자보건, 보건시스템 구축 등 다양한 영역에서 장기적으로 북한 내 활동을 지속해 왔다. WHO는 결핵·말라리아 등 감염병 대응 및 전략 수립, 보건시스템 개발 등 기술적 지원 중심의 역할을 수행하였고, 특히 2010년 이후 다자간 파트너십을 통해 다양한 대북 보건 프로젝트에 연속적으로 참여하였다.

UNFPA는 인구 및 생식보건 분야에서 꾸준히 지원했으며 전체 지원의 5.5%를 차지하였다. 특히 UNICEF와 함께 평양사무소를 거점으로 장기간 현장 중심의 보건·의료 개입을 수행하였다(〈그림 4-6〉).

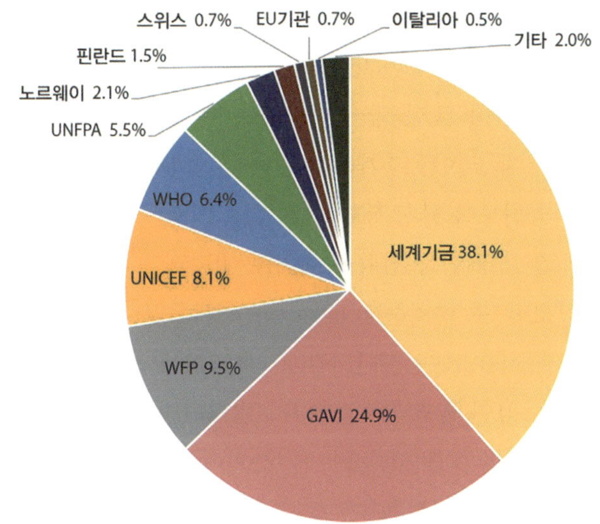

그림 4-6 공여기관별 대북 보건의료 개발지원 실적(2002~2023년)

개별 공여국 중에서는 노르웨이와 핀란드가 두드러진 흐름을 보였다. 노르웨이는 총 지원액 기준 2.1%로 규모는 크지 않지만, 2001년부터 지속적인 지원을 이어왔다. 핀란드는 2007년 이후 북한의 1차 기초의료시설과 치과 등 보건의료 교육 프로그램을 꾸준히 지원하고 있다(〈표 4-8〉).

한편, OECD IDS는 OECD 비회원국의 대북 의료지원 실적이 누락되는 구조적 한계를 지닌다. 예를 들어 북한과 긴밀한 외교관계를 맺고 있는 중국과 러시아의 보건의료 지원 정보는 반영되지 않았으며, 1995년부터 북한에서 활동한 WHO의 일부 자료도 포함되지 않았다. 그럼에도 불구하고 이 자료는 대북 보건의료 지원의 주요 공여기관과 규모, 연도별 흐름, 다자기구의 역할을 파악하는 데 유용하며, 향후 대북 보건의료 협력체계 개편과 중장기 전략 수립을 위한 기초 자료로 활용될 수 있다.

2. 인도적 대북 보건의료 지원

UN OCHA FTS을 통해 확인되는 대북 보건의료 지원 실적은 2000년대부터 공식적으로 기록되어 있지만, 실질적인 국제사회의 대북 인도적 지원은 1995년부터 이루어졌다. 북한은 1995년 이후 총 세 차례 국제사회에 공식적인 지원 요청을 하였다. 첫 번째는 1995년 대규모 홍수 피해에 따른 요청이었으며, 두 번째는 2007년 식량 사정 악화로 인한 인도적 지원 요청, 세 번째는 2013년 장마철 수해에 대응한 긴급 지원 요청이었다. UN OCHA는 2015년부터 2017년까지 약 3년간 북한의 인도적 필요와 우선순위에 기반한 구호 요청을 국제사회에 전달하였으나, 보건의료 분야에 대한 실질적인 지원 금액은 크게 증가하지 않았다.

1995년부터 1999년까지는 자연재해와 경제난에 대응한 긴급 식량 지원이 중점적으로 이루어졌으며, 이 기간 동안 약 6억 900만 달러 규모의 지원이 이루어졌다(통일연구원, 2008). 그러나 1998년 이후 북한 당국의 비협조적인 태도로 인해, INGO인 MSF, OXFAM, ACF의 북한 사무소가 철수하였다. 이후 2002년 유엔의 대북 지원 촉구 성명 발표를 계기로 국제사회의 관심이 재차 북한으로 향했고, 2004년 북한이 UN OCHA를 통한 공식 지원을 거부한 이후에는 북한 당국의 자발적 긴급구호 요청을 통한 지원이 이루어지고 있다. 전반적으로 보건의료 분야의 지원 규모와 참여 단체 수는 비교적 일정한 수준을 유지하고 있는 상황이다.

1) 보건의료 분야별 지원 현황

UN OCHA FTS에 보고된 2000년부터 2024년까지의 대북 인도적 지원 총액은 약 23억 4,693만 7,384달러(한화 약 3조 2,387억 7,358만 원)에 달한다. 이 중 보건의료 분야(보건, 식수 및 위생 영역)의 지원액은 약 4억 9,284만 5,217달러(한화 약 6,801억 2,639만 원)로 전체 대북 지원 실적의

약 21%를 차지한다. 보건의료 분야의 연도별 지원 비중은 매년 일정한 편차를 보이나, 2020년까지는 대체로 25~40% 수준을 유지하였다. 그러나 코로나19 팬데믹 기간 동안 비중이 급격히 하락하였고, 이후 점차 회복세를 보이고 있으나 팬데믹 이전 수준에는 미치지 못하고 있다. 특히

표 4-9 UN OCHA FTS의 대북 지원 실적 및 보건의료 분야 지원 현황(2000~2024년)

(단위: 100만 USD, %)

연도	전체 지원금액(A)	보건의료 지원금액(B)	B/A (%)
2000	224.1	8.1	3.6
2001	377.6	20.4	5.4
2002	360.8	19.9	5.5
2003	182.9	21.3	11.6
2004	301.8	42.6	14.1
2005	46.2	15.6	33.8
2006	40.0	20.7	51.8
2007	103.1	48.1	46.7
2008	56.7	20.1	35.4
2009	61.3	25.9	42.3
2010	24.5	5.7	23.3
2011	89.5	14.0	15.6
2012	117.8	102.4	86.9
2013	62.8	22.5	35.8
2014	33.2	11.3	34.0
2015	35.5	11.2	31.5
2016	43.1	11.2	26.0
2017	39.4	29.0	73.6
2018	38.1	10.3	26.8
2019	45.9	14.4	31.4
2020	41.9	17.4	41.5
2021	13.8	0.1	0.7
2022	2.3	0.0	0
2023	1.5	0.3	20.0
2024	2.8	0.5	17.9
계	2346.9	492.9	21.0

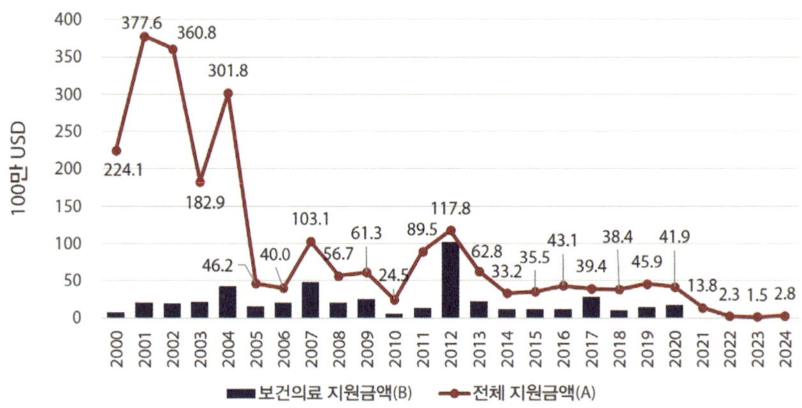

그림 4-7 UN OCHA FTS의 대북 지원 실적 및 보건의료 분야 지원 현황(2000~2024년)

2022년부터는 보건의료 지원 세부 항목 중 '식수 및 위생(Water Sanitation Hygiene)' 부문 지원이 중단되면서, 전체 보건 분야 지원 규모는 더욱 축소되었다(〈표 4-9〉).

2000년부터 2024년까지 '보건'과 '식수 및 위생' 분야에 대한 연평균 지원 규모는 약 1,970만 달러 수준이다. 이 중 2004년 용천역 열차 폭발 사고, 2007년 대홍수와 산사태, 2011년 홍수·태풍·한파 등 재난이 발생했을 때는 전년도 대비 보건의료 분야 지원이 증가한 양상을 보였다(〈그림 4-7〉).

2) 공여기관별 지원 현황

2000년부터 2024년까지 UN OCHA의 FTS에 보고된 보건의료 분야 대북 지원 실적을 분석한 결과, 총 65개 공여기관이 참여하였다. 이 중 공여국은 30개국, 다자기구는 9개, 민간 부문은 23개, 기타는 3개로 분류된다. 이들 가운데 500만 달러 이상을 지원한 공여기관은 9개였으며, 이 중 남한의 지원 규모는 9,155만 4,000달러(한화 약 1,261억 원)로 전체의

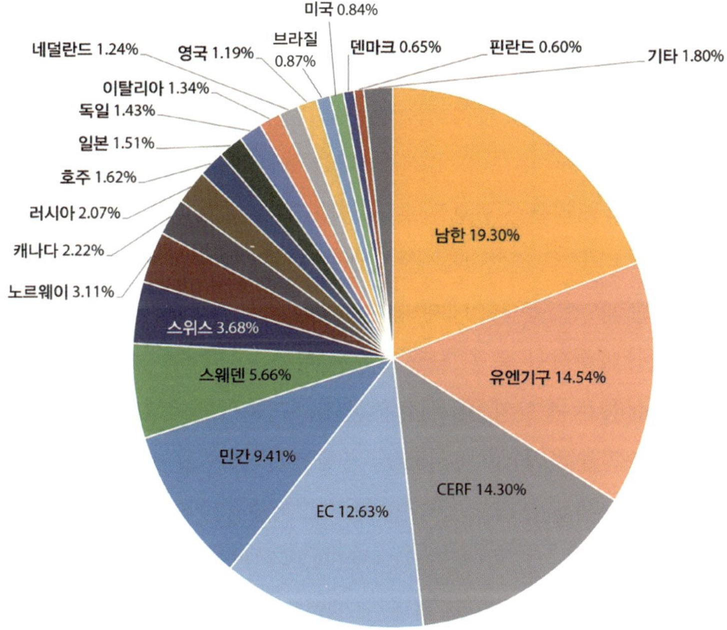

그림 4-8 공여기관별 대북 인도적 보건의료 지원 실적(2000~2024년)

19.3%를 차지해 단일 공여기관 기준으로 가장 높은 비중을 보였다.

그 뒤를 이어 유엔 기구 전체의 지원 비중은 14.54%, 유엔 중앙긴급대응기금(CERF)은 14.3%, 유럽집행위원회(European Committee, EC)는 12.63%를 차지하였다. 이들 네 기관의 지원 규모를 합산하면 전체 대북 보건의료 지원의 약 60.8%에 해당한다(〈그림 4-8〉).

공여기관의 연도별 지원 경향을 살펴보면, 특정 연도에 집중된 대규모 지원보다는 다수 연도에 걸쳐 소규모 지원이 분산되어 나타나는 경향이 뚜렷하다. 특히 FTS 데이터에 따르면, 많은 수의 공여기관이 일회성 또는 단발성으로 사업에 참여하였으며, 이는 OECD의 CRS 통계에서 확인되는 장기적·지속적 공여 패턴과는 상이한 양상이다(〈표 4-10〉).

이러한 차이는 FTS가 자발적 보고를 기반으로 하는 통계시스템이라는 특성에서 기인한다. 민간단체나 단기 프로젝트 기반의 보고가 많고,

표 4-10 공여기관별 인도적 대북 보건의료 지원 실적(2000~2024년)

(단위: 100만 USD)

구분	'00	'01	'02	'03	'04	'05	'06	'07	'08	'09	'10	'11	'12	'13	'14	'15	'16	'17	'18	'19	'20	'21	'22	'23	'24	계
남한	0.00	0.50	0.68	1.20	2.37	0.03	9.75	12.37	11.24	14.21	0.00	0.00	8.26	12.08	6.57	4.00	0.00	0.00	0.00	3.23	5.04	0.00	0.00	0.00	0.00	91.55
유엔 기구	0.01	0.80	1.75	1.70	0.05	0.00	0.00	0.00	0.00	0.00	0.00	6.90	51.41	0.19	0.00	0.00	0.00	0.00	0.45	0.03	5.55	0.10	0.00	0.00	0.00	68.94
CERF	0.00	0.00	0.00	0.00	0.00	0.00	0.00	6.70	2.26	3.85	4.10	3.07	11.02	6.21	1.95	2.13	6.56	7.90	5.60	2.00	4.44	0.00	0.00	0.00	0.00	67.79
EC	0.00	0.00	9.93	5.95	19.10	11.37	8.25	3.30	0.00	0.00	0.00	0.00	0.29	0.00	0.00	0.00	1.70	0.00	0.00	0.00	0.00	0.00	0.00	0.00	0.00	59.88
민간	3.49	12.53	1.37	7.68	5.56	0.00	0.00	12.84	0.00	0.00	0.00	0.05	0.21	0.00	0.74	0.00	0.14	0.00	0.00	0.00	0.00	0.00	0.00	0.00	0.00	44.62
스웨덴	0.39	0.83	0.94	1.05	1.56	0.00	0.09	1.36	1.16	4.11	0.85	2.92	0.43	1.94	1.30	2.56	0.55	1.45	1.70	0.70	0.62	0.00	0.00	0.00	0.34	26.86
스위스	0.00	0.00	0.00	0.00	0.09	0.52	0.00	0.01	0.00	0.00	0.00	0.00	5.53	1.84	0.00	2.01	1.30	0.76	0.85	0.82	1.94	0.50	0.54	0.61	0.13	17.44
노르웨이	1.20	1.21	0.76	1.75	0.00	1.13	0.03	1.17	0.13	2.10	0.00	0.00	1.77	0.00	0.00	0.00	0.00	0.00	1.74	1.46	0.00	0.00	0.00	0.28	0.00	14.73
캐나다	0.00	0.00	0.40	0.00	0.45	0.00	0.00	0.00	0.00	0.00	0.00	0.00	7.94	0.00	0.00	0.55	0.52	0.00	0.00	0.38	0.28	0.00	0.00	0.00	0.00	10.52
러시아	0.01	0.00	0.00	0.00	0.00	0.00	0.00	0.00	0.00	0.00	0.00	0.00	5.00	0.00	0.00	0.00	0.00	0.00	0.00	4.80	0.00	0.00	0.00	0.00	0.00	9.81
호주	0.62	0.00	0.32	0.00	0.71	0.00	0.78	2.05	0.00	1.22	0.00	0.00	2.02	0.00	0.00	0.00	0.00	0.00	0.00	0.00	0.00	0.00	0.00	0.00	0.00	7.70
일본	0.00	0.00	0.00	0.00	7.14	0.00	0.00	0.00	0.00	0.00	0.00	0.00	0.00	0.00	0.00	0.00	0.00	0.00	0.00	0.00	0.00	0.00	0.00	0.00	0.00	7.14
독일	0.69	0.09	0.46	0.00	0.91	0.65	0.63	0.80	0.44	0.00	0.33	0.39	0.25	0.00	0.60	0.00	0.00	0.00	0.00	0.00	0.50	0.00	0.00	0.00	0.00	6.76
이탈리아	0.00	0.86	0.00	0.11	0.00	0.00	0.00	1.75	2.33	0.00	0.43	0.62	0.00	0.26	0.00	0.00	0.00	0.00	0.00	0.00	0.00	0.00	0.00	0.00	0.00	6.37
네덜란드	0.28	0.10	0.60	0.80	1.14	1.21	0.65	0.00	1.11	0.00	0.00	0.00	0.00	0.00	0.00	0.00	0.00	0.00	0.00	0.00	0.00	0.00	0.00	0.00	0.00	5.89
영국	0.00	1.71	1.71	0.00	1.82	0.00	0.00	0.30	0.00	0.00	0.00	0.00	0.00	0.00	0.00	0.00	0.00	0.00	0.00	0.00	0.10	0.00	0.00	0.00	0.00	5.65
브라질	0.00	0.00	0.00	0.00	0.00	0.00	0.00	0.00	0.00	0.00	0.00	0.00	4.12	0.00	0.00	0.00	0.00	0.00	0.00	0.00	0.00	0.00	0.00	0.00	0.00	4.12
미국	0.00	0.00	0.00	0.00	0.00	0.00	0.00	4.00	0.00	0.00	0.00	0.00	0.00	0.00	0.00	0.00	0.00	0.00	0.00	0.00	0.00	0.00	0.00	0.00	0.00	4.00
덴마크	1.14	0.59	0.48	0.61	0.00	0.00	0.00	0.00	0.00	0.00	0.00	0.00	0.00	0.00	0.00	0.00	0.18	0.06	0.00	0.00	0.00	0.00	0.00	0.00	0.00	3.06
핀란드	0.00	0.15	0.26	0.45	0.94	0.65	0.00	0.00	0.00	0.40	0.00	0.00	0.00	0.00	0.00	0.00	0.00	0.00	0.00	0.00	0.00	0.00	0.00	0.00	0.00	2.84
기타	0.00	0.00	0.21	0.04	0.81	0.00	0.50	0.13	1.44	0.00	0.00	0.02	4.11	0.00	0.10	0.00	0.24	0.00	0.06	0.93	0.00	0.00	0.00	0.00	0.00	8.58

공여기관 간 보고 기준이 상이하다는 점도 영향을 미친 것으로 분석된다. 그럼에도 불구하고 FTS는 다양한 출처의 대북 보건의료 지원 현황을 포괄적으로 집계하고 있다는 점에서, CRS 데이터와 함께 보완적인 통계 기반으로 활용될 수 있는 가치가 크다.

3. 국제사회의 대북 보건의료 협력 변화(2018~2025년)

앞서 시간의 흐름에 따른 대북 보건의료 지원의 변화 양상에서 파악한 것처럼, 북한의 정치적·외교적 행보에 따라 국제사회의 지원 양상이 변화해 왔다. 수해와 같은 재난이 발생하면 인도적 지원이 일시적으로 확대되었고, 반대로 핵실험과 이에 따른 국제사회의 제재가 있으면 지원 규모가 축소되는 경향을 보였다. 이러한 흐름 속에서 2020년 코로나19 팬데믹은 대북 보건의료 협력 양상에 결정적인 전환점이 되었다.

2018년 판문점 선언을 계기로 남한 및 국제사회의 대북 협력이 재개될 가능성이 조심스럽게 제기되었으나, 이후 코로나19 팬데믹 등의 복합적 요인으로 인해 보건의료 분야의 교류와 협력이 급격히 위축되었다. 2020년 초, 북한은 코로나19 발생 직후 국경을 전면 봉쇄하고 국제기구의 출입을 제한하였으며, 이에 따라 WFP와 UNICEF의 북한 사무소는 북한 정부의 지시에 따라 철수하였다. 이는 자의적 판단이 아닌 북한 당국의 요청에 따른 조치로, 코로나19 종식 이후 복귀 시도 또한 북한의 승인을 받지 못해 무산된 점에서 매우 이례적인 사례로 평가된다.

2022년 북한이 자국 내 코로나19 유행을 공식 인정했을 당시, 남한 정부와 유엔 기구를 포함한 국제사회는 인도적 지원 의사를 적극 표명했으나 모두 거절당했으며, 백신 도입 또한 이루어지지 않았다. 이후 중국으로부터 백신을 지원받아 접종을 실시한 것으로 추정되지만 이에 대한 공식적인 자료는 확인되지 않는다.

이후 보건의료 분야 협력은 극히 제한적인 수준에 머물러 있다. 2023년에 UNICEF는 북한 내 현저히 낮은 예방접종률을 개선하기 위한 백신 보충(catch-up) 캠페인을 실시하였고, 2025년에는 WHO 주도로 계절성 인플루엔자 대응 역량 강화를 위한 백신 도입 훈련이 시행되었다. 이 훈련은 WHO 팬데믹 인플루엔자 대비 파트너십(Pandemic Influenza Preparedness, PIP)의 일환으로, 계절성 및 팬데믹 상황에서의 백신 배포와 접종 체계 강화를 주요 목적으로 한다. 같은 해 5월에는 WHO가 북한 보건성 및 지역 사무소와 공동으로 구강보건, 심혈관 질환, 암 등 주요 비감염성 질환(NCDs) 대응 역량 강화를 위한 온라인 오리엔테이션을 개최하였다. 이 행사는 북한의 '비감염성 질환 국가전략계획(NCDs 2014-2020)'에 기반한 활동으로 평가된다.

그러나 과거와 달리, 국제기구의 방북 활동에도 불구하고 북한의 보건의료 지표나 인구통계 자료는 새롭게 갱신되지 않고 있어, 현재의 보건 실태를 정확히 파악하기 어려운 상황이 지속되고 있다. 실제로 UN OCHA FTS와 OECD IDS에 보고된 데이터에서도 2020년을 기점으로 대북 보건의료 지원의 총 규모는 현저히 감소한 양상을 보이고 있다. 이는 북한의 폐쇄적 대응, 대북 제재, 코로나19 팬데믹 이후의 고립적 행보가 복합적으로 작용한 결과로 해석된다.

2025년 현재까지도 북한은 대부분의 국제기구 및 NGO의 입국을 불허하고 있으며, 보건의료 분야에서의 실질적인 협력은 극히 제한된 상태이다. 이러한 상황은 남북 및 국제사회의 감염병 대응 공조체계 단절로 이어지고 있으며, 향후 공중보건 위기 발생 시 공동 대응 역량이 크게 저하될 수 있다는 우려가 제기되고 있다.

제3절 국내 대북 보건의료 지원

한반도에서 남북한 간 보건의료 협력은 단순한 인도주의적 지원을 넘어, 정치적 신뢰를 구축하고 한반도 평화 정착을 위한 기반 조성이라는 측면에서 중요한 의미를 지닌다. 대한민국 정부는 이러한 대북 보건의료 지원을 주로 '남북협력기금'이라는 주요 재원을 통해 추진해 왔다.

1991년 「남북협력기금법」에 따라 설립된 이 기금은 통일부 산하의 기금관리조정위원회 심의와 국회의 예산 심의를 거쳐 조성되며, 남북한 간의 인적·물적 교류와 협력 증진, 그리고 장기적인 평화 통일 기반 마련을 위한 다양한 사업을 지원하는 데 그 목적이 있다(법제처 국가법령정보센터, 2024).

본 절에서는 남북협력기금을 중심으로 한 국내의 대북 지원 현황과 역대 정부별 대북 지원을 개관하고, 다음으로 보건의료 분야에 대한 구체적인 지원 양상 및 특징을 다룰 것이다.

1. 남북협력기금을 통한 대북 지원

1) 국내 대북 지원 현황

1990년대 중반 이후 남북 간의 교류협력이 확대되면서 우리 정부는 대북 인도적 지원의 일환으로 남북협력기금을 통해 대북 지원을 실시하였다. 남북협력기금을 활용한 남한의 대북 지원은 '대북 인도적 지원' 사업으로 분류되며 이는 기금 사용 주체에 따라 크게 '정부 차원의 지원', '민간단체를 통한 지원', 그리고 '국제기구를 통한 지원'으로 구분될 수 있다. 여기서 민간단체를 통한 지원은 사업의 성격에 따라 개별사업, 정책사업,

영유아사업으로 한 번 더 분류된다. 앞선 세 가지 사업뿐만 아니라 정부와 민간이 공동으로 참여하는 합동사업을 통해 사업의 신뢰성과 효율성을 동시에 제고하는 방식도 병행되고 있다(이상영, 2008).

남북협력기금을 통한 대북 인도적 지원은 1995년 6월을 기점으로 본격화되어 현재까지 이어지고 있다. 2023년 11월까지 누적된 남한 정부의 무상 지원 총액은 1조 5,427억 원에 달하며, 식량 차관까지 포함하면 총 2조 4,155억 원 규모의 지원이 이루어진 것으로 집계되고 있다. 여기에 민간단체의 자체 재원으로 실행된 무상 지원액까지 합산할 경우, 1995년부터 현재까지의 총 대북 지원액은 3조 3,440억 원으로 집계된다(〈표 4-11〉).

대북 지원은 1999년 '대북 지원 창구 다원화' 정책이 시행되고 2000년 6·15 남북 공동선언에 기반한 '햇볕정책'이 본격화되면서 2007년까지 활발한 시기를 맞이했다. 특히 이 기간 중 민간 차원의 무상 지원이 대폭 증가하였는데, 2000년에는 전체의 28%에 불과했던 민간 지원 비중이 2004년에는 54%까지 증가하면서 민간 부문의 역할이 두드러졌다.

그러나 북한은 2005년 국제사회의 단순 긴급 인도적 지원을 거부하고 장기적인 '개발지원' 형태로의 전환을 요구하였고, 이에 따라 남한 정부는 기존의 긴급 인도적 지원 중심에서 벗어나 북한의 자립 역량 강화를 위한 점진적 개발협력 사업을 모색하기 시작하였다. 특히 노무현 정부(참여정부) 시기에는 북한의 병원 현대화, 보건 인프라 구축 등의 개발협력이 추진되기도 하였다.

하지만 이러한 변화의 모색은 오래가지 못했다. 2008년 초 이명박 정부의 출범과 함께 민간 대북 지원의 분배 투명성 및 남북협력기금 집행 투명성 제고를 강조하면서 남북관계가 조정 국면에 들어섰고, 같은 해 7월 발생한 금강산 관광객 피격 사건은 대북 지원을 급격히 축소시켰다. 이로 인해 정부의 대북 지원은 2007년 1,983억 원에서 2008년 438억 원으로 대폭 감소하는 양상을 보였다(통계청, 2025).

표 4-11 남북협력기금의 연도별 대북 인도적 지원 현황(1995~2023년) (단위: 억 원)

구분	정부 차원						민간 차원(무상)	합계
	무상 지원				식량 차관	계		
	당국 차원	민간단체 경유	국제기구 경유	계				
1995~1999	2,193	0	418	2,611	0	2,611	694	3,306
2000	944	34	0	977	1,057	2,034	386	2,421
2001	684	63	229	976	0	976	782	1,757
2002	832	65	243	1,140	1,510	2,650	578	3,228
2003	811	81	205	1,097	1,510	2,607	766	3,373
2004	949	102	262	1,314	1,359	2,673	1,558	4,231
2005	1,221	120	19	1,360	1,787	3,147	780	3,926
2006	2,000	133	139	2,273	0	2,273	709	2,982
2007	1,428	220	335	1,983	1,505	3,488	909	4,397
2008	0	241	197	438	0	438	726	1,164
2009	0	77	217	294	0	294	377	671
2010	183	21	0	204	0	204	201	405
2011	0	0	65	65	0	65	131	196
2012	0	0	23	23	0	23	118	141
2013	0	0	133	133	0	133	51	183
2014	0	0	141	141	0	141	54	195
2015	0	23	117	140	0	140	114	254
2016	0	1	1	2	0	2	28	30
2017	0	0	0	0	0	0	11	11
2018	12	0	0	12	0	12	65	77
2019	0	0	106	106	0	106	170	277
2020	0	7	118	125	0	125	23	149
2021	0	5	0	5	0	5	26	31
2022	0	6	0	6	0	6	20	26
2023	0	2	0	2	0	2	8	9
합 계	11,258	1,200	2,969	15,427	8,728	24,155	9,286	33,440

출처: 통일부, 대북 지원정보시스템: 국내 연도별 지원 통계, 2025

이후 2009년 북한의 2차 핵실험과 2010년 3월 천안함 피격 사건, 2010년 11월 연평도 포격 등 연속된 도발로 남북관계는 극도로 경색되었고, 이는 2011년부터 당국 차원의 무상 지원 및 식량 차관이 국제기구를 통한 우회 지원 외에는 전면 중단되는 결과를 낳았다. 이후 민간단체를 통한 사업 역시 일부 제한적으로 추진되고 있으며, 이마저도 북한 당국의 제한적인 수용 태도로 인해 활발하게 이루어지지 못했다(신희영 외, 2017).

특히, 코로나19 팬데믹 시기에는 북한이 외부 지원 전반에 대해 극도로 경계하는 태도를 취하면서 국제기구를 통한 간접 지원조차도 중단된 상태가 지속되어 인도적 지원의 통로마저 크게 제약받는 상황이 되었다. 이러한 상황은 대북 보건의료 지원에도 직접적인 영향을 미쳐 남한 정부가 보유한 보건 인프라 및 기술 역량을 지원할 기회가 충분하지 않은 결과로 이어졌다.

2) 정부별 주요 대북 지원 현황

대한민국 역대 정부들은 각기 상이한 대북정책과 기조를 바탕으로 남북협력기금을 통한 대북 지원의 방향과 규모를 설정해 왔으며, 이는 남북관계의 변화와 밀접하게 연결되어 지원의 내용과 방식에 뚜렷한 특징을 남겼다. 특히 각 정부별로 대북 지원 방식과 과정에서 명확한 차이를 보였으며, 이는 〈표 4-12〉와 〈그림 4-9〉를 통해 알 수 있다. 역대 정부별 주요 대북 지원은 다음과 같다.

(1) 노태우 정부(1988. 2.~1993. 2.)

1980년대 후반, 소련 고르바초프의 개혁·개방 정책에 따라 냉전체제가 급속히 해체되었고, 북한도 베를린 장벽 붕괴로 인한 독일 통일의 흐름에 영향을 받아 대남 관계를 전략적으로 재정비하였다. 이러한 국제 정세 속

표 4-12 정부별 대북 인도적 지원 현황

(단위: 억 원)

재원	주체	김영삼 정부 (95.6.~98.2.)	김대중 정부 (98.3.~03.2.)	노무현 정부 (03.3.~08.2.)	이명박 정부 (08.3.~13.2.)	박근혜 정부 (13.3.~17.3.)	문재인 정부 (17.5.~22.5.)	윤석열 정부 (22.5.~25.4.)	합계
정부	당국 차원	1,854.00	2,798.73	6,409.34	183.37	0.00	12.20	0.00	11,257.64
	민간단체 지원	0.00	161.22	695.76	299.89	24.09	11.39	7.94	1,200.29
	국제기구	264.38	625.79	960.24	503.16	390.91	224.72	0.00	2,969.20
	식량 차관	0.00	2,567.00	6,160.57	0.00	0.00	0.00	0.00	8,727.57
소계		2.118.38	6,152.74	14,225.91	986.43	415.00	248.31	7.94	24,154.70
민간	대한적십자사	196.42	957.54	610.84	16.16	5.99	0.00	0.00	1,786.95
	민간단체	0.00	1,448.22	3,997.73	1,491.14	246.34	306.42	8.73	7,498.58
소계		196.42	2,405.76	4,608.57	1,507.30	252.33	306.42	8.73	9,285.53
합계		2,314.80	8,558.50	18,834.48	2,493.73	667.33	554.73	16.67	33,440.24

출처: 통일부, 대북 지원정보시스템: 정부별 인도적 대북 지원 현황 통계, 2025

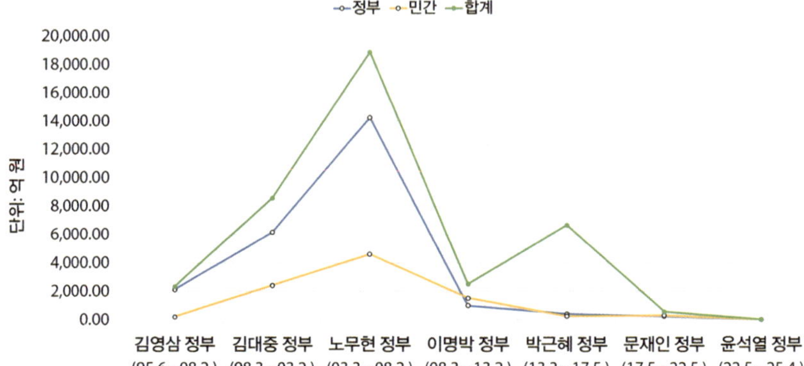

출처: 통일부, 대북 지원정보시스템: 정부별 인도적 대북 지원 현황 통계, 2025

그림 4-9 정부별 대북 인도적 지원 현황

에서 노태우 정부는 '북방정책'을 추진하며 사회주의권 국가들과의 관계 정상화를 도모하였으며, 동시에 '통일정책'을 연계하여 남북한 관계를 대결에서 화해와 협력의 구도로 전환하려는 대북정책을 시도하였다(백학순, 2012). 1990년에는 「남북교류협력에 관한 법률」과 「남북협력기금법」을 제정하여 남북 간 교류와 협력을 위한 제도적 기반을 마련하였다.

(2) 김영삼 정부(1993.3.~1998.2.)

김영삼 정부는 '민족공동체 통일방안'을 기조로 대북정책을 추진하였지만, 북한의 핵 문제와 김일성 주석 사망으로 발생한 '조문 파동' 등 여러 외부 변수로 인해 일관성을 유지하지 못했다는 평가를 받았다(백학순, 2012). 1995년 북한 홍수 피해에 대응하여 베이징회담에서 합의한 15만 톤 쌀의 무상 지원으로 정부 차원의 대북 지원이 처음으로 시작되었으나, 그 해 발생한 '인공기 게양 사건', 이어진 '강릉 잠수함 침투 사건' 등으로 북한과 갈등이 심화되면서 정책은 소극적인 태도로 돌아서게 되었다. 또한 1996년 정부는 WFP와 UNICEF를 통해 대북 식량 및 수해 복구 지원을 하였으나 '일회성 인도적 지원'에 그쳐 국제사회의 비판을 받았다.

(3) 김대중 정부(1998.3.~2003.2.)

김대중 정부는 출범과 동시에 '통일 3대 원칙(자주 · 평화 · 민주)'을 내세우며 북한과의 적극적인 화해 · 협력 정책인 '햇볕정책'을 추진하였다. 정권 초기부터 북한 주민에 대한 인도적 지원을 중요한 정책 목표로 삼았으며, 1999년 '대북 지원 창구 다원화' 정책을 시행하여 민간단체의 대북 지원 사업이 급증하는 계기를 마련하였다(서울대학교 의과대학 통일의학센터 외, 2019). 2000년 6월 남북정상회담 개최와 6 · 15 남북 공동선언 채택은 남북관계에 새로운 지평을 열며 한반도 평화 프로세스의 중요한 전환점이 되었다.

다만, 대북 지원 경험 부족으로 인해 초기에는 사전 계획보다는 남북관계 진전 상황에 따른 긴급 지원이 많았다는 한계도 지적된다. 김대중 정부는 직접 지원 시 인도단을 북한에 파견하고 현장 모니터링을 시도했으나, 국제기구의 절차에 완벽히 부합하지 못한다는 평가를 받기도 했다. 이 시기 주요 지원 품목은 식량, 의약품, 의류 등 기본적인 '단순 · 긴급 인도 지원'의 성격이 강했다(이화여자대학교 통일학연구원, 2008).

(4) 노무현 정부(2003.3.~2008.2.)

노무현 정부는 김대중 정부의 '햇볕정책'을 계승하겠다는 공약을 내세워 '평화번영정책'을 통일정책으로 추진하였다. 그러나 임기 시작과 함께 제2차 북핵 위기에 직면하면서, 북핵 문제는 임기 내내 외교 · 안보 · 통일 분야의 주요 현안으로 작용하였다(백학순, 2009). 초기에는 제2차 북핵 위기에도 불구하고 대북 인도적 지원과 개발협력을 병행하였으며, 이후 북한의 요구에 따라 농업 생산성 향상과 병원 현대화 지원 등이 포함된 지속가능한 개발 지원으로 확대하였다. 2007년 10 · 4 선언을 통해 '남북보건의료 · 환경보호협력분과위원회' 제1차 회의가 개최되는 등 남북 보건의료 협력이 공식화되었다.

(5) 이명박 정부(2008.3.~2013.2.)

이명박 정부는 남북협력기금 집행의 투명성과 민간 대북 지원사업의 효율성을 강조하면서 대북 지원의 체질 개선을 추진하였으나, 금강산 관광객 피격 사건(2008), 북한 2차 핵실험(2009), 천안함 폭침(2010) 등 안보 위기로 대부분의 정부 차원 대북 지원이 중단된 채 '5·24 조치'가 장기화되었다. 이후 정부의 대북 인도적 지원의 규모는 현격히 줄었으며 이명박 정부의 정경연계 정책으로 인해 민간단체의 대북 지원 활동도 크게 위축되었다(대북협력민간단체협의회, 2015).

(6) 박근혜 정부(2013.3.~2017.3.)

박근혜 정부는 '한반도 신뢰 프로세스'를 추진하며, 보건의료 등 인도적 문제는 정치적 상황에 개입하지 않고 지속적으로 지원하겠다는 방침을 선언하였다. 이는 새로운 통일·대북정책으로 제시되며, 남북 간 신뢰 구축을 최우선 과제로 삼는 기조를 유지하였다.

2014년 신년사에서 '통일 대박론'을 언급하며, 한반도 통일이 국제사회에 긍정적인 파급 효과를 가져올 수 있음을 강조하는 통일 외교를 전개하였다. 당시 남북 간 보건의료 협력사업으로 영유아 및 산모를 대상으로 한 '모자 패키지' 사업이 추진되었으나, 북한의 핵 및 미사일 시험으로 인해 개성공단 운영이 중단되었고, 백신 지원도 2015년 이후 중단되었다(서울대학교 의과대학 통일의학센터 외, 2019).

(7) 문재인 정부(2017.5.~2022.5.)

문재인 정부는 2018년 판문점 선언을 통해 비핵화와 평화체제 구축을 논의하였으나, 대북 제재 및 북미 교착으로 인해 남북 교류협력은 일부 사회·문화 분야에 국한되었다. 보건의료 분야에서도 감염병 공동 대응, 의료 물자 지원 등에 대한 논의가 있었으나, 유엔의 대북 제재 강화와 2019년 하노이 북미 정상회담 결렬 등으로 인해 실제적인 대규모 지원이나 협력사업은 제약이 따랐다. 특히 코로나19 팬데믹 상황에서 북한의 국경 봉쇄가 장기화되면서, 인도적 지원 통로 확보에 어려움을 겪는 등 남북 교류협력은 기대만큼의 성과를 내지 못하고 부침을 겪었다.

(8) 윤석열 정부(2022.5.~2025.6.)

윤석열 정부는 대북정책 기조로 '담대한 구상'을 발표하며, 북한의 비핵화 조치를 전제로 단계적 보상을 제공하는 전략적 접근을 제시하였다(신종대, 2023). 2022년 8월 '담대한 구상' 발표 이후, 2023년에는 북한의 남북공동연락사무소 폭파에 대한 손해배상 소송을 제기함으로써 '나쁜 행동에 보상하던 관행'을 지양하고 책임 있는 남북관계로의 전환을 시도하였다.

그러나 대북 압박 일변도의 정책에만 머무르지 않고 남북 간 연락채널 복원을 계속해서 시도하는 동시에, 2023년 8월 15일 광복절 경축사에서 윤석열 대통령은 「8 · 15 통일 독트린」을 선언하였다. '8 · 15 통일 독트린'은 자유민주주의에 입각한 통일 지향점을 명확히 하고 대한민국이 주도하는 대화 협의체 구성을 제안함으로써 북한과의 제한 없는 대화 가능성을 열어두는 것에 목적을 둔다(통일부, 2024).

이와 같이 정부의 대북 지원은 각 정권마다 냉전과 평화의 시기를 거치며 변화해 왔다. 특히 보건의료 분야 지원 정책은 정치적 상황과 안보 리스크에 밀접히 연관되어 있기에 집권 정부의 기조에 따라 정책이 바뀌는 양상을 보여왔다.

2. 남북협력기금을 통한 대북 보건의료 지원

남북협력기금을 활용한 대북 보건의료 지원은 남북한 간 보건의료 격차

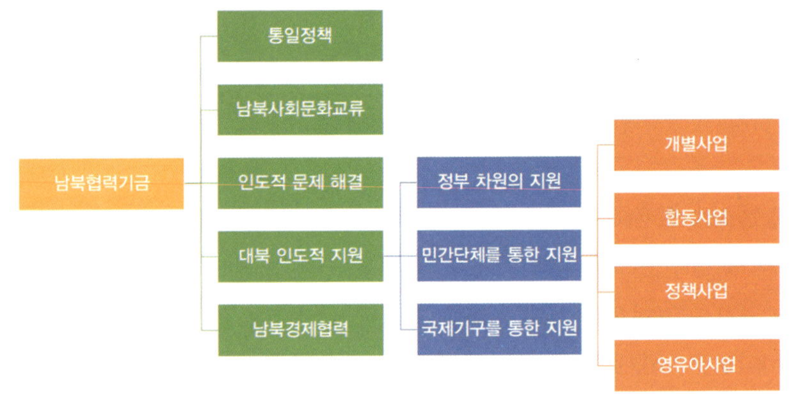

그림 4-10 남북협력기금의 사업 구성항목

를 완화하고, 상호 협력 기반을 조성하는 데 기여해 왔다. 해당 기금의 활용 분야는 사업 목적에 따라 '통일정책', '남북사회문화교류', '인도적 문제 해결', '대북 인도적 지원', '남북경제협력'으로 구분되며, 이 중 보건의료 지원은 '대북 인도적 지원'에 포함된다.

기금의 수행주체는 정부 직접 지원, 민간단체를 통한 지원, 국제기구를 통한 지원으로 구분되며, 각 유형별로 기금의 배분 방식과 운영 절차가 상이하다(〈그림 4-10〉; 통일부, 2025).

보건의료 분야 대북 지원은 초기에는 결핵약, 구충제, 백신 등 의약품 공급과 예방접종 중심의 긴급구호 형태로 시작되었다. 그러나 이후 병원 현대화, 보건 인프라 확충, 보건 인력 교육, 감염병 공동 대응, 모자보건 지원, 의약품 제조설비 구축, 백신 공동 연구 등 다각적인 개발협력 형태로 진화하였다.

이러한 흐름을 바탕으로, 다음은 남북협력기금의 기금 사용 주체별 대북 보건의료 지원 사업을 구체적으로 살펴보고자 한다.

1) 정부 차원의 지원

국내에서 이루어진 대북 보건의료 지원은 주로 정부 차원의 정책적 기조와 예산 운영 체계를 통해 이루어졌으며 남한 정부는 북한 내 자연재해, 식량난, 감염병 등 인도적 위기 상황이 발생할 때마다 인도주의와 동포애를 바탕으로 조건 없는 지원을 시행해 왔다(통일부, 2008). 이러한 정부 차원의 지원은 식량과 의약품, 방역 물자, 복구 자재 등을 중심으로 이루어졌으며, 크게 '식량 지원'과 '긴급구호'라는 두 축으로 병행되어 추진되었다.

정부의 대북 식량 지원은 1995년 6월, 북한이 심각한 식량난에 직면한 시점에서 쌀 15만 톤을 무상으로 지원한 것이 시작점이었다. 이후 2010년까지 북한의 식량 사정과 남한의 재정 여력, 국내 여론 등을 고려해 50만 톤 이내 규모의 지원이 이루어졌고, 이 기간 동안 총 1조 1,015억 원 상당의 식량이 북한에 지원되었다(〈표 4-13〉). 특히 2000년에는 남북정상회담을 계기로 식량 차관 방식의 지원이 도입되었고 포장지에 제공 주체를 명시하거나 분배 과정의 투명성을 높이기 위한 현장 참관, 지역별 분배결과 통보 등도 병행되었다. 2006년에는 북한의 미사일 발사로 차관 형식의 식량 지원은 이루어지지 않았지만 그해 여름 수해 발생에 따라 무상 식량 지원이 결정되었고, 2007년에 차관 형태로 식량 지원이 한 차례 더 이루어졌다(통일부, 2008). 이후 2008년 남한 정부가 두 차례에 걸쳐 식량 지원 의사를 북측에 전달하였으나 북한 측의 무응답과 남북관계 악화로 인해 실제 지원은 이루어지지 못하였고, 남한 정부의 자체적인 식량 지원은 2010년 쌀 0.5만 톤의 무상 지원을 제외하고는 현재까지 사실상 중단된 상태이다(통일부, 2009).

한편, 긴급구호 지원은 자연재해에 따른 구호 지원과 전염병 유행 등에 대응하기 위한 감염병 치료 물자 지원의 인도적 조치, 두 가지 방향에서 추진되었는데 정부는 2001년부터 2010년까지 총 15차례에 걸쳐 약 1,176억 원 규모의 긴급구호를 이행하였다(〈표 4-14〉).

표 4-13 정부 차원의 대북 식량 지원(국제기구 경유 제외)

연도	내역	금액	형태
1995	국내산 쌀 15만 톤	1,854억 3,500만 원	무상
2000	외국산 쌀 30만 톤, 중국산 옥수수 20만 톤	1,056억 9,500만 원	차관
2002	국내산 쌀 40만 톤	1,510억 1,000만 원	차관
2003	국내산 쌀 40만 톤	1,509억 8,900만 원	차관
2004	국내산 쌀 10만 톤, 외국산 쌀 30만 톤	1,358억 7,500만 원	차관
2005	국내산 쌀 40만 톤, 외국산 쌀 10만 톤	1,787억 4,000만 원	차관
2006	국내산 쌀 10만 톤	393억 8,200만 원	무상
2007	국내산 쌀 15만 톤, 외국산 쌀 25만 톤	1,504억 5,700만 원	차관
2010	국내산 쌀 0.5만 톤	40억 원	무상
계	쌀(국내외) 265.5만 톤, 중국산 옥수수 20만 톤	1조 1,015억 원	-

출처: 통일부, 대북 지원정보시스템: 식량 지원 통계, 2025

표 4-14 정부 차원의 대북 긴급구호 지원

연도	내역	금액
2001	내의 구입, 수송비	45억 9,400만 원
2002	내의 구입, 수송비 등 부대비용	43억 7,900만 원
2004	용천재해 구호물품 지원, 의료진 및 병원선 파견 경비	14억 6,000만 원
	용천재해 구호복구용 자재 장비 및 운영비	15억 6,500만 원
2005	조류인플루엔자 방역약품 및 장비, 운송료, 행정비	12억 3,200만 원
	수해복구 지원 물품, 수송비 및 기타경비	1억 9,300만 원
2006	수해복구 민간단체 지원, 복구자재장비, 긴급구호물품	406억 4,800만 원
2007	수해복구 긴급구호물품, 민간단체 지원	68억 6,700만 원
	수해복구 복구자재 및 장비, 수송비	335억 2,900만 원
	선홍열 완제 의약품 및 원료 지원, 수송비	3억 9,900만 원
	구제역 방역 약품 및 장비 지원, 수송비, 행정비	26억 4,100만 원
	산림병충해 방제 약품 및 소모품, 장비, 수송비	17억 9,500만 원
2009	북한 신종플루 대응을 위한 치료제 및 손 소독제	183억 원
2010	북한 신종플루 대응을 위한 손 소독제	
	신의주 수해복구 식품, 시멘트 등	
2018	세부 지원 내역 미공개	12억 원
계		1,188억 원

출처: 서울대학교 의과대학 통일의학센터 · 한국국제보건의료재단 · 보건복지부, 『북한 보건의료 백서』, 2019, 재구성

2001~2002년, 남한 정부가 북한 주민을 위한 겨울 내의 총 340만 벌을 지원하며 생활 안정 지원이 추진되었고, 이후 2004년 4월 평안북도 용천역 인근에서 발생한 대형 폭발 사고를 계기로 자연재해 구호가 본격화되었다. 이 사고 당시 남한 정부는 1차로 의약품과 생수, 라면, 모포 등 필수 구호품을 긴급 전달하였고, 이후에는 덤프트럭, 책걸상, 방수 자재, 아스팔트 피치 등 복구 자재와 기자재를 육로로 지원하였다. 2005년부터 2007년 사이에는 수차례의 집중호우와 수해로 대규모 피해가 발생하면서 구호식량(밀가루, 옥수수, 라면 등), 기초의약품, 긴급구호 세트, 그리고 시멘트, 철근, 굴삭기 등 복구 장비를 포함한 대규모 물자 지원이 이루어졌다. 이 시기 정부는 남한 민간단체를 통해 간접 지원 방식으로 대북 물자 지원을 추진하였다(통일부, 2008).

전염병 유행 등에 대응하기 위한 감염병 치료 물자 지원 또한 동시에 이루어졌는데 2005년 북한 내 조류인플루엔자 발생에 따라 진단키트와 복합소독제, 분무기, 소독방제차량 등 방역 장비와 약품이 인천-남포 항로를 통해 북한에 전달되었다. 이어 2007년에는 북한 북부 지역에서 발생한 성홍열 확산에 대응하여 완제 의약품과 원료 의약품을 지원하였고, 같은 해에 구제역 방제를 위한 소독약, 분무기, 멸균기 등 19종의 약품과 장비, 그리고 산림병충해 확산 방지 물품을 추가로 지원하였다. 이 과정에서 남한의 기술진이 평양 인근 지역을 방문하여 현장 조사 및 기술 지도를 실시하였는데, 이러한 북한 측과의 공동방제 작업은 보건의료 분야 남북협력의 중요한 이정표가 되었다(통일부, 2008).

2009년 12월, 북한 내 신종인플루엔자 발생이 보고되자 남한 정부는 대한적십자사를 통해 항바이러스제 타미플루와 리렌자(총 50만 명분 규모, 약 1,500만 달러 상당)를 긴급 지원하였다. 이듬해인 2010년에는 손 소독제 20만 리터를 추가 지원하였고, 방역을 위해 보건복지부 소속 전문가가 동행하여 현지에서 감염병 대응 경험을 공유하기도 하였다(신희영 외, 2017).

그러나 2011년 이후 북한이 남한 정부의 수해 지원 제안을 거절하거나 실무접촉 요청에 응답하지 않으면서 정부 차원의 긴급구호 지원은 사실상 중단되었다. 2011년과 2012년 수해 당시, 남한 정부는 인도주의적 지원 의사를 밝혔으나 북한은 이를 수용하지 않았고, 2014년 발생한 구제역에 대한 남한 측의 방역 협력 제안에도 응답하지 않았다. 이로 인해 2010년 신의주 수해 피해 대응을 위한 쌀, 컵라면, 시멘트 등의 지원이 정부 차원의 마지막 긴급구호로 남게 되었으며, 이후 긴급 식량 및 방역 지원이 중단된 상태가 지속되었다(통일부, 2012).

최근에도 2024년 7월, 압록강 유역에서의 홍수로 인해 신의주, 의주 등지에서 인명 및 재산 피해가 발생하자, 남한 정부는 정치적 상황과 무관하게 인도주의적 차원의 긴급 지원을 제안하였다. 8월 1일, 대한적십자사를 통해 위로 메시지와 함께 공식 지원 의사를 밝혔으나, 북한의 연락채널 차단으로 인해 언론을 통한 간접 제의 방식으로 진행되었고, 북측의 무응답으로 인해 지원은 성사되지 못하였다(통일부, 2025).

이처럼 정부 차원의 보건의료 지원은 남북관계의 흐름에 따라 성패가 갈렸으며 인도적 의도와는 별개로 북측의 정치적 판단에 따라 수용 여부가 좌우되었다. 그러나 향후 남북관계의 진전에 따라 이러한 협력은 언제든지 재개될 가능성이 있으며, 특히 감염병 확산이나 재해 발생 시에는 남북한 간 공공보건 차원의 공동 대응체계를 재정비할 필요가 있다.

2) 민간단체를 통한 지원

남북협력기금을 통한 대북 보건의료 지원은 공공기관이나 국제기구를 통한 방식 외에도 다양한 민간단체의 활동을 통해 구현되었다. 남북 간 대북 지원이 활발히 이루어진 2000년대 초반부터 민간단체는 보건의료 분야에서 중요한 지원 주체로 활동해 왔다.

정부는 1999년 '대북 지원 창구의 다원화'를 선언한 이후, 통일부의 허가를 받은 민간단체들을 대상으로 남북협력기금을 '매칭 펀드 형식'으로 지원하며 이들의 대북 인도적 사업을 뒷받침해 왔다(통일부, 2006). 특히 민간 의료지원 단체들은 남북 간 정치적 긴장이 높은 상황에서도 상대적으로 유연하게 현장 접근이 가능하다는 점에서 보건의료 협력의 지속성을 확보하는 중요한 채널이 되었다. 이후 2000년부터 본격화된 민간단체의 대북 보건의료 지원은 남북관계의 기복에 따라 지속과 중단을 반복했으나, 여전히 남북 보건의료 협력의 중요한 축으로 기능하고 있다. 이들의 활동은 단순한 물자 지원 수준을 넘어 보건의료 기반 인프라 조성, 역량 강화, 정책적 연계까지 확장되어 왔다는 점에서 주목할 필요가 있다.

민간단체를 통한 대북 지원사업은 사업의 성격과 추진 주체 및 방식에 따라 다양하게 구분된다. 주요 유형으로는 개별적으로 사업을 진행하는 '개별사업', 정부와 민간이 협력하여 추진하는 '합동사업', 특정 정책 목표를 가지고 이루어지는 '정책사업', 그리고 영유아 등 취약계층 지원에 초점을 맞춘 '영유아사업' 등이 있다. 특히 개별사업은 단체 단독으로 추진하는 가장 기본적인 형태로, 보건의료 지원의 상당 부분이 이 유형에 포함된다.

2019년 기준, 통일부로부터 대북 지원 활동을 허가받은 민간단체는 총 104개로 파악되며, 이 중 남북협력민간단체협의회(북민협)에 소속된 단체는 약 67개(2025년 6월 기준)로 파악된다. 하지만 2008년 이후 남북한 관계 경색으로 현재 대북 지원 활동을 수행하고 있는 단체는 소수에 불과하며 이들 가운데 실질적으로 대북 보건의료 지원사업을 수행한 경험이 있는 단체는 40개 내외로 파악된다(〈표 4-15〉).

〈표 4-15〉, 〈표 4-16〉은 보건의료 분야 사업을 주관한 주요 민간단체를 각각 2015년 기준과 2025년 기준으로 정리한 표이다. 이전부터 2015년까지 사업을 시행한 기관(단체)과 2025년에 활동하고 있는 기관(단체)을 비교하였을 때 총 기관 수는 큰 차이가 없지만, 구성하는 기관과 사업 내용에서 변화를 보였다.

표 4-15 주요 대북 지원 보건의료 분야 민간단체 및 사업 내용(2015년 기준)

기관(단체)명	사업 내용
경남통일농업협력회	쌀, 밀가루, 콩우유공장 설립 및 지원
광주광역시남북교류협의회	수해지역 주택복구사업 지원
국제사랑재단	결식어린이 이유식, 분유, 빵, 방한용품, 결핵약, 영양제 지원
국제라이온스한국연합회	안과병원 및 수액약품공장 건립 지원
국제푸른나무	장애인특수학교, 남북 장애인 문화체육 교류사업
굿네이버스 인터내셔널	수해지역 구호, 제약공장 지원 및 병원 현대화 지원, 어린이 빵 및 우유급식, 우물 태양광시설 지원
굿피플 인터내셔널	수해지역 구호, 결핵약 지원, 병원 건립, 육아원 분유 및 밀가루 지원
기아대책	수해 재해 복구, 식량, 의약품, 수액제공장, 병원 건립, 지하수 개발, 식수소독약 지원
나눔인터내셔널	식량, 수해구호, 의약품, 의료장비 지원, 종합병원 현대화, 의료진 교육, 어린이 밀가루, 영양제, 분유, 보육용품, 교육용품
남북나눔운동	긴급구호, 의류, 아동용품, 병원 현대화, 의약품, 검진차량 지원, 어린이 영양식 공급 및 성장발육사업
남북협력제주도민운동본부	긴급 및 일반 구호 지원
등대복지회	육아원 급식 지원 및 콩우유공장 건립
대한결핵협회	결핵치료약품, 검진차량 지원
대반불교조계종 민족공동체추진본부	구호, 생필품 지원
대한예수교장로총회(통합)	식량, 생필품, 나선지구 결핵이동진료버스 구입 지원
등대복지회	긴급, 수해, 의약품, 검진차량 지원
따뜻한 한반도 사랑의연탄나눔운동	수해, 취사, 난방 연료 지원
민족사랑나눔	수해, 긴급, 의약품 및 의료소모품 지원, 어린이 영양급식 지원(영양빵, 영양보충식, 분유)
새누리좋은사람들	수해, 구호, 평양종양연구소 현대화 사업, 간질치료, 개안수술, 영유아 지원사업
샘복지재단	의약품, 왕진가방 지원
세계결핵제로운동본부	결핵관리 지원
세이브더칠드런	수해, 구호, 평양어린이식료공장단지 내 사탕공장 설비 및 원료, 수질 및 식수개선 사업 지원
어린이어깨동무	구호, 생필품, 병원 건립, 의약품, 의료장비 지원, 북한의료인 교육, 콩우유급식, 어린이영양식, 어린이보육시설 개보수, 학용품공장 설립 지원

기관(단체)명	사업 내용
어린이의약품지원본부	재해, 수해, 의약품, 구역병원 및 철도성병원 현대화 지원
우리겨레하나되기운동본부	수해, 구호, 식량, 평양인민병원 설립 지원, 항생제공장 설립 지원, 의료기자재, 학생교육 현대화 지원
우리민족서로돕기운동	구호, 수해, 급식, 제약공장 지원 및 병원 현대화 지원
유진벨재단	식량, 구호, 결핵 퇴치 지원
월드비전	의류, 생필품, 구호, 국수공장 건립 지원
원불교은혜심기운동본부	구호, 빵공장 설립, 국수공장 지원
전남도민남북교류협의회	발효콩 빵공장 설립 지원
조국평화통일불교협회	의류, 밀가루, 국수공장 건립, 수액제공장 설립 지원
좋은 벗들	의류, 생필품
지구촌공생회	구호, 수해, 수액약품공장 설립 지원
천주교서울대교구 민족화해위원회	생필품, 구호, 국수공장 건립 지원
초록우산 어린이재단	수해, 구호, 병원 지원 및 대안군 인민병원 현대화, 육아원 개보수, 보육용품 지원
평화3000	긴급, 구호, 의약품, 콩우유공장 및 두부공장 설립 지원
한국 JTS	구호, 생필품, 영양식가공공장 건립 지원
한국건강관리협회	구충약품, 기자재, 의약품 지원 및 병원 건립 지원
한코리아	구호, 빵공장 설립, 급식, 병원 개보수, 항생제 등 각종 의약품 지원
함께나누는세상	영유아 밀가루, 분유 지원

출처: 서울대학교 의과대학 통일의학센터 · 한국국제보건의료재단 · 보건복지부, 『북한 보건의료 백서』, 2019, 재구성

표 4-16 주요 대북 지원 보건의료 분야 민간단체 및 사업 내용(2025년 기준)

기관(단체)명[1]	사업 내용
경남통일농업협력회	통일딸기 등 농업협력사업, 긴급구호 및 인도협력사업
광주광역시남북교류협의회	긴급구호 및 산림녹화사업
구세군대한본영	산림 및 보건의료사업
굿피플 인터내셔널	긴급구호 및 인도적 지원사업
남북강원도협력협회	남북 강원도 협력사업(환경, 수자원협력 등)
남북나눔	영유아의 영양 및 농촌지역 개발 사업

1 긴급구호 및 일반구호, 보건의료 분야를 지원한 민간단체를 선별하여 작성하였다.

기관(단체)명	사업 내용
남북평화재단	북한 장애인 지원 및 남북 장애인 교류
남북함께살기운동	북한 어린이 영양 및 의약품 지원사업
뉴호프재활재단	북한 장애인 보조기구 지원사업
대한결핵협회	국내외 결핵퇴치사업
대한물리치료사협회	보건의료 지원 및 남북 물리치료 교류협력 사업
등대복지회	장애인 자립자활, 재활복지, 특수학교 지원, 장애인 빵공장 지원 등
민족사랑나눔	어린이 영양개선, 보건의료사업, 모자보건 영양개선
샘복지재단	보건의료 지원, 북한병원 돕기, 영양 지원
선양하나	북한 어린이 영양, 교육사업
세계결핵제로운동본부	북한 결핵어린이 지원
세이브더칠드런	북한 어린이 영양, 보건 지원
어린이어깨동무	보건의료, 영양, 교육, 지역개발, 긴급구호, 남북 어린이 교류
어린이의약품지원본부	보건의료 지원 및 남북 보건의료 교류
어린이재단	영양개선사업, 긴급구호 사업, 육아원 지원사업
우니타스	인도적 지원사업, 농업, 보건의료
우리민족서로돕기운동	농축산, 보건의료, 산림, 어린이 영양 지원 등
월드비전	농업개발사업, 남북 지식공유역량 강화, 어린이 영양, 식수위생 사업
전남남북교류평화센터	남북 농업, 보건의료, 긴급구호 협력사업 등
지구촌공생회	대북 인도적 지원사업, 긴급구호, 식량 지원, 국제협력사업 등
평화3000	대북 인도지원, 긴급구호, 사회문화 교류
평화통일불교협회	북한 어린이 영양 지원, 북한 사찰 복원사업 등
하나누리	자립마을사업, 사회적경제모델 연구, 긴급구호 등
하나되는 길	보건, 교육, 농업, 산림, 경제협력 사업, 플랫폼 및 컨설팅
하나됨을 위한 늘푸른삼천	산림녹화 및 병원 현대화 사업
한국 JTS	대북 인도지원, 긴급 식량 지원, 긴급구호, 어린이 영양식 등
한국YMCA전국연맹	긴급구호 및 통일평화운동
한국YWCA연합회	평화통일교육 및 문화사업, 영유아 지원, 국제협력사업 등
한국건강관리협회	보건의료 지원사업
한국국제기아대책기구	아동개발사업, 지역개발사업, 식수개선사업 등
한국컴패션	국내외 아동 양육 사업
함께나누는세상	북한 영유아 영양 지원, 남한 청소년 멘토링사업 등

출처: 남북협력민간단체협의회, 남북협력민간단체협의회 회원단체 정보, 2025

(1) 개별사업

민간단체의 개별사업은 하나의 단체가 독자적으로 사업을 추진하는 방식으로 정부는 이들 사업에 대해 일정 요건을 심사한 후 '매칭 펀드' 방식으로 남북협력기금을 지원한다. 이는 정부가 민간단체의 대북 지원 활동에 재정적 동력을 제공하는 동시에 사업의 자율성을 존중하는 방식으로 볼 수 있다. 2000년부터 2016년까지 약 35~37개의 단체가 개별적으로 보건의료 지원사업을 수행하였으며, 2000년부터 2015년 사이에만 175건의 보건의료 분야 개별사업이 추진되었고, 총 421억 원 이상의 정부 기금이 집행된 것으로 보고되었다. 특히 남북관계가 활발했던 2000년대 중반에는 전체 개별사업 중 보건의료가 차지하는 비중이 최대 55%에 이르렀고, 2010년에는 전체 사업 중 보건의료 사업의 비중이 70%에 달하기도 했다(〈표 4-17〉). 다만 이는 당시 전반적인 개별사업 지원 실적의 급감으로 인해 상대적으로 보건의료 분야의 비중이 높아진 결과로 분석된다(신희영 외, 2017).

보건의료 개별사업은 초기에는 감염성 질환 대응과 같은 긴급구호 성격이 강했지만 2000년 6·15 공동선언을 계기로 개발협력 지원 방식으로 변화되면서 병원 설립, 인프라 개선, 제약공장 건립, 의료진 교육, 학술 교류 등으로 그 범위가 확대되었다. 이에 따라 2004년부터 2008년까지는 제약공장, 수액공장, 병원 개보수 및 신축 등 기초 의료시설 지원이 활발하였으며, 2005년부터는 안과병원 건립, 평양어린이종합병원 지원과 같이 특성화된 병원이나 간질환자, 영유아, 모자 등 특정 취약 집단을 대상으로 하는 지원사업도 늘어났다(서울대학교 의과대학 통일의학센터 외, 2019).

기금 지원을 통해 보건의료 개별사업을 수행한 주요 민간단체로는 유진벨재단, 우리민족서로돕기운동 등이 있다. 이 중 유진벨재단은 북한의 결핵 문제 해결을 위해 장기간 활동해 온 대표적 단체로 이 재단은 다제내성결핵(MDR-TB) 치료를 포함한 북한 내 결핵 퇴치 사업을 주도해 왔

표 4-17 민간단체의 대북 지원 개별사업 중 보건의료 지원 실적(2000~2015년)

(단위: 억 원, %)

연도	민간단체 개별사업(A)	보건의료 개별사업(B)	B/A(%)
2000	34	9.7	28.5
2001	62	16.9	27.3
2002	65	12.9	19.8
2003	81	41.6	51.4
2004	102	56.1	55.0
2005	120	55.2	46.0
2006	134	48.8	36.4
2007	216	82.6	38.2
2008	241	57	23.7
2009	77	25.7	33.4
2010	21	14.6	49.5
2011~2014	0	0	0
2015	23	0	0
계	1,176	421.1	35.8

출처: 신희영 외, 『통일 의료: 남북한 보건의료 협력과 통합』, 서울대학교출판문화원, 2017

으며, 2016년에는 민간단체 중 유일하게 정부로부터 MDR-TB 치료제 지원을 승인받았다(문경연 외, 2018).

우리민족서로돕기운동은 2003년에 북한과 제약공장 건립 사업 합의를 체결하고 2005년 평양에 수액제약공장을 완공하였으며, 이후 조선적십자종합병원의 신경외과 병동 개보수 등 2008년까지 본격적인 의료 지원 및 병원 현대화 사업을 수행하며 대표적인 사례를 남겼다.

그 외에도 한민족복지재단, 굿네이버스, 어린이어깨동무, 남북나눔, 한국 JTS, 나눔인터내셔널 등 다수의 단체가 영유아 및 아동 대상 영양·의료 지원과 병원 현대화 사업을 지속해 왔다. 특히 2008년 어린이어깨동무가 건립한 평양의학대학병원 소속 소아병원은 민간단체가 추진한 대표적 병원 설립 사례로, 해당 병원을 중심으로 한 의료장비 지원 내역은 대북 보건의료 협력의 구체적인 성과를 보여 주는 자료로 활용되고

표 4-18 주요 민간단체 개별사업의 보건의료 분야 지원 내역

기관(단체)명	지원 연도	사업 내용
유진벨재단	2001	평양조선적십자병원 개보수 지원
	2008	도급병원 3곳 전기설비 지원
	2016	다제내성결핵(MDR-TB) 치료사업(약품 지원)
우리민족서로돕기운동	2003~2005	수액(링거)공장 지원
	2003~2010	정성의학종합센터 지원
	2004~2008	평양조선적십자병원 개보수 지원
	2005~2006	알약공장 지원
	2005~2008	평안남도 온천군병원 개보수 지원
	2007~2008	종합품질관리실 지원
어린이어깨동무	2004	평양어깨동무어린이병원 신축(2차 병원) 지원
	2006	장교리 인민병원(1차 병원) 개보수 지원
	2008	평양의학대학병원 내 소아병동 신축 지원
	2008	남포소아병원 입원병동 신축 지원

출처: 서울대학교 의과대학 통일의학센터, 『대북 보건의료 분야 인도적 지원 단계적 확대방안: 북한 보건의료 체계 분석을 바탕으로』, 통일부, 2014; 서울대학교 의과대학 통일의학센터 · 한국국제보건의료재단 · 보건복지부, 『북한 보건의료 백서』, 2019, 재구성

있다(서울대학교 의과대학 통일의학센터 외, 2019). 〈표 4-18〉은 앞서 언급한 민간단체의 개별사업 중 보건의료 지원으로 대표적인 활동을 정리한 내용으로 1, 2, 3차급 및 특수병원의 개보수 또는 신축을 지원하거나 제약공장을 지원하는 사업이 포함된다. 하지만 2008년 이후 남북관계가 급격히 냉각되면서 대부분의 민간 개별사업의 활동은 줄어들었으며 일부 단체만이 소규모로 사업을 이어가고 있는 상황이다.

한편, 통일부의 『통일백서』에 따른 남북협력기금 집행 실적을 살펴보면 2011년부터 2014년까지는 민간단체의 개별사업에 대한 정부의 기금 지원이 이루어지지 않았으며, 이후 2015년부터 산림, 장애인, 환경 분야에서 일부 협력사업이 재개되었다. 2016년에는 북한의 농업 생산 증대와 식수위생 개선을 위한 사업이 추진되었으나, 2017년부터 2019년까지 다시금 지원이 중단되는 등 불안정한 양상이 이어졌다. 이후 2020년부

터 개별사업에 대한 정부 기금 지원이 재개되어 해당 연도에 약 13억 원, 2021년에는 8억 원, 2022년에는 23억 원 이상이 지원되었으나, 2023년을 기점으로 다시 중단된 상태이다(통일부, 2025).

이처럼 민간단체를 통한 개별사업은 남북관계의 변화와 정치적 상황에 민감하게 반응해 왔으며 정부 차원의 일관된 지원 체계가 부재한 상황에서는 사업의 연속성과 효과성 확보에 한계가 발생할 수밖에 없다.

(2) 합동사업

2000년대 초반, 개별 민간단체 중심의 일회성 대북 지원이 반복되면서 지속가능성과 효율성에 대한 우려가 제기되었다. 특히 2004년 용천지역 열차폭발 사고 이후 재해 복구 지원 과정에서 민간단체 간의 협업 필요성과 중장기 사업의 필요성이 본격적으로 대두되었다. 이러한 흐름 속에서 정부와 민간이 협력하여 보다 체계적인 지원을 추진하기 위한 방안으로 '합동사업'이 기획되었다. 합동사업은 3개 이상의 민간단체가 컨소시엄을 구성하여 북한의 자립 및 자활 능력을 향상시키기 위한 중장기적 사업으로 정부와의 협조를 통해 기획과 재정이 함께 추진되는 구조를 지닌다(통일부, 2007).

2004년에 이러한 합동사업의 정책적 기반을 마련하기 위해 '대북지원 민관정책협의회(민관협)'가 발족되었고, 2005년부터 2009년까지 총 8회에 걸쳐 합동사업이 시행되었다. 이 가운데 보건의료 분야에 해당하는 사업은 총 5개로, 전체 합동사업 기금 131억 원 중 약 71억 7,700만 원이 투입되었다(〈표 4-19〉; 신희영 외, 2017). 이는 전체 사업의 약 35%에 해당하는 규모로, 보건의료가 민간 합동사업에서 차지하는 비중이 상당했음을 보여 준다. 해당 기간 동안 보건의료 합동사업에 나눔인터내셔널, 굿네이버스 인터내셔널, 한국국제기아대책기구, 어린이어깨동무 등 총 4개 단체가 참여하였으며, 각 단체는 다양한 영역에서 협업과 역할 분담을 수행하였다(통일부, 2006).

표 4-19 주요 민간단체 합동사업의 보건의료 분야 지원 내역 (단위: 억 원)

기관(단체)명	사업명	2005	2006	2007	2008	계
어린이어깨동무	모자보건 복지사업	-	7.83	-	-	7.83
한국국제기아대책기구	보건·식수환경 개선사업	-	1.66	2.73	-	4.39
굿네이버스 인터내셔널	축산사료지급사업, 강남군 종합복지모델개발사업	-	10.41	12.04	-	22.45
나눔인터내셔널	보건의료체계 개선사업	10.47	4.33	17.16	1.19	33.15
	종합검진·검사센터 개설사업	-	-	-	3.95	3.95
계		10.47	13.82	19.89	5.14	71.77

출처: 통일부, 『2006년 통일백서』, 2006; 통일부, 『2008 남북협력기금 백서』, 2008; 통일부, 『2009년 통일백서』, 2009; 서울대학교 의과대학 통일의학센터 · 한국국제보건의료재단 · 보건복지부, 『북한 보건의료 백서』, 2019, 재구성

대표적인 사례로는 나눔인터내셔널이 수행한 '보건의료체계 개선사업'이 있다. 이 사업은 2005년부터 2008년까지 진행되었으며, 북한의 1~4차 의료기관에 대한 시설 및 의료장비 수리를 포함하여 보건의료 전반을 지원하였다. 총 33억 1,500만 원이 투입되어 보건의료 분야 중 가장 큰 규모의 지원이 이루어졌다.

2006년에는 어린이어깨동무가 주관한 '모자보건 복지사업'이 추진되었다. 이 사업은 임산부와 5세 이하 아동의 건강관리를 목표로 영양 공급(콩우유, 영양빵 등), 기본 의료, 위생 및 보건 교육을 종합적으로 제공하는 내용으로 구성되었으며, 총 7억 8,300만 원이 지원되었다.

같은 해부터 2007년까지는 한국국제기아대책기구가 '보건 · 식수환경 개선사업'을 진행하였다. 이는 북한 내 오수처리장과 지하수 개발, 병원과 학교 등의 정수시설 설치, 농업용수 개발 등을 통해 수인성 질환 예방과 위생 환경 개선을 도모한 사업으로, 총 4억 3,900만 원의 지원이 이루어졌다.

굿네이버스 인터내셔널은 2006~2007년에 걸쳐 '강남군 종합복지모델개발사업'을 수행하였다. 이 사업은 군 지역을 대상으로 보건, 영양, 위생, 교육을 통합한 복지 모델을 개발하는 것이 핵심으로 북한 지역개발의

시범 모델을 정립하는 데 목적이 있었다. 총 22억 4,500만 원의 기금이 투입되어 상당한 규모로 전개되었다.

마지막으로, 2008년에는 '종합검진 · 검사센터 개설사업'이 새롭게 추진되었다. 이는 평양에 검진 및 검사센터를 신설하여 평양-지방병원의 연계 체계를 구축하고 북한 내 질병관리체계를 강화하는 데 중점을 둔 사업이었다. 본 사업은 나눔인터내셔널이 중심이 되어 수행하였으며, 총 3억 9,500만 원이 지원되었다(통일부, 2009).

이처럼 민간단체 간 컨소시엄 형식으로 추진된 합동사업은 단순한 물자 지원을 넘어 보건의료 시스템 전반의 개선과 지역개발, 질병 예방 등 다층적인 접근을 시도한 것이 특징이다. 또한 정부와 민간이 매칭 펀드 형식으로 공동 책임을 지는 구조를 통해 체계적이고 지속가능한 대북 보건의료 협력 모델을 모색하는 계기가 되었다.

(3) 정책사업

정책사업은 남북 간 당국 차원의 협력이 중단된 상황에서도 보건의료 협력을 지속하려는 중장기적 접근의 일환으로 추진되었다(통일부, 2009). 이 사업들은 민간단체나 전문가의 제안, 그리고 정부의 정책적 판단을 바탕으로 선정되었으며, 전액 남북협력기금을 통해 재원이 지원되었다는 점에서 다른 일반지원 사업과 구별된다. 정책사업은 2007년부터 2010년까지 총 6건이 추진되었으며, 이 중 보건의료 분야가 4건으로 전체의 약 60%를 차지하였다. 해당 기간 동안 정책사업 전체에 투입된 남북협력기금은 약 88억 6,000만 원이며, 이 가운데 보건의료 관련 사업에는 58억 1,700만 원이 지원된 것으로 나타난다(서울대학교 의과대학 통일의학센터 외 2, 2019).

보건의료 정책사업 중 대표적인 사례로는 한국국제보건의료재단(KOFIH)이 수행한 3건의 사업이 있다. 첫 번째는 2007년부터 2008년까지 실시된 '의료 인력 교육사업'으로, 북한 의료인을 대상으로 한 국외 및

표 4-20 주요 민간단체 정책사업의 보건의료 분야 지원 내역 (단위: 억 원)

기관(단체)명	사업명	2007	2008	2009	2010	계
한국국제 보건의료재단 (KOFIH)	결핵 관리 사업	-	10	-	-	10
	의료 인력 교육사업	0.6	10.85	-	-	11.45
	제약공장 의약품 생산 협력사업	10	10	10	-	30
민간단체	대북 지원 민간단체 정책사업	-	-	-	6.72	6.72
계		10.6	30.85	10	6.72	58.17

출처: 통일부, 『2008 남북협력기금 백서』, 2008; 통일부, 『2009년 통일백서』, 2009; 서울대학교 의과대학 통일의학센터 · 한국국제보건의료재단 · 보건복지부, 『북한 보건의료 백서』, 2019, 재구성

평양 현지의 교육 프로그램과 함께 의료기기 수리 인력에 대한 직무교육이 포함되었다. 두 번째는 2007년부터 2009년까지 진행된 '제약공장 의약품 생산 협력사업'이며, 이 사업에서는 원료 의약품 지원과 의약품 제조 및 품질관리(Good Manufacturing Practice, GMP)에 관한 기술교육이 병행되었다. 세 번째는 2008년에 실시된 '결핵 관리 사업'으로, 결핵예방원 1개소의 시설 개보수, 결핵 진단장비 및 소모품 지원, 그리고 진단 · 관리 기술에 관한 교육이 포함되었다(〈표 4-20〉; 통일부, 2009).

이러한 정책사업은 2010년에 공식적으로 종료되었으나, 이후에도 유사한 형태의 개별사업이 간헐적으로 추진되었다. 대표적으로 2015년에 한국국제보건의료재단이 북한 의료인을 대상으로 한 교육사업을 재개하였고, 이 사업에 남북협력기금 1억 원이 지원되었다(통일부, 2016). 이는 정책사업이라는 명칭을 명시적으로 사용하지는 않았지만, 그 성격상 정책사업의 연장선상에 위치한 것으로 해석된다. 아울러 2010년에는 '대북 지원 민간단체 정책사업'이 추진된 바 있으나, 해당 사업의 구체적인 내용이나 지원 내역에 대해서는 확인이 어려운 실정이다.

이처럼 정책사업은 사업 수 자체는 많지 않았지만, 남북 협력이 제약을 받는 시기에 수행한 정부의 정책적 의지가 표출된 대표적인 시도였으며, 단기적 물자 지원을 넘어서 기술 이전, 인력 양성, 제도적 기반 마련 등 장기적 효과를 도모한 사업이었다는 점에서 의미가 크다.

(4) 영유아사업

남한 정부는 2005년 북한 영유아 지원 기본계획을 수립하고 민간단체 및 국제기구를 통해 북한 내 영유아와 임산부 등 취약계층을 대상으로 한 보건의료 지원을 본격화하였다. 특히 2007년부터 2008년까지 민간단체를 통한 영유아 건강 증진 사업이 중점적으로 추진되었으며, 주요 지원 내용은 영양개선, 질병관리, 건강관리, 시설 및 장비 개선 등으로 구성되었다(통일부, 2008). 해당 기간 동안 총 5개 민간단체가 남북협력기금을 통해 보건의료 지원사업을 수행하였으며, 지원 규모는 총 89억 600만 원에 달했다.

우리민족서로돕기운동은 남포 산원을 현대화하였고, 어린이어깨동무는 남포 소아병원 현대화 사업을 전개하였다. 굿네이버스 인터내셔널은 어린이 영양식 생산시설을 건립하였으며, 어린이재단은 평안남도 대안군 인민병원 현대화를 추진하였다. 또한 한국 JTS는 함경북도 회령시 모자보건센터를 신축하고, 영양사업을 병행하였다(〈표 4-21〉; 통일부, 2009).

이러한 민간단체의 활동은 북한 내 영유아 보건 환경 개선에 실질적으로 기여하였다고 평가되나, 2008년 이후 남북관계의 경색으로 관련 사업은 중단되었다. 이후 영유아를 대상으로 한 민간 중심의 지원은 사실상 잠정적으로 중지된 상태이다.

표 4-21 주요 민간단체 영유아사업의 보건의료 분야 지원 내역 (단위: 억 원)

기관(단체)명	사업명	2007	2008	계
우리민족서로돕기운동	남포시 산원 현대화	10.80	78.26	89.06
어린이어깨동무	남포시 소아병원 현대화			
굿네이버스 인터내셔널	어린이 영양식 생산시설 건립			
어린이재단	대안군 인민병원 현대화			
한국 JTS	함경북도 회령시 모자보건센터 신축 및 영양사업			

출처: 통일부, 『2008 남북협력기금 백서』, 2008; 통일부, 『2009년 통일백서』, 2009; 서울대학교 의과대학 통일의학센터 · 한국국제보건의료재단 · 보건복지부, 『북한 보건의료 백서』, 2019, 재구성

이처럼 민간단체를 통한 대북 보건의료 지원은 남북관계에 크게 영향을 받으면서도 특정한 시기에는 정부의 공적 지원이 미치지 못하는 분야를 보완하는 실질적인 역할을 하였다. 향후 남북 간 교류협력 재개 시 민간단체의 전문성과 축적된 경험은 통일 의료의 중요한 기반 자산이 될 것이다.

3) 국제기구를 통한 지원

남한 정부는 1990년대 중반 이후, 남북관계의 정치적 기류와 무관하게 국제기구를 통한 대북 인도적 지원을 병행하였다. 이 방식은 국제사회의 일원으로서 유엔 기구와의 협력을 통해 대북 지원의 투명성과 신뢰성을 확보하려는 전략의 일환으로 이해된다. 정부의 국제기구 채널을 통한 대북 지원은 1995년 8월, 유엔 주재 북한 대표부가 OCHA에 긴급구호를 요청하면서 본격적으로 시작되었다. 이후 1996년부터 WFP를 통한 식량 지원, UNICEF를 통한 영유아 영양 지원, 세계기상기구(World Meteorological Organization, WMO)를 통한 기상장비 지원 등이 이루어졌으며, 2025년까지 총 2억 6,677만 달러(약 3,649억 원)가 지원되었다(통일부, 2025).

국제기구를 통한 대북 지원은 전체 남북협력기금의 약 8.8% 규모로서 상대적으로 높은 비중을 차지하지는 않지만, 정부 차원의 직접 교류가 중단된 시기에도 인도적 지원을 지속할 수 있었다는 점에서 그 의의가 크다. 특히 2010년 천안함 피격 사건 이후 '5 · 24 조치'로 대부분의 대북 지원이 중단된 상황에서도, 국제기구를 통한 영유아 · 산모 지원과 같은 제한적 보건의료 협력은 계속되었다. 실제로 2014년에는 7년 만에 WFP를 통해 모자보건사업이 재개되어 700만 달러 상당의 영양식이 북한의 취약계층 68만여 명에게 지원되었다.

국제기구를 통한 보건의료 지원은 주로 WFP, WHO, UNICEF, IVI,

UNFPA 등을 통해 이루어졌다. 그 주요 내용을 살펴보면 다음과 같다.

(1) 세계식량계획(WFP)을 통한 지원

정부는 1996년부터 WFP를 통해 북한에 식량을 지원해 왔으며, 2020년까지의 총 지원 금액은 약 1억 5,130만 달러(약 1,702억 원)이다. 1996년 혼합곡물 3,409톤 지원을 시작으로 매해 지원이 이루어졌으며, 1997년에는 혼합곡물 1만 8,241톤, 옥수수 5만 톤, 분유 300톤 등 품목이 다양화되었고 2,053만 달러(185억 원)를 공여하였다. 이후 1998년에는 혼합곡물 없이 옥수수 3만 톤, 밀가루 1만 톤을 1,100만 달러(154억 원) 규모로 지원하였고, 2001년에는 옥수수 10만 톤으로 1,725만 달러(223억 원)의 지원이 이루어졌다. 이러한 흐름은 2004년까지 이어졌으나, 2005년 북한이

표 4-22 남한 정부의 WFP를 통한 지원

연도	내역	지원액
1996	혼합곡물 3,409톤	200만 달러(16억 원)
1997	혼합곡물 1만 8,241톤, 옥수수 5만 톤, 분유 300톤	2,053만 달러(185억 원)
1998	옥수수 3만 톤, 밀가루 1만 톤	1,100만 달러(154억 원)
2001	옥수수 10만 톤	1,725만 달러(223억 원)
2002	옥수수 10만 톤	1,739만 달러(235억 원)
2003	옥수수 10만 톤	1,619만 달러(191억 원)
2004	옥수수 10만 톤	2,334만 달러(240억 원)
2007	옥수수 1.2만 톤, 콩 1.2만 톤, 밀 5천 톤, 밀가루 2천 톤, 분유 1천 톤	2,000만 달러(190억 원)
2014	모자보건사업	700만 달러(74억 원)
2015	모자보건사업	210만 달러(23억 원)
2019	아동 및 임산부 영양 지원 사업	450만 달러(53억 원)
2020	영유아·여성 지원 사업	1,000만 달러(118억 원)
계		1억 5,130만 달러(1,702억 원)

출처: 통일부, 『2012년 통일백서』, 2012; 통일부, 『2015년 통일백서』, 2015; 통일부, 『2016년 통일백서』, 2016; 통일부, 『2020년 통일백서』, 2020; 통일부, 『2021년 통일백서』, 2021; 통일부, 대북 지원정보시스템: 국제기구 등을 통한 지원 통계, 2025; 서울대학교 의과대학 통일의학센터 · 한국국제보건의료재단 · 보건복지부, 『북한 보건의료 백서』, 2019, 재구성

긴급구호성 지원을 거부하면서 WFP를 통한 식량 지원은 중단되었다.

2007년에는 약 2,000만 달러(약 190억 원) 규모의 지원이 재개되었으나, 같은 해 핵실험과 2010년 천안함 사건 등으로 인해 다시 중단되었다. 이후 2014년, 7년 만에 WFP를 통한 모자보건사업이 재개되었으며, 영유아·산모·수유부 68만여 명에게 700만 달러(약 74억 원)의 영양식이 지원되었다. 이는 2015년까지 이어졌고, 2019년에는 아동 및 임산부 영양 지원 사업으로 450만 달러(약 53억 원), 2020년에는 1,000만 달러(약 118억 원) 규모의 영유아 및 여성 대상 인도적 지원이 추가로 이루어졌다(〈표 4-22〉; 통일부, 2021).[2]

(2) 세계보건기구(WHO)를 통한 지원

WHO를 통한 보건의료 지원은 북한의 말라리아 방역, 영유아 보건, 모자보건사업 등을 중심으로 이루어졌으며, 1997년부터 2019년까지 총 6,648만 달러(약 687.2억 원)가 지원되었다. 먼저 말라리아 방제 지원사업(방역사업)은 2001년을 기점으로 시작되었으며 2009년까지 매해 지원이 이루어졌다. 특히, 2003년에는 북한 내 말라리아 환자 수가 30만 명에 달할 것으로 예상되자 정부는 예방 및 치료제, 모기 방제 장비, 진단기기 등 총 6억 원 상당의 지원 물자를 WHO 평양사무소에 전달하였으며, 그 결과 WHO의 방북보고서 및 말라리아 방제사업 결과보고서에 2001년 북한 내 말라리아 발생률이 전년 대비 약 20% 감소한 것으로 보고되었다(통일부, 2003). 해당 방제 지원사업은 북한 내 말라리아 환자치료뿐만 아니라 비무장지대와 인접한 남측 지역의 말라리아 방제 효과도 있었던 것으로 평가된다(서울대학교 의과대학 통일의학센터 외, 2019). 이후 2009년까

2 괄호 안 원화 표기는 해당 연도 평균 환율을 기준으로 산출한 추정액이며, 실제 지급 시점과의 오차가 있을 수 있다. 참고로 1997년 평균 환율 900원/USD, 1998년 평균 환율 1,400원/USD 등(한국은행 외환통계 기준)이다.

지 WHO를 통한 말라리아 방제 지원사업은 해마다 지속되었고, 남북한 공동평가회의도 2003년부터 2008년까지 연 1회 개최되었다(통일부, 2009).

WHO의 북한 영유아 지원사업은 2006년부터 말라리아 방역사업과 함께 시작되었으며, 북한 내 산모와 영유아를 대상으로 하는 5개년 지원계획에 따라 의약품, 의료기기, 의료 소모품 등이 공급되었다. 이후 말라리아 방역사업과 무관하게 영유아 지원사업은 2013년까지 지속되었다.

특히 2006년과 2007년 사업에 대해서는 2008년 4월 8일부터 22일까지 호주 멜버른대학교(The University of Melbourne) 평가팀이 북한 현지를 방문하여 외부 평가를 실시하였으며, 해당 사업이 북한의 보건의료 역량

표 4-23 남한 정부의 WHO를 통한 지원

연도	내역	지원액
1997	의료기자재 등	70만 달러(6.3억 원)
2001	말라리아 방역	46만 달러(6억 원)
2002	말라리아 방역	59만 달러(8억 원)
2003	말라리아 방역	66만 달러(8억 원)
2004	말라리아 방역, 용천 구호 세트	87만 달러(10억 원)
2005	말라리아 방역	81만 달러(9억 원)
2006	말라리아 방역(100만 달러), 영유아 지원(1,027만 달러)	1,167만 달러(116억 원)
2007	말라리아 방역(138만 달러), 영유아 지원(938만 달러), 홍역(105만 달러)	1,181만 달러(111.8억 원)
2008	말라리아 방역(120만 달러), 영유아 지원(1,027만 달러)	1,147만 달러(148억 원)
2009	말라리아 방역(107만 달러), 영유아 지원(1,311만 달러)	1,408만 달러(119.1억 원)
2013	영유아 지원(의약품 및 의료기기)	605만 달러(65억 원)
2014	모자보건사업	630만 달러(68억 원)
2019	모자보건사업	100만 달러(12억 원)
계		6,648만 달러(687.2억 원)

출처: 통일부, 『2012년 통일백서』, 2012; 통일부, 『2015년 통일백서』, 2015; 통일부, 『2016년 통일백서』, 2016; 통일부, 『2020년 통일백서』, 2020; 통일부, 『2021년 통일백서』, 2021; 통일부, 대북 지원정보시스템: 국제기구 등을 통한 지원 통계, 2025; 서울대학교 의과대학 통일의학센터 · 한국국제보건의료재단 · 보건복지부, 『북한 보건의료 백서』, 2019, 재구성

제고에 긍정적인 영향을 미쳤다고 평가되었다(통일부, 2009).

또한 말라리아 방제사업과 마찬가지로 WHO와 남북이 공동으로 참석하는 영유아사업 평가회의가 연 1~2회 개최되어 왔으나, 2008년 이후 남북관계 경색으로 중단되었다. 이후 2019년, 남북교류협력추진협의회의 의결을 통해 WHO를 통한 '북한 모자보건 분야 의료 지원사업'에 대해 500만 달러 공여가 결정되었으나(통일부, 2022), 코로나19 팬데믹으로 인해 사업이 지연되었고 2019년에 100만 달러(약 12억 원) 규모만 우선 집행되었다(〈표 4-23〉).

(3) 유엔아동기금(UNICEF)을 통한 지원

UNICEF를 통한 지원은 영유아 영양, 백신 예방접종, 식수 및 위생환경 개선 등 아동 중심의 건강보장 사업을 중심으로 구성되었다. 1996년 아동용 혼합곡물(Corn Soya Blend, CSB), 분유 등 100만 달러 규모의 지원을 시작으로, 이후 북한 내 아동 영양실조와 질병 예방을 위한 다양한 사업이 진행되었다(통일부, 1998). 2003년부터 2005년까지 취약계층(영유아, 임산부)을 대상으로 한 지원이 이루어졌으며, 2006년부터 본격적으로 백신, 영양 지원 사업이 실시되었다.

특히 2008년에는 정부가 UNICEF에 영유아 지원을 위해 408만 달러를 지원하였으며, 이는 필수 예방접종 및 콜드체인(Cold Chain) 구축 사업, 영양식 제공, 식수위생 사업 등의 지원으로 이루어졌다. 이러한 UNICEF의 지원 덕분에 북한은 BCG 등의 필수 예방접종에서 90% 이상의 접종률을 달성하였다(통일부, 2009). 2010년 이후 남북관계 경색 속에서도 UNICEF를 통한 영유아 지원사업은 분배 투명성을 조건으로 지속되었으며, 2020년까지 총 3,664만 달러(약 420.8억 원)의 지원이 이루어졌다(〈표 4-24〉).

표 4-24 남한 정부의 UNICEF를 통한 지원

연도	내역	지원액
1996	분유 203톤	100만 달러(8억 원)
1997	ORS[3] 공장, 분유 781톤	394만 달러(35.4억 원)
2003	취약계층 지원	50만 달러(6억 원)
2004	취약계층 지원	100만 달러(12억 원)
2005	취약계층 지원	100만 달러(10억 원)
2006	영유아 지원(백신, 영양)	230만 달러(23억 원)
2007	영유아 지원(백신, 영양)	315만 달러(29억 원)
2008	영유아 지원(백신, 영양)	408만 달러(47억 원)
2009	영유아 지원(백신, 보건, 영양)	398만 달러(36.6억 원)
2011	영유아 지원(백신, 보건, 영양)	565만 달러(65.3억 원)
2013	영유아 지원(백신, 보건, 영양)	604만 달 (67억 원)
2015	모자보건사업	400만 달러(약 30억 원)
2019	모자보건사업	350만 달러(41억 원)
계		3,664만 달러(약 420.8억 원)

출처: 통일부, 『2008년 통일백서』, 2008; 통일부, 『2012년 통일백서』, 2012; 통일부, 『2014년 통일백서』, 2014; 통일부, 『2016년 통일백서』, 2016; 통일부, 『2020년 통일백서』, 2020; 통일부, 대북 지원정보시스템: 국제기구 등을 통한 지원 통계, 2025; 서울대학교 의과대학 통일의학센터 · 한국국제보건의료재단 · 보건복지부, 『북한 보건의료 백서』, 2019, 재구성

(4) 국제백신연구소(IVI) 및 유엔인구기금(UNFPA)을 통한 지원

정부는 2007년부터 최빈국 아동들의 전염병 퇴치를 위해 설립된 국제백신연구소(IVI)를 통해 북한 아동 대상 뇌수막염 및 일본뇌염 예방을 위한 백신 지원과 진단장비 지원을 시작하였다(통일부, 2008). 이후 2008년, 정부는 북한의 백신 연구 및 전염병 예방능력 향상을 위한 교육 위주의 사업조건을 부과하여 IVI에 49만 달러를 지원하기로 의결하였고 2008년에 먼저 19만 달러를, 이후 2009년에 30만 달러를 집행하였다(〈표 4-25〉; 통일부, 2009). 이를 통해 일본뇌염 예방접종과 북한 의료진 교육사업이 병

3 ORS는 Oral Rehydration Salts(경구 수분 보충 염)로, 설사병 등으로 인한 탈수 치료에 사용되는 WHO 권장 필수의약품이다.

표 4-25 남한 정부의 IVI를 통한 지원

연도	내역	지원액
2007	백신, 의료교육	50만 달러(4.6억 원)
2008	의료장비 및 시약 지원	19만 달러(2.5억 원)
2009	의료 인력 교육 지원	30만 달러(4.5억 원)
2012	백신, 의료교육	210만 달러(23억 원)
계		309만 달러(34.6억 원)

출처: 통일부, 『2012년 통일백서』, 2012; 통일부, 『2013년 통일백서』, 2013; 서울대학교 의과대학 통일의학센터 · 한국국제보건의료재단 · 보건복지부, 『북한 보건의료 백서』, 2019, 재구성

행되었으며, 2012년에는 국제기구로는 유일하게 210만 달러(23억 원)를 추가 지원하여 북한 어린이 315만 명에게 백신 접종을 실시하고 북한 의료 인력 훈련을 동시에 실행하였다(통일부, 2013).

UNFPA의 경우, 2007년과 2015년 두 차례에 걸쳐 사회 · 인구학적 건강조사를 통해 북한 보건의료 실태를 파악하고자 했으며, 이는 향후 국제기구의 정책 설계 및 대북 인도협력의 기초 자료로 활용되었다(통일부, 2009).

이처럼 국제기구를 통한 보건의료 지원은 정치적 상황의 영향을 상대적으로 적게 받아서, 북한 주민의 생존과 보건 향상을 위한 지속적인 인도적 통로로 기능해 왔다. 향후 남북 보건의료 협력의 기반을 마련하기 위해서뿐 아니라 한반도 전체의 감염병 대응 및 보건 분야의 안보를 위해서라도 국제기구와의 연계는 여전히 중요하며 국제사회와의 협력도 중요하다.

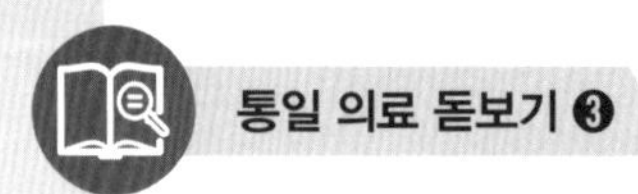
통일 의료 돋보기 ❸

남북 보건의료 협력의 숨은 주역들을 찾아보자!

남북 보건의료 협력에는 남북한의 정부와 민간단체만이 참여한 것이 아니다. 국제사회도 보이지 않는 곳에서 다양한 방식으로 다리가 되어 주었다. 이 가운데는 UN, WHO, UNICEF처럼 널리 알려진 기관 외에도, 대중들에게는 상대적으로 익숙하지 않지만 꾸준히 중요한 역할을 해온 국제기구들이 있다. 이들은 보건의료 협력의 중립적 통로이자 장기적인 기술 기반의 지원 파트너로 기능해 왔다. 따라서 비교적 잘 알려지지 않았으나 남북 보건의료 협력에 실질적으로 기여해 온 숨은 주역인 국제기구들을 하나씩 살펴보고자 한다.

1. 국제백신연구소(International Vaccine Institute, IVI)

국제백신연구소(IVI)는 1997년 대한민국 서울에 본부를 두고 설립된 백신 전문 국제기구로, 개발도상국을 위한 백신의 연구, 개발, 보급을 주요 목적으로 한다. IVI는 WHO의 백신 전략과 연계된 글로벌 파트너십에 참여하고 있으며, 남북 협력의 틀 안에서 남한이 북한에 백신을 지원할 때 과학적 정당성과 기술적 자문을 제공하는 핵심 파트너로 기능해 왔다. 특히 A형 간염, 장티푸스 등 북한 내 감염병이 확산되었을 당시, IVI는 백신 관련 자료 제공 및 공동 연구 협력을 통해 남북 백신 협력의 기반을 조성하였다.

2. 국제적십자사연맹(International Federation of Red Cross and Red Crescent Societies, IFRC)

국제적십자사연맹(IFRC)은 1919년에 설립되어 스위스 제네바에 본부를 두고 있는 인도주의의 대표적인 기구이다. 이들은 전 세계 재난 대응과 보건 구호, 위생 개선 활동을 수행하며, 남북한 적십자사 간의 인도적 교류에서도 핵심적 연결고리 역할을 해왔다. 특히 북한 내 수해나 재난 발생 시 IFRC는 남한의 대한적십자사 및 북한의 조선적십자회와 협력하여 의약품, 위생용품, 응급 의료물품 등을 지원하였고, 이러한 활동은 정치적 긴장이 고조된 상황에서도 비교적 안정적인 지원 통로로 활용되었다.

3. 세계백신면역연합(Global Alliance for Vaccines and Immunization, GAVI)

세계백신면역연합(GAVI)은 2000년에 설립되어 백신을 통한 공공보건 증진을 사명으로 삼고 있는 국제기구이다. 특히 예방접종률이 낮은 국가를 대상으로 백신 접근성을 높이고 있으며, 최근 코로나19 백신을 공평하게 분배하기 위한 다자간 협력 프로젝트, 즉 글로벌 이니셔티브인 COVAX를 공동 운영하였다. 다만, 이는 2023년 12월 31일자로 종료되었다. GAVI는 북한과 직접적인 관계는 제한적이지만, COVAX 프로그램을 통해 북한에 코로나19 백신을 제공하는 간접적 경로를 조율한 대표적인 기구로 평가된다.

4. 유엔개발계획(United Nations Development Programme, UNDP)

유엔개발계획(UNDP)은 1965년에 설립되어 개발도상국의 지속가능한 발전을 지원하는 유엔의 핵심 조직이다. UNDP는 북한 내에서 1990년대부터 식수위생, 보건시설 현대화, 지역사회 기반 건강 프로젝트 등을 통해 보건 분야의 간접 지원을 수행하였으며, 이에 따라 통일 이후 북한의 보건의료 행정 역량 강화나 제도 개편 지원 등의 잠재적 협력 파트너로 거론되기도 한다.

5. 유엔세계식량계획(세계식량계획, World Food Programme, WFP)

세계식량계획(WFP)은 1961년에 설립된 유엔 산하 최대 식량 지원 기구로 이탈리아 로마에 본부를 두고 있다. WFP는 북한을 대상으로 단순한 식량 공급을 넘어서, 보건과 영양을 통합적으로 고려한 접근을 취해왔다. 예를 들어 영양결핍이 심각한 영유아와 임산부에게 특수 영양식을 공급하거나, 병원 · 보건소를 통한 분배 체계를 마련하는 등 식량과 의료가 유기적으로 작동하도록 설계하였다.

6. 유엔인구기금(United Nations Population Fund, UNFPA)

유엔인구기금(UNFPA)은 1969년에 설립되어, 전 세계 여성과 아동의 건강을 증진시키는 데 중점을 두고 있다. 이들은 북한의 산부인과 의료장비 지원, 모자보건 관련 인력 교육, 여성 대상 보건 서비스 개선 등을 주요 사업으로 추진해 왔다. 특히 산모·신생아 보건 환경이 열악한 지역을 중심으로 보건소 및 병원에 대한 직접적인 물적 지원과 함께, 건강관리 역량 강화 프로그램도 함께 진행하며 북한 보건의료 체계 전반에 긍정적인 영향을 미쳤다.

7. 유엔 인도주의업무조정국(Office for the Coordination of Humanitarian Affairs, OCHA)

유엔 인도주의업무조정국(OCHA)은 1992년 설립된 국제기구로, 전 세계 인도주의적 재난 대응을 총괄하고 조정하는 기능을 수행한다. OCHA는 북한에서 수해, 가뭄, 태풍 등 자연재해가 발생할 때 국제사회의 인도적 지원을 조정하는 중심 기구로 활동하였으며 WHO, UNICEF, WFP 등과 협력하여 보건, 영양, 식수 및 위생 분야의 통합 대응계획을 수립해 왔다. 특히 감염병 유행의 위험이 고조되는 시기에는 관련 긴급대응계획을 주도하고, 국제기구 간 역할 분담을 조정하는 '국제 인도적 지원의 전략 조정자' 역할을 수행하였다.

8. 에이즈, 결핵, 말라리아 퇴치를 위한 세계기금(세계기금, The Global Fund to Fight AIDS, Tuberculosis and Malaria, Global Fund)

세계기금(Global Fund)은 2002년에 설립되었고 에이즈, 결핵, 말라리아 등 주요 감염병 퇴치를 위한 세계 최대의 재정기구로, 스위스 제네바에 본부를 두고 있다. 북한의 결핵 및 말라리아 대응과 관련하여 직접적인 지원보다 WHO 및 기타 INGO를 통해 간접 지원이 이루어진 바 있다. 대표적으로 유진벨재단이 수행하는 다제내성결핵(MDR-TB) 치료사업 등에 일부 기금을 후원하며, 남북 감염병 공동 대응에 실질적으로 기여해 왔다.

표 4-26 남북 보건의료 협력에 기여한 주요 국제기구

기관명(약칭)	설립 연도	본부	설립 목적	남북 보건의료 협력 관련 주요 활동
국제적십자사연맹(IFRC)	1919	스위스 제네바	인도주의 구호 및 재난 대응	남북 적십자 사이의 긴급 지원 중재 및 물자 전달
세계식량계획(WFP)	1961	이탈리아 로마	기아 퇴치·영양개선, 식량 위기 대응	영유아·임산부 대상 영양식 지원, 보건 통합 배급
유엔개발계획(UNDP)	1965	미국 뉴욕	개발도상국 제도 정비·지속가능 발전	북한 병원 현대화, 보건 인프라 간접 지원
유엔인구기금(UNFPA)	1969	미국 뉴욕	모자보건·재생산건강 증진	산부인과 장비 지원, 여성·아동 대상 건강 사업
유엔 인도주의업무조정국(OCHA)	1992	스위스 제네바	인도 지원 조정 및 위기 대응	북한 재난 발생 시 다자 보건 지원 조율·전략 수립
국제백신연구소(IVI)	1997	대한민국 서울	개발도상국 백신 개발·보급	백신 기술 자문, 남북 백신 협력 기반 제공
세계백신면역연합(GAVI)	2000	스위스 제네바	예방접종 및 백신 접근성 확대	COVAX를 통한 북한 백신 공급 경로 조율, 북한 영유아 대상 백신 수급 조율
세계기금(Global Fund)	2002	스위스 제네바	결핵, 에이즈, 말라리아 퇴치	유진벨재단 등 경유 결핵 치료 지원 기금 제공

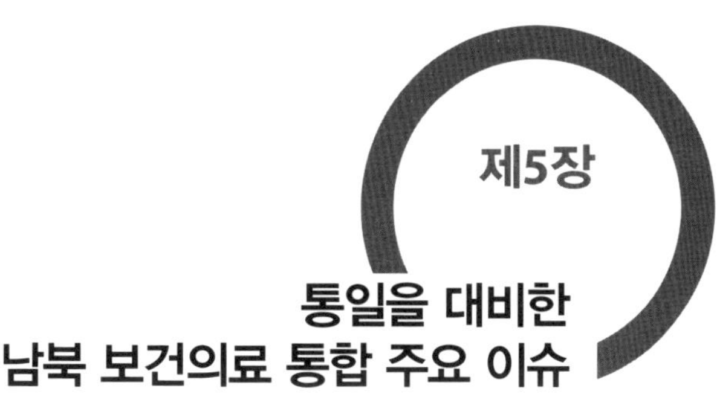

제5장 통일을 대비한 남북 보건의료 통합 주요 이슈

본 장에서는 통일을 대비한 남북 보건의료 통합과 관련한 주요 현안들을 종합적으로 고찰하고자 한다. 그간 북한의 보건의료 실태와 개선 방안, 남북 보건의료 체계 통합을 위한 민·관·학 차원의 논의와 노력이 꾸준히 이어져 왔다. 아울러 남한 사회에 정착한 북한이탈주민의 증가에 따라 북한이탈의료인의 자격 인정 및 재교육에 대한 제도적 논의도 점차 확대되고 있다.

남북 분단 이후 약 80년이 흐른 지금, 남북한은 화해와 협력을 바탕으로 통일을 준비해야 할 중요한 시점에 놓여 있다. 그러나 현실적으로는 코로나19 팬데믹 이후 북한의 국경 폐쇄 및 국제기구 사무소 철수 지시로 인해 남한을 포함하여 국제사회가 북한과의 교류가 사실상 어려운 실정이다. 그러나 남북통일이라는 장기 과제를 떠나서라도, 한반도에서 휴전선을 사이에 두고 마주한 남북한은 보건의료 분야에서 불가분의 연관성을 지니고 있다. 말라리아 및 아프리카돼지열병 등의 감염병, 만성질환, 인구 고령화 등은 경계를 가리지 않기에 상호 협력을 통한 공동 대응이 필수적이다. 그렇기에 일시적인 정치적 경색이 발생했다 하더라도, 보건의료 분야의 교류와 협력은 반드시 재개되어야 한다. 이는 통일 준비의 일환을 넘어, 현재와 미래의 한반도 건강 안보를 위한 실질적인 대응 전략이 될 것이다.

대북 보건의료 지원은 지난 30여 년간 남북 교류의 가장 기초적인 형태로 기능해 왔다. 다수의 사업 경험과 데이터가 축적되었으나, 여전히 모니터링과 평가 시스템이 미비하며, 정치적·군사적 변수에 따라 사업의 지속성이 위협받는 한계가 존재한다. 따라서 대북 지원의 흐름과 경향성을 면밀히 분석하고, 북한 보건의료 실정에 기초한 지원 우선순위 설정 및 사각지대 발굴이 절실하다. 특히 남북관계가 경색된 현재, 효과적인 보건의료 지원을 위한 전략적 계획 수립이 더욱 필요하다.

아울러 기존의 대북 지원 원칙은 북한의 수용 태도, 남북한 정치 관계 등에 따라 실행에 제약이 많아, 이제는 남북 교류협력의 패러다임 전환이 필요하다. 북한은 더 이상 인도적 지원을 받지 않겠다는 입장을 표명하고 있으며, 남한 정부는 실질적인 관계 개선을 위한 새로운 협력 방안을 모색 중이다. 그렇기에 남북 보건의료 R&D 추진은 양측 관심사를 동시에 수용할 수 있는 새로운 접근 방식으로 주목받고 있다. R&D 협력은 정치적 긴장 상황에서도 상대적으로 독립적으로 운영될 수 있으며, 중장기적으로는 신뢰 구축과 협력 체계 복원에 기여할 수 있다는 장점이 있다. 또한 통일 이후 한반도 내 인구 이동과 북한 출신 의료 인력의 유입에 대비하여 자격 인정, 관리 기준, 재교육 프로그램의 설계가 필요하다. 이미 북한이탈의료인을 대상으로 한 자격 인정 및 재교육의 문제점이 공론화된 만큼, 본 장에서는 관련 사례와 현황을 바탕으로 바람직한 제도 설계 방향을 제안하고자 한다. 이를 통해 통일 이후 보건의료 체계의 혼란을 최소화하고, 남북한 의료 인력 통합의 제도적 기반을 마련하며, 궁극적으로 통일 한반도의 보건의료 수준 향상에 기여하고자 한다.

제1절 통일을 준비하는 대북 보건의료 지원

1. 기존 대북 보건의료 지원의 역할

유엔 인도주의업무조정국(UN OCHA) 재정추적서비스(FTS) 데이터 분석을 통해 기존 대북 보건의료 지원의 흐름과 주요 수행주체의 역할을 이해하고자 했다. 2000년부터 2024년까지의 자료를 분석한 결과, 남한은 전체 인도적 대북 보건의료 지원 금액의 약 5분의 1(19.3%)을 차지하며 제1공여국가의 역할을 수행했다(〈그림 5-1〉). 특히 남한 정부의 보건의료 지원금이 가장 많이 유입된 수행주체는 세계보건기구(WHO), 유엔아동기금(UNICEF), 조선적십자회 순이며, 각각 71.8%, 18.6%, 1.0%의 비중을 차지하였다. 조선적십자회로 지원금이 유입된 것은 2020년 1회에 한하며, 주로 WHO와 UNICEF를 통해 지원하였다. 즉, 다자기구와의 협력관계를 중심으로 지원이 이루어졌음을 알 수 있다(〈표 5-1〉).

지원 분야별로 살펴보면, 전체 보건의료 지원액 중 98.9%가 Health(보건) 분야에 집중되어 있고, WASH(식수 및 위생) 지원은 1.1%에 그쳤으며 2007년과 2020년에만 지원한 기록이 있다. 이는 남한의 대북 보건의료 지원이 질병 예방, 치료, 백신 보급 등 직접적인 의료 지원을 중심으로 이루어졌음을 보여 준다(〈표 5-2〉).

한편, UN OCHA FTS의 데이터는 인도적 지원 공여기관의 자발적 보고에 근거하여 수집되기 때문에 모든 지원이 정리되어 있지 않다. 그렇기에 〈그림 5-1〉의 통계에는 세계백신면역연합(GAVI)과 세계기금의 기여가 포함되지 않았다. 이처럼 주요 국제기구의 실적이 누락된 사례가 있기에 보건의료 분야 대북 지원 분석 시 교차검증이 필요하다.

경제협력개발기구(OECD)의 국제개발통계(IDS)는 자발적 보고를 기반으로 한다는 점에서 UN OCHA FTS와 유사하지만, 인도적 지원이

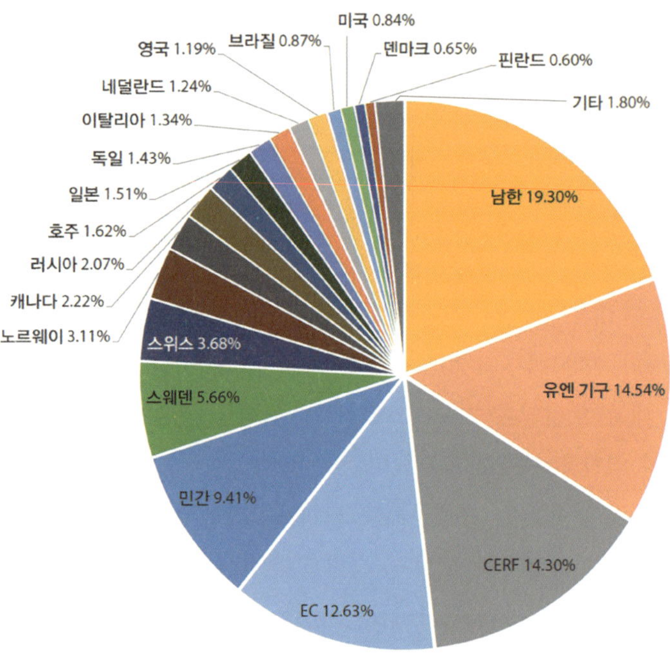

출처: UN Office for the Coordination of Humanitarian Affairs(OCHA), *Financial Tracking Service: Korea, Democratic People's Republic of*, FTS, 2025

그림 5-1 공여기관별 대북 인도적 보건의료 지원 실적(2000~2024년)

아닌 공적개발원조(ODA)를 목적으로 한 지원 내역을 집계한다는 점에서 차이를 보인다. 특히 OECD 데이터는 GAVI와 세계기금의 기여금도 포함하고 있어, 보건의료 개발지원의 주요 흐름을 보다 입체적으로 파악할 수 있다.

〈그림 5-2〉는 2002년부터 2023년까지 북한에 지원된 보건의료 개발지원의 세부 분야별 비중을 보여 준다. 전체 지원 중 가장 높은 비중을 차지한 항목은 '기초 보건 진료(CRS 12220)'로 GAVI를 통한 예방접종 지원은 이 항목에 포함된다. 다음으로 높은 '결핵 퇴치(CRS 12263)'는 세계기금을 통해 이루어진 것으로 추정된다. 이어서 '영양(CRS 12240)', '말라리아 퇴치(CRS 12262)', '보건일반(CRS 121)' 순으로 높았으며, 다섯 개

표 5-1 남한 대북 보건의료 수혜기관별 지원(2000~2024년) (단위: 100만 USD)

구분	WHO	UNICEF	조선적십자회	계
2000	0.00	0.00	0.00	0.00
2001	0.50	0.00	0.00	0.50
2002	0.68	0.00	0.00	0.68
2003	0.70	0.50	0.00	1.20
2004	1.37	1.00	0.00	2.37
2005	0.03	0.00	0.00	0.03
2006	9.75	0.00	0.00	9.75
2007	11.37	1.00	0.00	12.37
2008	11.24	0.00	0.00	11.24
2009	14.21	0.00	0.00	14.21
2010	0.00	0.00	0.00	0.00
2011	0.00	0.00	0.00	0.00
2012	4.39	3.87	0.00	8.26
2013	6.05	6.04	0.00	12.08
2014	6.57	0.00	0.00	6.57
2015	0.00	4.00	0.00	4.00
2016	0.00	0.00	0.00	0.00
2017	0.00	0.00	0.00	0.00
2018	0.00	0.00	0.00	0.00
2019	1.00	2.23	0.00	3.23
2020	4.00	0.01	1.03	5.04
2021	0.00	0.00	0.00	0.00
2022	0.00	0.00	0.00	0.00
2023	0.00	0.00	0.00	0.00
2024	0.00	0.00	0.00	0.00
계	71.86	18.65	1.03	91.55

출처: UN Office for the Coordination of Humanitarian Affairs(OCHA), *Financial Tracking Service: Korea, Democratic People's Republic of*, FTS, 2025

항목이 전체 지원의 85%를 차지했다. 즉, 북한에 대한 보건의료 개발지원은 북한에서 큰 위험으로 대두되는 특정 질병의 퇴치와 기초의료 강화에 집중되어 있음을 알 수 있다.

표 5-2 남한 대북 보건의료 분야별 지원(2000~2024년) (단위: 100만 USD)

구분	Health	WASH	계
2000	0.00	0.00	0.00
2001	0.50	0.00	0.50
2002	0.68	0.00	0.68
2003	1.20	0.00	1.20
2004	2.37	0.00	2.37
2005	0.03	0.00	0.03
2006	9.75	0.00	9.75
2007	11.87	0.50	12.37
2008	11.24	0.00	11.24
2009	14.21	0.00	14.21
2010	0.00	0.00	0.00
2011	0.00	0.00	0.00
2012	8.26	0.00	8.26
2013	12.08	0.00	12.08
2014	6.57	0.00	6.57
2015	4.00	0.00	4.00
2016	0.00	0.00	0.00
2017	0.00	0.00	0.00
2018	0.00	0.00	0.00
2019	3.23	0.00	3.23
2020	4.57	0.47	5.04
2021	0.00	0.00	0.00
2022	0.00	0.00	0.00
2023	0.00	0.00	0.00
2024	0.00	0.00	0.00
계	90.58	0.97	91.55

출처: UN Office for the Coordination of Humanitarian Affairs(OCHA), *Financial Tracking Service: Korea, Democratic People's Republic of*, FTS, 2025

반면, '인구정책·시책 및 생식보건(CRS 130)', '감염병 관리(CRS 12250)', '보건 교육(CRS 12261)', '보건 인력 개발(CRS 12281)'은 매우 낮은 지원 비중을 보였는데, 이는 지원의 흐름이 북한 내 인구 및 보건 인

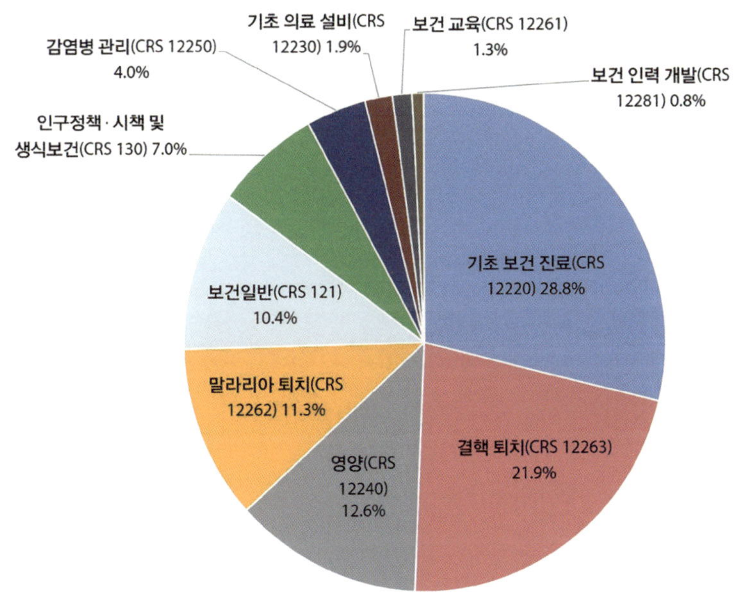

출처: OECD IDS

그림 5-2 대북 보건의료 개발지원의 세부 분야별 지원 현황(2002~2023년)

프라 전반에 대한 장기적 접근보다는, 감염병 관리와 아동 중심의 예방의료에 집중되었다고 볼 수 있다.

UN OCHA와 마찬가지로 OECD IDS 또한 모든 공여국과 공여기관의 정보를 완전하게 포함하고 있지 않다. 그럼에도 불구하고 두 자료를 함께 활용하면 대북 보건의료 지원의 주요 흐름과 경향성을 파악하는 데 도움이 될 것이다.

그렇다면 수요자인 북한의 입장에서 보건의료 분야에 실질적인 지원은 무엇인지, 향후 어떤 기준으로 대북 보건의료 지원의 우선순위와 규모를 설정할 것인지 고민할 필요가 있다. 이 질문에 명확한 결론을 내리기 어렵지만, 기존 대북 지원사업의 구조와 북한 내 보건지표 변화를 함께 살펴보면 방향성을 가늠할 수 있다.

먼저, 대북 보건의료 지원에서 핵심적인 역할을 해온 공여기관들은

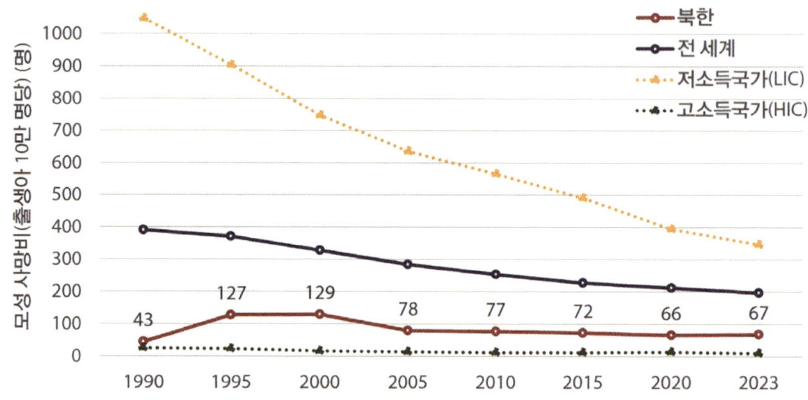

출처: World Bank, *World development indicators*, 2025

그림 5-3 지역별 모성 사망비 비교(1990~2023년)

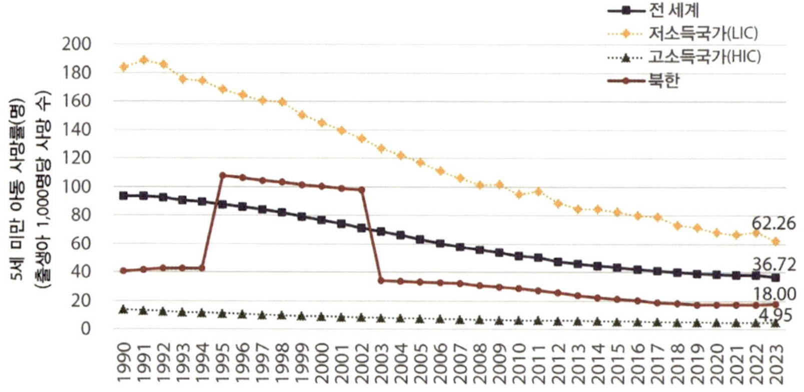

출처: UNICEF, *Under-five mortality*, 2024

그림 5-4 지역별 5세 미만 아동 사망률 비교(1990~2023년)

WHO, UNICEF, GAVI, 세계기금 등이다. 주요 지원 영역은 결핵·말라리아 퇴치, 예방접종, 영양 지원, 모자보건 서비스, 필수의약품 및 장비 지원 등으로 요약할 수 있다. 이러한 지원이 집중된 영역은 실제로 OECD IDS와 UN OCHA FTS 데이터를 통해 확인할 수 있으며, 〈그림 5-2〉에서는 기초 보건 진료(28.8%), 결핵 퇴치(21.9%), 영양(12.6%), 말라리아 퇴치(11.3%)가 전체 보건의료 개발지원의 절반 이상을 차지하고 있는 것으로 나타났다. 이는 대북 보건의료 지원이 주로 아동과 감염병 취약계층에 집중되어 있었음을 의미한다.

이러한 경향은 북한 내 주요 보건지표와도 맞물려 있다. 〈그림 5-3〉과 〈그림 5-4〉를 보면, 북한의 모성 사망비와 5세 미만 아동 사망률은 1990년대 후반에서 2000년대부터 개선되었고, 특히 아동 사망률은 1995년 국제사회의 대북 인도적 지원이 시작된 이후부터 점차적인 감소세를 보이고 있다. 하지만 같은 시기 저소득국가나 세계 평균과 비교해 보아도 여전히 격차는 존재하며, 2000년대 중반 이후에는 감소세가 둔화되는 모습도 확인된다.

이러한 지표 개선이 외부 지원의 영향만으로 이루어졌다고 단정할 수 없지만, 북한의 경제 상황을 동시에 고려하면 설명할 수 있는 흐름이 존재한다. 〈표 5-3〉에 따르면, 1999년부터 2000년대 중반까지 북한 경제는 대체로 안정적으로 성장했다. 그러나 이후 다시 음의 성장률과 양의 성장률이 반복되는 불안정한 국면에 진입했다. 다시 말해, 경제 상황과 보건지표 간의 인과관계는 단편적이기보다 상호작용적인 맥락에서 해석되어야 하며, 특히 경제 성장 이전인 2000년 초반부터 보건지표가 눈에 띄게 개선된 것은 외부 보건의료 지원이 주요하게 기여했음을 시사한다.

결론적으로, 북한의 보건지표 변화는 경제 상황, 보건정책, 외부 지원이라는 다양한 요소들이 복합적으로 작용한 결과이며, 그중 외부 지원은 조기 대응과 인프라 유지에 매우 중요한 역할을 해왔다고 할 수 있다. 특히 WHO, UNICEF, GAVI, 세계기금 등 핵심 수행기관을 통한 감염병 대응, 예방접종, 필수의약품 공급, 영양 지원은 북한 보건의료 환경의 안전망을 구성한 중요한 축이었으며, 향후 보건의료 지원 전략을 수립할 때에도 이러한 역할에 대한 재평가가 필요하다.

북한은 최근까지도 국제기구의 지원을 받을 때 자국 분담금 납부를

표 5-3 북한의 경제성장률 추이: 북한의 국내총생산(GDP) 통계에 의거한 추정 결과

(전년 대비 증감률, %)

연도	경제성장률	연도	경제성장률
1995	-4.4	2010	-0.5
1996	-3.4	2011	0.8
1997	-6.5	2012	1.3
1998	-0.9	2013	1.1
1999	6.1	2014	1
2000	0.4	2015	-1.1
2001	3.8	2016	3.9
2002	1.2	2017	-3.5
2003	1.8	2018	-4.1
2004	2.1	2019	0.4
2005	3.8	2020	-4.5
2006	-1	2021	-0.1
2007	-1.2	2022	-0.2
2008	3.1	2023	3.1
2009	-0.9		

출처: 한국은행, 2023년 북한 경제성장률 추정 결과, 2024

면제받고 있다. 이는 국가 차원의 보건의료 재정이 취약하다는 점을 단적으로 보여 주는 사례이며, 특히 결핵 및 예방접종 분야에서는 외부 의존도가 사실상 100%에 가까운 수준으로 확인되고 있다. 북한 내 자체적 백신 생산 능력이 없고, 정기적으로 백신을 구입하기 위한 국가 재정이 부족하기 때문이다.

2021년 코로나19 팬데믹으로 국경을 폐쇄한 이후 지원받은 백신 물량이 떨어지자 백신 접종률이 급감하였고, 이후 WHO와 UNICEF의 주도하에 백신 보충(catch-up) 캠페인을 실시한 사례는 북한의 백신 의존 구조를 명확히 보여 준다. 코로나19 팬데믹 시기 세계식량계획(WFP)과 UNICEF의 임시 철수, 유엔 안보리 산하 대북제재위원회의 활동 종료 등 국제사회의 주요 변화 속에서 북한은 백신 보급이나 기초의약품 확보

를 자력으로 해결하지 못했다.

북한이 2005년 인도적 지원에서 개발협력 중심의 지원으로 전환할 것을 국제사회에 요구한 것도 장기적으로 자립 가능한 보건의료 시스템을 갖추고자 하는 의도로 해석할 수 있다. 백신이나 필수의약품의 안정적인 공급을 위해서는 자체 제약 생산 기반, 기술이전, 품질관리 체계 등이 필요하며, 이는 일회성 물자 지원으로는 충족될 수 없다. 그러나 북한은 아직까지도 매년 백신과 필수의약품을 외부에서 지원받아야만 하는 구조를 지니고 있으며, 기존의 대북 보건의료 지원은 이처럼 반복적으로 발생하는 가장 기초적인 수요를 충당해 주는 역할을 해왔다.

이러한 외부 의존 구조가 장기화될 경우, 북한의 보건정책 주도권이 약화될 가능성이 높아진다. 예를 들어 외부 사업의 요구에 따라 관리체계가 중복되거나, 질환별로 공여기관이 다르게 설정되어 실험실 장비나 치료체계가 중복 구축되면 북한 내부의 행정 통제력도 분산될 수 있다. 실제로 감염병 분야에서 결핵, 말라리아 등 질환별로 다른 국제기구에서 장비와 약품을 공급받으며 실험실 설비나 진단 시스템이 중복되는 사례가 반복되고 있다.

결국 대북 보건의료 지원은 단기적으로 북한 주민의 일차적 생존과 보건 접근성을 지탱하면서, 중장기적으로 북한 보건시스템 전반을 어떻게 설계하고 어떤 방식으로 자립을 유도할 것인가에 대한 고민이 동반되어야 한다.

2. 대북 보건의료 지원의 향후 역할

그렇다면 북한 보건의료의 가장 기초적인 수요를 채우는 기존의 대북 보건의료 지원의 역할 외에 앞으로 대북 지원은 어떤 역할을 담당해야 하는지 파악할 필요가 있다. 공적 원조의 측면에서 대북 지원을 바라보았을 때, 수원국인 북한의 정부조직 체계와 관리 역량을 강화하기 위한 지원이 중요하며, 북한의 주도적인 사업 수행을 위해 중앙 조직이 직접 예산을 집행하고 관리하도록 지원하는 방안이 이상적이다. 그러나 먼저 사회주의 체제인 북한의 조직구조가 가진 특이성과 한계를 이해할 필요가 있다.

북한의 행정체계는 조선로동당을 중심으로 구성되며, 정책의 기획과 결정은 당이 수행하고, 집행은 내각 및 외곽단체들이 담당한다. 이러한 구조는 보건의료 부문에도 동일하게 적용된다. 외부 원조를 수원하는 과정에서도 사업 성격에 따라 내각 또는 외곽기구가 창구가 되며, 이 역시 조선로동당의 통제하에 이루어진다. 따라서 정책의 우선순위를 결정하고 실행하는 과정에는 보건의료적 수요 외에도 정치적 고려나 조직 간 이해관계가 영향을 미친다.

같은 맥락에서, 중앙정부의 조직 개선이나 정책결정권 강화를 목표로 하는 지원은 북한의 경우 매우 신중하게 접근할 필요가 있다. 특히 인도적 지원에서 흔히 요구되는 투명한 모니터링이나 자원 분배에 대한 책임성 확보가 어렵다. 이러한 특징은 국제기구들이 지원을 설계할 때 제한적으로 접근할 수밖에 없는 이유이다.

북한은 의약품과 백신, 진단기기 등 보건 기초물자의 외부 의존도가 높고, 공급망 구축이나 품질관리 역량은 낮은 수준이다. 북한 보건당국은 반복적인 의약품 수급 사업보다는 자체 생산 역량 확보나 인력 양성 등 장기적인 개발지향적 지원을 요청하였고, 일부 지원 기관이 이를 바탕으로 의약품 공장 현대화나 물류센터 설립 등을 추진하였다. 그러나 전반적인 지원은 여전히 반복적 수급에 집중되어 있으며 병원 시설, 장비, 의사 인력 등 운영 기반이 되는 구조적 문제는 충분히 다뤄지지 못하고 있다.

의료 인프라 측면에서 북한의 병상 수나 의료인 수는 WHO 동남아시아 지역 평균보다 높은 수준이나, 의료인 역량이나 의료서비스 제공 수준은 지역별로 격차가 크고, 특히 1차 진료기관으로 갈수록 낮아지는 경향이 뚜렷하다. 이는 단순한 수급보다 질적 향상을 위한 전략적 개입이 필요함을 보여 준다. 현재 북한의 의학교육은 교육 커리큘럼, 임상 수련, 교육자 양성 등 전반에서 단기간 내 질적 개선을 기대하기 어려운 수준으로 판단된다.

이러한 상황을 고려할 때, 향후 대북 보건의료 협력은 기초적인 수요 대응에 더해 인적 역량 강화를 포함한 중장기 전략이 병행되어야 한다. 병원 개보수, 장비 공급, 보건 인력 재교육 등은 북한의 현실을 감안하더라도 비교적 수용성이 높은 분야이기에 남북 대학 간 교류를 기반으로 한 교육 협력 모델은 실현 가능성이 있다. 북한 의학대학과의 연계 사업을 통해 기초교육, 임상실습, 교수자 교육 등 다양한 접점을 형성하고, 이를 바탕으로 통합된 교육 모델을 설계해 나가는 방향도 고려할 수 있다.

결국 대북 보건의료 지원은 단순한 자원 이전의 기능을 넘어서서, 중립적 전문성을 기반으로 한 교류의 장으로 확장되어야 하며, 이는 향후 남북 간 신뢰 형성과 통일 준비 과정에서 전략적 자산이 될 수 있다.

제2절 지속가능한 남북 보건의료 교류협력 증진 방안

1. 남북 보건의료 R&D 필요성

김정은 정권은 출범 초기부터 보건의료 부문에 관심을 보였다. 고아, 무의탁 노인, 장애인을 위한 정책을 강조하며 평양산원 유선종양연구소, 옥류아동병원, 정성제약종합공장 등 관련 시설을 직접 시찰하기도 했다. 선진 기술과 장비에 대한 수용성도 과거에 비해 높아진 편으로, 보건의료 현대화에 대한 내부적 의지가 확인된다.

이러한 변화 속에서 남북 간 보건의료 협력 역시 단순한 인도적 지원을 넘는 새로운 방식의 접근이 필요하다. 북한은 이미 2005년부터 인도적 지원보다는 개발협력을 요구하였고, 이후로도 줄곧 상호 호혜적 협력 구조를 원하였다. 그러나 현실적으로는 남북관계 경색, 남한 정부의 대북 정책 제한, 외교적 제약 등으로 인해 개발지원으로의 전환은 제한적으로만 이루어졌다.

보건의료 분야는 정치적·군사적 긴장이 고조되는 상황에서도 비교적 안정적으로 협력이 가능하다는 장점이 있다. 특히 보건의료 공동연구개발(R&D) 분야는 질병 대응력, 제약 기술, 의료기기 개발 등 실질적 기술협력을 중심으로 남북이 함께 참여할 수 있는 영역으로 평가된다. 지속가능발전목표(SDGs)에서도 '건강한 삶의 확보'(목표 3)와 '산업화 및 혁신 촉진'(목표 9)을 핵심 의제로 설정하고 있다. 이는 남북한이 보건의료 R&D를 공동으로 추진할 경우, 단순한 지원 이상의 전략적 협력으로 이어질 수 있음을 시사한다.

국회예산정책처의 분석에 따르면, 보건의료를 포함한 개발협력이 확대될 경우 통일에 따른 비용 부담도 완화될 수 있다. 지금처럼 경색된 국면이 지속될 경우에 추정 통일비용은 약 4,800조 원에 이르지만, 보건·식량 등 인도적 지원 확대 시 약 3,100조 원, 사회간접자본(Social Overhead Capital, SOC)과 경제협력을 포함할 경우 약 2,100조 원 수준으로 감소할 수 있다는 분석이다. 이는 장기적으로 볼 때, R&D 협력이 단순한 교류를 넘어 미래 통일비용 절감에도 기여할 수 있음을 보여 준다.

〈그림 5-5〉는 남북 보건의료 R&D가 지니는 전략적 위치를 시각적으로 보여 준다. 보건의료 R&D는 보건 협력이라는 정치적 중립성과 개발협력이라는 미래지향적 속성을 모두 갖춘 영역이다. 기술 역량의 공유, 인력 교육, 공공보건 과제의 공동연구 등 다양한 형태의 남북 협력 모델이 R&D를 통해 구체화될 수 있다.

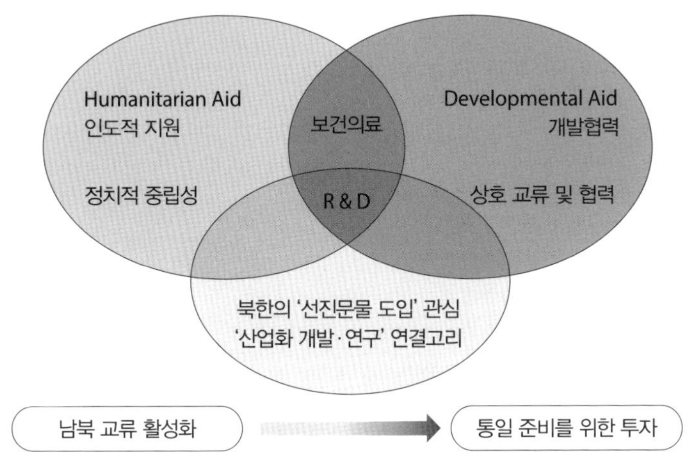

그림 5-5 남북 보건의료 R&D의 역할과 범위

2. 남북 보건의료 R&D 기획

1) 북한의 보건의료 현황 및 관심사

북한은 2016년부터 2020년까지 중기 보건전략계획을 통해 보건의료 분야의 체계적 개편과 과학화를 목표로 제시하였다. '주체 중심 의료 과학기술 발전', '정보 지향적 보건 부문 개선', '양질의 SRH(Sexual and Reproductive Health) 서비스 제공', '보건시스템의 근대화' 등은 모두 의학 분야의 현대화와 정밀한 데이터 기반 관리체계 구축이라는 방향성을 보여 준다(〈표 5-4〉). 이는 단순한 치료 중심 접근에서 벗어나, 보건 정보와 인적 역량을 중심으로 시스템을 정비하려는 기조로 해석된다.

북한의 보건의료에 대한 관심은 김정은 정권의 정책 행보에서도 확인된다. 신년사나 현지지도를 통해 위생방역, 의약품 생산, 감염병 대응 역량 강화 등을 직접 언급하며 정책적 우선순위로 삼았고, 감염병 대응 체계 개선과 진단·치료 역량 향상은 지속적인 목표로 반복되어 왔다.

표 5-4 북한의 보건의료사업 우선순위(2016~2020년)

1	주체 중심 의료 과학, 기술 발전 강화
2	운영 품질 향상을 위한 전국적인 원격 의료시스템 구축
3	정보 지향적으로 보건 부문 개선
4	질병 예방 및 감시 시스템 강화
5	고려의학 생산, 의약품 제작, 의료 기구 근대화 촉진
6	안전하고 건강한 환경 제공
7	주치의 시스템 강화를 통한 보건 서비스 질 향상
8	의료 종사자의 기술 역량 향상
9	모성, 아동 및 노인 보건 개선
10	양질의 SRH 서비스 제공을 위한 조산사 전문성
11	공중보건에서의 리더십, 관리 능력 강화
12	비상사태 및 재난 즉각적 대응 역량 개발

출처: Ministry of Public Health, DPR Korea, *Medium term strategic plan for the development of the health sector: DPR Korea 2016-2020*, 2017; 서울대학교 의과대학 통일의학센터 · 한국국제보건의료재단 · 보건복지부, 『북한 보건의료 백서』, 2019

연구 동향을 통해 북한의 보건의료 관심사를 살펴보면 두 가지 방향성을 파악할 수 있다. 감염성 질환 중심의 예방의학 연구와 비감염성 질환 및 전통의학 중심의 조선의학 연구이다. 실제 북한 의학계에서 발간된 논문을 분석해 보면, 예방의학은 감염병을 중심으로, 조선의학은 고혈압, 당뇨 등 만성질환과 천연물 기반 치료제를 중점적으로 연구했음을 알 수 있다. 특히 조선의학 관련 연구 중 75%가 천연물신약에 집중된 점은 북한이 독자적 약제 개발을 통해 보건 자립성을 추구하려는 전략으로 해석할 수 있다.

한편, 과학기술 분야의 국제 협력도 일부 이루어지고 있다. 2012년부터 2015년 사이 북한 저자들이 게재한 논문 수는 점차 줄어드는 추세였지만, 상위 10% 저널에 게재된 논문의 비율은 오히려 늘었다. 이는 양보다는 질 중심의 학술 전략으로 전환했음을 보여 주는 지표이다. 같은 기간 동안 북한은 32개국과 총 186편의 공동저자 논문을 발간했고, 그 중 보건의료 분야가 33편을 차지했다. 특히 남한과의 공동연구는 총 25편중 13편이 보건의료 분야로 확인되며, 양국 간 학술 협력이 비교적 활발하게 진행되고 있었음을 시사한다(Park et al., 2019).

요컨대 북한은 보건의료 현대화를 국가 차원의 목표로 삼고 있으며, 제한된 인프라 속에서도 선택과 집중 전략을 통해 과학기술 기반 연구에 힘을 실으려는 의지를 보이고 있다. 향후 남북 보건의료 R&D 전략을 수립할 때, 북한의 정책 방향성과 관심사를 함께 고려하는 것이 실질적인 접점을 찾는 데 도움이 될 것이다.

2) 남한의 북한 보건의료 연구 현황 및 관심사

남한에서 이뤄진 북한 보건의료 관련 연구는 2000년대 이후 크게 세 가지 흐름으로 나눌 수 있다. 먼저, 북한의 보건의료 실태 파악 및 대북 지원 전략 수립을 위한 기초연구가 이루어졌다. 특히 남북관계가 완화되었던 2000년대 중반부터 구체적인 질병 연구와 실태조사 기반 구축 등의 연구가 활발하게 시도되었다. 2008년 남북관계가 경색된 후에는 북한이탈주민을 대상으로 한 건강 연구가 급증하였고, 이는 실증적 자료가 부족한 북한 보건의료를 간접적으로 들여다볼 수 있는 중요한 창구가 되었다. 최근에는 북한 질병 연구와 통일 이후의 의료 인력·자격체계 통합을 준비하는 연구들이 증가하고 있다. 대표적인 주제로 남북 보건의료 비교연구, 교육협력 방안, 통합 의료자격 제도 모색 등이 있다. 이러한 연구 주제들은 실증성과 정책 연계 가능성이 모두 필요하기에, 연구자의 관심뿐 아니라 정책 당국의 기획·지원도 요구된다.

지금까지 연구의 양적 수준은 비교적 안정적인 수준을 유지했으며 질적 측면에서도 개선의 조짐이 보인다. 북한 질병 연구는 2002년부터 2015년까지 총 24건의 연구보고서와 논문이 발표되었으며, 감염성 질환, 인수공통감염병, 기생충, 결핵, B형 간염 등을 중심으로 다양한 영역에서 접근이 시도되었다. 그러나 전체 보건의료 연구 중에서 논문이 차지하는 비중은 27% 수준에 머물러 있으며, 북한이탈주민의 건강과 북한 질병 문제에 집중된 주제 편중 현상도 확인된다. 결국 질적 측면을 개선하려면 통일을 염두에 둔 질병 연구를 확대해 나가야 한다. 통일 이후 보건의료 통합을 원활히 추진하기 위해서는 단순한 건강실태 파악을 넘어서, 의료인력 · 제도 · 인프라의 통합에 필요한 데이터와 기초연구가 보다 체계적으로 축적되어야 한다.

3) 남북 보건의료 R&D 실행을 위한 제안

남북 보건의료 협력은 오랜 시간 인도적 지원을 중심으로 전개되어 왔다. 예방접종, 감염병 치료, 의약품 및 진단장비 지원 등 비교적 명확한 수요와 낮은 기술 진입장벽을 지닌 영역이 사업의 중심이었고, 그에 따라 단기적 개입이 비교적 성공적으로 이뤄졌다. 하지만 북한 보건의료 수요의 변화, 통일을 둘러싼 장기적 준비의 필요성, 그리고 남한의 기술 역량을 고려할 때, 앞으로의 협력은 연구개발 R&D를 중심으로, 단순한 공급에서 벗어나 함께 설계하고 만들어 가는 구조로의 변화가 필요하다.

무엇보다 북한은 최근 의료시스템의 현대화와 과학화에 높은 관심을 보이고 있다. 김정은 정권 출범 이후 의료기술, 보건정보시스템, 응급의료체계 등에 대한 전략 계획이 수립되고, 감염병 대응 역량을 비롯해 의약품 자체 생산체계 구축 등의 목표가 문서화되었다. 2010년 이후 북한이 발표한 보건의료 전략은 '감염병 대응'을 핵심과제로 삼는 동시에 '질적 향상'과 '산업화 기반 확충'을 강조하고 있으며, 전통의학을 포함한 의약품 개발, 모자보건 향상, 긴급재난 대응을 위한 R&D 체계 구축 등을 구체적인 연구 의제로 설정하고 있다.

이와 같은 북한의 전략 방향을 고려하면, 남북이 함께 추진할 수 있는 R&D 영역은 생각보다 넓다. 첫째, 감염성 질환은 여전히 협력의 중심축이다. 특히 북한은 결핵, 말라리아, B형 간염 등 일부 질환에서 WHO 기준 이상으로 질병부담이 높은 상황이며, 이는 국제사회의 협력을 이끌어 내기에 유리한 조건이다. 이 분야에서 남한은 진단 기술과 백신 보급 체계, 치료제 활용에 강점을 갖고 있어, 적정기술 중심의 공동개발이 가능하다. 감염병 대응 기술의 현지화는 단순 기술이전이 아니라 남북 공동의 플랫폼 구축이라는 관점에서 접근할 수 있다.

둘째, 비감염성 질환은 이제 막 수면 위로 올라온 분야이다. 최근 북한 의학 학술지에서는 고혈압, 심혈관 질환, 당뇨병과 같은 만성질환 연구 비중이 점차 늘어나고 있으며, 고려의학 분야에서는 천연물 기반의 약물개발 논문이 꾸준히 발표되고 있다. 특히 전체 조선의학 논문 중 9%가 고려의학을 다루고 있고, 이 중 75%가 천연물신약에 대한 내용을 포함하고 있다는 분석은, 남북이 전통의학과 신약 개발을 융합한 형태의 공동연구로 확장할 여지를 보여 준다. 기초·중개연구에 특화된 북한의 구조와, 산업화 역량을 가진 남한의 기술을 접목할 경우, 의미 있는 중장기적 R&D 모델 구축이 가능하다.

셋째, 모자보건 및 영양은 취약계층 지원을 넘어, 평생 건강권을 확보한다는 측면에서 남북이 함께 할 수 있는 전략적 R&D 주제이다. 북한은 여전히 국제기구의 백신·영양 지원에 크게 의존하고 있으며, 팬데믹 이후 지원의 간헐성과 제한성이 확인된 만큼, 보다 체계적인 모니터링과 자체 대응체계에 대한 협력 수요도 커질 가능성이 높다. 실제로 UNICEF와 WFP 등 국제기구와 협력해 온 남한의 경험은 R&D 연계를 위한 토대가 될 수 있다. 남북 공동의 모자보건 정보 수집, 지표 정립, 백신 개발 및 보급 방안, 영양개선 프로그램의 효과 분석 등을 구체적인 과제로 추진할 수 있다.

이와 동시에, 북한이탈주민의 건강정보는 통일 대비 질병관리 정책의 사전 기획에 활용될 수 있다. 지금까지 이뤄진 다수의 연구들은 식별 가능한 일부 질환(구강보건, 정신건강 등)에 초점을 맞추는 데 그쳤고, 장기적인 코호트 기반의 데이터는 매우 부족한 실정이다. 남북 간 질병 격차의 정확한 진단과 향후 통합 보건의료 체계 설계를 위해서라도, 남한 내부에서 시작되는 기반 연구가 필요하다.

R&D 실행을 위한 전략 차원에서도 정치사회적 고려사항이 존재한다. 먼저, 북한과의 공동 R&D는 정치적 환경에 매우 민감하다. 과거 '한반도 종합 식물지' 사업, '뇌신경계 천연물신약 개발협력단' 사업 등은 남북관계 경색으로 중단되었으며, 그 결과물조차 남지 않았다. 향후 사업에서는 소유권 배분, 협상 절차, 성과 관리 방식 등 실질적인 가이드라인이 반드시 마련되어야 한다. 다음으로, 북한 보건의료 수원기구의 다층적 구조를 이해하고, 전략적인 파트너십을 구축해야 한다. 조선로동당과 내각, 국제기구 창구인 국가조정위원회(NCC), 외무성 산하 외곽단체 등은 각각 다른 역할을 수행하며, 남한과의 협상 구조 또한 파편화되어 있다. 사업의 지속성과 실현 가능성은 바로 이 구조를 얼마나 잘 이해하고 접근하느냐에 달려 있다.

마지막으로, 단순히 남한이 기술을 이전하고 북한이 이를 수동적으로 수용하는 구조는 성공하기 어렵다는 것을 염두에 두어야 한다. 남북한은 각자의 필요와 강점을 바탕으로 공동의 목적을 설계하고, 균형 잡힌 협력 모델을 구축해야 한다. '한반도형 R&D 협력모델'이라는 이름 아래, 기술과 제도, 사람의 교류가 맞물린 복합적이고 체계적인 연구협력 전략이 필요한 시점이다.

3. 기대효과

남북 보건의료 R&D는 단순한 기술개발이나 일회성 지원을 넘어, 통일을 준비하는 전략적 투자가 될 수 있다. 정책적 측면에서, 남북 간 보건의료 격차를 조기에 분석하고 줄여 나갈 수 있다. 이를 통해 통일 이후 발생할 수 있는 의료서비스 격차, 보건자원 불균형 문제에 선제적으로 대응할 수 있고, 나아가 R&D 역량을 공동으로 축적하며 북한 보건의료제도의 점진적 개선을 유도할 수 있다.

기술적 측면에서는 북한의 질병 특성에 맞춘 진단법, 치료법, 감시체계를 단계적으로 확보할 수 있다. 특히 북한 내 감염성 질환에 적합한 적정기술 개발은 개발도상국 보건 분야에서 활용할 수 있는 국제적 기술자산으로 전환이 가능하다. 천연물신약, 기초의료 기기, 백신 및 감염병 모니터링 기술은 남북이 공동으로 산업화까지 염두에 두고 추진할 수 있는 분야이다.

사회경제적 측면에서는 남북이 교류하고 협력하는 기반을 다지는 역할을 한다. 과거처럼 단절된 상태에서 통일을 맞이할 경우 발생하는 높은 통일비용을 줄일 수 있으며, 상호 이해에 기반한 보건 협력이 향후 통합 과정에서의 긴장을 완화하는 하나의 통로로 작동할 수 있다. 독일의 사례에서 확인되었듯이, 과학기술 분야의 준비 부족은 통합 이후 더 큰 비용으로 되돌아온다. 지금부터의 협력은 그에 대한 실질적 대비책이 될 것이다.

제3절 지속가능한 남북 보건의료 교류협력을 위한 남북생명보건단지 구축

남과 북의 보건안보(Health Security) 문제는 남북이 국경을 맞대고 있는 현 상황에서, 상생과 안전을 위한 한반도 생명공동체인 점에서 보건의료 협력의 중요성이 더욱 커지고 있다. 2008~2011년에는 '남북 공동 말라리아 방역 사업'을 실시하여 접경지역 말라리아 환자 감소에 기여하였으며, 2018년 9월 평양에서 개최된 남북정상회담에서는 '전염성 질병의 유입 및 확산 방지를 위한 긴급조치를 비롯한 방역 및 보건·의료 분야 협력을 강화'하기로 합의하였다.

그러나 이러한 노력에도 불구하고 최근 남과 북은 환경 변화와 함께 질병과 바이러스가 초래한 보건의료 위협 상황에서 충분한 감염병 정보 교환도 이뤄지지 않는 상태로 보건안보적 위기에 직면해 있다. 북한은 사스(SARS), 신종 인플루엔자 A(H1N1), 메르스(MERS) 등의 신종감염병 발생 시 감염환자 보고에 소극적인 자세를 보여왔다. 특히 2018년 평창 동계올림픽과 패럴림픽 개최 당시에 북한 선수단, 예술 및 응원단에 대한 검역 계획과 북측 관계자 630명에 대한 검역 사례가 있었으나, 이후 보건안보적 문제 해결을 위한 공동대응 측면의 보건의료 교류협력 노력은 지속적으로 이어지지 않았다.

4장에서 언급하였다시피 북한이 남한의 일방향적 인도적 지원을 거부하고 수평적 협력을 요구함에 따라 통일의학센터는 2016년부터 남북한 보건의료 R&D로의 패러다임 전환 연구를 수행하였다. 이러한 변화는 김정은 정권 이후 북한 주민의 생활과 밀접한 보건·교육·과학 투자를 확대하는 방향과도 일치한다. 2012년부터 김정은 국무위원장은 평양산원 유선종양연구소, 류경치과병원, 옥류아동병원, 정성제약종합공장을 방문해 현지지도하였으며(서울대학교 통일연구 네트워크, 2018), 2025년에는 코로나19 팬데믹 기간 동안 건설한 평양종합병원을 완공하여 대대적으로 홍보하기도 하였다. 또한 김정은 정권 시기에는 해외 연구소 및 연구기관을 통한 북한 의학·생명과학 관련 국제학술지 게재 논문 발표와 협업 연구도 증가하는 추세를 보인다.

본 절에서는 질병 치료를 위한 새로운 지식 창조와 선진 의료장비·신약 개발, 고부가가치 산업 발굴과 일자리 창출을 꾀하여 바이오헬스 산업과의 연계를 위해 남북한 분단의 상징인 비무장지대(DMZ)를 활용한 '남북생명보건단지' 구축을 제안할 예정이다. 우선 국내외 접경지역 근처 바이오메디컬 클러스터에 대해 서술하고, 남북생명보건단지의 기본 구상을 제시한 후에 단지 내 세부 추진 전략에 대해 논의할 것이다.

1. 국내외 접경지역 바이오메디컬 클러스터

1) 바이오메디컬 클러스터의 개념과 유형

통일의학센터가 제시한 남북생명보건단지의 개념은 각국에서 운영 중인 '바이오메디컬 클러스터(Bio Medical Cluster)'와 국내 글로벌 R&D 허브를 목적으로 만들어진 '첨단의료복합단지'의 개념을 엮어 남북 보건의료 협력의 핵심 용어로 새로이 개념을 구상한 것이다. 여기서 바이오메디컬 클러스터는 생명공학 분야에서 경쟁 또는 협력 관계에 있는 기업, 서비스 업체, 관련 산업 기관들이 지리적으로 집적·연계된 결합체를 의미한다. 기업들이 단순히 집적되어 있는 것을 넘어 구성원들 간 정보나 생산물, 인력 등 상호 교류협력 관계가 있을 때 이를 클러스터로 정의한다(생명공학정책연구센터, 2016).

국외 바이오메디컬 클러스터 사례로는 스웨덴-덴마크 접경지역에 구성된 메디콘밸리(Medicon Valley), 스위스-프랑스-독일 접경지역의 바이오밸리(Bio Valley), 국내 사례로는 경기·인천·강원의 접경지역 15개 시·군을 아우르는 평화경제특구가 있다(〈그림 5-6〉). 국내 사례는 아직 구상안이고 바이오메디컬 클러스터보다는 경제 클러스터에 가까우나, 정부 차원의 밑그림을 그렸기에 충분히 서술의 의의가 있다고 판단하여 후술할 예정이다.

2) 스웨덴-덴마크 메디콘밸리(Medicon Valley)

세계 3위의 바이오메디컬 클러스터이자, 덴마크 코펜하겐 도심과 동부 지역에서 스웨덴 말뫼·룬드·헬싱보리에 이르는 남부 지역까지 포괄한 메디콘밸리는 2만 1,000km²의 대지면적에 구성되었다. 1980년대 경제위기에 봉착한 양국은 지리적 한계 극복을 목적으로 2000년 스웨덴과 덴마크 접경에 외레순대교(Oresund Bridge)를 건설하여 접경지역 단일 경제선 확립을 꾀하였다(유선영, 2015). 메디콘밸리는 양국의 공동관리체계 운영 형태를 통해 32개의 병원과 12개의 대학, 80여 개의 생명공학 관련 기업과 100여 개의 의료기술 기업 및 200개 이상의 제약회사 등이 상주 중이다. 메디콘밸리의 접경지역 클러스터 내 R&D 분야 협력을 통해 스웨덴의 실업난 해결과 덴마크의 고임금 문제 해결을 위한 임금경쟁력 부여 등 경제적 상보성을 강화했다(우양호 외, 2018).

클러스터 운영을 위한 중심 거버넌스는 메디콘밸리얼라이언스(Medicon Valley Alliance, MVA)로 메디콘밸리 내 네트워크 강화를 위해 조직된 생명과학단지를 위한 단체이다. MVA는 메디콘밸리의 효율적 운영을 위해 지역 내 기업·대학·연구소에 맞춤 지원을 제공하고 교류협력을 돕는다. 또한 생명공학 직무 종사자를 대상으로 한 학술세미나를 개최하고 부스트 세미나, 조찬회의, 학술포럼 등 기업 간 파트너십 기회 제공과 분야별 네트워크 형성을 위한 노력을 수행한다. 이 외에도 학술교류를 목적으로 한 산학 연계를 위한 협의회(Competence Council Life Science)가 운영되는데 협의회는 공공 고용 서비스와 산업 및 학계, 노동조합 대표자로 구성되어 산업기술에 중점을 둔 기업·학계·정부·비영리조직 간 중장기 협력을 위한 포럼을 수행한다.

덴마크 코펜하겐국제공항에서 15분 거리에 위치한 이점을 지닌 메디콘밸리는 해외 기업에게 환영받는 곳이기도 하다. 이에 더해 해당 접경지역은 북유럽을 대표하는 국제도시로 성장했을 뿐만 아니라, 1990년대 중반 15%에 육박했던 실업률이 외레순대교 개통 이후 코펜하겐 4%, 말뫼 7%의 실업률 감소를 보였다(『이코노미스트』 2013년 7월 15일). MVA는 ICT 기술을 적극 활용해 메디콘밸리에 입주한 중소기업을 세계적으로 알리고 기업 수출을 지원하는 등 중소기업도 클러스터 내에서 존립할 수 있는 여건을 조성하였다는 점에서 의의를 지닌다.

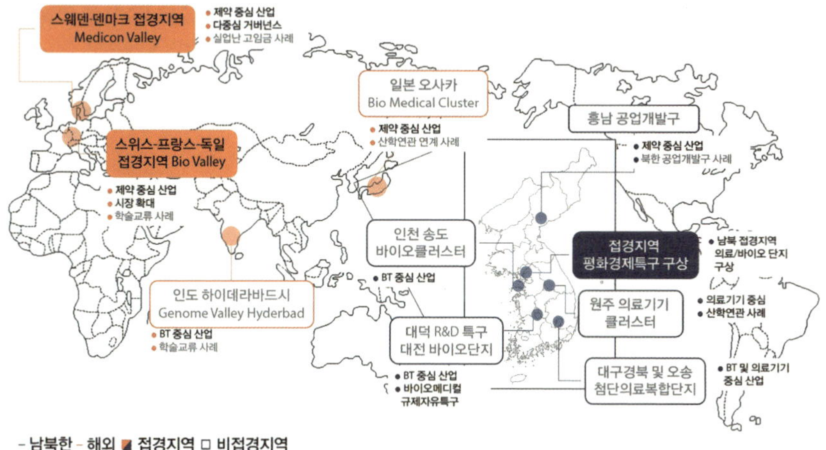

그림 5-6 국내외 접경 · 비접경 지역 바이오메디컬 클러스터 사례

3) 스위스 – 프랑스 – 독일 바이오밸리(Bio Valley)

1996년에 건설된 바이오밸리는 라인강 북부를 중심으로 프랑스 알자스 지역, 독일 프라이부르크시, 스위스 바젤시 접경을 아우르는 3국 연합 클러스터이다. 해당 지역은 전통적으로 생물학 분야에서 강점을 보여, 과거 다수의 화학 및 의약 분야 노벨상 수상자를 배출하였다. 바이오밸리에는 400여 개의 연구기관과 10만여 명의 학생이 속해 있다. 바이오밸리의 시작은 스위스 북부의 대표적인 개발기구인 Hans Briner가 3국의 제약기술을 바탕으로 협력을 시도한 것이었으며, 설립 당시에는 청년 창업자와 기업 간 연결을 지원하는 형태를 의도하였다(Claassens, 2004).

바이오밸리는 초기 수평적인 위원회 중심의 네트워크에서 지역분권화된 형태로 변화했다는 특징이 있다. 설립 초반에는 스위스-프랑스-독일 및 EU의 공동 자금 출자가 있었기에 정부와 기업, 대학이 포함된 운영위원회(Bio Valley Steering Committee)를 중심으로 한 논의가 가능했다. 그러나 위원회 운영이 각국의 문화 차이와 정치적 개입으로 한계에 봉착하자 지역분권 형태의 새로운 운영 방식으로 변모하였다(Fuhrer, 2004). 학술적인 측면에서 2003년에는 바이오밸리 내 대학 학술교류 네트워크(Bio Valley College Network, BCN)를 구축, 생명과학 분야 인재 양성을 위한 민영 기구를 설립하기도 하였다.

바이오밸리에 입주한 벤처기업들은 해당 클러스터의 브랜드 이미지를 활용하여 글로벌 시장에 진출하였는데, 이는 3국의 접경지역에 위치해 있어 기업 평가에 클러스터 이미지가 반영되어 뛰어난 홍보 효과를 보였다는 측면이 있다. 또한 생명공학 분야의 특성상 기술개발 이후에도 많은 단계를 거치고 상용화되기까지 긴 시간이 소요된다는 한계 때문에 벤처기업의 진입장벽이 높은 편이나, 바이오밸리 클러스터로 3국의 자금 운용이 가능해져 신생 기업의 창업 및 유인 효과를 야기하였다(Birch, 2004).

4) 남북 접경지역 평화경제특구

2025년 4월, 대한민국 통일부는 '평화경제특구'의 기본 구상을 발표했다. 평화경제특구는 「평화경제특구법」('23.6.13. 제정)에 따라 북한 인접 지역에 남북 경제교류와 경제공동체 실현을 목적으로 구상되었으며, DMZ 남방한계선과 NLL 인접의 대통령령으로 정하는 15개 시·군[1]을 영역화하였다. 앞으로 통일부는 평화경제특구 기본계획을 구상하고, 해당 특구에 속한 시·도지사는 개발계획을 수립하게 된다. 통일부와 국토교통부가 개발계획 승인 및 특구 지정을 실시한 후에는 국토교통부 개발사업시행자의 시행계획 승인 절차가 이뤄질 예정이다. 또한 평화경제특구에 입주하는 기업 및 개발 사업자에게 행정적 혜택으로 인허가 의제에 대한

1 인천(강화, 옹진), 경기(김포, 파주, 연천, 고양, 동두천, 양주, 포천), 강원(고성, 양구, 인제, 화천, 철원, 춘천).

절차 간소화, 세제적 측면의 지방세·부담금 감면, 물적 측면의 기반 시설 인프라를 지원할 계획이다.

평화경제특구의 추진 전략과 목표는 다음과 같다. 첫째, 남북경제공동체 구현에 기여한다. 이를 위해 통일 한반도의 미래 성장 동력 창출을 목표로 북한이탈주민 취업 지원과 인력 양성 기반을 마련하고, 과거 남북 경협사업 경험을 지닌 사업자들에게 입주 우선권 등의 인센티브를 부여할 예정이다. 둘째, 접경지역의 균형발전을 실현한다. 세제감면과 보조금 지원 등의 유인책으로 국내외 기업을 유치하고, 특구 내 정주 여건 조성을 위한 인프라를 확충해 지역 인재 발굴과 고용 안정성 확보를 목표로 한다. 셋째, 지속가능한 특구 운영을 위한 추진체계를 구축한다. 평화경제특구 지원을 위해 중앙정부·유관기관·지방자치단체·민관협의체로 구성된 민관협업 체계를 구축하고, 글로벌 기준에 부합한 법·제도 개선에 앞장선다. 이를 위해 단계적 발전 모델을 모색하고 국내외 특구 운영 현황 조사 등의 연구를 추진할 계획이다(통일부, 2025b).

이러한 평화경제특구는 남한 정부가 적극적으로 구상하여 권역별 경제 협력 방안을 모색했다는 점, 분단으로 인해 소외되었던 접경지역을 개발해 국토 균형 발전을 꾀했다는 점에서 큰 의의를 지닌다. 그러나 기본 구상이 산업과 경제적 측면에만 집중되어 있다는 점, 군사적 요충지와 근접한 지역이라서 투자 결정의 제한 요소가 존재한다는 점, 기본 구상 단계만 발표되어 구체적인 계획 마련이 필요하다는 점에서 한계를 지닌다. 앞으로 발표될 평화경제특구 기본계획을 눈여겨볼 필요가 있다.

2. 남북생명보건단지 구축

앞서 서술한 국내외 클러스터 구성 사례를 바탕으로 남북 공동 공간화가 가능한 DMZ를 남북 인력 교류 지역으로 제안하고, 한반도 생명공동체

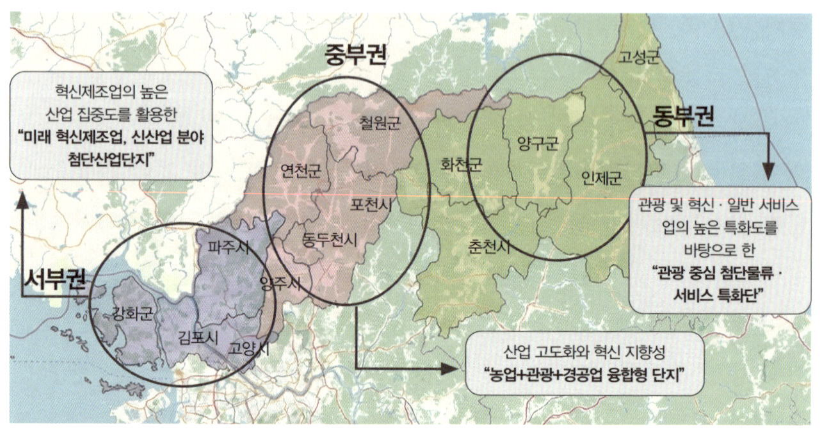

출처: 통일부 보도자료

그림 5-7 평화경제특구 3개 권역별 구상

구축을 목표로 하는 방안을 모색하고자 하였다. 남북생명보건단지 건설은 분단의 상징으로 여겨졌던 DMZ를 남북 보건의료 협력과 평화의 공간으로 치환하는 큰 의미가 있다. 또한 동북아 각국과 국제기구의 참여를 도모하여 글로벌 생명 · 의과학 허브로서의 역할도 가능하다.

이에 남북한이 하나의 공간에서 공동의 협업으로 연구→임상→생산을 할 수 있는 남북한 지식 창출 상생 협력 모델을 제시하기 위해 남북생명보건단지 구축을 제안하였다.

남북생명보건단지는 산(産)-학(學)-연(硯)-병(病)이 연계된 공간으로 R&D의 역할을 수행할 '남북생명의과학연구원', 임상을 수행할 '남북원헬스종합병원', 산업 공간의 '남북생명보건산업단지'로 구성된다.

먼저 남북생명의과학연구원은 남북한 의과학 인력들이 모여 공동연구가 가능한 시설로 한반도 연구 업적의 축적이 가능한 지식 창출의 요람이다. 연구원의 세부 기관으로는 기초의학융합연구센터, 천연물연구센터, 아시아감염병대응센터, 백신연구센터, 동물질병연구센터, 농생명연구센터 등이 있다. 남북원헬스병원은 남북한 의료 수요에 대응하고, 남북

보건의료 인력의 지속적인 교류와 한반도 보건의료 환경 증진을 목표로 원헬스(One Health) 관점의 진료·연구·교육을 융합한 병원이다. 병원의 세부 기관으로는 종합병원(인간), 동물병원(동물), 식물병원(환경 및 식물) 등이 있다. 남북생명보건산업단지는 의과학 지식재산의 사업화를 통해 남북한이 공동으로 부가가치를 창출하고 한반도를 넘어선 다국가 협력 네트워크로 발전하는 중심지이다. 산업단지는 의료기기복합센터, 제약·신약 GMP 생산시설, 스마트팜(Smart Farm), 비즈니스 플랫폼, 바이오벤처기업으로 구성된다.

3. 남북생명보건단지 세부 구상

〈그림 5-8〉에서 남북생명보건단지 구축을 위한 단계적 개발을 서술했으나, 실질적인 세부 추진 전략을 세우기 위해서는 대북 제재하에서 남북한의 교류협력이 가능한 분야부터 먼저 시작해야 할 것으로 예측된다.

1) 남북생명의과학연구원

생명과 의과학 R&D를 담당할 남북생명의과학연구원은 총 6개 산하 센터(기초의학융합연구센터, 천연물연구센터, 아시아감염병대응센터, 백신연구센터, 동물질병연구센터, 농생명연구센터)와 공동관리 실험실로 구성된다. 이 중 아시아감염병대응센터, 백신연구센터, 동물질병연구센터의 3개 센터는 신규 감염병 대응이라는 커다란 틀 안에서 각각 남북한 감염병에 대한 공동 대응, 백신 연구 및 역학조사, 인수공통감염병 연구와 고병원성 가축질병 병원체 역학에 대한 공동 조사의 기능을 수행한다. 이외, 기초의학융합연구센터는 2015년 통일의학센터가 수행했던 연구(남북한 보건의료 R&D)를 바탕으로 남북 협업 연구를 수행하고, 천연물연구센터는 북한의 고려약재와 남한의 신약생산 기술을 통한 천연물신약 개발에 힘쓴다. 농생명연구센터는 남북의 생명공학 자료와 기술 공유를 통해 한반도 식량작물 생산 증진, 남북한 토종 유전자원 수집 등에 앞장선다. 6개 센터 외 공동관리 실험실에서는 각 센터별 공동 실험실 사용을 관리하고 추후 남북이 연계된 산업단지에서 실제 결과물을 산업화할 수 있도록 한다.

2) 남북원헬스병원

임상을 담당할 남북원헬스병원은 남북의 의료협력 거점 기관으로 원헬스적 측면에서 발생하는 질병과 남북 의료 수요에 대응하는 임상 진료 수행 및 연구와 교육이 융합된 연구 중심 기관이다. 남북의 협진병원 운영 사례로는 2007년 개성공업지구(개성공단)에 사단법인 선한의료인들(그린닥터스)의 개성병원이 약 120평 규모로 건설되어, 북한 의료 인력 약

[R&D] 남북생명의과학연구원
• 남북한 의과학 인력들이 모여 공동연구를 할 수 있는 시설로, 한반도 연구 업적 축적이 가능한 지식 창출 기관 설립
군사분계선
남/북방 한계선
10km 민간인 통제선
남북생명의과학 연구원
남북원헬스병원
남북생명보건 산업단지
[임상] 남북원헬스종합병원
• 남북한의 미충족 의료 수요에 대응하고, 남북 보건의료 인력들의 지속적인 교류와 한반도 보건의료 환경 증진을 목표로 하는 의료 – 연구 융합의 교육 기반 연구 중심 병원
[산업] 남북생명보건산업단지
• 의과학 지식재산 사업화를 통한 부가가치 창출과 한반도를 넘어 다국가 협력 네트워크를 목표함

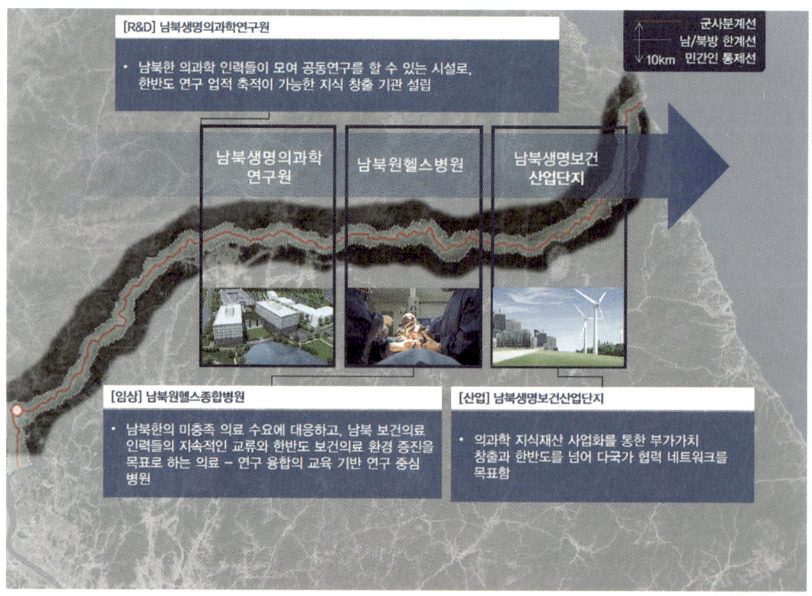

그림 5-8 남북생명보건단지 구축을 위한 단계적 개발

20명과 협력해 북한 측 환자 30만여 명을 진료한 바 있다. 개성병원은 2012년 12월 개성공단 철수 전까지 운영되었다(김병로 외, 2015). 이처럼 남북 협진이 가능했던 협력병원이 운영된 적이 있다는 점은 상당히 고무적이나, 국제 정세와 남북관계에 의해 꾸준한 운영을 담보할 수 없다는 점에서 한계를 지닌다.

따라서 세계 정세나 남북 간 교류 상황으로부터 비교적 영향을 받지 않는 보건의료 협력을 위해 남북원헬스병원의 세부 구상을 다음과 같이 제안한다. 사람에 대한 질병 치료에서 나아가 진료 · 연구 · 교육이 이뤄지는 융합공간으로서의 종합병원과, 인수공통감염병을 진단하고 동물에 대한 연구 · 교육이 이뤄지는 동물병원으로 구성한다. 환경적인 측면에 대한 고려와 식물매개 질환이나 식물을 활용한 범용성 있는 식량작물에 대한 치료와 연구 · 교육은 식물병원에서 담당한다.

3) 남북생명보건산업단지

산업 파트를 담당할 남북생명보건산업단지는 한반도 생명 · 의과학 발전과 평화경제공동체를 꾀할 수 있다는 점에서 남북생명보건단지의 중요한 축을 담당한다. 특히 산업단지를 통해 이윤과 부가가치 창출이 가능하다는 점에서 그 의미가 큰데, 대표적으로 북한에서도 활용하기 쉽도록 적정 기술을 접목한 의료 제품과 기기를 생산하는 시설을 갖춘 의료기기복합센터가 있다. 제약 · 신약 GMP 생산시설은 R&D 천연물연구센터에서 이뤄진 연구를 바탕으로 각종 의약품 생산을 수행하고 긴급 상황 시 치료제와 백신 생산까지 염두하여 구성한다.

산업단지에서 생산한 제품은 학계와 연계된 민간 바이오벤처기업을 통해 전 세계로 뻗어나갈 수 있으며, 적절한 비즈니스 플랫폼 모델을 활용해 제품을 홍보하고 판매하는 활로를 찾을 수 있다. 농생명단지는 현재 남한에서 스마트팜으로 부르는 형태로 건설하며, 스마트 온실과 식물공

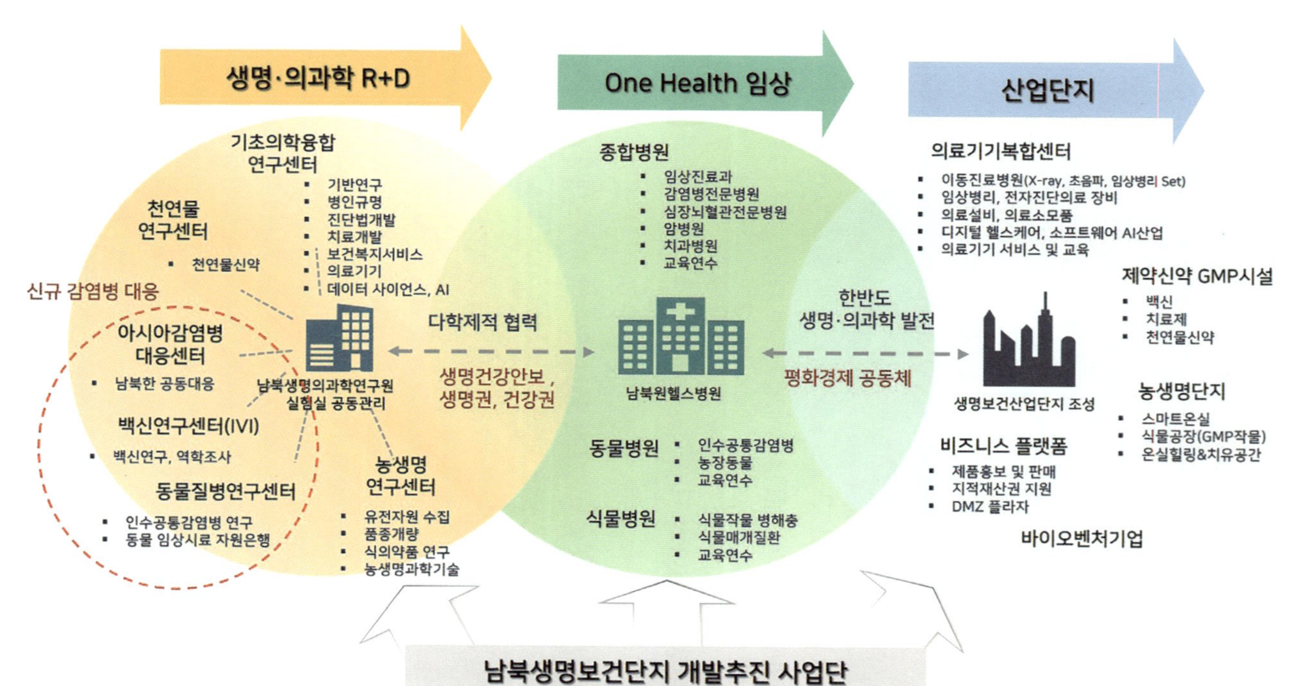

그림 5-9 남북생명보건단지 세부 구상

장을 구축하여 한반도에 안정적인 영양 공급과 식의약품 제조를 통한 환자 치료의 선순환 구조를 이룩한다.

4. 남북생명보건단지 추진 전략

남북 보건의료 협력은 이미 과거의 대북 인도적 지원의 접근 방법에서 벗어나 수평적인 협력사업 모델 제시가 필요한 때이다. 이러한 측면에서 보았을 때, 남북생명보건단지는 최근의 환경 변화와 보건의료 위기 상황에 대응하기 위한 R&D 및 임상적 실행 방안으로, 기획 단계부터 남과 북의 보건의료 지표 실태를 파악하고 합의하에 추진해야 할 것이다. 이를 위해 적절한 합의 체결, 남북생명보건단지 개발추진 사업단(가칭) 구성, 우선순위 사업 선정, 건설 소요 예산 추계와 실 운영경비 예측 등의 절차가 필요하다. 실제 단지가 구축되어 운영이 이뤄진다면 추후 일정 부문의 통일비용 해소와 한반도 고부가가치 산업으로의 연계가 가능할 것으로 예측된다.

물론 실천방안을 마련하는 데 한계는 존재한다. 2016년 이후 유엔과 미국의 대북 제재가 심화됨에 따라 북한은 국제사회에서 고립된 상태이며 코로나19 팬데믹을 거치며 더욱 소통이 어려워진 상황이다. 그러나 지속적으로 북한 당국과의 소통의 끈을 놓지 않아야 하며, 북한의 필요를 꾸준히 예측해 온 국제기구와 국내외 민간단체가 분야별로 활동 중이므로 이들의 축적된 경험을 공유하는 것도 중요하다. 현재 남북관계 경색국면에서 남북생명보건단지와 같은 연구가 요원해 보이는 청사진에 불과할지라도 한반도 과학과 의료 분야가 함께 발전하는 남북한 윈윈(win-win)이라는 대원칙을 바탕으로 추진력 있게 나아갈 필요가 있다.

제4절 한반도 보건의료 통합을 위한 법·제도적 준비

남북한이 통일을 맞이할 경우, 가장 시급히 해결해야 할 과제 중 하나는 법·제도의 통합과 정비이다. 서로 다른 정치체제와 법률 구조 속에서 수십 년간 분리되어 발전해 온 남북한의 법제는 통일 이후 단일한 체제하에서의 안정적인 국정 운영과 국민 생활의 예측 가능성을 보장하기 위해 조속히 정리되어야 할 핵심 영역이다(이세정 외, 2011). 특히 보건의료 분야는 국민의 건강과 생명권에 직결되는 분야인 만큼 통일 이후에도 혼란 없이 제도가 작동할 수 있도록 사전 준비가 필요하다.

그동안 통일 논의는 정치, 외교, 안보, 경제 등의 분야에서 활발히 전개되어 왔지만, 상대적으로 체제와 이념의 영향을 덜 받는 보건의료 분야에 대한 법제적 논의는 미흡한 수준에 머물러 있었다. 그러나 통일한국이 법치주의와 복지국가의 원리를 실현해 나가기 위해서는, 보건의료 영역에서도 법적 안정성과 제도적 연속성을 보장할 수 있는 통합 전략이 필요하다(신상환, 2008). 이를 위해서는 남북한 보건의료 법체계의 비교와 분석을 토대로, 어떤 법률을 우선 적용할 것인지, 어떤 기준으로 법제 조정을 추진할 것인지에 대한 방향 설정이 선행되어야 한다.

1. 남북한 보건의료 법·제도 비교

남북한은 모두 보건의료의 공공성을 강조하며 의료체계를 운영하고 있지만, 그 제도적 기반과 운영 방식에는 각 체제가 추구하는 이념과 국가 운영 원리에 따라 근본적인 차이가 존재한다. 이러한 차이는 단지 법령 체계의 구조적 차이에만 머무르지 않고 헌법적 가치, 의료체계의 운영 구조, 의료인의 자격 관리 방식, 감염병(전염병) 대응체계, 건강권 보장 방식 등 각종 하위 법령 및 제도 전반에 걸쳐 깊게 뿌리내리고 있다.

먼저, 남북한의 보건의료 법제는 이념적 기초부터 뚜렷한 차이를 보이는데, 북한의 「인민보건법」은 보건의료를 "사람들의 생명을 보호하고 건강을 증진시켜 사회주의·공산주의 위업에 이바지하는 영예로운 혁명사업"으로 규정하고 있다. 즉, 북한에서 보건의료는 단지 북한 주민의 건강 증진을 위한 목적이 아니라, 궁극적으로 공산주의 체제의 강화와 혁명 달성을 위한 수단이다.

반면, 남한의 「보건의료기본법」은 보건의료를 통해 "모든 국민이 인간으로서의 존엄과 가치를 가지며 건강하고 행복한 삶을 영위할 수 있도록" 제도적 기반을 조성하는 것을 그 목적으로 삼고 있다(제1조). 즉, 남한에서 보건의료는 국민의 생명과 건강은 국가가 보장해야 할 권리로 인식되며, 개인의 존엄성과 삶의 질 향상이 보건의료 정책의 중심 가치로 설정되어 있다(김성욱, 2009).

이처럼 보건의료에 대한 국가의 역할과 법적 접근 방식에서부터 남북은 본질적인 차이를 보이며, 이러한 인식의 차이는 보건의료 관련 법체계 전반에 구조적인 영향을 미친다. 실제로 남북한은 보건의료법의 위계와 체계, 구성 방식에 명확한 차이가 있으며 이러한 남북한의 보건의료 법·제도를 본서에서 다루었던 내용을 기반으로 기본 법체계, 의료인 자격, 의료기관 운영, 감염병 대응, 재정 및 보험, 환자 권리 6가지 항목으로 구분하여 비교하였다.

첫째, 보건의료의 기본 법체계에서 양측의 구조와 위계가 다르다. 남한은 「보건의료기본법」(2000년 제정)을 보건·의료에 관한 기본법으로 두고, 이를 중심으로 「의료법」, 「국민건강보험법」, 「감염병예방법」, 「응급의료에 관한 법률」 등 개별 영역별 법령이 하위에 분포된 형태를 가진다. 특히 해당 개별 법률들을 중심으로 보건의료 행위를 규율하고 있으며, 의료기관과 보건소, 약국, 국민건강보험공단 등 다양한 주체들이 독립적으로 기능하고 있는 다중 이해관계자 기반 체계이다. 반면 북한은 「인민보건법」(1980년 제정) 하나를 중심으로 보건의료의 원칙부터 보건소 운영, 의약품 유통까지 통합적으로 규정하고 있으며, 보건성 산하의 중앙집권적 계획과 지시에 따라 보건행정이 수직적으로 일원화되어 작동한다. 즉, 당국이 보건의료의 모든 영역을 총괄하며, 「인민보건법」이 곧 보건·의료에 관한 기본법의 역할을 하는 것이다. 북한에도 「의료법」, 「전염병예방법」, 「의약품관리법」, 「공중위생법」 등 개별법이 존재하지만, 체계적으로 분화된 구조라기보다는 총괄법의 보완적 역할에 가깝다(이정임 외, 2019).

둘째, 의료인의 자격 관리 및 면허 제도에서 명확한 차이를 보인다. 남한은 「의료법」에 따라 의사, 치과의사, 한의사, 조산사, 간호사 등 각 직종별 보건의료인의 자격을 국가시험과 연수교육 등을 통해 엄격하게 관리하고 있으며, 면허 발급 후에도 일정 주기의 보수교육을 의무화하고 있다. 또한 국가시험과 면허 등록, 재교부, 면허 취소 등 구체적인 절차가 세분화되어 있다. 이에 비해 북한의 모든 보건의료인은 국가에 고용되어 있으며, 북한은 「인민보건법」에 따라 보건의료인을 '보건일군 또는 의료일군'이라고 지칭한다(국가정보원, 2024). 북한의 의료인은 의학교육기관 졸업 후 당국의 배치에 따라 자격이 부여되어 활동하는 구조이며, 공식적인 면허 체계는 있으나 그 자격 관리나 검증 절차가 남한만큼 체계적으로 정비되어 있지는 않다(신상환, 2008). 특히 면허 갱신이나 윤리적 책임에 대한 제도가 거의 없으며, 북한의 '준의' 제도와 같은 중등보건일군 양성 체계는 남한의 보건의료 법령 체계와 호환되지 않기 때문에 향후 자격 상호인정 기준 마련 시 세심한 접근이 요구된다.

셋째, 의료기관의 설립과 운영에 대한 법제가 본질적으로 다르다. 남한은 민간병원이 약 90%를 점하는 형태로 「의료법」에서 개인 및 법인의 의료기관 개설 요건을 명확히 규정하고 있으며, 의료법인, 비영리법인, 공공기관 등 다양한 개설 주체가 존재한다. 이에 반해 북한은 「인민보건법」의 제6장 '보건기관과 보건일군'을 통해 국가 또는 협동단체에 의한 병원 운영만을 허용하고 있으며, 의료기관은 국가의 행정단위에 따라 배치 및 관리된다(신상환, 2008). 특히 민간의료기관은 존재하지 않으며, 의료 자원 배치도 중앙 지도에 따라 결정된다.

넷째, 감염병 대응체계와 법적 근거도 양측의 보건의료 법제 간 차이를 드러내는 분야이다. 남한은 중앙방역대책본부와 질병관리청 중심의 법적 체계를 갖추고 있으며, 감염병 발생 시「감염병의 예방 및 관리에 관한 법률」에 따라 즉각적인 보고와 단계별 조치가 법적으로 명시되어 있다(법제처 국가법령정보센터, 2024). 반면, 북한은 감염병 관련 정보가 대부분 국가기밀로 분류되며, 외부에 공개되는 데이터가 제한적이기 때문에 국제기구와의 협력에서도 투명성 문제가 지속적으로 제기되고 있다. 또한「전염병예방법」을 통해 감염병 예방을 법제화하고 있지만, 실제 운영은 질병예방통제소 중심의 일괄 통제에 의존하고 있으며, 환자의 권리 보호보다는 집단 방역 우선의 원칙이 지배적이다.

다섯째, 보건의료의 재원 구조와 보험제도에서 두 체제는 상이한 원리를 바탕으로 운영된다. 남한은「국민건강보험법」을 기반으로 한 보편적 건강보험제도를 통해 보험료 기반의 사회보험 방식으로 의료비를 보장하고, 의료급여 등 복지적 보완 제도도 함께 운영하여 국민의 의료 접근성을 확보하고 있다(법제처 국가법령정보센터, 2025). 반면, 북한은 '무상치료제'라는 명목하에 모든 의료서비스를 국가가 제공하는 계획경제 기반 체계를 유지하고 있다. 모든 치료는 무상으로 제공된다는 원칙을「인민보건법」에 명시하고 있으며, 별도의 의료보험제도는 존재하지 않는다. 그러나 앞의 2장에서 살펴보았듯이 현실적으로는 주민들이 의료비를 부담하는 사례가 광범위하게 존재하고 있으며, 비공식 진료나 장마당 기반의 약품 거래가 이 체계의 허점을 드러내고 있는 상황이다. 다만, 2022년 첫 코로나19 확진자가 발생했다고 발표한 이후 열악한 보건의료 환경을 개선하기 위해 '표준약국' 사업을 실시하여 각 지역의 보건 인프라를 강화하고 있다. 또한 최근 일부 병원에서 부분 유료 진료가 이루어진다는 보고가 있으며, 이는 기존 무상의료제와의 충돌 가능성을 내포하고 있기에 향후 남북의 법제 통합 시 비용 분담 방식과 재정 운용 주체에 대한 논의를 더욱 복잡하게 만들 수 있다.

여섯째, 환자의 권리와 의료인의 책임에 대한 법적 규정에서 차이를 보인다. 남한은 「의료법」과 「환자권리장전」 등을 통해 진료받을 권리, 알 권리, 선택권, 개인정보 보호권 등을 법적으로 보장하고 있으며, 의료인의 과실에 대한 손해배상 및 형사처벌 제도도 함께 존재한다(서울아산병원, 2025). 반면, 북한은 의료인이 국가의 방침에 따라 업무를 수행하는 구조로, 환자의 권리나 선택권을 법적으로 규정되지 않아 환자는 의사에 대한 선택권이 없다. 북한에서 의료서비스는 기본적으로 국가의 공급품으로 간주된다.

이처럼 남북한의 보건의료 법·제도는 체계, 법적 위계, 규제 방식, 권리 보장 등에서 본질적인 차이를 보인다. 특히 북한의 법제는 법령 자체의 수와 명칭은 다양하나 집행력과 세부 조항의 구체성이 부족하고, 정치·이념적 선언에 가까운 조항들이 다수 존재한다는 점에서 형식적 포괄성과 실질적 효율성 사이의 간극이 존재한다. 이러한 법·제도적 차이는 향후 보건의료 통합 과정에서 단순한 규정 조정 이상의 접근이 필요함과 동시에 해결해야 할 핵심 과제임을 시사한다.

2. 한반도 보건의료 통합을 위한 법·제도적 과제

1) 보건의료 법·제도 통합을 위한 주요 과제

앞서 살펴보았듯 남북한은 정치 체제뿐 아니라 보건의료 분야의 법·제도적 구조에서도 본질적인 차이를 보인다. 이러한 차이는 통일 이후 단일한 보건의료 체계를 구축하는 데 제도적 충돌을 야기할 수 있는 잠재적

표 5-5 남북한 주요 보건의료법령 비교

남한	북한
헌법	사회주의헌법
형법	형법
보건의료기본법	인민보건법
의료법	의료법
약사법, 천연물신약연구개발 촉진법	의약품관리법, 약초법
모자보건법	녀성 권리보장법
노인장기요양보호법, 노인복지법	년로자보호법
감염병의 예방 및 관리에 관한 규칙	전염병예방법
마약류 관리에 관한 법률	마약관리법
공중위생관리법	공중위생법
공중방역수의사에 관한 법률, 수의사법, 식물방역법	수의방역법
식품위생법, 식품산업진흥법, 수입식품안전관리 특별법, 식품안전기본법, 식품·의약품 분야 시험·검사 등에 관한 법률	식료품위생법
검역법	국경동식물검역법, 국경위생검역법
장애인복지법, 장애인 활동 지원에 관한 법률, 발달장애인 권리보장 및 지원에 관한 법률	장애자 보호법
국민건강증진법, 담배사업법	담배통제법
건강가정기본법	가족법
대기환경보전법	대기오염방지법
물환경보전법	물자원법
수도권대기환경개선에 관한 특별법, 수도권정비계획법	평양시 관리법, 대동강오염방지법
대한적십자법	적십자회법

출처: 이정임 외, 「남북한 보건의료법의 변화와 구성 비교」, 『한국의료법학회지』, 27(1), 93-121, 2019, 재구성

요소이며, 통일 초기에 나타날 수 있는 법적 혼란과 행정적 공백을 예방하기 위해서는 사전적인 제도 정비와 법률 통합 방안이 필요하다.

특히 보건의료는 국민의 건강과 생명권에 직결된 영역으로, 다른 행정 분야보다 신속하고 안정적인 체계 정립이 요구된다. 이러한 점에서 다음의 다섯 가지 영역에서 법·제도적 과제를 중점적으로 검토할 필요가 있다.

(1) 보건의료 자원 과제: 자격 인정과 인력 제도 통합

남북한은 의료인의 자격 관리와 직역 범주에서 근본적인 차이를 보인다. 남한은 국가시험, 면허 발급, 보수교육, 갱신 제도 등을 통해 의료인의 전문성과 윤리성을 법적으로 관리하지만, 북한은 중앙당국에 의한 일방적 배정과 중앙 승인 방식으로 자격을 부여한다. 특히 북한의 '준의'와 같은 중등보건일군 제도는 남한의 법체계와 호환되지 않는다(신상환, 2008).

이에 따라 통일 이후에 북한 지역 의료인의 자격을 어떻게 평가하고, 어떤 절차를 통해 남한의 면허 제도와 통합할 것인지가 핵심 과제로 떠오른다. 이를 대비하기 위해서는 북한 의료인의 학력 및 경력 인증 체계 마련, 준의 등 중등보건인력의 역할 재조정, 과도기적 '예비면허' 제도 도입, 재교육 및 재자격 평가 프로그램 운영 등이 필요하다(이혜경, 2015). 또한 의료 직역 간 기준 불일치에 따른 혼란을 줄이기 위해, 직종별 범주 및 업무 범위에 대한 재정의 등 다각적인 제도 통합 전략이 요구된다.

(2) 보건의료 체계 과제: 중앙집권형 보건행정의 단계적 개방

북한의 보건의료 체계는 국가의 계획경제 원리에 입각한 수직적 지휘체계를 기반으로 하며, 보건성의 일방적 지시에 의해 의료기관 및 자원이 배치된다. 반면 남한은 다양한 주체 간의 협력과 분권적 운영, 민간의료의 참여를 전제로 한 다중 이해관계자 기반 구조를 가지고 있기에 법인과 개인 모두 의료기관 개설이 가능하다(이정임 외, 2019).

따라서 통일 이후 보건의료 체계의 안정적 통합을 위해서는 북한 지역의 보건기관을 지방자치단체 또는 지역사회 기반으로 전환할 수 있는 제도 마련, 민간의료기관의 개설 기준 및 절차 정립, 기존 북한 보건기관의 법적 지위 전환 방안 마련이 요구된다(김성욱, 2009).

궁극적으로는 중앙계획형에서 분권형으로의 체계 이행을 위한 과도기적 행정 모델이 필요하다. 이는 단순한 제도 통합을 넘어 의료 제공 체계 전반의 구조 개편과 맞물리는 과제가 될 것이다.

(3) 보건의료 관리 과제: 법 집행력 확보와 제도 이행 체계 정비

북한의 보건의료 법령은 형식적으로는 포괄성과 다양성을 갖추고 있지만, 실제 집행력은 매우 제한적이며 세부 조항의 구체성도 부족하다. 더불어 행정감독이나 법적 분쟁조정 절차도 존재하지 않으며, 법률의 실효성이 낮다.

반면 남한의 보건의료 법제는 개별 법령의 분화와 전문성에 기반하여 비교적 정교한 집행 체계를 갖추고 있다(신상환, 2008). 따라서 이러한 현실을 고려하여 통일 이후에는 북한 지역에서의 법 집행력 확보를 위한 사법적 절차 마련, 보건의료 감독기구 설치 및 감독관 임명 제도 도입, 제도 이행을 위한 기술적·행정적 역량 강화를 위한 교육체계 마련이 필요하다. 또한, 새로운 법률 도입 전까지는 남한 법률을 북한 지역에 단계적으로 적용하기 위한 '전환기 법률' 또는 '특별지역 법률 적용 기준' 설정이 필요할 수 있다.

(4) 보건의료 재정 조달 과제: 북한의 무상치료제와 사회보험제도의 조율

남북한의 보건의료 재정 구조는 원칙부터 다르다. 북한은 무상의료제를 법적으로 고수하고 있으나 실제로는 진료비 지불, 약품 구매 등 개인 부담이 확산되고 있는 반면, 남한은 건강보험과 취약계층 대상 의료급여를 중심으로 한 복지적 재정 조달 체계를 운영하고 있다(신상환, 2008).

따라서 향후 통합을 위해서는 북한 주민의 의료재정 부담 실태 파악을 전제로 한 건강보험 단계적 확대 방안 마련, 건강보험법 적용을 위한 인프라 구축, 재정지원의 지속가능성 확보 방안 마련, 북한의 병원 유형별 자립도 평가와 지원 기준 설정이 필요하다. 초기에는 일부 지역·질환 중심의 시범 운영 방식이 현실적 대안이 될 수 있다.

(5) 보건의료 제공 과제: 서비스 접근성, 질 관리, 환자 권리 보호 강화

보건의료 서비스의 제공 체계 역시 양 체제는 큰 차이를 보인다. 북한은 집단 관리 중심의 방역 및 진료 시스템을 운영하며, 보건의료 서비스를 국가 배급의 일환으로 인식하여 환자의 권리나 의사의 책임에 대한 법적 규정이 미비한 상태이다.

반면 남한은 환자권리장전과 의료법을 통해 진료받을 권리, 알 권리, 비밀보장, 자기결정권 등을 제도화하고 있다. 따라서 향후 통합 과정에서 진료지침 및 표준 진료기준 마련, 환자권리 보장법제의 단계적 적용 및 교육, 정보 공개와 의학적 설명 의무 도입 등 법적·윤리적 기반의 정비가 필요하다(이정임 외, 2019). 이 과정에서 의료윤리와 환자 중심주의에 대한 사회적 합의 형성과 공감대 확대도 함께 추진되어야 할 것이다.

2) 보건의료 법·제도 통합의 적용 사례 및 시사점

남북한 보건의료 법·제도의 통합은 단순한 제도 병합이나 법률 조항 정비를 넘어, 구체적인 실행 방식과 사회적 수용성을 고려한 전략이 필요하다. 이와 관련하여 과거 독일의 동서독 간에 체결된 동서독 보건의료 합의서(동서독 보건협정) 사례와 남북 간 보건의료 분야 협력과 관련하여 이루어진 합의와 선언, 그리고 남북 보건의료의 교류협력과 관련한 국내 입법 시도 사례는 우리에게 유의미한 시사점을 제공한다.

(1) 독일의 동서독 보건의료 합의서

동서독은 총 10차례의 실무협상을 통해 1974년 동서독 보건의료 합의서를 체결하여 전염병 대응, 정보 교류, 의약품 교환 등을 제도화하였으며, 이를 바탕으로 1990년 통일 이후 서독의 법과 제도를 동독 지역에 일괄 적용할 수 있었다.

그러나 이 과정에서 지역 간 의료격차, 의료인의 재교육, 환자의 제도 적응 문제 등이 나타났다. 하지만 이러한 선행 협정은 통일 이후 동독 지역에 서독의 보건의료 제도를 전면적으로 도입하는 데 제도적 충격을 완화하고, 행정적 혼란을 최소화하는 역할을 하였다(김병기, 2018).

이러한 독일의 경험은 남북한이 보건의료 법제 통합을 준비할 때 단기간의 법률 병합보다 장기적 협력과 신뢰 축적을 통해 간극을 완화해 나가는 전략의 필요성을 강하게 시사한다. 특히 보건의료 분야는 제도 통합뿐만 아니라 정치적 신뢰 회복과 국민공감대 형성 측면에서도 중요한 추동력이 될 수 있음을 독일 사례는 보여 준다.

(2) 남북한 보건의료 분야 협력

남북한은 과거 여러 차례 보건의료 분야의 협력을 공식 합의하였다. 1991년과 1992년에 진행된 남북기본합의서를 시작으로, 2000년에 남북정상회담에서 '6 · 15 남북공동선언'이 발표되었으며, 2007년 제2차 정상회담과 남북총리회담 합의서에서는 병원 현대화, 제약공장 건설, 감염병 대응 등 보건의료 협력의 구체적 방향이 제시되었다. 이후 '남북 보건의료 · 환경보호 협력분과위원회' 등을 통해 실무적 논의가 진행되었다(〈표 5-6〉).

특히 2018년, '9월 평양공동선언'에서는 전염병 유입과 확산 방지를 위한 공동 대응이 명시되어, 보건의료 협력이 단순 인도적 지원을 넘어 공공보건 영역으로 확대되는 전기를 마련했다.

그러나 이러한 합의들은 대부분 정치적 선언에 그쳤고, 협력 체계가 법제화되지 않아 지속성과 실효성이 확보되지 못했다(최철호, 2019). 비록 뚜렷한 결과를 이루지는 못하였지만 이러한 경험은 보건의료협정 체결이나 공동위원회 설립 등으로 제도화될 수 있으며, 통일 이전 단계부터 점진적으로 협력 체계를 제도 안에 포함시키는 기반이 될 수 있다.

(3) 남북 보건의료 협력과 관련한 국내 입법 시도

통일 대비 보건의료 협력의 제도화를 위한 입법 시도는 2015년 이후 꾸준히 이어져 왔다. 정의화 의원(2015), 윤종필 의원(2016), 신현영 의원

표 5-6 남북한 보건의료 분야 협력 관련 회담 · 합의서

일자	회담명·합의서	내용
1991.12.13.	**남북 사이의 화해와 불가침 및 교류협력에 관한 합의서** (남북기본합의서)	제3장 남북교류협력 제16조 남과 북은 과학·기술, 교육, 문학·예술, 보건, 체육, 환경과 신문, 라디오, 텔레비전 및 출판물을 비롯한 출판·보도 등 여러 분야에서 교류와 협력을 실시한다.
1992.09.17.	**제8차 남북고위급회담** · **남북 사이의 화해와 불가침 및 교류협력에 관한 합의서의 제3장 남북교류협력의 이행과 준수를 위한 부속합의서** (남북기본합의서 부속합의서)	제2장 사회문화교류·협력 제9조 남과 북은 교육, 문학·예술, 보건, 체육과 신문, 라디오, 텔레비전 및 출판물을 비롯한 출판·보도 등 여러 분야에서 교류와 협력을 실시한다. ① 남과 북은 교육, 문학·예술, 보건, 체육, 출판·보도 등 여러 분야에서 이룩한 성과와 경험 및 연구·출판·보도자료와 목록 등 정보자료를 상호 교환한다. ② 남과 북은 교육, 문학·예술, 보건, 체육, 출판·보도 등 여러 분야에서 기술협력을 비롯한 다각적인 협력을 실시한다. ③ 남과 북은 교육, 문학·예술, 보건, 체육, 출판·보도 등 여러 분야에서 국토종단행진, 대표단 파견, 초청·참관 등 기관과 단체, 인원들 사이의 접촉과 교류를 실시한다. ④ 남과 북은 교육, 문학·예술, 보건, 체육, 출판·보도 등 여러 분야에서 연구, 조사, 편찬사업, 행사를 공동으로 실시하며 예술작품, 문화유물, 도서출판물의 교환전시회를 진행한다.
2000.06.15.	**2000 남북정상회담** · **6·15 남북공동선언**	4. 남과 북은 경제협력을 통하여 민족경제를 균형적으로 발전시키고 사회, 문화, 체육, 보건, 환경 등 제반 분야의 협력과 교류를 활성화하여 서로의 신뢰를 다져 나가기로 하였다.
2007.10.04.	**남북관계 발전과 평화번영을 위한 선언** (10·4 남북공동선언)	5. … 남과 북은 안변과 남포에 조선협력단지를 건설하며 농업, 보건의료, 환경보호 등 여러 분야에서의 협력사업을 진행해 나가기로 하였다 ….
2007.11.16.	**남북총리회담** · **「남북관계 발전과 평화번영을 위한 선언」 이행에 관한 제1차 남북총리회담 합의서**	제3조 4항 자원개발, 농업, 보건의료 등 분야별 협력 ③ 남과 북은 병원, 의료기구, 제약공장 현대화 및 건설, 원료지원 등을 추진하고 전염병 통제와 한의학 발전을 위해 적극 협력하기로 하였다. ⑥ 남과 북은 지하자원개발, 농업, 보건의료, 수산, 환경보호 분야의 협력을 위해 [남북경제협력공동위원회] 산하에 분과위원회들을 구성·운영하기로 하였다.

일자	회담명·합의서	내용
2007.12.20.	**남북보건의료·환경보호협력분과위원회 회의** · **남북보건의료·환경보호협력분과위원회 제1차 회의 합의서**	남북보건의료협력합의서 채택 1. 남과 북은 보건의료 협력사업을 적극 추진해 나가기로 하였다. ① 남과 북은 2008년에 사리원인민병원 현대화 사업을 시범적으로 진행하고, 이 사업을 단계적으로 확대해 나가며 전문가 교류 등 그 운영을 위한 협력사업을 진행하기로 하였다. ② 남과 북은 2008년 상반기 중 약솜공장 건립을 착수하기로 하고 규모 및 운영 방안 등 구체적인 사항은 현장방문 기간 중 실무협의를 통해 확정하기로 하였다. ③ 남과 북은 전염병통제를 위해 예방약 및 냉장운반장치, 구급차, 진단시약, 치료제를 제공하며, 남북사이에 상호 영향을 미치는 전염병 퇴치를 위해 공동으로 노력하기로 하였으며, 이 사업들과 관련한 실태조사자료를 교환하기로 하였다. ④ 남과 북은 의약품 제조 품질관리기준에 맞게 북측 제약공장들이 원활하게 운영될 수 있도록 원료의약품을 제공하며, 설비 현대화와 관련한 문제는 계속 협의해 나가기로 하였다. ⑤ 남과 북은 사리원인민병원 현대화와 약솜공장 건설과 관련한 실태조사를 2008년 1월 중 실시하며, 사업기간 중 필요한 기술실무진의 현장방문을 보장하기로 하였다. 2. 남과 북은 환경보호·산림분야 협력을 적극 추진해 나가기로 하였다.
2018.09.19.	**2018 제3차 남북정상회담** · **9월 평양공동선언**	제2조 제4항 남과 북은 전염성 질병의 유입 및 확산 방지를 위한 긴급조치를 비롯한 방역 및 보건·의료 분야의 협력을 강화하기로 하였다.

출처: 최철호, 「통일대비 북한 보건의료의 지원과 협력을 위한 법제정비방안 연구」, 『한국의료법학회지』 27(1), 9-36, 2019; 통일부 남북관계관리단, 『회담별 자료』, 통일부, 1992-2018, 재구성

(2020)은 각각 「남북 보건의료의 교류협력 증진에 관한 법률안」을 발의하며, 보건의료를 남북 간 비교적 중립적이고 지속가능한 협력 영역으로 인식하고 제도화하려는 노력을 보여 주었다. 세 법안은 공통적으로 정세와 무관한 인도주의 협력의 지속성, 정부의 기본계획 수립 및 시행, 남북보건의료협력위원회 설치 등을 핵심 내용으로 포함하고 있다(문정일, 2021).

다만, 각 법안은 강조점에 차이가 있다. 정의화 의원안은 보건의료를 정서적 유대의 매개로 보며 통일 담론과 연결했고, 윤종필 의원안은 정부와 민간의 역할 분담 및 지원 체계를 구체화하였다. 신현영 의원안은 감염병 대응, 기술 교류, 의학용어 통일 등 현실적 과제를 반영해 가장 구체적인 내용을 담았다.

특히, 2020년 신현영 의원이 발의한 「남북 보건의료의 교류협력 증진에 관한 법률안」은 북한 주민의 건강권 보장과 보건의료 체계 정비를 위한 입법 시도로, 제도적 기반을 사전에 준비하려는 정책적 의지를 보여 주었다. 법안의 주요 내용은 ① 남북관계발전기본계획을 수립할 때 남북보건의료교류협력에 관한 기본계획 수립, ② 남북보건의료교류협력을 위한 사업에 보건의료 실태조사 및 정보교환, 보건의료인의 교육·훈련 및 보건의료기술 교류협력, 보건의료인의 원활한 의사소통을 위한 의학용어 통일, 사전 공동편찬, ③ 남북보건의료교류협력 위원회 설치를 준비하기 위한 남측위원회 설치 등이다(『메디컬타임즈』 2020년 7월 2일). 비록 해당 법안들은 국회의 문턱을 넘지 못했으나, 통일 의료를 위한 법·제도 기반 구축 시 선행 연구이자 정책적 참조 모델로서 중요한 의미를 갖는다.

이와 같은 남북한 보건의료 법제의 통합은 단순한 법령 병합이 아닌 체계 간의 차이와 실행 방식의 차이를 조정하는 복합적 과제이다. 따라서 이를 해결하기 위해서는 제도적 통합과 함께 실행 가능한 과도기 모델, 기존 협력의 제도화, 예방적 입법 노력 등이 병행되어야 하며, 무엇보다 단계적이고 유연한 통합 전략이 중요하다. 법적 일원화를 위한 기준 설정과 더불어, 제도 이행을 위한 행정적·재정적 준비가 뒷받침되어야 통일

보건의료 체계가 안정적으로 정착될 것이다.

제5절 북한이탈의사 자격 인정 및 재교육 방안

1. 북한이탈의사[2] 자격 인정 및 재교육 방안의 필요성

최근 북한 내부의 극심한 경제난과 정치적 불안정성으로 인해 북한을 이탈하는 주민의 수가 꾸준히 증가하고 있다. 2025년 3월을 기준으로, 대한민국에 입국한 북한이탈주민은 남성 9,569명, 여성 2만 4,783명으로 총 3만 4,352명[3]에 이르며 매년 그 수는 빠르게 늘어나고 있다(통일부, 2025). 특히 김정일 국방위원장 사망 이후 김정은 정권으로의 이행이 있었던 2011년 초반부터 정권 불안이나 내부 붕괴 가능성이 거론되는 상황까지 겹치면서 중장기적으로 북한이탈주민 수는 더욱 급격히 증가할 가능성이 높다(이윤성 외, 2011). 이에 따라 향후 국내 체류 북한이탈주민이 수십만 명에 이를 것이라는 전망도 결코 과장이 아니라고 볼 수 있다.

다음 〈표 5-7〉은 통일부의 공식 통계를 기반으로 1998년부터 2025년 3월까지의 북한이탈주민 입국 추이를 나타낸 것으로 연도별 입국 인원과

2 '북한이탈의사', '탈북의사', '북한 의사 출신 탈북자', '의사 탈북자', '북한이탈주민 의사' 등 다양한 호칭이 혼용되고 있으나 대부분의 선행연구와 국가기관에서 '북한이탈의사'로 지칭하고 있어 본서에서도 개념의 명확성과 서술의 일관성을 위해 북한에서 의사로 활동하다가 국내에 입국한 북한 의사 출신자를 '북한이탈의사'로 통일하여 지칭하였다.

3 북한이탈주민 중 여성의 비율은 2024년에는 89.0%, 2025년 3월(잠정)에는 97.4%로 현재까지 누적된 입국 인원의 총 합계 중 여성의 비율이 72.1%로 남성보다 압도적으로 높다.

표 5-7 북한이탈주민 입국 인원 현황(2025년 3월 말 기준)

구분	남(명)	여(명)	합계(명)
~1998	831	116	947
~2001	565	478	1,043
2002	510	632	1,142
2003	474	811	1,285
2004	626	1,272	1,898
2005	424	960	1,384
2006	515	1,513	2,028
2007	573	1,981	2,554
2008	608	2,195	2,803
2009	662	2,252	2,914
2010	591	1,811	2,402
2011	795	1,911	2,706
2012	404	1,098	1,502
2013	369	1,145	1,514
2014	305	1,092	1,397
2015	251	1,024	1,275
2016	302	1,116	1,418
2017	188	939	1,127
2018	168	969	1,137
2019	202	845	1,047
2020	72	157	229
2021	40	23	63
2022	35	32	67
2023	32	164	196
2024	26	210	236
2025	1	37	38
합계	9,569	24,783	34,352

출처: 통일부, 북한이탈주민 정착지원 최근현황, 2025, 재구성

누적 입국 인원의 규모를 확인할 수 있다.

이들 중에는 의사, 간호원, 약제사 등 북한에서 일정 수준 이상의 전문 교육을 받고 다양한 보건의료 분야에서 경력을 가진 의료 인력도 포함되

어 있으며 북한이탈의사도 소수이나 지속적으로 국내에 유입되고 있다. 이들이 탈북 이후 남한에 정착하면서 기존의 의료 경력을 이어가고자 하는 시도가 점차 증가하고 있다. 이러한 인적 이동은 단순한 인구 문제를 넘어서는데 그중 중점적인 문제는 북한이탈의료인[4]이 남한의 보건의료 체계에 편입되는 과정에서 겪는 구조적 장벽이다.

북한에서 취득한 의료인 자격을 남한에서 동일한 자격으로 유지하거나 복귀하려면 관련 면허를 취득해야 하지만 앞서 2장 3절에서 살펴본 바와 같이, 남북한 간 보건의료 교육체계의 차이로 인해 정식 자격 인정이 매우 어렵다. 남한의 경우 의사, 치과의사, 한의사, 약사, 간호사 등 보건의료인은 고등교육기관에서 정규 교육을 이수하고 국가시험을 거쳐 면허를 취득하는 반면, 북한의 경우 의사, 치과(구강)의사, 고려의사, 약제사, 간호원 등으로 구성되어 있으며 이 중 간호원은 단기·임시 양성되는 보조의료인 개념에 가까워 남한의 간호사와는 자격·역량 면에서 본질적인 차이가 존재한다(신희영 외, 2017).

남한과 북한의 보건의료인 및 양성체계를 종합적으로 비교한 내용은 다음 〈표 5-8〉과 같다.

이처럼 교육기관의 수준, 교과과정의 구성, 의료기관 내 실습 경험 등 기본 전제가 다른 상태에서 자격을 그대로 인정하는 것은 현실적으로 불가능하다. 동시에 북한이탈의료인의 기존 경력을 전면 무시한 채 '신규 의료 인력'으로서 모든 교육과정을 다시 이수하게 하는 것 역시 비효율적일 수밖에 없다. 이에 따라 북한에서 활동했던 의료인의 학력과 경력, 자격을 어느 수준까지 인정할 수 있을지, 어떤 방식으로 남한의 제도와 접목해 재교육 과정을 설계할 것인지에 대한 기준 마련이 시급하다.

---

4 '북한이탈의료인', '탈북의료인', '북한 의료인 출신 탈북자', '의료인 탈북자' 등 다양한 호칭이 혼용되고 있으나 본서에서는 개념의 명확성과 서술의 일관성을 위해 북한에서 의료인으로 활동하다가 국내에 입국한 북한 출신 의료인을 '북한이탈의료인'으로 통일하여 지칭하였다.

표 5-8 북한과 남한의 의료인 및 양성기관 비교

북한 의료인	북한 양성기관	남한 의료인	남한 양성기관
의사	의학대학 일반임상학부	의사	의과대학, 의학전문대학원
	의학대학 통신학부		
	의학대학 전문반	전문의	의과대학 졸업 후 인턴, 레지던트 과정
고려의사	의학대학 고려의학부	한의사	한의과대학, 한의학전문대학원
구강의사	의학대학 구강학부	치과의사	치과대학, 치의학전문대학원
위생의사	의학대학 위생학부	보건소 위생·보건 담당자, 식약처 식품영양, 농축수산물안전 담당자	대학 식품영양학과, 보건위생학과, 공중보건학과, 보건관리학과, 환경위생학과 계열
체육의사	의학대학 체육의학부	재활치료사, 선수트레이너, 스포츠전문영양사	대학 스포츠의학과, 스포츠건강재활학과, 운동건강관리학과 계열
약제사	의학대학 약학부, 약학대학	약사	약학대학, 약학전문대학원
준의	의학전문학교 기초의학과	-	-
보철사	의학전문학교 구강과	치과기공사	대학 치과기공과
조산원	의학전문학교 조산과	조산사	간호대학 후 조산수습과정
조제사	의학전문학교 약학과	-	-
간호원	간호원양성소	간호사	간호대학
	간호원학교		

출처: 신희영 외, 『통일 의료: 남북한 보건의료 협력과 통합』, 서울대학교출판문화원, 2017

또한 향후 남북이 보건의료 분야에서 협력을 확대하거나 더 나아가 제도 통합을 논의하는 단계에 이를 경우, 북한에서 활동하던 의료인의 자격과 역할을 어떻게 설정할 것인지는 분명 핵심적 논쟁이 될 수밖에 없다. 과거 독일 통일이나 소련 붕괴와 같은 급작스러운 체제 전환 사례를 떠올려보면 사전 준비 없이 이들과 같은 의료 인력을 맞이하는 것은 국가 보건 체계에 부담을 준다는 사실을 알 수 있다.

따라서 북한이탈의료인의 자격을 인정하는 기준과 절차를 미리 정비해 두는 것이 바람직하다. 이러한 북한이탈의료인을 위한 자격 인정 및

재교육 방안 마련은 단기적 처우의 문제가 아니라, 궁극적으로 대규모 의료 인력 통합을 대비하는 실질적인 모델 구축의 기회가 될 수 있다.

본서는 통일 의료를 주제로 의학 분야를 다루기 때문에 북한이탈의료인 가운데에서도 특히 '북한이탈의사'를 중심으로 논의를 전개하고자 한다. 이는 실제로 남한에 정착한 탈북의료인들 중에서도 의사 출신의 비중이 상대적으로 높으며 현재 이들을 대상으로 한 자격 인정과 재교육 관련 제도적 시도와 실천 사례가 꾸준히 이루어지고 있기 때문이다(신희영 외, 2017). 이에 따라 본 장에서는 북한이탈의사에 초점을 맞추어 그 자격 인정 현황과 제도적 과제, 더불어 향후 통합을 위한 재교육 방안 등을 구체적으로 살펴보고자 한다.

2. 북한이탈의사 자격 인정 방안

1) 북한이탈의사 자격 인정 절차

북한에서 의사로 활동했던 북한이탈주민은 보건복지부장관의 면허를 받지 않았기 때문에 탈북 이후 계속해서 의사 신분을 유지할 수 없다. 이에 북한에서 의사로 활동하던 북한이탈주민이 남한에 정착한 이후에도 의료인의 길을 이어가기 위해서는 여러 제도적 절차를 거쳐야 한다.

이들은 먼저 북한에서 받은 교육과 자격이 국내 기준에 부합하는지 심사받아야 하며 이후 국가시험에 응시하여 최종적으로 보건복지부장관의 면허를 취득해야만 의료 행위를 할 수 있다. 현행「의료법」제5조(의사·치과의사 및 한의사 면허)에 따르면 기본적으로 두 가지 경우로 한하여 의사 국가시험 응시 자격을 부여하고 있다. 하나는 국내 의과대학을 졸업하여 학위를 받은 경우이며, 다른 하나는 보건복지부장관이 인정하는 외국 의과대학을 졸업한 후 해당 국가의 면허를 취득한 뒤 예비시험을 통과한 경우이다(법제처 국가법령정보센터, 2024).

그러나 의사 출신인 북한이탈주민은 이 두 조건 중 어디에도 명확히 해당하지 않는다. 북한은 대한민국 법제상 '외국'으로 분류되지 않기 때문에 외국대학 졸업자 기준을 적용받을 수 없고, 국내 의학 학위자로도 인정되지 않기 때문이다(이윤성 외, 2011).

이러한 법적 공백을 보완하기 위해 정부는 별도의 인정 심사 절차를 마련하여 북한이탈의사의 학력과 자격을 심사하고, 그 결과를 바탕으로 국가시험 응시 여부를 판단하도록 하고 있다. 따라서 현재 북한이탈의사가 우리나라에서 다시 의사로 활동하기 위해서는 세 단계의 절차를 반드시 거쳐야 하며 내용은 다음과 같다.[5]

① 북한에서 이수한 교육과정을 학력으로 인정받는 '학력 인정', ② 그 학력에 기초하여 국가시험 응시 자격을 심사받는 '자격 인정', ③ 자격 인정을 받은 후 의사 국가시험에 응시하여 합격하는 '국가시험'

(1) 학력 인정

북한이탈의사가 국내에서 의사 국가시험을 보기 위해서는 가장 먼저 북한에서 이수한 교육과정이 남한의 의사 양성과정과 동등한 수준으로 인정받아야 한다. 이는 국가시험에 응시하기 위한 필수 요건이며 인정 심사 절차의 첫 번째 단계이다. 그러나 상당수 북한이탈의사들은 탈북 당시의 긴박한 상황으로 인해 졸업증명서나 자격증, 경력증명서 등 북한 내 학력이나 경력을 입증할 수 있는 서류를 지참하지 못한 채 남한에 들어오는 경우가 많다(신희영 외, 2018). 이로 인해 학력이나 경력을 객관적으로 증명하기 어려운 제약이 생기며 이는 학력 인정 과정에서 큰 장벽으로 작용한다.

---

5 「북한이탈주민의 보호 및 정착지원에 관한 법률 시행령」 제27조, 제28조를 바탕으로 구분하였다.

현행 법령은 이러한 상황을 일정 부분 고려하여 유연한 학력 인정 절차를 마련하였다. 현재 「고등교육법 시행령」 제70조(학력인정)에 따라 일정 요건을 충족한 북한이탈주민에게 국내 학력과 동등한 수준의 학력을 인정하고 있다. 구체적으로는 북한의 의학대학, 치과대학, 약학대학 등에서 5년 이상 교육과정을 이수한 경우 남한의 해당 대학 졸업자와 동일한 학력을 인정받을 수 있다(법제처 국가법령정보센터, 2025). 예를 들어, 북한에서 5년제 또는 5년 6개월제 의학대학을 졸업한 경우에는 남한의 6년제 의과대학 졸업자와 동등한 학력으로 간주하며 북한의 2년제 간호원학교나 3년제 의학전문학교를 졸업한 경우에는 남한의 전문대학 졸업자 수준으로 인정한다(신희영 외, 2018).

또한 「북한이탈주민의 보호 및 정착지원에 관한 법률」 제13조(학력인정) 및 동법 시행령 제27조(학력 인정 기준 및 절차)에 근거하여 북한이탈주민이 학력 인정을 신청할 수 있도록 규정하고 있다(법제처 국가법령정보센터, 2025). 해당 법령에 따라 북한이탈주민은 통일부에 학력 인정 신청서를 제출할 수 있고 통일부는 신청인이 제출한 각종 서류(졸업증명서, 성적표, 교육기관 확인서 등)를 검토하여 교육부에 학력확인서를 첨부해 송부한다. 이후 교육부는 필요시 전문가 자문, 면접 또는 심층면담 등의 과정을 통해 제출된 학력의 진위와 교육 수준을 최종 심사하게 된다(Kim, 2012).

이러한 학력 인정은 북한이탈의사가 남한의 의사면허 취득을 위해 반드시 거쳐야 하는 첫 관문이지만 이 절차만으로 곧바로 의사 국가시험 응시 자격이 주어지지는 않는다. 학력이 인정된 이후에도 별도의 '국가시험 응시자격 인정심사'를 통해 임상 능력과 전문성을 평가받아야만 실제로 시험에 응시할 수 있다. 학력 인정 절차의 흐름은 〈그림 5-10〉을 통해 보다 명확히 파악할 수 있다.

학력 인정 신청서 제출
송부(학력확인서 첨부)
북한이탈주민
(신청인)
통일부
교육부
학력 인정 통지
통보

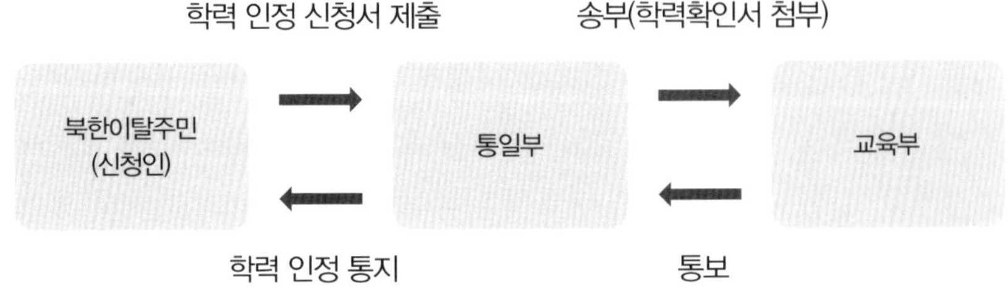

출처: 통일부 정착지원과, 학력 및 자격인정신청서, 통일부, 2025

그림 5-10 학력 인정 절차

(2) 자격 인정

북한이탈의사가 남한에서 의사면허를 취득하기 위해서는 학력 인정 심사를 받은 후 국가시험에 응시할 수 있는 자격을 인정받아야 한다. 이는 일반 외국 의과대학 졸업자의 경우와 마찬가지로 단순히 학력을 인정받는 것만으로는 부족하며 추가적인 사전 심사 절차를 거쳐야 한다.

「북한이탈주민의 보호 및 정착지원에 관한 법률」 제14조(자격인정)와 해당 법령의 시행령 제28조(자격인정 절차)에 따라 자격 인정을 받으려는 북한이탈주민은 통일부에 자격 인정 신청서를 제출하고 이후 통일부는 보건복지부에 자격확인서를 첨부하여 '국가시험 응시자격 인정심사'(이하 응시자격 인정심사)를 의뢰한다(법제처 국가법령정보센터, 2025). 이 심사는 보건복지부의 의뢰를 받아 한국보건의료인국가시험원(이하 국시원)이 정기적으로 매년 7월 초에 시행하며, 이때 '인정자격 심의위원회'가 구성되어 응시자를 대상으로 구술면접을 실시한다.

심의위원회는 보통 응시자 1인을 대상으로 면접위원 5인의 의학 전문가와 위원장, 부위원장을 포함한 7인으로 구성되며, 심사는 약 10~20분간의 구술면접을 통해 진행된다. 면접 과정에서는 기본적인 의학 지식은 물론 진료에 필요한 임상 능력, 그리고 북한에서의 의료활동 경험과 실무 역량, 해당 내용의 사실 여부에 대해 종합적으로 평가한다(신희영 외, 2018; Kim, 2012). 단순한 학력 서류만으로는 이 같은 요소들을 충분히 검

증하기 어려우므로 실제 의료 현장에서의 판단 능력과 수행 역량을 중점적으로 보는 구조이다.

이후 '응시자격 인정심사'를 통과한 응시자에게는 해당 연도 의사 국가시험 응시 자격이 주어지는데 해당 심사 과정에서 탈락하는 사례도 적지 않다. 이는 북한에서의 학력을 인정받았더라도 구술면접 과정에서 의학 지식의 깊이나 임상적 사고능력 및 진료 역량이 기준에 미치지 못한다고 판단되는 경우 응시 자격이 부여되지 않기 때문이다. 이러한 절차는 단순한 학력 인정만으로는 남한의 의료 현장에 바로 투입될 수 없음을 보여 주며 남북 간 의학교육 체계의 실질적인 격차를 반영한다.

따라서 응시자격 인정심사는 북한이탈의사의 전문성과 진료 역량을 사전에 점검함으로써 향후 국가시험 합격 가능성과 임상 현장에의 적응력을 가늠하는 실질적인 전환 단계로 기능한다. 또한, 형식적인 서류 심사에 그치지 않고 실제 임상 현장에서 요구되는 의학 지식, 임상 판단 능력, 실무 경험 등을 중점적으로 평가한다는 점에서 남한의 의료제도 내에서 이들의 역할 가능성을 사전에 검증하는 제도적 장치로 기능한다. 이러한 자격 인정 과정을 한눈에 이해할 수 있도록 〈그림 5-11〉에 자격 인정 절차의 흐름을 정리하였다.

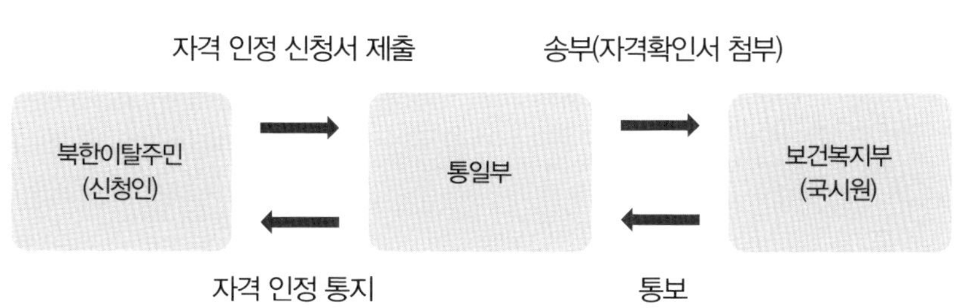

출처: 통일부 정착지원과, 학력 및 자격인정신청서, 통일부, 2025

그림 5-11 자격 인정 절차

(3) 국가시험

응시자격 인정심사에서 적격 판정을 받은 북한이탈의사는 「의료법」 제9조(국가시험)에 근거하여 남한의 일반 의사 국가시험과 동일한 조건과 절차에 따라 의사 국가시험에 응시하게 된다. 시험은 실기와 필기로 구성되며, 실기시험은 매년 9월부터 11월 초 사이에 응시자가 선택한 날짜에 하루 약 2시간 동안 진행된다. 이후 이듬해 1월, 이틀에 걸쳐 필기시험이 치러지며 시험을 통과하면 보건복지부장관으로부터 정식 의사면허를 부여받게 된다.[6]

이러한 시험 일정은 남한에서 의사면허를 취득하기 위한 공식 절차로 북한이탈의사에게도 동일한 기준을 적용함으로써 남한 의료체계의 수용성과 형평성을 제도적으로 뒷받침하는 중요한 과정이라 할 수 있다.

다음 〈그림 5-12〉는 지금까지의 북한이탈의사의 학력 인정 및 자격 인정 절차를 각 기관별 처리 단계와 함께 도식화한 것이다.

이러한 복합적인 절차는 생명을 다루는 의료 분야의 특성상 필연적인 것이지만, 동시에 북한이탈의사들에게는 남한 사회에 적응하고 전문성을 다시 증명해야 하는 또 다른 벽이 되기도 한다. 그럼에도 불구하고 해당 제도는 북한이탈의료인의 전문성을 존중하면서도 국민 건강을 보호하기 위한 최소한의 안전장치로서 기능하고 있으며, 실제로 해마다 일정 수의 북한이탈의사들이 이 절차를 통과하여 남한의 정식 의료인으로 재진입하고 있다.

6 한국보건의료인국가시험원 담당자 질의 회신.

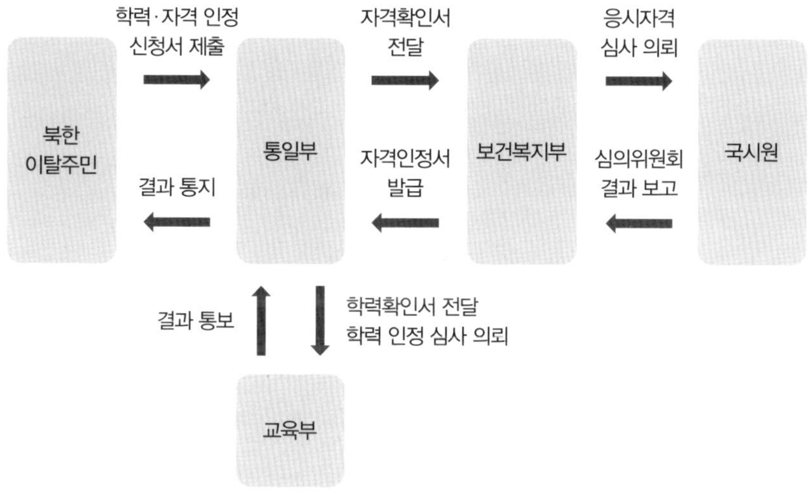

그림 5-12 북한이탈의사의 학력 및 자격 인정 절차

2) 북한이탈의사 자격 인정 현황

(1) 국가시험 응시자격 인정심사 현황

북한이탈의사를 대상으로 한 국가시험 응시자격 인정심사는 2022년까지 총 104명이 신청하였으며, 이 가운데 54명이 실제로 의사 국가시험에 응시할 수 있는 자격을 부여받은 것으로 나타났다. 이는 제도 시행 이후 약 절반가량의 신청자가 국가시험 응시에 필요한 자격 요건을 충족했음을 보여 주는 수치로, 북한이탈의료인의 학력 및 경력을 남한의 기준에 맞게 심사하고 수용하는 데 일정한 제도적 기준이 작동하고 있음을 시사한다(〈표 5-9〉).

(2) 국가시험 시행 현황

한국보건의료인국가시험원의 통계에 따르면, 2024년까지 총 157명의 북한이탈의사가 남한의 의사 국가시험에 응시하였으며, 이 중 42명이 필기와 실기시험을 모두 통과하여 최종적으로 의사면허를 취득한 것으로 집

표 5-9 북한이탈의사 국가시험 응시자격 인정심사 현황 (단위: 명)

연도	심의 신청	자격 인정	자격 불인정
1998	1	1	0
1999	0	0	0
2002	0	0	0
2003	1	1	0
2004	3	2	1
2005	1	1	0
2006	1	1	0
2007	3	3	0
2008	8	7	1
2009	5	4	1
2010	8	3	5
2011	3	1	2
2012	11	4	7
2013	11	6	5
2014	8	1	7
2015	14	5	9
2016	9	7	2
2017	4	3	1
2018	2	0	2
2019	5	1	4
2022(내부 파악)	6	3	3
총계	104	54	50

출처: 신희영 외, 『통일 의료: 남북한 보건의료 협력과 통합』, 서울대학교출판문화원, 2017; 김영전, 통일보건의료학회 추계학술대회 발표자료, 통일보건의료학회, 2022, 재구성

계되었다(〈표5-10〉). 이는 전체 응시자 중 약 27%가 면허 취득에 성공한 것으로, 북한이탈의료인이 남한의 보건의료 체계에 실질적으로 편입되는 데 여전히 높은 진입장벽이 존재함을 시사한다.

표 5-10 북한이탈의사 국가시험 시행 현황 (단위: 명)

연도	시험 응시	합격	불합격
2001	1	1	0
2004	1	0	1
2005	1	0	1
2006	3	0	3
2007	3	0	3
2008	5	2	3
2009	7	1	6
2010	8	3	5
2011	8	2	6
2012	7	3	4
2013	6	2	4
2014	13	1	12
2015	13	4	9
2016	14	5	9
2017	14	4	10
2018	10	3	7
2019	7	1	6
2020	9	3	6
2021	6	1	5
2022	6	1	5
2023	6	1	5
2024	9	4	5
총계	157	42	115

출처: 신희영 외, 『통일 의료: 남북한 보건의료 협력과 통합』, 서울대학교출판문화원, 2017; 한국보건의료인국가시험원, 북한이탈의사 국가시험 시행 현황[질의 회신 자료], 한국보건의료인국가시험원, 2025

3) 북한이탈의사의 자격 인정 개선 방안

의료인은 국민의 생명과 직결된 중대한 책임을 지는 직종인 만큼 해당 자격자에게는 전문성과 윤리성 모두가 요구된다. 특히 타국에서 의학교육을 받은 의료인이 국내에서 활동하기 위해서는 그 자격이 정당하고 충분한지를 객관적으로 검증하는 절차가 필수적이다(법제처 국가법령정보센터, 2024).

북한이탈의사가 남한에서 의료인으로 활동하기 위해서는 두 가지 절차를 거쳐야 한다. 하나는 '국가시험 응시자격 인정심사'이며, 다른 하나는 '의사 국가시험'이다. 이 중 응시자격 인정심사는 북한이탈의사가 북한에서 실제로 관련 교육을 이수하였는지, 의료기관에서 일정한 근무 경력이 있는지를 심사하여 이를 토대로 남한의 의사 국가시험 응시 자격을 부여하는 제도이다. 이는 단순한 행정 절차를 넘어 의료인의 자질을 판별하는 제도적 필터로 기능하고 있다.

그러나 1년에 1회 개최되고 심의 방식이 구술에 의존하므로 구체적 기준을 가진 더 객관적이고 실효성 있는 평가 기준과 항목 설정이 필요하다는 지적이 있다. 더불어 학력과 경력을 증빙할 수 있는 서류를 확보하기 어려운 북한이탈의료인의 특수성을 충분히 고려하지 못하고 있다는 한계도 제기되고 있다(최재필, 2013). 따라서 북한이탈의사에 대한 자격 인정 제도의 개선이 필요하며, 심사의 객관성과 신뢰성을 확보하고 북한 의료 현실에 대한 이해를 반영하는 방향으로 체계적이고 명확한 평가 기준을 마련하는 것이 중요하다.

이를 위한 구체적 개선 방향은 다음 세 가지로 제시할 수 있다. 첫째, 북한 내에서의 학력 및 경력 검증을 위한 보다 정밀하고 구조화된 평가 체계의 정립이다. 현실적으로 탈북 과정에서 북한이탈의사들은 졸업증명서나 경력증명서 등 의료 관련 학력 및 경력 증빙 서류를 소지하고 남한에 입국하는 경우는 드물며 설령 보유하고 있더라도 문서의 진위를 외부 기관이 확인하기는 어렵다. 따라서 현재와 같은 서류 중심 심사 방식에서 벗어나 문서 없이도 해당자의 의학교육 이수 및 병원 근무 경험 등을 신뢰도 있게 판단할 수 있는 '역량 중심 심사 방식'을 마련해야 한다. 북한 의료체계의 특수성을 반영한 구술면접 문항이나 실기형 평가를 통해 지원자의 실제 교육 수준과 실무 경험을 파악할 수 있는데 예를 들어,

북한의 군진의학 과정, 의학대학 내 외국어 수업의 사용 언어 변화(러시아어에서 영어 및 라틴어로의 전환), 의료기관의 실습 환경 등 구체적인 요소를 포함한 질문에 대한 응답을 통해 대상자의 교육 이력과 경력의 진정성을 가늠할 수 있다(신희영 외, 2018). 하지만 이를 위해서는 북한의 보건의료 교육체계 및 의료기관 운영 현황에 대한 지속적인 정보 업데이트와 분석이 병행되어야 하며 심사에 활용되는 구술 문항 역시 이러한 정보에 기반해 정기적으로 갱신되어야 한다.

둘째, 북한의 교육 및 의료 환경을 고려한 맞춤형 평가 항목의 설정이 필요하다. 북한의 의학교육은 남한에 비해 임상실습 기회가 상대적으로 부족하며 교육과정 또한 남한과는 다소 차이가 있다. 게다가 북한 내 대학 간 커리큘럼이나 실습 환경의 편차도 커서 동일 기준을 적용하기 어렵다는 현실적 문제가 있다(민하주 외, 2017). 해당 문제점을 감안하지 않은 채 동일 기준의 임상 능력을 요구할 경우, 이러한 현실을 반영하지 못한 과도한 기준이 될 수 있으며 적절한 자격 평가가 이루어지기 어려운 한계가 있다. 따라서 남북한 의과대학에서 공통으로 이수하는 교과목을 중심으로 보편적인 의학 지식에 대한 심사가 이뤄지는 것이 바람직하며 이때, 윤리의식, 공공의료 인식 등 보건의료인으로서 갖춰야 할 기본적인 소양에 대한 평가도 함께 고려되어야 한다(신희영 외, 2017).

셋째, 북한이탈의사의 출신 배경과 의료 경력의 다양성을 반영한 차등적 심사 기준의 도입이 필요하다. 북한이탈의사는 대체로 세 가지 유형으로 분류할 수 있는데 ① 의학대학을 졸업하고 병원이나 의료기관에서 일정 기간 이상 근무한 경우, ② 의학대학을 졸업하였지만 실질적인 임상 경험이 없는 경우, ③ 준의 양성기관 또는 중등보건교육기관을 졸업한 뒤 통신학부 등을 통해 의사 자격을 취득한 경우이다(신희영 외, 2017). 일부 장마당이나 개인진료소 등 비공식 영역에서 의료 활동을 한 경우도 있다. 각 유형은 교육 수준과 실무 경험의 양상이 뚜렷하게 다르므로 이들에게 획일적인 평가 기준을 적용하는 것은 심사의 형평성을 해칠 수 있다. 따라서 각 유형별로 세분화된 기준을 설정하고 각 배경에 맞춘 맞춤형 평가를 마련함으로써 심사의 형평성과 실효성을 제고해야 한다. 이를 위해 북한의 의학대학, 의학전문학교, 간호원양성기관의 분포와 지역별 의료기관 현황, 장마당 내 의료 활동 등 실질적인 자료를 아우르는 보건의료 데이터베이스 구축이 필요하다. 이러한 데이터베이스는 향후 자격심사의 기초 자료로도 활용될 수 있을 것이다(신희영 외, 2018).

본 제도가 갖춰야 할 핵심은 공정성과 신뢰성, 그리고 남북 의료 현실의 격차를 감안한 균형감 있는 구조이며, 이를 통해 북한이탈의료인이 우리 사회에서 신뢰받는 보건의료 인력으로 활동할 수 있도록 설계되어야 한다. 결국, 이러한 북한이탈의사에 대한 자격 인정 제도는 단순한 행정 절차 및 면허 취득 여부가 아니라 남한 보건의료 체계의 신뢰성과 국민 건강권을 지키기 위한 전문성 평가의 중요한 축이라 할 수 있다.

3. 북한이탈의사 재교육 방안

1) 북한이탈의사 재교육 현황

현재 남한에서 시행되고 있는 북한이탈의사 대상 재교육 프로그램은 대부분 의사 국가시험 준비를 핵심 목표로 하며, 주로 국시원의 '국가시험 응시자격 인정심사'를 통과한 인력을 중심으로 운영되고 있다. 이들 프로그램은 공공의료기관, 정부 부처, 대학 및 민간단체가 협력하여 설계·시행되고 있으며, 대표적인 사례로는 서울특별시 서울의료원, 통일부 북한이탈주민정착지원사무소(이하 하나원), 고려대학교-남북하나재단, 한국보건의료인국가시험원의 교육 프로그램 등이 있다.

먼저, 서울특별시 서울의료원은 2009년부터 2012년까지 북한이탈의사를 대상으로 체계적인 국가시험 대비 교육 프로그램을 운영하였다. 이

프로그램은 의료원의 주요 진료과에서 순환형 실습교육과 시험, 심폐소생술을 포함한 시뮬레이션 교육, 각종 임상술기 훈련, 외부 의과대학 및 대학병원들과 연계한 모의 국가시험 시행 등을 포함하였다. 또한 필기시험 대비를 위해 의과대학 본과 4학년 과정 수준의 블록 강의와 시뮬레이션 센터 기반의 실기 교육이 제공되었으며, 교육생 개개인을 대상으로 인턴 및 전공의가 멘토로 참여한 일대일 멘토링 프로그램도 운영되었다. 교육 환경 측면에서는 전용 학습 공간 제공, 도서관 이용 지원, 실습용 임상가운과 국가고시 교재 지급, 장학금 지원 및 자문 간담회 운영 등이 함께 이루어졌다(최재필, 2012). 이러한 재교육 프로그램을 통해 2009년에는 교육생 4명 중 2명이 국가시험 실기시험에 합격하고 1명이 의사면허를 취득하였으며, 2010년에도 유사한 성과를 거두었다. 이후 2010년과 2011년에 걸쳐 2명의 교육과정 수료생이 의사면허를 취득한 후 서울의료원 인턴에 선발되어 인턴 과정을 수료하였다(최재필, 2013).

이어 2013년부터 2014년까지 국가기관인 통일부 산하 제2하나원은 강원대학교 의학전문대학원(이하 의전원)과 협력하여 '의사 직업전환 과정'이라는 명칭으로 재교육 프로그램을 운영하였다. 해당 과정은 제2하나원 인근에 위치한 강원대 의전원과의 양해각서를 바탕으로 위탁·운영되었으며, 2013년 3월부터 12월까지 총 12명의 북한이탈의사를 대상으로 40주간의 집중교육을 통해 의사 국가시험 대비 학습을 지원하였다(Hyun et al., 2018). 교육은 주 5일 일정으로 구성되었고, 이 중 2일은 강원대 캠퍼스에서의 강의, 나머지 3일은 제2하나원 원내 자율학습 및 과제 수행으로 이루어졌다. 강원대에서는 본과 3~4학년 수준의 블록 특강, CPX(환자표현기반 평가), OSCE(객관적 구조화 임상시험) 대비 강의 등을 제공하였고, 제2하나원에서는 숙식, 특강, 자율학습, 생활지도 등을 지원하였다(신희영 외, 2018). 해당 프로그램의 결과로 2013년에는 총 12명의 교육생 중 3명이 의사 국가시험에 합격하는 성과를 거두었으며, 이후 2014년 4월부터 10월까지 동일한 교육 프로그램이 재운영되었고 이 기간 동안 국가시험을 준비하던 북한이탈의사 10명이 교육을 수료하였다(통일부, 2015).

다음으로 고려대학교와 남북하나재단이 공동으로 운영한 교육 프로그램이 있다. 이는 2015년부터 남한에 정착한 북한이탈의사들이 자발적으로 구성한 학습 모임에서 출발하여, 2016년 이후 남북하나재단의 재정 지원을 통해 공식 프로그램으로 전환되었다. 해당 프로그램은 고려대학교 의과대학의 지원 아래 필기시험 대비 문제풀이 스터디, 실기시험 대비 CPX 및 OSCE 훈련이 체계적으로 진행되었으며, 북한이탈의사의 단순한 국가시험 합격을 넘어 실질적인 임상 현장 적응과 경력 연계를 지원하는 것을 목표로 하였다는 것에 의의가 있다(신희영 외, 2018).

또한, 2020년에는 국시원이 주도하고 남북하나재단이 협력한 실기시험 훈련 프로그램이 운영되었다. 이는 권역별 4개 의과대학 중 훈련 운영이 가능한 2개 대학을 선정하여, 원광대학교에서는 18명, 가톨릭대학교에서는 16명의 북한이탈의사 응시자를 대상으로 실기시험 대비 훈련을 실시한 사례이다. 해당 프로그램은 실습 가능한 임상환경과 지도 교수진이 확보된 정규 훈련과정으로 구성되었으며, 당시 국가시험 실기시험 합격률이 급감하는 상황에서 실기교육의 공백을 메우기 위한 공공 차원의 대응으로 시행되었다. 해당 훈련지원은 향후 치과의사, 간호조무사 등 다양한 보건의료 직종으로의 확대 가능성을 열어 두었다는 점과 기존 재교육 프로그램의 공백 속에서도 국가시험 실기시험 대비를 위한 공공 차원의 집중 지원이라는 점에서, 최근 북한이탈의사 대상 재교육 사례 중 가장 체계적이고 공공성이 높은 프로그램으로 평가된다(한국보건의료인국가시험원, 2020).

이외에도 실기시험 훈련 이외의 장기적 자격 취득을 위한 지원으로 통일부는 2021년부터 현재까지 '전문직 자격증 취득지원' 프로그램을 꾸준히 시행하여 북한이탈의사에 대한 지원을 지속적으로 이어오고 있다. '전문직 자격증 취득지원'은 재북·재남 경력 활용을 위해 전문직(의사,

표 5-11 주요 북한이탈의사 대상 재교육 프로그램 비교

구분	서울의료원 프로그램	제2하나원-강원대 프로그램	고려대-남북하나재단 프로그램
운영 시기	2009~2012년	2013~2014년	2016년~현재
주관 기관	서울특별시 서울의료원	통일부 제2하나원 + 강원대 의학전문대학원	고려대학교 의과대학 + 남북하나재단
교육 대상	국시원 인정심사 통과자	동일	동일
교육 기간	1년(연간 기준, 회차별 상이)	총 40주(약 9개월)	연중 상시 운영(스터디 중심)
교육 방식	순환형 임상실습 + 블록 강의 + 시뮬레이션	주 2회 강의(강원대), 주 3일 자율학습(제2하나원)	문제풀이 및 해석 중심 스터디 + 실기 대비 훈련(CPX/OSCE)
특징	1대1 멘토링, 모의 국가시험 시행, 장학금 지원	숙식 및 특강 제공, 자율학습 및 생활지도 병행, 체계적 커리큘럼	자발적 모임에서 출발, 민관협력 기반 확대
대표 성과	2009년 2명 실기 합격, 1명 면허 취득, 프로그램 과정 중 총 4명 합격(2명은 본원 인턴 과정 수료)	2013년 3명 국가시험 합격(12명 중)	꾸준한 국가시험 합격자 배출, 임상 연계 시도
교육 목표	국가시험 필기/실기 통합 대비	집중 교육을 통한 시험 대비	시험 합격 + 임상 적응 및 경력 연계

변호사 등 전문 분야) 양성 자격증의 취득과정 및 비용을 지원하는 것으로 2021년에는 의사 분야 지원자 50명에게 교육과정 및 교육비를 지원하였으며, 2022년에는 치과의사와 한의사까지 포함해 지원 범위를 확대하였는데 이 과정에서 국시원과의 협력도 강화되었다(통일부, 2022). 2024년에는 보건의료 분야에서 20명을 대상으로 지원이 이루어졌으며, 이 중 9명(의사 4명, 치과의사 1명, 기타 분야 4명)이 전문 자격을 취득하였다. 최근 통일부에서 발표한 2025년도 시행계획에 따르면 향후 하나원을 통한 입소자 대상 진로 교육에서 전문직 양성 과정 안내를 강화하고 북한이탈의사를 대상으로 자격 인정 준비 단계부터 국시원과 연계한 지원이 이루어질 예정이다(통일부, 2025).

이처럼 북한이탈의사 대상 재교육 프로그램은 초기에는 국가기관 중심의 단기 집중 교육으로 출발하였으나, 이후 의료기관과 대학, 민간 네

트워크의 협력 구조로 점차 다양하고 지속가능한 형태로 발전하고 있다. 향후 이러한 프로그램들의 효과성과 지속성을 제고하기 위해서는 교육 대상자를 고려한 수준별 맞춤형 콘텐츠 개발과 함께, 면허 취득 이후의 인턴십 및 취업 연계를 지원하는 제도적 기반 마련이 병행되어야 할 것이다. 이와 같은 노력은 북한이탈의사의 역량을 극대화하고, 향후 남북 보건의료 통합 과정에서 이들이 중요한 역할을 수행할 수 있는 토대를 제공할 것이다.

2) 북한이탈의사 재교육 개선 방안

남한에서 의료인으로 활동하기를 희망하는 북한이탈의사에게는 단순히 국가시험 응시 자격을 갖추는 것을 넘어 국내 의료 환경에 적응하고 필요한 역량을 보완할 수 있는 재교육 과정이 필요하다. 이를 위해 앞서 살펴본 사례와 같이 서울의료원, 통일부 제2하나원 등 다양한 기관에서 재교육 프로그램을 운영하였지만, 대부분이 단기적이고 제한적인 성격에 그쳐 지속성과 효과성 측면에서 아쉬움을 남겼다.

서울의료원의 경우, 2009년부터 의사 국가시험 응시 자격을 확보한 북한이탈의사들을 대상으로 진료과 순환 실습, 시뮬레이션 교육, 블록 강의, 일대일 멘토링 등 다양한 형태의 실기·이론 교육을 실시하며 재교육의 모범 사례로 평가받았지만, 통일부의 정책 변경과 예산 조정으로 중단되었고 이후 재교육 기능은 통일부 제2하나원으로 이관되었다.

제2하나원의 경우, 강원대학교 의학전문대학원과 협력하여 교육을 위탁 운영하였으나 자체의 교육 역량 부족으로 프로그램 전반을 외부 기관에 의존하는 구조였다. 또한 교육생이 연간 10명 내외에 불과했고 자율 학습 시간 비중이 과도해 교육의 질이 낮다는 비판도 있었다. 무엇보다 하나원이 북한이탈주민 전체를 위한 국가기관임에도 불구하고 소수의 북한이탈의사를 위한 재교육에 자원을 집중하는 것에 대한 내부 반발이

거세졌고 이에 따라 해당 프로그램은 2014년을 끝으로 종료되었다(신희영 외, 2017).

이처럼 그동안의 재교육 프로그램들은 의의는 있었지만 지속성과 구조적 기반이 부족했고, 북한이탈의사의 교육 배경과 경력 차이를 고려하지 못한 일률적 접근, 그리고 사후 경력 연계 부족 등의 한계를 드러냈다. 이러한 현실을 바탕으로 향후 북한이탈의사를 위한 재교육 방안은 다음과 같은 방향으로 체계화될 필요가 있다.

첫째, 북한이탈의사 재교육을 안정적으로 운영할 수 있는 '독립적인 전담 기관'이 필요하다. 지금까지 서울의료원과 통일부 제2하나원이 각각 재교육 프로그램을 운영한 바 있으나 예산 문제와 인프라 한계로 지속되지 못하였다. 특히 하나원의 경우 교육 역량이 부족하여 실질적인 재교육은 외부 대학에 위탁했고, 이로 인해 프로그램의 일관성과 효과성이 떨어졌다. 따라서 향후에는 자체 예산과 인력, 교육 프로그램을 갖춘 독립적 기관이 필요하며 전국 의과대학 및 민간기관과 협력하는 형태로 재교육 프로그램을 일원화하여 관리해야 한다.

둘째, 재교육 대상인 북한이탈의사의 다양한 배경과 경력을 고려한 '맞춤형 교육과정'이 설계되어야 한다. 북한에서 의사 면허를 취득한 방식, 임상 경력 여부, 과거 근무처의 수준 등이 매우 다양하므로 일률적인 교육으로는 효과적인 재교육이 어렵다. 예를 들어, 중앙급 병원에서 근무한 경력자에게는 제도와 의료윤리 중심의 단기 교육이 효과적일 수 있고, 임상 경험이 부족한 경우에는 장기적인 실습 중심 교육이 효과적일 수 있다. 따라서 대상자의 수준을 진단하여 단기 적응형과 장기 심화형으로 이원화된 교육과정 또는 세분화한 교육과정을 적절하게 설계해야 한다.

셋째, 북한이탈의사의 교육 참여 동기를 유발하고 개별 진로를 지원할 '코디네이터 제도'의 도입이 필요하다. 실제로 일부 북한이탈의사들은 남한 의료체계에 대한 이해 부족, 낮은 자신감 등으로 학습 의욕이 떨어지는 경우가 있었으며 이로 인해 교육 효과도 낮아질 수밖에 없었다. 이를 해결하기 위해서는 남한 의료 전문가 혹은 선배 북한이탈의사 등으로 구성된 코디네이터가 개별 학습을 지도하고 진로상담 및 멘토링을 제공하는 체계를 갖추어야 한다.

넷째, 북한이탈의사 재교육은 단기적인 시험 대비 프로그램이 아니라 면허 취득 이후 실제 의료 현장에 적응할 수 있도록 지원하는 '장기적 구조'로 발전해야 한다. 현재는 국가시험 합격 이후 각자 인턴십이나 레지던트 과정에 지원해야 하는 구조로 체계적인 경력개발 지원이 부재한 실정이다. 이를 해결하기 위해서는 재교육 과정 이후에도 인턴십이나 병원 연계를 포함하는 후속 지원 체계를 마련해야 하며, 이를 통해 북한이탈의사의 실질적 활동 기반을 다져야 한다.

다섯째, 북한이탈의사의 정착 지역과 연계한 지역 거점형 재교육 체계의 구축이 필요하다. 지금까지의 프로그램은 수도권이나 강원도에 집중되어 있었기에 각자의 정착지에 따라 교육 접근성이 달라지는 문제가 있었다. 따라서 국립 의과대학 및 부속병원과 협력하여 지역별 거점교육기관을 지정하고, 해당 기관이 북한이탈의사의 교육과 임상실습을 지속적으로 지원하는 구조를 만드는 것이 바람직하다.

여섯째, 이러한 재교육 체계를 안정적으로 운영하기 위해서는 법적·제도적 기반 마련과 예산 확보가 병행되어야 한다. 현재 북한이탈의사의 재교육과 관련된 제도는 분절적이며 프로그램 운영은 대부분 특정 기관의 자율적인 방식에 의존하고 있다. 따라서 재교육 체계의 안정적이고 지속가능한 운영을 위해 관련 법령을 정비하고 재교육에 필요한 예산을 국가 또는 공공기관 차원에서 안정적으로 확보하는 것이 필요하다.

결국, 북한이탈의사 재교육은 단순한 국가시험 대비 차원을 넘어 남한 의료체계에 적응하고 전문성을 향상시킬 수 있도록 돕는 포괄적이고 맞춤형의 장기 전략이어야 한다. 그리고 이러한 체계가 갖추어진다면 향후 북한이탈의사들은 남북한 의료 통합의 '중개자' 역할을 수행할 수 있는 중요한 인적자원이 될 것이다.

4. 기대효과

북한이탈의료인에 대한 자격 인정과 재교육 제도는 남한에 정착한 북한이탈주민들의 직업 복귀를 넘어 통일 이후를 준비하는 남북 보건의료 통합 전략의 핵심축으로 기능할 수 있다. 현재까지 축적된 자격 심사 및 국가시험 응시 사례, 그리고 보완되어 운영된 재교육 방안들은 향후 북한 출신 의료 인력을 제도적으로 수용하는 데 중요한 선례와 기준점이 된다. 특히 이러한 제도적 틀은 북한이탈의사에 국한되지 않고 향후 본격화될 보건의료 인력의 남북 통합 과정에서 간호사, 치과(구강)의사, 고려의사, 준의 등 다양한 직종의 북한 의료 인력에게도 적용 가능한 포괄적 통합 모델로 확장될 수 있다.

추후 남북이 정치·사회적으로 본격적인 통합 단계에 들어설 경우, 가장 먼저 직면할 과제 중 하나는 의료 인력의 대규모 이동과 이에 따른 체계적 수용 방안일 것이다. 이러한 맥락에서 이미 대한민국 사회 안에서 임상 경험을 쌓고 남한의 의료제도에 적응해 온 북한이탈의료인들은 단순한 수혜자에 머무르지 않고 통일 이후 남북 간 보건의료 융합의 '중개자'로서 중요한 역할을 수행할 수 있다. 이들은 남한의 임상 규범과 북한의 진료 관행 모두를 이해하고 있으며 의학용어, 진단체계, 약물 사용, 환자 대응 방식 등에서 남북 간의 차이를 좁히는 데 실질적인 연결고리로 작용할 수 있을 것이다.

또한 북한이탈의료인은 북한의 의료 현장에 대한 생생한 정보를 제공할 수 있는 귀중한 인적자원이기도 하다. 이들의 경험은 단순한 구술자료를 넘어 북한 의료 인프라의 실제 운용 방식, 질병 양상, 주민의 건강행태 등에 대한 정밀한 데이터를 수집하는 통로가 된다. 이는 향후 통일 의료정책 수립이나 북한 지역 보건 수요 분석, 나아가 남북 공동 보건지표 구축과 같은 전략적 기획에도 실질적인 도움을 줄 수 있다. 특히 '미리 온 통일 세대'로서 북한이탈의료인을 제도적으로 육성하고 활용하는 일은 통일 이후의 보건의료 체계를 준비하는 일종의 사회적 시뮬레이션으로도 볼 수 있다.

나아가 남북 간 의료인 교류가 더욱 활성화되고 이를 매개로 한 공동 교육이나 실습 프로그램, 협력 진료 등이 가능해진다면, 현재 마련된 북한이탈의료인 자격 인정 제도와 재교육 프로그램은 그 자체로 남북 의료 협력의 플랫폼으로 기능할 수 있다. 이는 남북 의료인 간 신뢰 형성과 상호 이해를 촉진시키는 계기가 될 뿐만 아니라, 향후 통일 시기 한반도 전체의 보건의료 질을 균형 있게 끌어올리는 데 기여하는 전략적 자산으로 자리 잡게 된다.

결론적으로, 북한이탈의료인에 대한 자격 인정과 재교육 제도는 통일 이후를 대비한 '예비 통합'의 실험장이며, 실제로 통일이 가시화될 경우 제도적 기초로 작용하게 될 것이다. 이미 남한 사회에서 의료 전문가로서 활동할 준비를 마친 이들이야말로 통일 보건의료의 실현 과정에서 가장 현실적인 중간 다리이며, 이들의 경험과 적응 과정 자체가 남북 보건의료 체계를 연결하는 소중한 이정표로 기능할 것이다.

통일 의료 돋보기 ❹

북한이탈의사의 남한 적응기

언젠가 통일이 되었을 때, 남북한의 의료체계를 잇고자 묵묵히 준비해 온 이들이 있다. 바로 북한에서 의사나 한의사로 활동하다 남한에 정착한 북한이탈의사들이다. 이들은 다른 북한이탈주민들보다 더 큰 언어·제도적 장벽과 싸워야 했지만, 그 과정에서 오히려 통일 의료의 가교 역할을 자임하게 되었다. 그렇다면 북한에서 의사였던 이들은, 현재 어떻게 지내고 있을까? 남한에 잘 적응했을까? 이번 돋보기에서는 이들의 인터뷰 내용을 바탕으로 북한이탈의사의 남한 적응 사례를 살펴보려고 한다.

[북한이탈의사 ① – 정성일 씨]

함흥의학대학을 졸업하고 1999년부터 2004년까지 의사로 활동한 정성일 씨는, 남한에 와서 바로 시험을 볼 수 없어 공사판과 예식장에서 일하며 생계를 이어가야 했다. 그러던 중 북한이탈주민에 대한 자격 인정 제도가 개선되며 국가시험에 도전할 수 있었고, 낯선 외래어와 낯선 시험 체계 속에서 '하루 4시간 수면'이라는 혹독한 자기 훈련으로 결국 합격에 성공했다.

"이제 진짜 탈북에 성공했다는 느낌이 듭니다. 외래어가 많은 의학용어 때문에 공부하는 데 힘들었지만, 누구나 열심히 하면 꿈을 이룰 수 있습니다."

정 씨는 "북한에서는 결핵과 의사였지만 외과의 길을 걷고 싶었다"며, 자신의 길을 포기하지 않았다. 이제는 "북한 주민들에게서 아픈 것만이라도 덜어줄 수 있는 의사가 되고 싶다"고 말하며, 미래에 통일 후 고향에서 수술할 날을 그려본다.

[북한이탈의사 ② – 김지은 씨]

북한 청진의학대학에서 동의학을 전공하고 8년간 한의사로 일하던 김지은 씨는 2002년 남한에 입국했지만, 학력을 인정받지 못해 한의사 시험조차 치를 수 없었다. 그러나 국회에 청원서를 내고 언론에 호소한 끝에 세명대학교 한의대에 편입할 수 있었고, 정규 4년 과정을 거쳐 마침내 한의사 국가시험에 합격하였다.

"꿈만 같고 즐겁습니다. 그동안 어렵고 힘들었던 일들이 하나도 생각이 안 납니다."

김지은 씨는 학비를 아끼기 위해 하루 1만 5,000원으로 생활하며 도시락을 싸 다니고, 한문과 영어라는 낯선 언어를 극복하며 공부했다고 한다. 특히나 남과 북 양쪽에서 한의대를 졸업한 경험을 바탕으로 남북의학의 융합 가능성을 제시하고 있다.

"남과 북의 한의학 대학을 모두 나왔기 때문에 그 부분들을 잘 조합해서 더 나은 의술로 발전시키는 결과가 있었으면 좋겠고, 제 개인적으로 돈을 많이 벌어서 북한에서 제가 병원에 있을 때 치료하지 못했던 분들에게 보상도 하고 싶습니다."

[북한이탈의사 ③ – 이은지 씨]

함흥의학대학 고려학부를 졸업하고 3년간 한의사로 근무했던 이은지(가명) 씨는 2004년 남한에 입국한 뒤 처음엔 시험을 포기할 뻔했다. 그러나 제도 변화로 시험 응시가 가능해지면서, 그는 한의대에 들어가지 않고 독학으로 도전해 첫 시험에 합격했다.

"남과 북의 한의학은 비슷한 면이 많아 공부 자체는 크게 어렵지 않았습니다."

시험 정보를 얻기 어려워 여러 한의대를 찾아다니기도 했지만, 경계의 시선을 받으며 마음고생을 했다고 한다. 그럼에도 포기하지 않고 하루 8시간씩 공부를 이어갔다. "탈북 동포들을 위해 가장 먼저 봉사하겠다"는 그는, 남북의 한의학을 잘 접목한 진료를 펼치고 싶다고 한다.

"남과 북의 한의학을 잘 접목해 좋은 진료를 펼치고 싶어요."

[북한이탈의사 ④ – 최한성 씨]

최한성 씨는 북한에서 고려의학을 전공하고 의과대학 교수로 재직했던 인물이다. 딸에게 더 나은 미래를 주기 위해 탈북을 결심하였고, 현재는 남한에서 한의사로 활동 중이다.

처음 남한에 와서 그를 가장 힘들게 한 것은 학력 인정과 생계의 이중고였다. 대부분의 북한이탈주민이 남한의 한의대에 편입해 학위를 새로 취득했지만, 그는 이 길을 걸어갈 수 없었다. 토익점수 준비부터 학원 수강료, 각 대학의 자체 과목시험 등은 그에게 너무도 큰 장벽이었기 때문이었다.

"기준 토익점수를 맞추려면 학원 수강만 해도 800만 원. 그 돈을 생계유지하면서 어떻게 감당하겠어요?"

그는 결국 기존 고려의학 경력을 바탕으로 한 자격 인정 심사라는 길을 선택했다. 진정서, 탄원서, 청원서, 소논문까지 직접 제출하며 3년에 걸친 심사를 받았고, 두 차례 탈락을 경험한 끝에 마침내 자격 인정을 통과하여 한의사 국가시험 응시 자격을 얻게 되었다.

그리고 마침내, 그는 2022년 제77회 한의사 국가시험에 최종 합격하였다. 특히, 남북하나재단의 '전문직 양성과정'을 통해 원광대학교 한의과대학과 연결되었고, 교수진과 학생들의 전폭적인 지원 속에 국시 준비를 마칠 수 있었다. 그에게는 '한의사 면허'라는 자격보다 원광대가 수여한 명예졸업장이 더 감동적이었다고 한다.

"길이 없으면 길을 만들면 됩니다. 저는 그렇게 걸어왔습니다."

북한과 남한 모두에서 고려의학(한의학)을 익힌 그는, 향후 통일 의료의 미래를 상상하게 하는 인물인 동시에 남북 보건의료 통합의 상징이자 예행연습의 선도자이기도 하다.

출처: 박숙현, "대학 도움으로 탄생한 탈북한의사의 길…민족의학의 작은 통

일인 셈”, 『민족의학신문』, 2022. 2. 22.; 김상기, “‘남한의사’ 꿈 이룬 탈북의사 1남2녀”, 『청년의사』, 2009. 2. 1.; 이수경, “[서울통신] 남한 의사 꿈 이룬 탈북 의사 3인”, 『자유아시아방송』, 2009. 1. 30.

이들은 모두 ‘북한 의사로서의 삶’과 ‘남한에서 다시 의사가 되기 위한 과정’ 두 영역을 모두 경험한 ‘경험자’로서, 향후 통일을 대비한 보건의료 인력 구성, 북한 의료인 재교육, 의료체계 통합 등 미래에 펼쳐질 남북한 간의 보건의료 협력과 통합을 논의할 때, 이들의 경험과 역할은 매우 중요한 자산으로 작용할 것이다.

제6절 한반도 보건의료 협력 국민공감대 형성 방안

우리나라에서 대북 인도적 지원에 관한 여론조사는 수차례 실시되어 현재까지 남북 협력 자체의 필요성은 강조된 것에 비해, 보건의료 협력 부문에서는 국민의 목소리가 아직 수렴되지 않고 있다. 이는 남북 보건의료 협력과 관련한 설문 문항 선정과 평가 방법이 기존의 인식조사와는 차이가 있어 비교에 어려움이 있기 때문이다. 특히, 근래에는 세대 간 통일에 대한 인식이 다른 것으로 나타나는데 대표적으로 서울대학교 통일평화연구원 및 통일연구원에서 매년 각각 실시하는 대표적인 의식조사인 '통일의식조사' 발간 자료가 있다. 최근 조사에서 MZ세대[7]는 북한에 대한 무관심의 정도가 타 세대보다 높으며, 나아가 통일보다는 현 체제 속에서 평화 공존을 바라는 등 세대 간 인식 차이가 큰 것으로 나타났다.

이뿐만 아니라, 2008년 이후 남북 교류협력은 사실상 단절되어 약 20여 년에 가까운 기간 동안 통일 의료 전문가들의 현장감 있는 대북 보건의료 활동이 중단된 상태이다. 이처럼 남북 교류협력 단절이 장기화됨에 따라 남북 보건의료 협력의 필요성에 대한 일반 대중의 공감도가 낮을 뿐 아니라, 풍부한 경험을 지닌 전문가 집단 대부분이 50~60대 이상 시니어 그룹이 되어 현장감 있는 대북 활동을 경험하지 못한 차세대 전문가들의 육성을 고민해야 할 때가 됐다.

이에 서울대학교 의과대학 통일의학센터는 남한 정부의 일방적인 인도주의 지원의 목소리로 귀결되는 것을 방지하고, 보다 폭넓은 사회적 논의를 바탕으로 남북 보건의료 협력 인식을 고취하고 국민공감대를 형성하기 위한 노력을 지속적으로 수행해 왔다. 대표적으로 일반 대중을 대상

7 이상신 외, 『KINU 통일의식조사 2021: 통일·북한 인식의 새로운 접근』(통일연구원, 2021, 연구총서 21-15)에서는 밀레니얼 세대를 1991년 이후 출생자로 정의한다.

으로 한 '통일 보건의료로 통하는 열린강좌[통통(統通) 열린강좌]', 전문가 그룹을 대상으로 통일과 의료를 넘어선 다분야 주제의 팀 활동이 가능한 '통일 보건의료 리더십 아카데미(통보리 아카데미)', 통일 의료 분야 차세대 전문가 육성을 위한 '통일의료 차세대 전문가 양성 프로그램(Health and Unification Studies New Professional Development Program, HUNEP)' 등이 있다. 이 외에도 통일 보건의료 예비 리더를 위한 세미나, 국회에서 실시한 통일의학포럼, 의예과 학생을 대상으로 한 '통일 의료' 강의와 의학과 학생들의 통일 의료 분야 연구 지도를 목적으로 한 '의학연구(통일의료)'까지 모든 세대를 아우르며 전방위 교육 사업을 추진 중이다.

본 절에서는 위에서 언급한 교육 중, 통일 의료 분야 시니어 집단이 지속적인 남북 보건의료 협력을 이어가고자 차세대 전문가 육성을 위해 마련한 체계화된 교육 프로그램인 HUNEP 기획에 대해 서술하고, 보건의료 전문가들을 대상으로 실시한 통일 의료 인식조사를 바탕으로 국민공감대 형성에 대해 논의할 것이다.

1. 통일 의료 분야 특징과 국민공감대 진단

1) 통일의료 개념과 연혁적 경향

통일의학센터가 제시한 '통일 의료'라는 개념은 2015년 서울대학교 의예과 학생을 대상으로 '통일 의료' 교과목을 개설하면서 적극 활용되기 시작했다. 이 용어는 남북한 통일의 측면에서 남북 분단 체제가 고착화됨에 따라 시대별로 지역 · 세대 · 이념 등에 따른 통일의 개념 변화를 담고 있다. 동시에 의료적 측면에서 의술로 병을 고치는 행위 이상의, 정치적 맥락이나 이념을 떠나 보편적으로 보장되는 건강권의 의미와도 관련이 있다. 결국 통일 의료는 한반도의 다변화된 시간 속 초창기 의료계의 북한

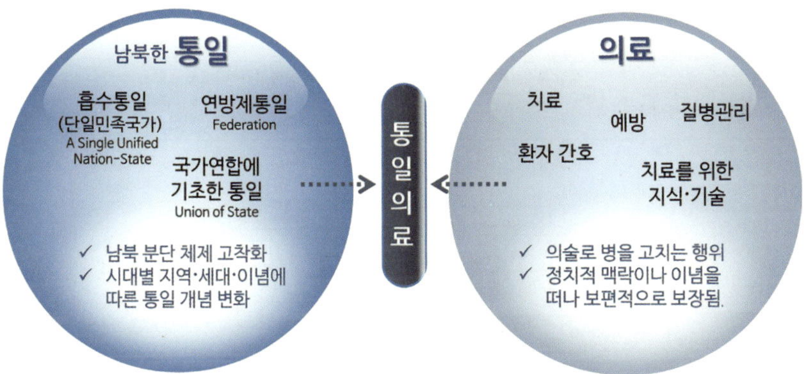

그림 5-13 통일 의료의 개념

보건의료 이해에 국한하였던 활동에서 현재는 한반도 생명공동체 시대의 모든 역할과 활동을 지칭한다. 시대별로 통일의 개념이 조금씩 변화했듯 통일 의료의 개념과 범위 또한 점차 다양화될 것으로 예측된다(〈그림 5-13〉).

통일 의료는 남북관계 주요 사건과 정부 정책에 따라 조금씩 변모했는데, 1960년대부터 1990년대 초반까지는 대부분의 연구가 남한과 다른 북한만의 보건의료 특수성과 체계를 이해하는 데 초점을 맞췄다. 이후, 1990년 동서독 통일이라는 역사적 사건을 계기로 남북 보건의료 통합에 대한 논의와 시각이 조금씩 확대되었다.

〈그림 5-14〉에 따르면 1995년 8월, 북한이 UN OCHA를 통해 긴급구호를 요청하면서 본격적으로 대북 보건의료 지원에 대한 논의가 대두되었고, 남한 측의 대북 지원 창구가 다원화됨에 따라 2000년에는 식량차관이 시작되었다. 이때부터 북한 보건의료 현황과 실태 파악을 중심으로 남북 보건의료 체계를 본격적으로 비교하고 이를 통합하는 방안에 대한 '통일 대비' 남북 보건의료 연구가 시작되어 현재까지 이어지고 있다.

또 다른 연구의 축으로 대북 보건의료 지원에 관심을 지닌 연구자들이 실질적인 지원 방안 마련과 정확한 실태 파악을 위해 북한이탈주민

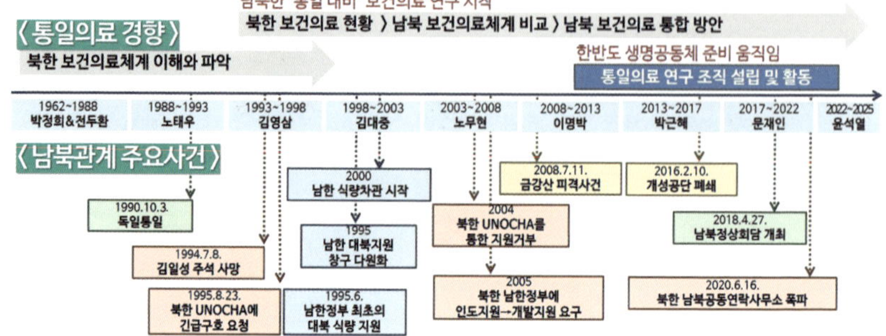

그림 5-14 통일 의료의 연혁적 경향

연구를 실시하여 보건의료 교류협력 방안 수립을 위한 노력을 이어오고 있다. 2004년 북한은 UN OCHA를 통한 지원을 거부하고, 이듬해 남한 정부에 대북 인도적 지원에서 개발지원으로 정책적 변화를 요구하였다. 이를 계기로 남북이 경제적으로 교류협력이 가능한 사례로 개성공단이 운영되기도 하였다.

보다 적극적인 형태의 개발지원과 보건의료 협력이 이뤄진 2000년대 초반에서 후반까지의 기간을 지나, 2010년대에 들어서며 한반도 생명공동체 형성과 건강권 보호를 위한 준비가 시작되었고 통일의학센터를 비롯한 다수의 통일 의료 관련 학술기관들이 대부분 이 시기에 설립되어 현재까지 활동을 이어오고 있다.

최근 신종감염병 발생과 각종 바이러스의 출현으로 인한 한반도 보건안보의 위기 상황에서 통일 의료는 인간 · 동물 · 환경을 아우르는 남북한 상생의 범위로 확장하고, 원헬스(One Health) 개념을 기반으로 한 융복합적 협력 방향을 모색하며, 통일 의료의 인적자원 개발을 위해 노력해야 한다.

2) 남북 보건의료 협력 국민공감대 진단

한국 사회 주요 이슈 중 '북한', '남북관계', '통일 및 대북 정책'은 시간이 지날수록 사회적 균열과 갈등을 심화하는 키워드 중 하나로 사용되어 한국 사회 전반에 미치는 파장과 영향력이 더 커지고 있다. 이러한 갈등은 전통적인 '남북갈등'과 대비하는 용어로서 '남남갈등'이라 지칭할 수 있는데, 남한 내 지역·이념·세대·계층 등이 분열 요인으로 주로 손꼽힌다. 남북 보건의료 협력 또한 그 보편적 필요와는 달리 이념적 논쟁을 촉발할 가능성이 매우 큰 의제이기 때문에 언제든 복합갈등으로 전환될 수 있음에 주목하여 신중하고 지속적인 개입과 관리가 필요하다.

〈그림 5-15〉에서 제시한 바와 같이, 남북 보건의료 협력 이슈는 보건의료계 내외부 일부 행위자들 사이의 중층적 논의를 촉발하여 이슈의 범위를 무한 확장할 수 있기 때문에 특히나 신중한 개입을 요한다.

현재 남북 관련 이슈 관리 방식은 대체로 기술관료제적 모델을 기반으로 하는데, 이 모델의 특징은 정책에 대한 의견 투입이 기술관료 집단에서 이해관계자 집단으로 일방향적·개별적으로 이뤄진다는 점이다. 이는 주변 이해관계자 집단과의 상호작용 및 의사소통의 축소를 부를 뿐만 아니라, 온·오프라인상 정책 참여 방식 또한 피드백이 없는 가운데 전문가 집단에 의해 이뤄지는 의견 투입 방식이 대부분이다. 이러한 기술관료적 모델에 기초한 이슈 관리 방식은 정권 교체기 또는 남남갈등 심화 시,

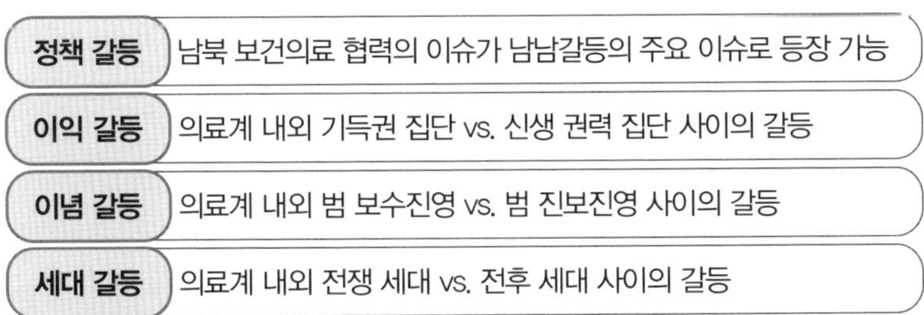

그림 5-15 남북 보건의료 협력의 잠재적 갈등 이슈

남북 보건의료 협력을 둘러싼 이슈 주도권 쟁탈을 위한 정쟁과 갈등 격화를 불러올 가능성이 높다.

따라서 추후 남북 보건의료 협력 이슈의 안정적 관리와 한반도 건강공동체 구현을 위한 대북 정책 수립 시에는 광범위한 사회적 합의 구축이 필요한 상황이다. 현재, 일반 국민의 정책 참여는 공청회 등의 공간을 통해 가능하나 의사소통과 상호작용이 제대로 이뤄지고 있다고 보기는 어렵다. 특히 남북 보건의료 협력의 주요 행위자 집단인 보건의료계의 광범위한 합의 형성(Consensus-building)이 절실한 상황인데, 이러한 광범위한 사회적 합의가 협력의 안정성을 획기적으로 높여줄 것으로 예상되기 때문이다. 이러한 사회적 합의 형성의 초석을 다지기 위해, 보건의료계 전문가 그룹의 통일의료 의식 함양이 무엇보다 필요하다는 의견을 토대로 후술할 교육 프로그램을 기획 및 운영하였다.

2. 한반도 보건의료 협력 국민공감대 형성을 위한 교육과 쟁점

1) 통일의료 차세대 전문가 양성 프로그램(HUNEP) 기획 및 운영

한반도 보건의료 협력 국민공감대 형성을 위한 맞춤 교육 구성을 위해, 통일 의료 교육의 대상자를 세분화하여 보건의료계 전문가 그룹의 니즈를 파악하고자 하였다(〈그림 5-16〉).

통일 의료 분야의 교육 대상자는 크게 4개의 레벨로 구분할 수 있다. 먼저 일반 대중의 경우, 교육 대상자로서 가장 큰 비중을 차지하며 적합한 교육이나 지도를 통해 언제든 활동의 범위를 넓힐 수 있다. 사회 리더 그룹의 경우, 주로 언론계나 시민단체 종사자, 정책 입안자 등 추후 통일의료에 대한 대국민 인식 형성을 일선에서 주도할 그룹을 칭한다. 이들에게 적합한 교육을 실시하는 것 또한 중요하다. 다음으로 차세대 전문가

레벨 1
기존 전문가 그룹

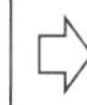

- **한반도 보건의료 협력에 즉각 투입 가능**하나, 현장 경험을 지닌 전문 인력의 감소 문제

레벨 2
차세대 전문가 그룹

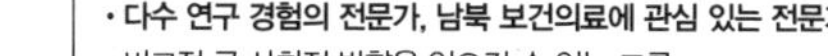

- **다수 연구 경험의 전문가, 남북 보건의료에 관심 있는 전문가**
- 비교적 큰 사회적 반향을 일으킬 수 있는 그룹
- 즉각적인 효과보다는 보다 **장기적인 시각**으로, 레벨 1과 레벨 3~4를 이어줄 **가교 역할**과 함께 네트워크 형성 가능
- **민-관-학-연의 거버넌스적 협력 가능**

레벨 3
사회 리더 그룹

- 언론, 시민단체 종사자, 정책 담당자 등 추후 **통일 의료 대국민 인식 형성을 일선에서 리딩**

레벨 4
일반 대중

- **가장 근간이 되는 그룹**으로, 적합한 교육과 활동 필요

그림 5-16 통일 의료 교육 대상자 그룹 분석

그룹은 주로 통일 의료에 관심이 있으나 실질적인 교류협력의 장을 경험해 보지 못한 경우가 많으며, 세부적으로는 다수의 연구 경험을 지닌 전문가와 일정 정도의 관심만을 지닌 전문가로 나눌 수 있다. 이들 그룹은 기존 전문가 그룹과 일반 대중 사이를 잇는 가교 역할을 하는 구심점이기도 하다. 마지막으로 기존 전문가 그룹은 한반도 보건의료 협력에 있어 과거부터 쌓아온 풍부한 경험을 지니며, 쟁점 발생 시 즉각 투입이 가능하다. 그러나 문제는 시간이 흐름에 따라 그 숫자가 점점 줄어들어 명맥을 잇기 어려워지고 있다.

상기 서술한 내용을 바탕으로, 향후 해당 그룹 내 인력 수요가 증가할 가능성이 높고, 기존 전문가의 지식과 경험을 일선에서 효과적으로 흡수·전파할 수 있는 인적 기반을 확충하고자 통일의학센터는 '통일의료 차세대 전문가 양성 프로그램(HUNEP)'을 개발하였다(〈그림 5-17〉). 이 교육 프로그램은 한반도 보건의료 협력에 대한 올바른 이해와 지속적인 관심을 제고하고자 하는 목적 아래, 보건의료 분야 차세대 전문가를 체계적으로 양성하고 기존 전문가들과의 유기적 연계를 통한 기관 간, 세

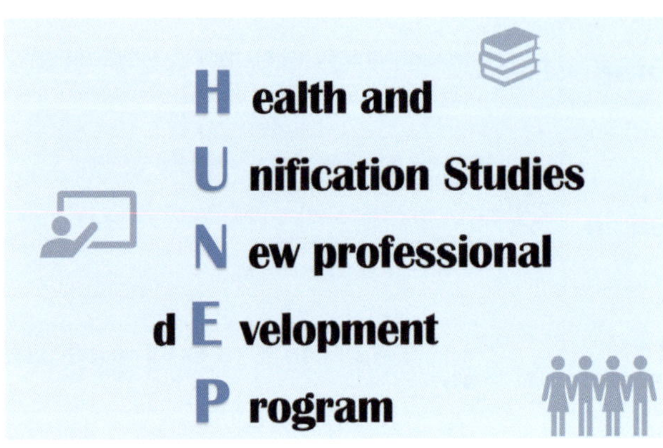

그림 5-17 통일의료 차세대 전문가 양성 프로그램(HUNEP) 소개

대 간 역량 공유를 도모하였다. 또한 각 참여자가 소속 기관 내에서 후속 인재 양성을 위한 촉진자(Facilitator) 역할도 수행할 수 있도록 설계되었다.

교육 대상은 국내 주요 대학 및 의료기관 소속 임상진료 교수와 기초의학 교수 중 조교수급 이상을 포함하며, 임상 교원 외에도 보건의료 외 분야에서 한반도 교류협력 연구에 관심 있는 전문가를 포괄한다. 일정한 선발 과정을 거쳐 약 70명 내외의 인원이 본 프로그램에 참여하였다. 본 프로그램에 대한 세부 강의 내용은 통일의학센터 홈페이지 및 유튜브 채널에서 확인할 수 있다.[8]

HUNEP 개발 과정에서 통일의학센터는 기존 한반도 보건의료 협력 관련 조직 및 프로그램에 '차세대 전문가'만을 주 대상으로 하는 체계적 교육 프로그램이 부재하다는 점에 주목하였다. 이러한 맥락에서 HUNEP의 운영은 단순한 교육 프로그램을 넘어, 중장기적 한반도 보건의료 협력을 위한 전략적 인재 양성 기반이라는 점에서 그 가치가 크다.

---

8 (통일의학센터 홈페이지) https://www.reunimedcenter.org/, (통일의학센터 유튜브 채널) https://www.youtube.com/@snunification

나아가 해당 집단 내 다양한 레벨의 전문가들이 광범위한 사회적 합의와 공론의 장을 형성하기 위해 조직적이고 지속적인 소통을 이어 나가야 하는 시점에서, HUNEP은 핵심 교육 기반이자 연계 플랫폼으로 기능할 수 있다. 다음은 HUNEP 참여 전문가들을 대상으로 수행한 설문조사 결과를 토대로, 향후 한반도 보건의료 협력을 위한 국민공감대 형성의 주요 쟁점 사항을 분석한다.

2) 통일 의료 주요 쟁점 인식조사

여기에서는 보건의료계 전문가 그룹의 의견을 수렴하고자 교육 프로그램 참여자를 대상으로 수행한 주요 쟁점 인식조사 내용 중, 일부 결과에 대해 소개할 것이다. 통일 의료 주요 쟁점 설문은 관련 연구진 내부 논의와 유관기관 자문 내용 등을 토대로 구성한 쟁점 사항을 문항으로 구성한 것으로, 한반도 보건의료 협력과 관련하여 사회적으로 민감한 이슈에 대한 보건의료 전문가들의 인식을 엿보는 기회가 되었다. 설문 결과 해석에 있어, 해당 결과가 대한민국 보건의료계 전체의 의견을 표방하는 것은 아니기에 확대 해석에 유의하여야 함을 밝힌다.

〈표 5-12〉를 보면, 통일 의료 주요 쟁점 인식조사는 크게 한반도 보건의료 교류협력 방향, 한반도 생명공동체 기반 구축 방안 수립, 한반도 보건의료 협력 국민공감대 형성 방안 마련의 3개의 대분류로 나뉜다. 각 문항은 대분류를 토대로 9개의 중분류(건강 격차 해결을 위한 우선순위, 법적 기반 구축, 북한 감염병 대응 백신 지원, 재난위기 상황에서의 의료 인력 교류, 남한의 재원 운용, 남북생명보건단지 건설, 남북생명보건단지 운영과 인력 구성, 통일 의료 교육 효과 정도, 한반도 보건의료 협력을 위한 정부 노력) 쟁점으로 나뉘는데 그 중 두 가지 쟁점 사항을 꼽아 다루고자 한다. 동일 문항을 교육 전과 후에 질문하여 교육 전후 인식 변화도 함께 살펴보고자 하였다.

첫째, 한반도 보건의료 교류협력 방향[대분류(1)] 중 재난위기 상황에

표 5-12 통일 의료 주요 쟁점 인식조사 문항 분류

대분류	중분류
(1) 한반도 보건의료 교류협력 방향	① 건강 격차 해결을 위한 우선순위
	② 한반도 보건의료 협력 법적 기반 구축
	③ 북한 감염병 대응 백신 지원
	④ 재난위기 상황에서의 의료 인력 교류
	⑤ 한반도 보건의료 협력을 위한 남한의 재원 운용
(2) 한반도 생명공동체 기반 구축 방안 수립	⑥ 남북생명보건단지 건설
	⑦ 남북생명보건단지 운영과 인력 구성
(3) 한반도 보건의료 협력 국민공감대 형성 방안 마련	⑧ 통일 의료 교육 효과 정도와 공감대 형성 과제
	⑨ 한반도 보건의료 협력을 위한 정부 노력

서의 의료 인력 교류(중분류④) 관련 쟁점이다. 2022년 북한은 코로나19 첫 감염 사실을 인정하였고 이와 같은 보건의료적 재난위기 상황은 언제든 눈앞에 닥칠 수 있다. 2020년 '남북 보건의료의 교류협력 증진에 관한 법률안'이 국회에서 발의된 바 있는데, 이와 관련하여 코로나19와 같은 국가적 재난위기 상황에서 남북이 공동 대응하여 보건의료 인력과 장비, 약품 등 긴급 지원이 이뤄져야 하는지에 관한 질문에 〈그림 5-18〉의 응답 결과를 얻었다.

교육 전, 국가적 재난위기 상황에서의 남북 공동 대응 쟁점에 대해 교육 대상자들은 대체적으로 '반드시 필요하다'와 '필요하다'의 답변에서 높은 비율을 보였다. '전혀 필요하지 않다'고 응답한 100%(1명)와 '경우에 따라 필요하다'고 응답한 46.2%(6명)의 비율은 HUNEP 교육 후, '반드시 필요하다' 의견으로 변화하였다. 이는 국가적 재난위기 상황에서 북한 보건의료 지원 필요성에 대한 인지도가 높아졌으며, 지원을 위한 개인의 참여 의사도 증대하였음을 의미한다.

둘째, 한반도 보건의료 교류협력 방향[(대분류(1)] 중 한반도 보건의료 협력을 위한 남한의 재원 운용(중분류⑤) 관련 쟁점이다. 먼저, 한반도 보건의료 협력을 위해 남북협력기금 등의 재정을 적극적으로 운용하는 것

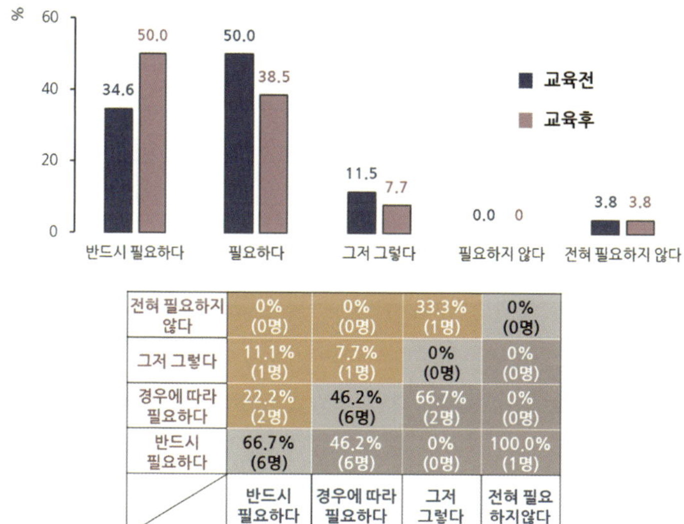

그림 5-18 재난위기 상황에서의 의료 인력 교류 인식조사 결과

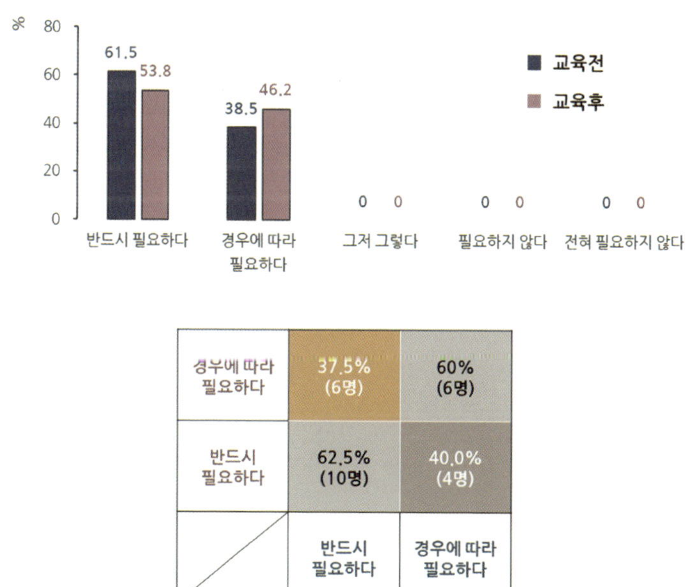

그림 5-19 한반도 보건의료 협력을 위한 남북협력기금 운용 필요성

에 대한 질문에서는 '반드시 필요하다'와 '경우에 따라 필요하다'의 의견이 교육 전과 후 모두 100%로 나옴에 따라(〈그림 5-19〉), 교육에 참여한 차세대 전문가 모두가 남북 교류협력을 위해 마련된 남북협력기금의 적극적 운용에 동의하였다.

그러나 남북협력기금이 아닌 남한의 보건의료 재정 및 재원에 대한 운용에 있어서는 다소 의견이 나뉘었다(〈그림 5-20〉). 향후 한반도 보건의료 협력을 위해 현재 남한에서 실시 중인 국민건강보험의 재원을 북한 주민에게도 활용하는 것에 대한 쟁점 질문의 결과를 보면, '필요하지 않다'와 '전혀 필요하지 않다'의 시각도 교육 전과 후에 존재함을 확인할 수 있다. 다만, 교육이 실시되기 전에는 필요하다는 의견('반드시 필요하다'와

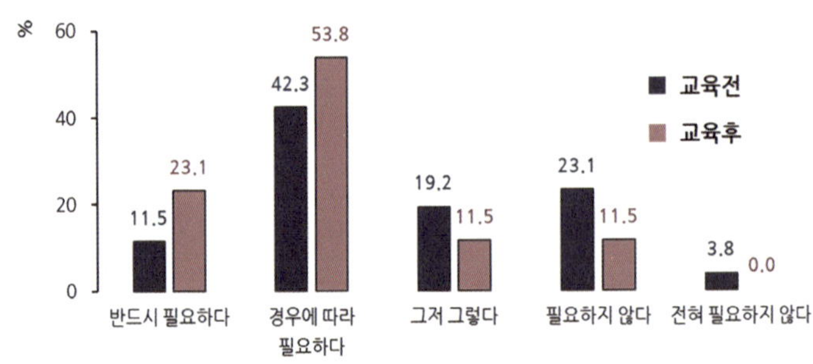

	반드시 필요하다	경우에 따라 필요하다	그저 그렇다	필요하지 않다	전혀 필요하지 않다
전혀 필요하지 않다	0% (0명)	0% (0명)	0% (0명)	0% (0명)	0% (0명)
필요하지 않다	0% (0명)	0% (0명)	0% (0명)	33.3% (2명)	100.0% (1명)
그저 그렇다	0% (0명)	0% (0명)	20.0% (1명)	33.3% (2명)	0% (0명)
경우에 따라 필요하다	33.3% (1명)	72.7% (8명)	60.0% (3명)	33.3% (2명)	0% (0명)
반드시 필요하다	66.7% (2명)	27.3% (3명)	20.0% (1명)	0% (0명)	0% (0명)

그림 5-20 한반도 보건의료 협력을 위한 남한 고유 재원 운용 필요성

'경우에 따라 필요하다')이 53.8%에 그쳤던 반면, 교육 후에는 76.9%로 무려 23.1%p 증가하였음을 확인하였다. 한반도 보건의료 협력을 위해 남한의 고유 재정을 운용하는 것에 찬성하는 응답만이 의미가 있는 것은 아니나, 교육 후 이뤄진 쟁점 인식조사를 통해 보건의료 협력의 중요성과 재정 운용에 있어 보건의료 분야에의 투입 증대에 대한 사회적 인지가 높아진 것을 확인할 수 있다.

3. 추후 과제

1980년 Bessette가 처음 사용하기 시작한 용어인 '숙의민주주의'는 참여, 숙의(심의), 합의를 통해 집단의 원활한 의사결정을 돕는다(Bessette, 1980). 한반도 보건의료 협력의 실천 전략을 세울 때에도 참여와 숙의의 결합을 통한 사회적 공감대 형성을 전략으로 삼을 수 있다.

앞서 본 절의 서두에서 이야기하였듯이, 전통적인 기술관료적 의사결정 프로세스에 기초한 남북 보건의료 협력은 불필요한 갈등을 유발할 우려가 있다. 따라서 가능한 한 시민 참여에 기초하는 상향식 의사결정 프로세스를 구축할 필요가 있으며, 이때 무분별한 참여는 포퓰리즘으로 전락하여 남남갈등을 더욱 부추길 수 있음에 유의해야 한다. 이러한 포퓰리즘을 방지하기 위해서라도 참여와 숙의가 결합된 시민 참여를 바탕으로 사회적 공감대를 형성하고, 나아가 일반 대중 및 전문가별 통일 의료 교육을 통해 신뢰성 있고 검증된 논의가 이뤄질 수 있도록 노력해야 한다.

참고문헌

제1장

김석주 · 이왕재 · 박상민 · 이혜원 · 최희란, 2015,『북한주민의 질병관과 질병행태』, 서울대학교통일의학총서, 서울대학교출판문화원.

박상민 · 박수형 · 주영석, 2021,「새로운 팬데믹, 어떻게 준비해야 할까?」, 한국과학기술한림원 차세대리포트.

박상민 · 이혜원, 2013,「북한의 보건의료 현황과 효율적 지원방안」,『대한의사협회지(Journal of the Korean Medical Association)』56(5), 368-374.

보건복지부 · 서울대학교 의과대학 통일의학센터, 2016,「통일시대를 대비한 남북한 보건의료 교류협력 R&D 기획」, 보건복지부.

신희영 외, 2017,『통일 의료: 남북한 보건의료 협력과 통합』, 서울대학교출판문화원.

조정아, 2020,「'지식경제시대' 북한의 대학과 고등교육」. (미발행 원고 또는 보고서)

최현규 · 변학문 · 강진규 · 북한ICT, 2021,「북한 ICT 동향조사 2020: 북한 매체를 중심으로」, 한국과학기술정보연구원(KISTI).

통일부, 2024,「북한인권보고서」, 통일부 북한인권기록센터.

Analytica, O., 2021, "North Korea's economic catastrophe will only worsen," Emerald Expert Briefings, Oxan-Db.

Andaya, E., 2009, "The gift of health: socialist medical practice and shifting material and moral economies in post…Soviet Cuba," *Medical anthropology quarterly* 23(4): p. 357-374.

Barrett, J., 2011, "The North Korean Healthcare System: On the Fine Line Between Resilience and Vulnerability," *Resilience: Interdisciplinary Perspectives on Science and Humanitarianism* 2: p. 52-65.

Bertone, M. P., et al., 2018, "Performance-based financing in three humanitarian settings: principles and pragmatism," *Confl Health* 12: p. 28.

Brugha, R., M. Starling and G. Walt, 2002, "GAVI, the first steps: lessons for the Global Fund," *The Lancet* 359(9304): p. 435-438.

Choi, E. M., 2021, "COVID-19 vaccines for low- and middle-income countries," *Trans R Soc Trop Med Hyg* 115(5): p. 447-456.

Choi, Y. I., S. Y. Kim and S. I. Hwang, 2006, "The influence of the devotion movement on the health care in North Korea," *Ui sahak* 15(1): p. 23-48.

Cometto, G., et al., 2009, "A global fund for the health MDGs?" *The Lancet* 373(9674): p. 1500-1502.

Fan, V. Y., et al., 2013, "Performance-based financing at the Global Fund to Fight AIDS, Tuberculosis and Malaria: an analysis of grant ratings and funding, 2003-12," *The Lancet Global Health* 1(3): p. e161-e168.

Ferrinho, P., et al., 2004, "Dual practice in the health sector: review of the evidence," *Human resources for health* 2(1): p. 1-17.

Frank, R., 2003, "A socialist market economy in North Korea? Systemic Restrictions and a quantitative analysis," *Systemic Restrictions and a Quantitative Analysis,* p. 1-24.

García-Prado, A. and P. Gonzalez, 2007, "Policy and regulatory responses to dual practice in the health sector," *Health Policy* 84(2-3): p. 142-152.

Grundy, J. and R. Moodie, 2009, "An approach to health system strengthening in the Democratic Peoples Republic of Korea (North Korea)," *The International journal of health planning and management* 24(2): p. 113-129.

Ikpe, E., 2007, "Challenging the discourse on fragile states," *Conflict, Security & Development* 7(1): p. 85-124.

Institute for Health and Unification Studies of Seoul National University, 2020, "White Paper on Health and healthcare in North Korea," Seoul, Korea: Institute for Health and Unification Studies of Seoul National University.

Jan, S., et al., 2005, "Dual job holding by public sector health professionals in highly resource-constrained settings: problem or solution?" *Bulletin of the World Health Organization* 83: p. 771-776.

Janes, C.R., et al., 2006, "Poor medicine for poor people? Assessing the impact of neoliberal reform on health care equity in a post-socialist context," *Global Public Health* 1(1): p. 5-30.

Kyunghyo Chun, C. K., Sang Min Park and Haewon Lee, 2020, "Recent Social Changes in North Korea, 2019," Seoul, Korea: Institute for Peace and Unification Studies.

Lee, H., et al., 2013, "The role of major donors in health aid to the Democratic People's Republic of Korea," *J Prev Med Public Health* 46(3): p. 118-26.

Nichiporuk, B., 2021, "Covid 19 and its labor demand, migration, and military force structure implications in East Asia," *Journal for Peace and Nuclear Disarmament* 4(sup1): p. 308-319.

McCurry, J., 2010, "North Korea's health system in disarray," *The Lancet* 376(9738): p. 318.

Park, K. B., U. Khan and K. Seung, 2018, "Open letter to The Global Fund about its decision to end DPRK grants," *The Lancet* 391(10127): p. 1257.

Park, S. M., 2021, "The impact of COVID-19 on the DPRK's health system and future inter-Korean biomedical cluster cooperation in the post-pandemic era," Asia-Pacific Leadership Network (APLN), DPRK Cooperative Threat Reduction Plus.

Park, S. M. and H. W. Lee, 2013, "Current status of healthcare and effective health aid strategies in North Korea," *Journal of the Korean Medical Association* 56(5): p. 368-374.

Park, Y. S., H. W. Lee and S. M. Park, 2017, "From Jeongseong to 'Three-Minute Care': Healthcare Transitions in North Korea and the Cultural Adjustment of North Korean Refugee Doctors in South Korea," *Korea Journal* 57(4): p. 118-144.

Ravishankar, N., et al., 2009, "Financing of global health: tracking development assistance for health from 1990 to 2007," *The Lancet* 373(9681): p. 2113-2124.

Renmans, D., et al., 2016, "Opening the 'black box'of performance-based financing in low-and lower middle-income countries: a review of the literature," *Health policy and planning* 31(9): p. 1297-1309.

Salmi, A.-M., 2003, "Health in exchange: teachers, doctors, and the strength of informal practices in Russia," *Culture, Medicine and Psychiatry* 27(2): p. 109-130.

Shin, Y.-J., 2021, "The DPRK's Covid-19 Outbreak and Its Response," *Journal for Peace and Nuclear Disarmament* 4(sup1): p. 320-341.
Thresia, C., 2013, "Rising private sector and falling 'good health at low cost': health challenges in China, Sri Lanka, and Indian state of Kerala," *International Journal of Health Services* 43(1): p. 31-48.
WHO, 2016, "Atlas of eHealth country profiles 2015: The use of eHealth in support of universal health coverage."
______, 2018, "Evaluation of the Gavi Health Systems Strengthening Support to the Democratic People's Republic of Korea."
______, 2018, "Global Health Workforce Statistics 2018."
______, 2010, "World health statistics 2010."

제2장

강근조, 1991, 『조선교육사 4』, 평양: 사회과학출판사.
강채연, 2024, 「북한의 디지털 전환 정책에 관한 연구」, 『국제지역연구』 28(4), 3-29.
경기도, 2012, 『경기도 남북교류협력 10년 백서』, 경기도.
교육도서출판사, 1956, 『해방 후 10년간의 공화국 인민 교육의 발전』, 교육도서출판사.
국가정보원, 2024, 『북한법령집(北韓法令集) 상 · 하』, 국가정보원.
국립통일교육원, 2024, 『2024년 북한이해』, 통일부.
권명옥 · 김혜원 · 유정아 · 송수아 · 전정희 · 정유미, 2016, 「북한군 보건의료체계 실태 조사」, 『군진간호연구』 34(2), 1-11.
김민 · 한봉서, 1985, 『령도체계』, 평양: 사회과학출판사.
김민관, 2022, 『북한의 원격진료 도입 현황』, KDB미래전략연구소 개발금융연구센터.
김일성, 1980, 「전반적 무상치료제를 실시하기 위한 준비를 잘할 데 대하여」, 『김일성저작집』 7, 21, 조선로동당출판사.
김흥석, 2010, 「북한보건의료제도에서 무상치료제의 함의」, 고려대학교 보건대학원 석사학위논문.
나눔인터내셔날 외, 2007, 「2006년 보건의료분야 민관합동사업: 북한 보건의료체계 개선사업 결과보고서』.
나용우, 2023, 『김정은 시대, 북한 주민들은 건강하게 살고 있는가?』, 통일연구원.
남북구강보건협력특별위원회, 2010, 「구강의사 출신 새터민 인터뷰 자료」, 『건치신문』.
대륙연구소, 1990, 『북한 법령집 제4권』, 대륙연구소.
대북협력민간단체협의회, 2015, 『대북지원 20년 백서』, 대북협력민간단체협의회.
류국현, 2016, 「북한 경제정책에 따른 의약품 유통 실태 및 변화과정에 대한 연구」, 고려대학교 대학원.
문경연 · 이우영 · 정소민, 2017, 「대북지원 20년(1995~2015): 민간단체의 대북지원 성과와 과제」, 『국제관계연구』 22(1), 35-67.
문옥륜 외, 1989, 『북한의 보건체계와 의료보장제도 연구』, 의료보험관리공단.
박상민, 2021, 「북한의 COVID-19 대응이 북한 보건의료에 미친 영향 및 향후 교류협력 방안」.
박영자 외, 2018, 『김정은 시대 북한의 국가기구와 국가성』, 통일연구원.
서울대학교 의과대학 통일의학센터 외, 2019, 『북한 보건의료 백서』.
서울대학교 의과대학 통일의학센터 · 한국국제보건의료재단 · 보건복지부, 2013, 『북한 보건의료 백서』.
승창호, 1986, 『인민보건사업경험』, 평양: 사회과학출판사.
신희영 외, 2016, 『김정은 시대 북한 보건의료체계 동향』, 서울대학교 의과대학 통일의학센터.
신희영 외, 2017, 『통일 의료: 남북한 보건의료 협력과 통합』, 서울: 서울대학교출판문화원.
신희영 외, 2018, 『남북 의료인력 양성체계와 통일대비 의료인력 통합방안』.
신희영 · 안경수, 2017, 『고등교육에 나타난 북한의 의학교육 현황 분석』, 통일연구원.
어린이의약품지원본부, 2008, 『북녘어린이와 희망을 나눠온 10년의 발자취』, 어린이의약품지원본부.
______, 2012, 「2012년 북한 보건의료 연차 보고서」.
______, 2016, 「2015년도 북한 보건의료 연차 보고서」, 어린이의약품지원본부 남북보건의료협력센터.
엄주현, 2024, 『북조선 보건의료 체계 구축사 II』, 선인.
윤인주, 2015, 『북한의 사유화 현상』, 한국학술정보.
이상영 외, 2008, 『남북한간 보건의료 교류협력의 효율적 수행체계 구축방안 연구』,

한국보건사회연구원.
이세정, 2012, 『남북한 보건의료분야 법제통합 방안』, 한국법제연구원.
이용범, 2015, 『월드비전의 북한 농업개발협력사업이 전환기 북한농업에 미친 영향』.
이우영 외, 2024, 『북한 경제 · 사회 실태 인식보고서』, 통일부.
이우태 외, 2022, 『북한인권백서 2022』, 통일연구원.
______, 2023, 『북한인권백서 2023』, 통일연구원.
이종무, 2012, 「대북지원의 전개과정 및 주요 지형의 변화」, 『KDI 북한경제리뷰』 2012(2월).
이주열, 2011, 『보건행정학』, 계축문화사.
이철수 · 정해식, 2015, 『북한보건의료 국외출장보고서』, 한국보건사회연구원.
이철수, 2003, 『북한사회복지법령집』, 청목출판사.
이혜경, 2018, 『북한 무상치료제에 대한 이해』, 솔과학.
______, 2013, 『북한의 보건일군 양성정책 연구』, 북한대학원대학교.
임경순 외, 2001, 「남북한 보건의료제도의 비교」, 『한국보건간호학회지』 15(1), 182-201.
장석, 2016, 『김정일시대의 조선, 오늘과 래일』, 평양출판사.
조선향토대백과 인문지리정보관, 2010, 「평양외과대학」, 조선향토대백과.
조성은 외, 2022, 『한반도 사회격차 완화를 위한 북한의 건강 및 보건의료 지표 분석』, 한국보건사회연구원.
조성은, 2019, 『보건복지 ISSUE&FOCUS 제361호』, 한국보건사회연구원.
조일웅, 2003, 「주체적 예방의학사상과 령도업적」, 『예방의학』 2003(2), 3-4.
조창익, 2020, 「북한 보건의료체계의 현황과 남북한 협력의 방향」, 『여성경제연구』 17(2), 59-80.
주경일, 2020, 「남북한 보건의료 및 방역체계 비교 연구」, 『인문사회 21』 11(6).
채우, 2000, 「이사담당구역제」, 『금수강산』 2000(2), 47.
최은주, 2020, 『북한의 보건의료제도와 남북교류협력』, 세종연구소.
______, 2025, 「평양종합병원 · 강동군병원 완공 이후 북한 보건의료체계의 재편과 남북 보건의료 협력 과제」, 세종연구소.
통일부 북한정보포털, 2021, 『국가기구』, 통일부.
______, 2023, 『보건 · 의료 정책』, 통일부.
______, 2021, 『북한 지식사전』, 통일부.

통일부, 2024, 『2024 북한 기관별 인명록』.
______, 2010, 「北, 원격의료서비스시스템 가동 선전」, 『통일부 북한동향』.
통일연구원, 2009, 『2009 북한개요』, 통일연구원.
한기범, 2025, 『북한의 지방발전 20×10 정책 평가』, 아산정책연구원 정책브리프.
한석영, 2000, 「의사담당구역제사업의 강화발전」, 『조선의학』 2000(4), 3.
허윤정 · 조영수, 2014, 「해방직후 북한 의학교육의 형성: 1945-1948」, 『의사학』 23(2), 239-268.
홍민 외, 2016, 『북한 전국 시장 정보』, 통일연구원.
홍지영 · 문경연, 2021, 「북한의 원조 수원 거버넌스 변화 연구」, 『NGO연구』 16(1), 163-197.
황상익, 2006, 『1950년대 사회주의 건설기의 북한 보건의료』, 서울: 서울대학교출판부.
Jung, Y. I. and Kang, S. H., 1992, "The Review of Health Care System," *Korean Journal of Health Education and Promotion* 9(2), 89-102.
Kleczkowski, B. M., 1984, "National Health Systems and Their Reorientation towards Health for All," World Health Organization.
WHO, 2010, "Monitoring the Building Blocks of Health Systems," World Health Organization.
World Health Organization · Ministry of Public Health DPR Korea, 2017, "Medium Term Strategic Plan for the Development of the Health Sector DPR Korea 2016-2020," World Health Organization.

신문 기사

"북한, 전국 모든 말단 치료예방 기관까지 원격진료 확대 추진", 『NK경제』, 2022년 6월 13일.
"무상치료제-개요", 『NK조선』, 2013년 10월 28일.
"[평양 사이언스] 북, 모든 시 · 군에 표준약국 설치 추진", 『SPN 서울평양뉴스』, 2024년 10월 24일.
"北, 코로나19 유행 속 먼 거리 의료봉사체계 선전", 『뉴스1』, 2022년 6월 7일.
"평양의학대학창립 60돐 기념보고회 진행", 『로동신문』, 2008년 9월 28일.
"지식인들에게 국가학위학직 수여", 『로동신문』, 2018년 4월 5일.
"인민들의 건강증진을 위한 중요한 사업", 『로동신문』, 2019년 7월 22일.

"의료봉사의 질개선에서 나서는 몇 가지 문제", 『로동신문』, 2020년 1월 15일.
"사회주의보건제도의 혜택과 먼거리의료봉사체계", 『로동신문』, 2021년 6월 13일.
"리진료소의 병원화 적극 추진", 『로동신문』, 2022년 5월 4일.
"그 사랑, 그 은정 길이 전해가렵니다," 『조선의 오늘』, 2019년 10월 23일.
"평양의학대학과 대학병원 현대화 적극 추진", 『조선중앙통신』, 2006년 3월 24일.
"김정일총비서 김일성종합대학 평양의학대학을 현지지도", 『조선중앙통신』, 2010년 11월 23일.
"류경안과종합병원 개원", 『조선중앙통신』, 2016년 10월 30일.

제3장

경기도, 2011, 『경기도 남북교류협력 10년 백서』, 164-165쪽.
국립야생동물질병관리원, 연도 미상, 「ASF란」, 환경부 국립야생동물질병관리원.
국회 보건복지위원회, 2022, 『북한 COVID-19 대유행 사태, 주민 생명을 위한 인도적 지원 관련 실무적 정책 고찰』, 정책세미나 자료집.
김석주 외, 2012, 「북한 의사들이 바라보는 북한의 정신의학 현황」, 한국정신신체의학회.
김석주 외, 2015, 『북한주민의 질병관과 질병행태』, 서울대학교 통일학연구총서.
김석주, 2015, 「통일에 있어 정신의학적 과제와 준비」, 『대한신경정신의학회지』, 360-364.
김진혁, 2017, 「북한 전염병사 연구(1945-2000)」, 『연세의사학』 20(2), 65-87.
농림축산식품부, 2019, 「Initial Occurrence of ASF in North Korea – Official Report of OIE on May 30, 2019」, 보도자료.
대한민국행정안전부, 2024, 「국내 65세 이상 인구 20% 돌파…'초고령 사회' 진입」.
류지성, 2020, 「남북 보건협력을 위한 법제 정비 방향 – 공동 방역을 중심으로」, 『보건복지포럼』 285, 33-45.
보건성 · WHO, 2011, 『조선민주주의인민공화국 보건발전중기전략계획』, 주체100(2011).
서울대학교 의과대학 통일의학센터 외, 2019, 『북한 보건의료 백서』.
손지혜 · 배고은 · 한기덕 · 윤인진, 2021, 「완경기 탈북 여성의 건강관리 실태에 관한 탐색적 연구」, 『보건사회연구』 41(3), 375-408.

송인호, 2019, 『북한의 장애인 관련 법제와 실태』, 연세대학교 법학연구원.

송현진, 2021, 『북한 장애인의 삶에 드러난 사회적 인식과 차별』, 서울대학교 통일평화연구원.

안선영 · 류성혁 · 김석배, 2015, 「단일 3차 의료기관에 내원한 탈북자 환자들의 임상적 특징」, 『대한내과학회지』 89(1), 54-63.

엄태완, 2005, 「남북주민 통합을 위한 정신건강전략」, 『통일정책연구』.

유금혜, 2024, 「북한의 암 진단 및 치료기술 현황: 북한 의학간행물 중심으로」, 『2024년도 국립암센터 평화의료센터 세미나 자료집』, 국립암센터(미간행 자료).

유전원 · 전우택, 2024, 「북한 정신의학에서 사용되는 정신의학 진단분류체계」, 『대한신경정신의학회지』.

이규창, 2013, 「북한 장애인 권리 신장을 위한 법제도적 과제: 북한의 장애인권리협약 서명을 계기로」, 『統一問題硏究』 25(2), 평화문제연구소.

이선영 · 이소담 · 오세정 · 박성우 · 이지연 · 김종희, 2024, 「2030 말라리아 퇴치를 향한 제2차 말라리아 재퇴치 실행계획(2024-2028년)」, 『주간 건강과 질병(Public Health Weekly Report)』 17(22), 962-979.

이승열 · 이승헌 · 김주경, 2022, 『북한 코로나19 확산 현황과 백신지원 전망』, 국회입법조사처 『이슈와 논점』 제1955호.

이요한, 2019, 「북한주민 건강, 어떻게 변할 것인가?」, 『KDI 북한경제리뷰』 21(7), 한국개발연구원.

______, 2024, 「남북한 건강격차 현황 및 완화방안」, 『2024년도 국립암센터 평화의료센터 세미나 자료집』, 국립암센터(미간행 자료).

이요한 외, 2014, 『북한 비감염성 질환관리 중장기전략』, 고려대학교/KOFIH.

이철수 외, 2008, 『대북지원 NGO의 보건의료지원현황 및 향후방향』, 102쪽.

이혜경, 2018, 『북한 무상치료제에 대한 이해』, 솔과학.

인구보건복지협회, 2021, 『인구보건복지협회 60년사』.

전우택 외, 2023, 『통일보건의료의 미래』, 141쪽.

전정희, 2018, 「북한이탈주민의 결핵 경험」, 『북한 결핵 및 보건의료 심포지엄』.

정은미, 2023, 「북한의 제5차 전국어머니대회 개최와 함의」, 『Online Series』 CO 23-39, 통일연구원.

조경숙, 2016, 「통일 독일의 사례를 통해 본 남북한 주요 건강지표 현황과 전망」, 『보건사회연구』 36(2), 33-56.

조선민주주의인민공화국 최고인민회의 상임위원회 정령, 2013년 11월 21일, 『조선민주주의인민공화국 장애자보호법』(제3447호).

조선민주주의인민공화국, 2023, 『녀성권리보장법』 제3장 제50조.

조성은 외, 2022, 『한반도 사회격차 완화를 위한 북한의 건강 및 보건의료 지표 분석』, 한국보건사회연구원, 연구보고서 2022-23.

조성은 외, 2023, 『북한 코로나19 대응 평가와 보건분야 남북한 국제협력 전략 연구』, 한국보건사회연구원, 경제 · 인문사회연구회 협동연구총서 23-53-01.

조성은, 2023, 『북한 코로나19 대응 평가와 보건분야 남북한 · 국제협력 전략 연구』, 한국보건사회연구원.

지상민, 2020, 「북한이탈여성의 의료이용 경험 사례연구」, 이화여자대학교 대학원 북한학과 석사학위논문.

질병관리본부, 2014, 『북한이탈주민 건강관리사업 결과보고서』.

질병관리본부 에이즈 · 결핵관리과, 2014, 『HIV 수직감염 예방약제 보관 및 사용관련 지침』, 질병관리본부.

질병관리청, 2020, 「후천성면역결핍증관리」, 국가건강정보포털.

______, 2024, 「결핵제로(TB Zero)」, 결핵제로 누리집.

______, 2024, 「국가예방접종 정보」, 예방접종도우미.

최규빈 외, 2023, 『북한의 SDGs 이행을 위한 역량 접근과 공동 성과』, 통일연구원.

최천운, 2020, 「북한의 코로나19 방역 실태와 향후 전망」, 『IFES Brief』 2020-18, 경남대학교 극동문제연구소.

통일부, 2018, 『북한이 제출한 「조선민주주의인민공화국 장애인권리협약(CRPD)」 최초 이행보고서』, 통일부 북한인권기록센터.

______, 2024, 『2024 북한인권보고서』, 통일부 북한인권기록센터.

한국은행, 2024, 「1인당 국민총소득(GNI) — 북한: 2023년」, ECOS 경제통계시스템.

한하린 · 이대운, 2022, 「북한의 코로나19 통제 현황과 전망」, 『세계경제 포커스』 5(30), 대외경제정책연구원(KIEP).

현대경제연구원, 2023, 「남북한 인구구조 분석: UN의 「2022년 세계인구전망 보고서」를 중심으로」, 『현안과 과제』 23-10호.

황진태 · 김수암 · 김은주 · 박정란, 2022, 『팬데믹 시대 정책 환경 변화와 북한의 대응』, 통일연구원.

An, H. and Sim, J., 2022, "The State of Menstrual Health of North Korean Women: 'Periods are a Shameful Thing in North Korea'," NKDB.

Brauer, M., et al., 2017, "PM2.5 Pollution, Population Exposed to Levels Exceeding WHO Interim Target-2 Value – Korea, Dem. People's Rep.," Global Burden of Disease Study 2017, World Bank Group.

Central Bureau of Statistics(CBS) and UNICEF, 2019, Democratic People's Republic of Korea Multiple Indicator Cluster Survey 2017: Survey Findings Report.

Chang, E., 2019, "Helminthiases in North Korea: A Neglected Public Health Challenge," *Global Health Action* 12(1), 256-262.

Choi, Y. S., J. Hwang, M. J. Lee, J. H. Lee and H. J. Youn, 2023, "Review of North Korean Reports on Cardiovascular Disease Research and Management," *Yonsei Medical Journal* 64(5), 309-312.

Cresswell, J. A., et al., 2025, "Global and Regional Causes of Maternal Deaths 2009-20," *The Lancet Global Health* 13(4), e626-e634.

Democratic People's Republic of Korea, 2021, "Voluntary National Review on the Implementation of the 2030 Agenda."

Eugene Bell Foundation, 2020, "2020 Spring Newsletter."

FAO, 2019, "African Swine Fever Preparedness Support Mission to the Democratic People's Republic of Korea."

______, 2024, "DPR Korea at a Glance."

GBD 2019 Diseases and Injuries Collaborators, 2020, "Global Burden of 369 Diseases and Injuries in 204 Countries and Territories, 1990-2019," *The Lancet* 396(10258), 1204-1222.

Hepatitis B Foundation, (n.d.), "General Information: What Is Hepatitis B?" Hepatitis B Foundation.

Hepatitis B Free, (n.d.), "Democratic People's Republic of Korea: HOPE Project Overview," Hepatitis B Free.

HIV.gov, 2023, "What Are HIV and AIDS?" HIV.gov.

HIVinfo, 2024, "PrEP vs. PEP," National Institutes of Health.

IHME, 2021, "GBD Results Tool: Global Burden of Disease Study 2021 Estimates," University of Washington.

Kim, J. H., A. Y. Lim and H. K. Cheong, 2019, "Malaria Incidence … 2004-2016," *Journal of Korean Medical Science* 34(36), e227.

Kim, S. H., et al., 2020, "Wild Boar Harbouring African Swine Fever Virus … 2019," *Emerging Microbes & Infections* 9(1), 628-630.

Kim, T., J. Jeon, H. Ahn and J. S. Moon, 2025, "Childhood Diarrheal Diseases in North Korea," *Journal of Korean Medical Science* 40(19), e70.

Lee, S., 2005, "The DPRK Famine of 1994-2000: Existence and Impact, Studies Series 05-06," Korea Development Institute.

Ministry of Public Health, 2014, "National Strategic Plan for Tuberculosis Control 2015-2018."

NCD Alliance, 2024, "Cardiovascular Diseases," NCD Alliance.

NKDB, 2022, 「북한 당국이 보는 SDGs」, 북한 SDGs 데이터포털.

Ritchie, H., M. Roser, and F. Spooner, 2024, "Burden of Disease," Our World in Data.

Sempungu, J. K., et al., 2025, "The Vaccine Cold Chain in North Korea," *Journal of Korean Medical Science* 40(10), e36.

Stone, R., 2019, "Exclusive: North Korea Claimed to Be Free of HIV. But Infections Appear to Be Surging," *Science*.

Stop TB Partnership, 2010, "The Global Plan to Stop TB 2011-2015."

______, 2024, "Tuberculosis Diagnostics Dashboard: DPR Korea," UNOPS.

Stop TB Partnership and Médecins Sans Frontières(MSF), 2020, "Step Up for TB 2020 Report."

UN, 2007, "UNICEF Steps Up Aid to North Korean Children with Vaccines and Nutritional Help," UN News.

______, 2016, "UNICEF Warns of Chronic Malnutrition in North Korea," UN News.

______, 2019, "North Korea: UN Warns of Looming Food Crisis," UN News.

______, 2024, "Sustainable Development Goal 2. Zero Hunger," UN.

UNICEF, 2023a, "Antenatal Care," UNICEF.

______, 2023b, "Delivery Care," UNICEF.

______, 2023c, "Immunization – Child Health," UNICEF.

______, 2023d, "Immunization Coverage Estimates," UNICEF.

______, 2024a, "Nearly One Million Children and Pregnant Women … Routine Vaccines," UNICEF East Asia and Pacific.

______, 2024b, "Nutrition – DPR Korea," UNICEF DPRK.
______, 2024c, "Under-Five Mortality," UNICEF DATA.
______, 2024d, "What Is a Cold Chain?" UNICEF Supply Division.
UN IGME, 2024a, "All-Cause Under-Five Mortality Rate – DPR Korea," UN IGME.
______, 2024b, "Cause-Specific Under-Five Mortality – DPR Korea vs. EAP," UN IGME.
______, 2024c, "Neonatal Mortality Rate – DPR Korea," UN IGME.
US Department of State, 2016, "Democratic People's Republic of Korea 2015 Human Rights Report."
UN CESCR, "General Comment No. 5: Persons with Disabilities(paras. 15-18)."
Welthungerhilfe and Concern Worldwide, 2023, "Global Hunger Index: Democratic People's Republic of Korea."
WFP, 2024, "Democratic People's Republic of Korea," WFP.
WHO, 2015, "Global Tuberculosis Report 2015," WHO.
______, 2016, "Global Tuberculosis Report 2016," WHO.
______, 2016, "Public Health and International Partnerships in the DPR Korea," WHO.
______, 2018, "rGLC Country Support Mission Report: DPR Korea," 23-30 October 2018, WHO.
______, 2019, "Global Tuberculosis Report 2019," WHO.
______, 2020, "Situation Analysis of Immunization Expenditure: Key Facts, Working Paper," WHO.
______, 2021, "DPR Korea SRMNCAH Factsheet: December 2020," WHO Regional Office for South-East Asia.
______, 2022, "WHO Recommendations on Maternal and Newborn Care for a Positive Postnatal Experience," WHO.
______, 2023, "WHO Report on the Global Tobacco Epidemic," 2023, WHO.
______, 2023a, "GHE: Life Expectancy and Healthy Life Expectancy," WHO.
______, 2023b, "Healthy Life Expectancy at Birth (HALE)," WHO.
______, 2023c, "Life Expectancy at Age 60," WHO.
______, 2023d, "Life Expectancy at Birth," WHO.
______, 2023e, "Maternal Mortality," WHO.

______, 2024a, "Child Mortality under 5 Years," WHO.
______, 2024b, "Expanded Programme on Immunization(EPI) Factsheet 2024: DPR Korea," WHO.
______, 2024c, "Immunization Data: DPR Korea," WHO Global Immunization Data.
______, 2024d, "Malnutrition in Children," NLIS, WHO.
______, 2024e, "Malnutrition," WHO.
______, 2024f, "Prevalence of Malnutrition – Indicator Metadata," WHO GHO.
______, 2024g, "Tuberculosis Case Detection Rate – Indicator Metadata," WHO GHO.
______, 2024h, "Tuberculosis Incidence – Indicator Metadata," WHO GHO.
______, 2024i, "HIV and AIDS," WHO Fact Sheets.
______, 2024j, "Cancer – Management," WHO Health Topics.
______, 2024k, Global Tuberculosis Report 2024, WHO.
______, 2024l, "Hepatitis B Fact Sheet," WHO.
______, 2024m, "Malaria Fact Sheet," WHO.
______, 2024n, "Tuberculosis," WHO.
______, 2024o, World Malaria Report 2024, WHO.
______, 2025a, "Coronavirus," WHO Health Topics.
______, 2025b, "Number of COVID-19 Deaths Reported to WHO (Cumulative Total)," WHO Coronavirus Dashboard.
______, 2025c, "Total NCD Mortality Rate (Age-Standardized)," WHO GHO.
WHO Europe, 2025, "COVID-19 Situation in the WHO European Region," WHO Europe.
WHO SEARO, 2015, "National Tuberculosis Control Programme: DPR Korea, Report of the Joint Monitoring Mission," WHO SEARO.
WHO, UNICEF, UNFPA, World Bank Group and UNDESA, 2015, "Trends in Maternal Mortality: 1990 to 2015," Geneva.
WHO, UNICEF, UNFPA, World Bank Groupm and UNDESA/Population Division, 2023, "Trends in Maternal Mortality: 2000 to 2020," Geneva.
WHO and World Bank Group, 2023, "Tracking Universal Health Coverage: 2023 Global Monitoring Report," WHO & World Bank.

World Bank, 2020, "Maternal Mortality Ratio (Modeled Estimate)," World Bank.
World Bank, 2024, "Fertility Rate, Total – DPR Korea," World Development Indicators, World Bank.
World Bank, 2025, "World Development Indicators," World Bank.
Yi, J., 2023, "The Hidden Food Crisis in North Korea, Issue Brief 101(15)," Institute for National Security Strategy(INSS).

신문 기사

"'한반도 말라리아 위험 증가'… 남북 공동방역 필요할까?", 『BBC News 코리아』, 2025년 6월 24일.
"북한 김일성종합대학, 장애자권리보장법 제정 사실 소개…북한 내 장애인 인식 변화 주목", 『NK경제』, 2023년 9월 2일.
"WHO, 북한 주민 에이즈 감염자 없어", 『VOA Korea』, 2010년 12월 9일.
"한국 망명 북한군에서 기생충 수십 마리 나와…위생상태 심각", 『VOA Korea』, 2017년 11월 16일.
"유니세프, 북한 지원 프로그램 1년 더 연장…국경 봉쇄 탓 4번째 연장", 『VOA News』, 2024년 7월 5일.
"'비혼은 비사회주의'…北, 미혼 여성 강제 결혼 추진", 『데일리NK』, 2025년 3월 31일.
"글로벌펀드 '대북지원금 4,020만 달러 배정...북, 신청 안해'", 『자유아시아방송』, 2023년 3월 24일.
"'자살 방지하라' 북, 김정은 비공개 지시 하달", 『자유아시아방송』, 2023년 6월 2일.
"북 병원, 혈액 부족으로 응급치료 어렵다", 『자유아시아방송』, 2023년 6월 22일.
"'북 오물풍선' 분석한 통일부 '기생충 발견, 감염병 우려 없어'", 『한겨레신문』, 2024년 6월 24일.
"North Korea holds lectures focused on cancer prevention," *Daily NK*, 2019년 4월 24일.
"N. Korea conducts second round of COVID-19 vaccinations in select areas of country," *Daily NK*, 2022년 10월 19일.
"North Korea ramps up anti-smoking campaign while Kim Jong Un puffs away," *NK News*, 2020년 8월 24일.
"WHO aims to eliminate malaria in North Korea by 2025," *NK News*, 2021년 4월 22일.

"Malaria cases jump in North Korea for first time in decade: WHO," *NK News*, 2022년 12월 12일.
"Air pollution kills more in N. Korea than almost anywhere else," *The Chosun Ilbo* (English Edition), 2019년 5월 29일.
"North Korea's Kim calls for women to have more children to halt fall in birth rate," *VOA News*, 2023년 12월 4일.
"In fight against swine fever, North Korea seen as weak link," *Voice of America*, 2019년 10월 25일.

제4장

김성이 · 유원섭, 2007, 「대북 모자보건 지원사업의 타당성 평가」, 『남북한 보건의료 통원』 6호, 아주남북한보건의료연구소.
대북협력민간단체협의회, 2015, 『대북지원 20년 백서』, 대북협력민간단체협의회.
문경연 · 이수훈 · 전명수, 2018, 『유엔기구의 대북지원 20년(1995~2016): 성과와 과제』.
박지연, 2015, 「국제사회의 대북지원 분석(1945~2014)」, 『수은북한경제』 봄호.
백학순, 2009, 「김대중정부와 노무현정부의 대북정책 비교」, 『세종정책연구』 5(1), 285.
______, 2012, 「노태우정부와 김영삼정부의 대북정책 비교」, 『세종정책연구』.
법제처 국가법령정보센터, 2024, 『남북협력기금법』.
서울대학교 의과대학 통일의학센터 외, 2019, 『북한 보건의료 백서』.
신종대, 2023, 「윤석열 정부의 통일 · 대북정책 검토와 과제: 국내 수준의 합의 도모와 성과 추구」, 『현대북한연구』 26(3), 169-198.
신희영 외, 2017, 『통일 의료: 남북한 보건의료 협력과 통합』, 서울: 서울대학교출판문화원.
이상영 외, 2008, 『남북한간 보건의료 교류 협력의 효율적 수행체계 구축방안 연구』, 한국보건사회연구원.
이화여자대학교 통일학연구원, 2008, 『지속적인 협력과 발전을 통한 북한보건의료체계 발전 방안 연구』, 보건복지부.
통계청 지표누리 e-나라지표, 2025, 「대북지원 현황」, 통계청.

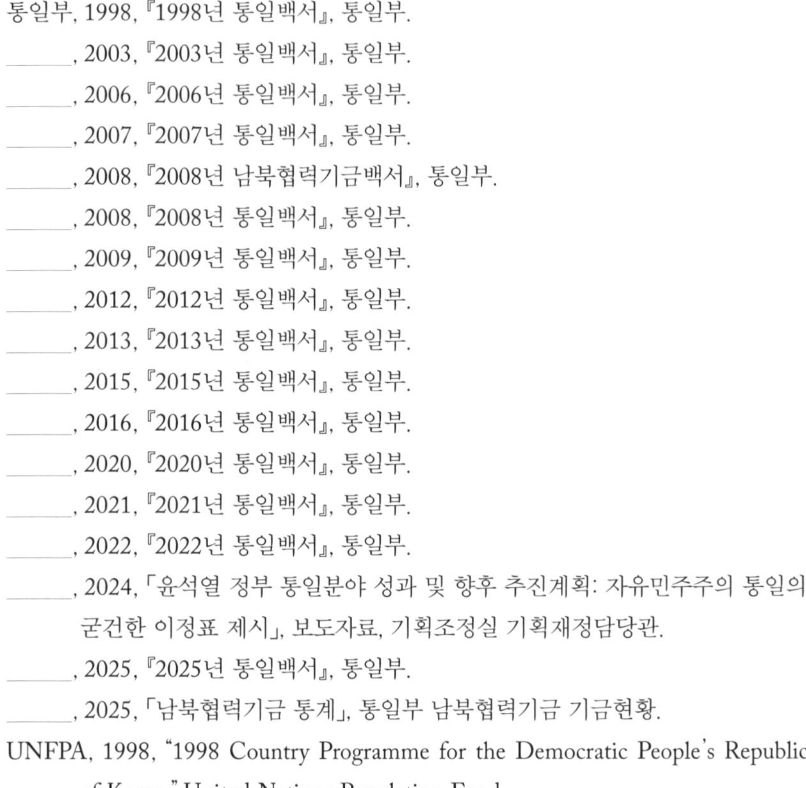

통일부, 1998, 『1998년 통일백서』, 통일부.

______, 2003, 『2003년 통일백서』, 통일부.

______, 2006, 『2006년 통일백서』, 통일부.

______, 2007, 『2007년 통일백서』, 통일부.

______, 2008, 『2008년 남북협력기금백서』, 통일부.

______, 2008, 『2008년 통일백서』, 통일부.

______, 2009, 『2009년 통일백서』, 통일부.

______, 2012, 『2012년 통일백서』, 통일부.

______, 2013, 『2013년 통일백서』, 통일부.

______, 2015, 『2015년 통일백서』, 통일부.

______, 2016, 『2016년 통일백서』, 통일부.

______, 2020, 『2020년 통일백서』, 통일부.

______, 2021, 『2021년 통일백서』, 통일부.

______, 2022, 『2022년 통일백서』, 통일부.

______, 2024, 「윤석열 정부 통일분야 성과 및 향후 추진계획: 자유민주주의 통일의 굳건한 이정표 제시」, 보도자료, 기획조정실 기획재정담당관.

______, 2025, 『2025년 통일백서』, 통일부.

______, 2025, 「남북협력기금 통계」, 통일부 남북협력기금 기금현황.

UNFPA, 1998, "1998 Country Programme for the Democratic People's Republic of Korea," United Nations Population Fund.

제5장

국가정보원, 2024, 『북한법령집(北韓法令集) 하』, 국가정보원.

김병기, 2018, 『북한의 보건의료 분야 양자조약 등에 비추어 본 남북한 보건의료협정 체결 방안』.

김병로 외, 2015, 『개성공단: 공간평화의 기획과 한반도형 통일프로젝트』, 통일학연구총서 21, 진인진.

김성욱, 2009, 『북한 인민보건법에 관한 연구』, 법무부 법무자문위원회.

문정일, 2021, 『한반도의료연구소 뉴스레터: 북한 메디컬 스토리 제4호』, 가톨릭대학교 북한의료연구소.

민하주 · 엄태립 · 정형선, 2017, 「탈북보건의료인의 국내 보건의료인 자격취득 지원 방안」, 『대한보건연구』 43(3), 1-12.

법제처 국가법령정보센터, 2024, 『감염병의 예방 및 관리에 관한 법률』.

______, 2024, 『의료법』 제5조.

______, 2024, 『의료법』 제5조 제1항 제3호.

______, 2025, 『국민건강보험법』.

______, 2025, 『고등교육법 시행령』 제70조.

______, 2025, 『북한이탈주민의 보호 및 정착지원에 관한 법률』 제13조 · 제14조.

생명공학정책연구센터, 2016, 『국내외 바이오 클러스터 현황』, 생명공학정책연구센터.

서울대학교 의과대학 통일의학센터, 2016, 『통일시대를 대비한 남북한 보건의료 교류협력 R&D 기획』, 보건복지부.

서울대학교 통일연구 네트워크, 2018, 『남북한 협력과 발전을 위한 기초연구』 제1권, 서울대학교 통일평화연구원.

서울아산병원, 2025, 「환자권리장전(환자의 권리)」, 서울아산병원.

신상환, 2008, 『남북한 보건의료분야 통합을 위한 남북법제의 비교와 통합방안』, 법제처.

신희영 외, 2017, 『통일 의료: 남북한 보건의료 협력과 통합』, 서울: 서울대학교출판문화원.

신희영 외, 2018, 『남북 의료인력 양성체계와 통일대비 의료인력 통합방안』.

우양호 · 김상구 · 이원일, 2018, 「지역협력과 공생을 향한 해양도시 네트워크」, 『지방정부연구』 21(4), 1-30.

유선영, 2015, 「덴마크와 스웨덴의 외레순 지역을 중심으로 고찰한 유럽의 월경적 협력 연구」, 서울대학교 대학원 석사학위논문.

이세정 · 손희두 · 이상영, 2011, 『남북한 보건의료분야 법제통합 방안』, 한국법제연구원.

이윤성 · 황상익 · 김윤희, 2011, 『북한이탈주민에 대한 보건의료인 자격인정 방안 마련을 위한 기초 연구』, 대한의사협회 의료정책연구원.

이정임 · 김소윤 · 이유리, 2019, 『남북한 보건의료법의 변화와 구성 비교』.

이혜경, 2015, 『통일 대비 북한 보건의료인력 실태분석 및 통합 방안』.

최재필, 2012, 「북한이탈의사 교육: 서울의료원에서의 경험을 중심으로」, 『의학교육논단』 14(2), 95-101.

최재필, 2013, 「북한이탈의료인의 남한 적응」, 『대한의사협회지』 56(5), 383-388.
최철호, 2019, 「통일대비 북한 보건의료의 지원과 협력을 위한 법제정비방안 연구」, 『한국의료법학회지』.
통일부(관계기관합동), 2025, 『2025년 북한이탈주민 정착지원 시행계획』.
______, 2022, 『2022년 북한이탈주민 정착지원 시행계획』.
통일부, 2025a, 『북한이탈주민 정착지원 최근현황』.
______, 2025b, 「평화경제특구 기본구상 발표」, 보도자료, 통일부.
한국보건의료인국가시험원, 2020, 『북한이탈주민 실기시험 훈련지원』.
Bessette, J. M., 1980, "Deliberative Democracy: The Majority Principle in Republican Government," in Goldwin, R. A. and Schambra, W. A., eds., *How Democratic Is the Constitution?*, AEI Press, 102-116.
Birch, J. A., 2004, "Effectiveness of Cluster Associations from the Perspective of Firms," *Chimia* 58(11), 771-775.
Claassens, M., 2004, "BioValley – Life Sciences Cluster in the Centre of Europe," *Chimia* 58(11), 769-770.
Fuhrer, B., 2004, "'Tri-Nationality' as a Major Challenge to Cluster Development," *Chimia* 58(11), 779-780. https://www.unikorea.go.kr/board/board.do?boardId=bbs_0000000000000004&mode=view&cntId=55749
Hyun, J. S., S. H. Kang, J. H. Yang, S. U. Chae, and H. Kim, 2018, "Comparison of Clinical Skill Test Scores between North Korean Refugee Doctors and Medical Students," *Korean Journal of Family Practice* 8(6), 860-863.
Kim, Y. H., 2012, "North Korean Defectors Seeking Health Certification," *Journal of Educational Evaluation for Health Professions* 9, 12.
Park, et al., 2019, "Systematic Review of Evidence on Public Health in the Democratic People's Republic of Korea," *BMJ Global Health* 4(2), e001133.

신문 기사

"신현영 의원, 남북 보건의료 교류협력 법안 발의", 『메디칼타임즈』, 2020년 7월 2일.
"북유럽 강소국들의 국경 파괴 실험", 『이코노미스트』, 2013년 7월 15일.

남북 보건의료의 교류협력 증진에 관한 법률안

(2020.7.2. 신현영 의원 대표발의)

제안이유

4.27 판문점선언과 9.19 평양공동선언을 통한 남북 합의문 도출 이후 그에 따른 남북관계 개선 및 교류협력 증진을 위한 다양한 노력이 추진되어왔지만, 최근 남북공동연락사무소 폭파 등 남북 관계는 위기 국면을 맞고 있음. 유엔이 올해 상반기에 코로나19 대응 등 일부 대북제재 면제를 승인한 바 있지만 대북 제재 조치가 단기간에 해제되지 않을 가능성이 높은 현 상황에서 실현 가능한 북한과의 교류협력의 범위는 제한적인 한계가 있는 상황임.

하지만, 이러한 상황에도 불구하고 남북 교류협력에서 우선적으로 시행 가능한 부분은 보건의료 분야라 할 수 있으며, 이는 인도적 지원 분야 중에서도 남북간 협력을 지속적으로 발전시킬 수 있는 가장 적합하고 의미가 큰 분야라고 할 수 있음.

또한 남북한 간의 보건의료분야 협력은 대북 인도적 보건의료 지원과 보건안보 측면에서의 필요성과 함께 남북관계의 지속가능한 발전 및 보건의료 분야를 포함한 전체 통일비용 완화 측면에서 그 필요성이 지속적으로 제기되어 왔음.

참고로 1990년대 이른바 '고난의 행군' 이후 북한의 보건의료체계가 제대로 작동하지 못하고 있는 상황에서 일반주민들의 이용도가 높은 일차보건의료 분야의 취약으로 의료접근성이 심각하게 악화되고 있는 상황이며, 2008년 북한의 감염성 질환으로 인한 사망자 비율이 남한보다 약 5배 높았던 것과는 달리 2016년에는 남한보다 감염성 질환으로 인한 사망자 비율이 낮아졌을 뿐만 아니라 비감염성 질환으로 인한 사망자 비율은 남한보다 높아져 과거와는 다른 질병부담 양상을 나타내고 있는 등 남북 간의 질병정보교류 필요성도 대두되고 있음.

따라서 남북 분단 이후 상이하게 구축해 온 보건의료체계와 이로 인한 각종 보건의료제도 및 질병들의 차이, 냉전시대의 양극체제로 인한 보건의료 보장의 차이 등으로 인한 열악한 북한의 보건의료체계를 개선하기 위하여 상시적이고 지속적인 인도주의적 협력체계를 제도화할 필요가 있음.

이에 남북한이 상호 협력하여 지원을 효율적이고 지속적으로 추진하기 위한 보건의료분야에 있어서의 남북한 간 협력 방안을 마련하고, 과거의 단편적인 지원이나 협력방식을 넘어서 경제협력과 국제보건의료 ODA와 연계하여 남북한이 서로 상생할 수 있는 교류협력을 증진할 수 있도록 법적 근거를 마련하려는 것임.

주요내용

가. 이 법의 목적을 남한과 북한 간 보건의료 분야의 상호 교류 및 협력을 증진하기 위하여 필요한 사항을 규정함으로써 한반도의 평화와 통일에 이바지함으로 함(안 제1조).

나. 남한과 북한 공동의 보건의료를 발전시키고 미래 통일한국의 일원이 될 남한과 북한 주민의 건강을 증진하기 위하여 남한과 북한이 평화통일을 지향하는 동반자로서 보건의료 분야의 상호 교류 및 협력을 증진하는 것을 기본이념으로 함(안 제2조).

다. 이 법에서 사용할 용어로 남북보건의료교류협력을 정의함(안 제3조).

라. 정부는 남북보건의료교류협력을 증진하기 위하여 기본이념을 구현하기 위한 시책을 마련하여야 하고, 남북 정세의 변화에 관계없이 남북

보건의료교류협력을 증진할 수 있도록 노력하여야 함(안 제4조).

마. 남북보건의료교류협력을 위한 지원, 왕래, 사업 등 남북보건의료교류협력을 목적으로 하는 행위에 관하여는 이 법률의 목적 범위에서 다른 법률에 우선하여 이 법을 적용하도록 함(안 제5조).

바. 통일부장관은 「남북관계 발전에 관한 법률」 제13조에 따른 남북관계 발전기본계획을 수립할 때 남북보건의료교류협력에 관한 기본계획을 포함하여 수립하여야 함(안 제6조 및 제7조).

사. 정부는 보건의료 실태조사 및 정보교환에 대한 사업, 보건의료인의 교육·훈련 및 보건의료기술 교류협력 사업, 보건의료기관 및 의약품 제조소 등 보건의료 관련 시설에 대한 지원 및 현대화를 위한 교류협력 사업 등 남북보건의료교류협력을 위한 사업을 활성화하기 위하여 노력하여야 하고, 보건의료 관계 기관이나 보건의료 관련 민간단체가 사업을 수행하는 경우 보조금을 지급하거나 필요한 지원을 할 수 있음(안 제8조).

아. 정부는 남한 또는 북한에 보건의료 분야 지원이 필요한 재난이 발생할 경우 남한과 북한의 공동 대응 및 보건의료인력·의료장비·의약품 등의 긴급지원이 이루어질 수 있도록 노력하여야 함(안 제9조).

자. 정부는 남한과 북한 간 감염병에 관한 정보 교류 및 협력 증진에 노력하고, 이를 위하여 북한의 감염병 관련 정책·제도 및 현황 등을 조사·연구하여야 함(안 제10조).

차. 정부는 북한 당국과 남북보건의료교류협력과 관련한 협의 및 조정을 위하여 남북보건의료교류협력 위원회를 설치하기 위하여 노력하여야 하며, 해당 위원회를 준비하기 위한 남측위원회를 설치하여야 함(안 제11조).

남북 보건의료의 교류협력 증진에 관한 법률안

제1장 총칙

제1조(목적) 이 법은 군사분계선 이남지역(이하 "남한"이라 한다)과 그 이북지역(이하 "북한"이라 한다) 간의 보건의료 분야에 관한 상호 교류 및 협력을 증진하기 위하여 필요한 사항을 규정함으로써 한반도의 평화와 통일에 이바지함을 목적으로 한다.

제2조(기본이념) 이 법은 북한 지역의 보건의료 환경을 개선하고 체계를 정비하는 등 남한과 북한 공동의 보건의료를 발전시키고 미래 통일한국의 일원이 될 남한과 북한 주민의 건강을 증진하기 위하여, 남한과 북한이 평화통일을 지향하는 동반자로서 보건의료 분야의 상호 교류 및 협력을 증진하는 것을 기본이념으로 한다.

제3조(정의) 이 법에서 "남북보건의료교류협력"이란 「남북교류협력에 관한 법률」 제3조에 따른 남북교류·협력으로서 보건의료 분야에 관한 남북교류·협력을 말한다.

제4조(정부의 시책 및 책임)

① 정부는 남북보건의료교류협력을 증진하고 제2조에 따른 기본이념을 구현하기 위한 시책을 마련하여야 한다.

② 정부는 남북 정세의 변화에 관계없이 남북보건의료교류협력을 증진할 수 있도록 노력하여야 한다.

제5조(다른 법률과의 관계) 남북보건의료교류협력을 위한 지원, 왕래, 사업 등 남북보건의료교류협력을 목적으로 하는 행위에 관하여는 이 법률의

목적 범위에서 다른 법률에 우선하여 이 법을 적용한다.

제2장 남북보건의료교류협력에 관한 기본계획 및 시행계획

제6조(남북보건의료교류협력에 관한 기본계획)

① 통일부장관은 「남북관계 발전에 관한 법률」 제13조에 따른 남북관계 발전기본계획을 수립할 때 남북보건의료교류협력에 관한 기본계획(이하 "기본계획"이라 한다)을 포함하여 수립하여야 한다.

② 기본계획에는 다음 각 호의 사항이 포함되어야 한다.

1. 남북보건의료교류협력의 기본 목표 및 그 추진 방향
2. 주요 남북보건의료교류협력 사업계획 및 그 추진 방법
3. 남북보건의료교류협력에 필요한 재원의 조달 및 관리 방안
4. 남북보건의료교류협력 조직구성에 관한 사항
5. 남북보건의료교류협력의 증진을 위한 시책
6. 남북보건의료교류협력 증진에 필요한 연구 수행 및 관련 통계와 정보의 관리 방안
7. 그 밖에 남북보건의료교류협력을 증진하기 위하여 필요하다고 인정한 사항

제7조(연도별 시행계획)

① 통일부장관은 기본계획에 따라 연도별 시행계획을 수립·시행하여야 한다.

② 그 밖에 제1항에 따른 시행계획의 수립·시행에 관하여 필요한 사항은 대통령령으로 정한다.

제3장 남북보건의료교류협력 사업 지원 등

제8조(남북보건의료교류협력을 위한 사업 지원)

① 정부는 남북보건의료교류협력을 위한 다음 각 호의 사업을 활성화하기 위하여 노력하여야 한다.

1. 보건의료 실태조사 및 정보교환에 대한 사업
2. 보건의료인의 교육·훈련 및 보건의료기술 교류협력 사업
3. 보건의료기관, 의약품 제조소 등 보건의료 관련 시설에 대한 지원 및 현대화를 위한 교류협력 사업
4. 의료품, 의료기기 등 보건의료 관련 물품의 지원 및 공동생산을 위한 교류협력 사업
5. 보건의료와 관련된 남한과 북한의 공동 연구개발사업
6. 보건의료인의 원활한 의사소통을 위한 의학용어 통일, 사전 공동편찬사업
7. 보건의료와 관련된 경제개발협력 사업
8. 그 밖에 남북보건의료교류협력 증진을 위하여 필요하다고 인정한 사업

② 정부는 보건의료 관계 기관이나 보건의료 관련 민간단체가 제1항 각 호의 사업을 수행하는 경우 보조금을 지급하거나 그 밖에 필요한 지원을 할 수 있다.

제9조(재난 공동대응 및 긴급지원)

① 정부는 남한 또는 북한에 보건의료 분야 지원이 필요한 재난이 발생할 경우 남한과 북한의 공동대응 및 보건의료인력·의료장비·의약품 등의 긴급지원이 이루어질 수 있도록 노력하여야 한다.

② 정부는 북한에 제1항에 따른 재난이 발생한 경우 재난 구조·구호활동을 하는 단체에 대통령령으로 정하는 바에 따라 필요한 지원 또는

지도·감독을 할 수 있다.

제10조(감염병에 관한 정보 교류 및 협력 증진)

① 정부는 남한과 북한 주민의 건강에 위해가 되는 감염병(「감염병의 예방 및 관리에 관한 법률」 제2조 제1호에 따른 감염병을 말한다. 이하 이 조에서 같다)을 예방·관리하기 위하여 남한과 북한 간 감염병에 관한 정보 교류 및 협력 증진에 노력하여야 한다.

② 정부는 남한과 북한 간 감염병에 관한 정보 교류 및 협력 증진을 위하여 북한의 감염병 관련 정책·제도 및 현황 등을 조사·연구하여야 한다.

③ 정부는 제1항 및 제2항에 따른 정보 교류 및 협력 증진과 조사·연구 등을 위하여 필요한 경우 대통령령으로 정하는 바에 따라 관련 단체 등에 협력을 요청할 수 있으며, 이에 사용되는 경비의 전부 또는 일부를 지원할 수 있다.

제4장 남북보건의료교류협력 위원회

제11조(남북보건의료교류협력 위원회)

① 정부는 북한과 남북보건의료교류협력에 관한 협의 및 조정을 위한 남북보건의료교류협력 위원회를 설치하도록 노력하여야 한다.

② 제1항에 따른 위원회를 준비하기 위한 남측위원회를 설치하며 필요한 사항은 대통령령으로 정한다.

부칙

이 법은 공포 후 6개월이 경과한 날부터 시행한다.

부록 ❷ 남북 관계 보건의료 분야 주요 일지(1993~2025년)

연도	날짜	주요 내용
1993	3.12.	북한, 핵 비확산조약 탈퇴 성명
1994	2.25.	김영삼 대통령, 취임 1주년 기자회견 북한이 핵무기 개발을 포기할 경우 남북경제 공동개발
1995	3.10.	북한, 김영삼 대통령의 대북 물자지원 제의 거부
	5.15.	김영삼 대통령, 북한에 곡물·물자 제공 용의 표명 (국제 언론인 협회 제44차 총회)
	6.6.	송영대 통일원차관, 대북 쌀 제공 관련 북한측의 직접 호응 촉구
	6.17~24.	남북 간 북경회담, 대북 쌀 제공 문제 협의
	6.23.	일본·북한, 쌀 제공 문제 관련 협상(도쿄)
	6.24.	남북한, 대북 쌀 15만 톤 제공 합의(베이징)
	6.25.	대북 쌀 제공 2,000톤 선적 '씨아펙스호' 출항(동해항)
	6.29.	정부, 북측의 '씨아펙스호' 인공기 게양사건 관련 북한 당국의 공식 사과 없으면 쌀 지원 중단 결정
	7.1.	북한 당국, '씨아펙스호' 인공기 게양사건 관련 대남 공식사과
	7.3.	송영대 통일원차관, 대북 쌀 지원 재개 발표
	8.10~14.	대북 쌀 지원 관련 북경 실무접촉, '삼선비너스호' 선원의 귀환문제 및 제3차 북경회담 재개 문제 협의
	8.12.	이석채 재정경제원차관, 북한의 쌀 수송선 억류 관련 선원 전원과 선박의 조속송환 촉구
	8.23.	북한, 유엔에 수재긴급구호 요청
	9.1.	국제선명회, 북한에 현금 50만 달러·식량 등 수재구호품 지원 결정
	9.4.	유엔 인도지원국(DHA), 북한 50만 명 이재민 발생 발표
	9.4~9.	유엔 홍수피해 조사단 방북
	9.6.	북한, 조총련 통해 일본에 수해지원 요청
	9.7.	미국, 북한 수해 2만 5,000달러 지원 결정 북한 외교부대변인, 주한미군 철수 및 대미 평화협정 수립 촉구
	9.12.	유엔조사단, 북한 수해 조사결과 발표 북한, 국제 선명회에 식량 긴급지원 요청 서한
	9.14.	나웅배 부총리 겸 통일원장관, 한적을 통해 대북 수해지원 5만 달러 지원 발표
	9.22.	일본 외무성, 대북 수재 50만 달러 지원 발표

연도	날짜	주요 내용
1996	1.18.	유엔 세계식량계획(WFP), 대북 식량지원 참여 호소
	1.24.	한·미·일, 대북 쌀 지원 고위정책협의회 개최(하와이) 정부 차원의 대규모 지원 않기로 합의
	2.2.	이성대 북한 대외경제위원장, 일본에 추가식량지원 요청
	3.22.	국제적십자연맹(IFRC), 북한의 식량원조 요청 발표
	4.27.	북한, 유엔에 긴급 식량원조 요청
	5.16.	대한적십자사, 북한에 4차 구호품 식용유 18만 리터 지원
	6.1.	하시모토 일본 총리, 대북 식량지원 표명 로드 미 국무부 차관보, 미사일 동결 및 4자회담 참여 시 대북제재 완화 표명
	6.6.	유엔, 4,300만 달러 규모 제2차 대북식량지원계획 발표 및 국제지원 호소
	6.11.	권오기 부총리 겸 통일원장관, 대북 300만 달러 상당 식량지원 방침 발표
	6.12.	미 국무부 대변인, 대북 620만 달러 식량지원 발표
	6.14.	대한적십자사, 제5차 대북 수재민지원계획(밀가루 572만 톤) 발표 KEDO·북한 경수로 통신·통행의정서 합의
	7.30.	북한, UNDP에 수해지역 점검 요청
	9.9.	한적, 제8차 대북 수해물자 지원
1997	1.4.	미국, 북한과 식량거래 허가
	1.16.	북한 종교인협회, 남한 종교단체에 수해복구문제 논의 제의
	2.20.	통일원 대변인, 유엔 세계식량계획(WFP)을 통한 대북식량지원 참여 언급
	3.31.	민간단체 대북지원 활성화 조치
	4.14.	권오기 부총리 겸 통일원장관, 민간부문의 대북지원은 창구단일화로 지원 당부
	4.30.	한적, 제18차 북한 수재민 구호물자 전달
	5.26.	「남북 적십자간 대북구호물자 전달 절차에 관한 합의서」 채택
	8.29.	정원식 한적 총재, 대북구호물자 지원 계획 통보
	11.8.	북송 일본인 처 고향방문단 제1진 15명 도쿄 도착 정원식 한적 총재, 북한에 구호물자에 대한 분배결과 확인보장 요청
	11.11.	정부, 인도적 차원의 대북지원 지속 방침 발표
	12.11.	북한 적십자회, 제4차 남북적십자 대표접촉 동의(12.22., 베이징)
1998	2.5.	미국, '98년분 대북 식량지원 20만 톤 지원 발표
	2.12.	유엔, 4억 달러 규모의 제4차 대북지원 계획 발표
	3.9.	정부, 유엔 세계식량계획(WFP)을 통한 옥수수 기준 5만 톤 식량지원 발표
	3.10.	정원식 대한적십자사 총재, 대북서한 발송 - 대북지원 관련 제5차 남북적십자 대표접촉 제의

연도	날짜	주요 내용
1998	3.11.	이성호 북한 적십자회 위원장 대리, 대남서한 발송 - 제5차 남북적십자 대표접촉 수락 통보
	3.18.	정부 민간차원 대북지원 활성화조치 발표 - 대북지원 관련 방북, 이벤트성 모금행사, 언론·기업의 협찬, 협력사업 방식의 대북지원 허용
	3.25~27.	남북적십자 대표접촉 개최(베이징) -「남북적십자 사이의 제3차 구호물자 전달 절차에 관한 합의서」 채택
	4.30.	남북경협 활성화조치 발표·시행 - 대기업·경제단체의 수시방북제도 확대 - 승인을 요하는 품목 축소 및 생산설비 반출제한 완화 - 투자업종·규모제한의 완화
	9.18.	정부, 한적을 통한 민간단체 개별 지원 허용
	11.18.	현대 금강산 관광선 첫 출항
1999	1.1.	김대중 대통령, 신년사를 통해 북한의 도발에 대해서는 우방과 공조에 철저한 대비태세를 갖추겠지만, 북한의 긍정적인 태도에 대해서는 적극적인 포용의 자세를 계속 유지해 나갈 것임을 강조
	1.30~2.6.	국제 옥수수재단 김순권 교수 방북 - 북한 1,000여 개 마을에 개량 옥수수 재배하기로 북측과 합의 발표
	2.10.	정부, 대북지원 창구 다원화 조치 발표
	3.16.	미·북 금창리 핵의혹시설 관련 제4차 협상 타결(뉴욕) - 미국은 인도적 차원의 대북 식량을 지원
	3.30.	대한적십자사, 대북비료 5,000톤 지원 계획 발표
	6.10.	정부, 대북비료 20만 톤 지원에 필요한 자금 중 민간모금액을 제외한 금액은 남북협력기금에서 지원하기로 결정
	7.8.	북한이탈주민 정착지원시설「하나원」 개원
	8.20.	캐서린 버티니 유엔 세계식량계획(WFP) 사무총장, 유엔본부에서 가진 기자회견에서 '북한의 기근이 완화되고는 있으나 아직까지 정상적인 상황에는 훨씬 못미친다'고 언급
	10.14~17.	한국수목보호연구회 방북, 금강산 지역 솔잎혹파리 방제약 효과 조사
2000	3.9.	김대중 대통령,「베를린 선언 발표」 - 북한 경제회복 지원, 한반도 냉전종식과 평화정착 추구, 이산가족문제 해결, 남북당국 간 대화 및 특사교환 촉구
	4.10.	남북한, 남북정상회담 개최 발표(서울, 평양)
	6.13~15.	남북정상회담 개최(평양), 6·15 남북공동선언 채택
	8.8.	정몽헌 현대아산이사회장, 소 500마리와 함께 방북
	8.22.	현대·북한, 개성공단 개발관련 합의서에 서명
	9.28.	정부, 대북식량차관 제공 발표

연도	날짜	주요 내용
2000	11.7.	우리민족서로돕기운동, 북한 현대화 지원사업의 일환으로 손수레 1만 대 북측에 전달
	12.8.	김대중 대통령, 노벨평화상 수상
2001	3.3.	남북임진강수해방지실무협의회, 대북 서한 전달
	11.30.	(사)남북협력 제주도민 운동본부, 감귤 및 당근 대북지원 계획 발표
2002	1.19.	유엔 인도주의업무조정국(OCHA), 긴급구호보고서 발표 - 북한에 대한 국제사회의 지속적인 지원 촉구
	5.21.	미국, 북한을 포함한 7개 테러지원국 재지정
	6.12.	남북한 최초의 합작대학 「평양과학기술대학」 착공 - 2003년 9월 완공 예정
	6.14~15.	「6·15 남북공동선언」 발표 2돌 기념 통일대축전 개최(금강산)
	9.16.	수출입은행, 대북식량(쌀 40만 톤) 차관 계약
2003	1.20~22.	제3차 남북적십자 실무접촉 개최(금강산) - 이산가족 면회소 설치·운영, 제6차 이산가족상봉 등 5개항 합의
	1.21~24.	제9차 남북장관급회담 개최(서울) - 북한 핵문제의 평화적 해결을 위해 남북이 적극 협력 - 현재 진행 중인 교류협력 사업을 계속 추진하고 경제협력 추진위원회 제4차 회의 2.11~14. 서울 개최 - 제10차 장관급회담 4.7~10. 평양 개최
2004	3.16.	3.13~15. 북한 방문을 마친 캐롤 벨라미 유엔아동기금 총재가 한국정부와 관련 단체에게 방북 성과를 설명하고 대북 추가지원을 요청하기 위해 입국
	3.29.	정부는 제124차 남북교류협력추진협의회를 개최하여 「대북 비료지원 사업에 대한 남북협력기금 지원(안)」, 「민간단체의 대북지원 사업에 대한 남북협력기금 지원(안)」, 「WHO 등 국제기구를 통한 남북협력기금 지원(안)」 등 3개 안건을 심의·결의
	4.22.	북한, 평북 용천역에서 대규모 폭발 사고 발생
	4.24.	정부, 북한 용천역 열차 폭발 사고에 따른 재해대책 관계장관회의 소집 - 1차적으로 100만 달러 상당 긴급구호 의약품 등 지원하기로 결정
	4.26.	한적, 조선적십자회에 긴급구호품 지원 계획을 통보 및 북측이 개성에서 남북 간 접촉을 갖자고 제안한 데 대해 동의하는 전통문 발송
	4.27.	남북한, 개성 자남산 여관에서 남북당국 간 접촉을 갖고 용천 재해복구지원 문제를 협의
	4.29.	평북 용천 참사 관련, 남측의 첫 구호물자(의약품, 모포, 피복류, 식료품 등 100만 달러) 남포에 도착
	7.14.	남북한, "남북 간 식량차관 제공에 관한 합의서" 채택
	7.20.	대북식량차관 쌀 40만 톤 가운데 국내산 쌀 10만 톤의 경의선·동해선 육로를 통해 북한으로 수송 시작
	10.5.	개성공단사업지원단 출범

연도	날짜	주요 내용
2005	1.16.	제3차 식량차관 분배현장 확인(송림)
	1.21.	제3차 식량차관 분배현장 확인(청진)
	2.8.	2004년도 대북식량차관 쌀 40만 톤 인도 완료
	3.27.	북한 평양 하당 닭공장 등 2~3개 닭공장에서 조류독감 발생
	3.28.	통일부, 북한 조류독감 관련 차관 주재 관계부처 대책회의
	3.29.	국립수의과학검역원장, 남한 측 지역으로 조류독감 확산방지 조치 요구, 관련 정보 제공 요청, 약품·장비·기술지원 용의 등을 표명한 대북 전통문 발송
	4.22.	조류인플루엔자(AI) 방역지원 관련 남북실무접촉
	7.26.	대북식량차관 차관계약서 합의(7.25.) 및 육로 첫 수송 시작
	11.11~18.	국제적십자연맹총회(서울), 북한 대표단 8명 참가
2006	1.5.	남북합작 '경기-평양미(米)' 첫 반입
	1.18.	남북협력기금 운용관리규정 개정·시행
	2.21~23.	제7차 남북적십자회담(금강산)
	4.14.	한국 노바티스(NOVARTIS), '국제보건의료 발전재단'을 통해 2억 7,000만 원 상당 의약품 북에 기증
	6.22.	굿네이버스, 북한 남포 사료공장 준공
	8.3.	국제구호단체인 '한국 JTS', 북한 수해복구 첫 지원
	8.18.	북한, 유엔 세계식량계획(WFP) 식량지원 수용의사 표명
	8.19.	'대북 수해복구지원 관련 남북 적십자 실무접촉'(금강산)
	8.20.	북한 수해복구 쌀 10만 톤 등 2,210억 원 지원 발표
	10.9.	북한 핵실험 강행(9일 오전 10시 35분경)
	11.2.	굿네이버스 인터내셔널, 북한 민화협과 합작한 '대동강제약공장', '삼석 닭공장' 준공식(평양)
2007	1.16.	통일부-대한적십자 간 인도적 사업 관련 업무협약 체결
	3.30.	북한 구제역 방역 지원을 위한 남북 실무접촉(개성)
	5.8.	북한지역 산림병충해 방제지원을 위한 남북 실무접촉(개성)
	5.26.	개성공단 송전방식(154KV, 10만 KW)의 전력공급 시작
	6.21.	개성공단 본단지 전력(10만 KW)공급용 평화변전소 준공식
	6.30.	식량(쌀) 차관 40만 톤 대북지원 착수
	8.23.	대북 수해복구 긴급구호 물자 및 자재·장비 지원 착수
	12.20~22.	남북 보건의료·환경보호협력분과위원회 제1차 회의(개성)

연도	날짜	주요 내용
2008	5.12.	옥수수 5만 톤 대북지원 제안
	7.11.	금강산 관광객 박왕자 씨, 금강산에서 북한 초병의 총격으로 사망 대통령, 국회개원 시정연설 통해 남북 대화 제의 및 6·15, 10·4 선언 이행 시사 통일부 대변인 언론 브리핑, 유감표명, 진상규명 조치 및 향후 대책 발표
	10.11.	미국, 북한 테러지원국 해제
	11.14.	개성공단 기반시설 개선 및 탁아소 건설, 민간단체 대북지원 사업 등 남북협력기금 104억 원 집행 결의
	11.21.	유엔, 대북인권결의안 채택
	12.1.	북한, 「12·1 조치」 실행 ※ 12·1 조치: △군사분계선 통행 제한, △개성 관광 중단, △남북 열차 운행 중단, △남북 육로통행 제한 조치(개성공단 남측 체류상주인원 880명으로 제한)
2009	3.9~20.	북한, 개성공단 육로통행 제한(3.9., 3.13~15., 3.20.)
	3.30.	북한, 개성공단 우리 측 근로자 억류
	4.24.	유엔 안보리 제재위원회, 대북 제재조치 확정
	5.25.	북한, 제2차 핵실험 성공 보도(중통)
	6.13.	유엔 안보리 대북제재 결의 1874호 채택(현지시각 6월 12일)
	12.9.	북한 보건성, 신의주와 평양에서 신종플루 확진환자 9명 발생 사실 발표(조선중앙통신)
	12.10.	우리 측 판문점 연락관 접촉을 통해 신종플루 치료제 지원의사 전달 북한, 신종플루 치료제 지원 수용입장 통보
	12.18.	우리 측, 신종플루 치료제 대북 전달(개성) - 타미플루 40만 명분, 리렌자 10만 명분 등
2010	2.23.	우리 측, 작년 12.18. 신종플루 치료제 50만 명분 전달에 이어 손 소독제 20만 개를 개성 육로를 통해 북한 측에 전달
	5.12.	북한, 핵융합 반응 성공 보도
	5.25.	북한 조평통 대변인 담화, 북남관계 전면폐쇄, 북남불가침합의 전면파기, 북남협력사업 전면철폐의 단호한 행동조치 선언
	8.26.	대한적십자사 총재 명의 통지문 - 신의주 지역 등 수해로 어려움을 겪고 있는 북한 주민들에 대해 인도주의와 동포애적 차원에서 긴급 구호물자 지원의사를 전달
	8.31.	대한적십자사 총재 명의 통지문 - 수해지원 관련 지원품목 규모 및 지원경로 통보 - 비상식량, 생활용품 및 의약품 등으로 총 100억 원 상당의 긴급 구호물자를 신의주·개성 지역에 단동·경의선 육로를 통해 전달

연도	날짜	주요 내용
2010	9.13.	대한적십자사 총재 명의 통지문 - 수해지원 및 이산가족 상봉을 위한 적십자 실무 접촉 제의 - 쌀 5,000톤, 시멘트 1만 톤, 컵라면 300만 개 등 수해 관련 구호품 지원, 이산가족 상봉 관련 적십자 실무 접촉을 9.19. 개성에서 개최할 것을 제의
	10.20.	대한적십자사 총재 명의 통지문 - 북한에 수해지원 물자 전달 계획 통보 - 10.25. 1항차 쌀, 컵라면 출항, 단동에서 신의주로 전달
	11.24.	대북 수해지원 잠정 중단 발표
2011	3.17.	북한 지진국장 명의 전통문 - 백두산 화산 활동 관련 연구사업 공동 추진 등을 위한 협의 진행 제의
	3.29.	백두산 화산 관련 남북 전문가 회의(문산, 출입 사무소) - 백두산 화산 공동연구 필요성에 대해 공감, 차기 회의는 협의하여 정하기로 합의
	4.6.	백두산 화산 관련 남북 전문가 회의 수석대표 명의 전통문 - 4.12.「제2차 백두산 화산 관련 남북 전문가 회의」를 개성에서 개최할 것을 제의
	4.12.	제2차 백두산 화산 관련 남북 전문가 회의(개성, 자남산 여관) - 5월 초 평양(또는 편리한 장소) 학술 토론회, 6월 중순 백두산 현지답사를 하기로 합의, 구체적 실무절차 추후 협의
	4.13.	북한 백두산 화산 관련 남북 공동연구를 위한 2차 북남실무접촉 진행 보도(조선중앙통신)
	4.28.	백두산 화산 전문가 회의 수석대표 명의 전통문 - 백두산 화산 문제 관련 학술 토론회 5.11~13. 서울 또는 평양 개최 제의
	8.3.	대한적십자사 총재 명의 전통문 - 북한지역 수해피해 관련 물품지원 의사 전달
	8.4.	북한 적십자 중앙위 위원장 명의 전통문 - 생필품·의약품보다 식량·시멘트 등의 지원을 요구
	8.10.	대한적십자사 총재 유종화 명의 통지문(→ 북한 적십자회 중앙위원회 위원장 장재언) - 수해지원 물자품목·전달경로·시기 등 통보
	9.6.	대한적십자사 총재 유종화 명의 통지문(→ 북한 적십자회 중앙위원회 위원장 장재언) - 대북 수해지원 관련 실무사항 통보
	10.4.	대북 수해지원 관련 종결 절차 진행
	11.2~5.	한국 기독교교회협의회(NCCK), 남북 공동기도회 관련 방북(평양)
	11.8.	2009년 정부가 WHO에 지원한「북한 영유아 지원사업」예산 중 보류되었던 기초의약품·의료장비 지원과 의료시설 개보수 사업 관련 예산 700만 달러 집행 허용
	11.25~29.	평화대사협의회, 밀가루 분배 모니터링 관련 방북(평북 정주시) - 통일부 인도지원과장 동행

연도	날짜	주요 내용
2011	12.15~16.	미국, 영양지원 관련 협의(베이징) - 미국 측 로버트 킹 대북인권특사, 북한 측 이근 외무성 국장 접촉
	12.19.	북한 조선중앙TV 특별방송, 김정일 사망 발표
2012	3.7~8.	대북 영양지원 관련 미·북 실무협의(베이징)
	5.4.	북한 식량차관 원리금 상환기일(6.7.) 통보 - 한국 수출입은행 → 북한 조선무역은행
	8.20.	대한적십자사, 국제적십자연맹(IFRC)을 통해 북한에 수해복구 관련 10만 달러 지원 발표
	8.24.	대북협력민간단체협의회, 대북 수해지원 협의 관련 방북(개성)
	9.3.	대한적십자사, 대북 수해지원을 위한 실무접촉 제의
	9.12.	북한, 수해지원 관련 지원 품목 및 수량에 불만 표시, 지원 거부 통보
2013	2.12.	북한, '제3차 핵실험 성공적 진행' 발표
	3.22.	통일부, 유진벨재단 결핵약품(6억 7,800만 원 상당) 대북지원 승인
	5.28.	통일부 대변인 성명 - '북한은 개성공단 관련 당국 간 대화제의는 거부하면서, 민간단체를 상대로 6·15 공동행사 개최를 제의하는 등 이중적 모습을 보여 주고 있다.' '당국 간 대화에 호응해야 한다.'
	7.23.	북한, 장마철 수해 발생 관련 유엔에 긴급 수해지원 요청 및 피해규모 통보
	7.29.	정부, 5개 민간단체의 대북지원 승인 - 대상 및 품목: 북한 영유아·초등생 대상 의약품·영양식 등 지원 - 5개 단체: 민족사랑나눔, 섬김, 푸른나무, 어린이의약품지원본부, 어린이어깨동무
	8.5.	정부, UNICEF의 「북한 영유아 지원사업」 등에 대한 기금지원 결정(남북교류협력추진협의회) - △UNICEF(604만 달러) △남북 이산가족 영상편지 제작사업 의결
	8.13.	대북지원 민간단체에 대한 모니터링 방북 승인 - △어린이의약품지원본부(8.14.~17. 평양) △어린이어깨동무(8.14.~17. 남포)
	8.16.	한적, 국제적십자연맹(IFRC)을 통한 대북 수해지원 결정(10만 달러 상당)
	8.18.	유엔 북한인권조사위원회(COI) 위원 일행 방한(8.18.~27.)
	9.2.	북한 취약계층 대상 의약품·영양식 등을 지원하는 국내 12개 민간단체 반출 승인 및 WHO 「북한 영유아 지원사업(630만 달러)」 기금 지원 계획 발표
	10.12.	조계종 관계자 20명 방북, 「신계사 낙성 6주년 기념 남북합동법회」 개최
	10.17.	대북 인도지원 모니터링을 위한 민간단체 방북 승인 - 나눔인터내셔날(10.19~22.) 남북평화재단(10.19~23.) 남북함께살기운동(10.23~26.) 등 3개 단체 총 12명 방북 승인

연도	날짜	주요 내용
2013	11.9～13.	평화3000 박창일 신부 등 12명 방북 -「평양 장충성당 설립 25주년 미사 봉헌」
	12.6.	나눔인터내셔널, 한국 카리타스, 섬김 등 3개 단체의 북 탁아소, 유치원 등 영유아 및 환자대상 의약품, 빵재료 등 11억 7,000만 원 상당 대북지원 반출 승인
	12.17.	국제사랑재단, 어린이어깨동무 등 2개 단체의 북한 어린이 대상 분유·이유식·기초의약품 등 8억 5,000만 원 상당 인도적 지원 승인
	12.19.	개성공단 남북공동위원회 제4차 회의 개최(종합지원센터)
	12.24.	어린이재단, 남북평화재단 등 2개 단체의 북한 취약계층 대상 영양식 재료 등 2억 1,000만 원 상당의 인도적 지원 승인
	12.30.	한국국제보건의료재단, 민족사랑나눔 등 2개 단체의 북한 영유아·결핵환자 대상 영양빵재료, 이유식, 결핵약 등 2억 4,000만 원 상당의 인도적 지원 승인
2014	1.15.	3개 민간단체(남북나눔, 섬김, 겨레사랑)의 북한 영유아·어린이 대상 빵재료, 분유, 내복 등 4억 2,500만 원 상당의 물품지원 승인
	2.6.	통일부, 대통령 연두업무보고 실시 - 2014년 업무 추진계획으로 3대 전략(△한반도의 지속가능한 평화 구축, △한반도 신뢰 프로세스 본격 가동, △한반도 통일시대 준비)에 따른 9대 중점 추진과제 보고 ※ 9대 중점 추진과제: ① 북핵문제 해결 진전 및 남북 간 정치·군사적 신뢰 구축 ② DMZ 세계평화공원 조성 ③ 인도적 문제 해결과 북한 인권 개선 추진 ④ 남북 동질성 회복과 호혜 협력 추진 ⑤「유라시아 이니셔티브」 실현을 위한 남북협력 추진 ⑥ 통일 친화적 사회로의 전환 ⑦ 통일 미래세대 육성을 위한 통일교육 추진 ⑧ 통일시대를 향한 맞춤형 정착 지원 ⑨ 통일 공감대 확산을 위한 국제협력
	2.21.	대북 인도적 지원 물자 반출 승인 - △분유 17톤((사)1090 평화와 통일운동, 3억 4,000만 원 상당) △결핵약(유진벨재단, 7억 2,000만 원 상당)
	2.24.	통지문, 북한 구제역 확산 방지·퇴치 지원의사 표명 및 시물 접촉 제안(농림축산검역본부장 → 국가수의방역위원회 위원장)
	2.27.	대북 인도적 지원물자 반출 승인('섬김'의 어린이용 영양가루, 1억 9,000만 원 상당)
	3.28.	대통령 독일 드레스덴「한반도 평화통일을 위한 구상」 연설, 평화통일 기반 구축을 위한 3대 제안 발표 - (남북한 주민들의 인도적 문제 해결) △이산가족 상봉 정례화 △유엔과 함께하는 북한 모자 패키지(100days) 사업 추진 - (남북한 공동 번영을 위한 민생 인프라 구축) △'복합농촌단지' 조성 △경제개발 협력 △남·북·러 및 남·북·중 3각 협력 사업 - (남북 주민 간 동질성 회복) △역사, 문화, 예술, 스포츠 교류 장려 △북한인력 경제교육 △미래세대 교육프로그램 공동개발

연도	날짜	주요 내용
2014	4.1.	통일부 대변인, 북한의 드레스덴 연설 비난(3.31. 중통) 관련 우리 국가원수의 외교활동에 대한 저열한 비방 등 비상식적 행태에 대한 신중한 언행 촉구 및 드레스덴 제안에 건설적으로 호응해 나올 것을 강조
	5.21.	염수정 추기경 개성공단 방문
	6.26.	'겨레의 숲', 북 민족화해협의회와 산림 협력 관련 실무접촉(개성)
	7.4.	어린이의약품지원본부, 의약품 지원 관련 방북 협의(개성)
	7.9.	월드비전, 남북 공동 영농사업 관련 방북 협의(개성)
	7.25.	통일부, 유진벨재단 대북지원 물품 반출(7억 7,000만 원 상당 결핵 치료약품) 승인
	8.11.	통일부, WFP(700만 달러)와 WHO(630만 달러)의 북한 모자보건사업에 남북협력기금을 지원할 방침을 발표
	9.18.	WHO·WFP를 통한 모자보건사업 지원 확정(1,330만 달러)
	9.19.	민간단체(섬김, 민족사랑나눔)의 대북 인도지원 물품 반출 승인
	11.24.	북한 민화협 대변인 담화, 남한의 인권결의 동조는 '우리 체제를 정면 부정하는 것', '선전포고'라고 규정하면서 '파멸적 후과' 등 위협
2015	1.29.	정부, 남북교류협력추진협의회 개최, 유엔인구기금(UNFPA)의 북한인구조사사업(130만 달러), 겨레말큰사전 편찬사업(32억 2,000만 원) 등에 남북협력기금 지원 결정
	2.11.	북한, 한적의 인도주의 차원에서 분유를 지원하겠다는 내용의 통지문 접수를 거부
	4.21.	유진벨재단, 북한의 결핵환자 치료를 위해 방북
	6.5.	정부, 개성공단 관련 북측이 요청한 메르스 검역장비(열감지 카메라 3대) 지원
	10.5.	남북, 금강산 소나무 산림병해충 방제 공동 실시(10.5~7.)
	10.27.	에이스경암 및 아시아녹화기구, 농자재·비료 대북지원
	12.16.	한미약품, 북한 평양만경대 어린이종합병원 의약품 전달(10억 원 규모)
2016	1.6.	북한, 함경북도 길주군 북쪽 49km 인근에서 4차 핵실험
	1.14.	정부, 북 4차 핵실험 이후 나진-하산 물류 프로젝트에 대한 금융 지원 잠정 중단 발표
	2.10.	정부, 「개성공단 전면중단 관련 정부 성명」 발표(통일부장관)
	3.8.	정부, 독자 대북제재 발표(금융제재·해운통제·수출입통제 강화)
	5.16.	인천시·통일부, 북한이탈주민 정착지원 강화 업무 협약 체결
	5.27.	김정은, 류경안과종합병원 건설장 현지지도(조선중앙통신·중앙방송 보도)
	5.30.	김정은, 보건 산소공장 건설장 현지지도(조선중앙통신·중앙방송 보도)
	9.9.	북한, 함경북도 길주군 풍계리 지역에서 제5차 핵실험

연도	날짜	주요 내용
2016	11.11.	국내 입국 북한이탈주민 3만 명 돌파(30,005명)
	11.27.	정부, 사회통합형 북한이탈주민 정착지원 개선방안 발표(통일부) - △초기정착(생애설계과정 운영, 정착금 및 주거지원금 등 증액) △취업(공공부문 채용 확대, 취업역량강화 프로그램, 자산형성제도 개선, 직장·주거 연계 강화) △교육(전담 코디네이터, 멘토링, 리더육성 프로그램, 예비대학과정, 통일준비학교, 제3국 출생자녀 지원 강화) △협업체계 강화(탈북민대책협의회 개편, 하나센터 허브화, 탈북민 온라인 포털) △인식개선 및 소통강화(통일문화센터 건립, 통일음식문화타운 조성, 1:1 결연사업 등)
2017	7.6.	대통령, '베를린 구상' 발표 - (5대기조) △당장의 통일이 아닌 한반도의 평화 추구 △북한 체제의 안전을 보장하는 한반도 비핵화 추구 △항구적인 평화체제 구축 △'한반도 신경제지도' 구상 추진 △비정치적 교류협력은 정치·군사적 상황과 분리해 일관되게 지속 - (대북제안) △10.4 계기 이산가족 상봉행사 재개 △평창올림픽에 북한이 참가하여 '평화올림픽' 실현 △7.27 휴전협정 64주년을 기해 군사분계선에서의 적대행위 상호 중단 △한반도 평화와 남북협력을 위한 접촉과 대화 재개
	9.3.	북한, 6차 핵실험 (함경북도 길주군 풍계리 일대, 5.7 규모 인공지진파 감지)
	9.21.	정부, 유엔아동기금 및 세계식량계획의 「북한 모자보건·영양지원사업」에 남북협력기금 지원 결정(제286차 남북교류협력추진협의회 개최)
	12.28.	통일부 정책혁신위원회, 「정책혁신 의견서」 발표 - 대북·통일정책 추진 과정에서 제기된 쟁점 사안 검토 결과 수록
2018	1.3.	15:30 판문점 남북연락사무소 간 연락채널 재가동 (* 2016.2.12. 중단된 지 1년 11개월 만에 복원)
	2.14.	정부, 평창올림픽 북 참가 관련 남북협력기금 지원 결정 - 제291차 남북교류협력추진협의회 개최, 약 28억 6,000만 원 지원 의결(사후 비용 정산)
	4.27.	「2018 남북정상회담」 개최 및 「한반도의 평화와 번영, 통일을 위한 판문점 선언」 채택(판문점 우리측지역 평화의집)
	6.22.	남북적십자회담 개최(금강산) - 공동보도문: △8.15 계기 이산가족 상봉 진행(8.20~26., 금강산) △금강산면회소 보수, 남측은 시설 점검단을 6.27.부터 파견 △적십자회담과 실무접촉을 통해 이산가족 상봉 등 인도적 문제를 계속 협의
	9.14.	남북공동연락사무소 개소(개성) - 개소식 이후 남북 소장 간 첫 회의 진행
	9.18~20.	「2018 남북정상회담 평양」 개최

연도	날짜	주요 내용
2018	10.15.	9월 평양공동선언 이행을 위한 남북고위급회담 개최(판문점 평화의집) - 공동보도문: ① 남북장성급군사회담을 빠른 시일 내 개최 ② 동·서해선 철도 및 도로 연결·현대화 착공식 진행(11월 말~12월 초) ③ 남북산림협력 분과회담 개최(10.22. 남북공동연락사무소) ④ 남북보건의료 분과회담 개최(10월 하순, 남북공동연락사무소) ⑤ 남북체육회담 개최(10월 말, 남북공동연락사무소) ⑥ 남북적십자회담 개최(11월 중, 금강산) ⑦ 북측 예술단 남측 공연 관련 실무문제를 빠른 시일 내 협의·추진
	11.1.	남북 간 지상·해상·공중에서 모든 적대행위 전면 중단
	11.7.	남북 보건의료 분과회담 개최(개성 남북공동연락사무소) - 공동보도문: ① 전염병 유입·확산 방지를 위한 정보교환, 대응체계 구축, 기술협력 등 필요한 대책 수립, 올해 안에 전염병 정보교환 시범 실시 ② 결핵·말라리아 등 전염병 진단과 예방치료를 위해 협력, 실무적 문제는 문서교환 협의 ③ 포괄적·중장기적 방역 및 보건의료 협력사업을 다양한 방법으로 협의·추진 ④ 전염병 공동대응 및 보건의료 협력사업의 효과적 이행을 위한 문제들을 남북공동연락사무소를 통해 정례적으로 협의
	12.12.	남북 보건의료 실무회의 개최(개성 남북공동연락사무소) - △남북 간 인플루엔자 관련 정보 시범교환 △향후 정기적으로 인플루엔자 정보교환 및 기타 감염병 정보교환 방안 협의
	12.28.	정부, 남북 간 감염병 전파 방지를 위해 우리측 감염병(홍역) 발생 정보 대북 통보(개성 남북공동연락사무소)
2019	1.16.	통일부, '유진벨재단 북 결핵환자 치료 병동 물품' 반출 승인
	1.21.	유엔 안보리 대북제재위원회, 인도지원 4개 단체 대북제재 면제 공개 - △UNICEF △유진벨재단 △조선의 그리스도인 벗들 △First Steps
	3.21.	제303차 남북교류협력추진협의회 개최 -「남북 이산가족 유전자 검사 지원(안)」,「이산가족 화상상봉 추진을 위한 남북협력기금 지원(안)」 등 총 4건 심의·의결
	3.28.	통일부,「2019년도 남북관계발전 시행계획」 수립
	4.3.	제304차 남북교류협력추진협의회 개최 -「DMZ 평화둘레길 조성에 대한 남북협력기금 지원(안)」 심의·의결
	4.12.	FAO/WFP 북한 식량평가단, 북한 식량안보조사(3.29~4.12.) 종료
	4.22.	국회, 대북 인도적 지원 촉구 결의안 발의
	5.3.	FAO/WFP 북한 식량조사(3.29~4.12.) 결과 발표
	5.6.	IFRC, 북 가뭄·식량부족 대처 재난구호 긴급기금 투입 발표

연도	날짜	주요 내용
2019	5.17.	국제기구 대북지원 사업 공여 추진 발표
	5.30.	북한, 세계동물보건기구(OIE)에 아프리카돼지열병 발병 공식 통보
	5.31.	우리 측, 아프리카돼지열병 관련 남북 협력 추진 의사를 북측에 전달
	6.5.	제305차 남북교류협력추진협의회 의결 -「WFP · UNICEF 북한 영양지원 · 모자보건 사업 남북협력기금 지원(안)」 원안 의결
	6.19.	통일부, 대북식량지원계획 발표
	6.28.	제306차 남북교류협력추진협의회 의결 -「대북 식량지원을 위한 남북협력기금 지원(안)」 원안 의결
	7.2.	FAO, '아프리카돼지열병으로 북 취약계층 식량안보 악화 우려'
	7.8.	북한이탈주민정착지원사무소(하나원) 개원 20주년
	7.19.	FAO, 3분기 식량안보 위험상황 주시(High risk) 9개국에 북한 포함
	9.10.	남북교류협력지원협회, 남북교류협력 종합상담센터 개소
	12.6.	제309차 남북교류협력추진협의회 의결(11.29~12.5., 서면개최) - △세계보건기구(WHO)의 북한 모자보건분야 의료지원사업에 대한 기금 지원(안) △한국국제보건의료재단의 북한 아동 및 장애인 지원사업을 위한 기금 지원(안) △남북경협 · 교역 · 금강산기업 지원 사업비 변경(안)
	12.23.	제310차 남북교류협력추진협의회 의결(12.16~20., 서면) - 대한적십자사「연맹을 통한 마을단위통합사업(CAS)」 기금 지원(안)
	12.31.	통일부, 제3차 남북 이산가족 교류촉진 기본계획 수립
2020	2.18.	통일부,「2020년도 북한이탈주민 정착지원 시행계획」 수립 발표
	3.31.	코로나19 관련 민간단체 손 소독제 약 1억원 상당 대북지원 반출 승인
	5.18~19.	북한, 세계보건총회(WHA, 화상회의) 시 서면 입장문 제출(WHO 홈페이지 공개) - 코로나19 확산 방지를 위해 "일방적인 경제 · 금융 · 무역 제한, 유엔 헌장과 기타 국제법을 부정하는 반인도적 제재, 지원과 관련한 모든 종류의 차별과 정치화"를 끝낼 것을 촉구
	5.25.	방역당국, 판문점 및 도라전망대 인근 지역 ASF 합동조사(음성판정)
	5.27.	제314차 남북교류협력추진협의회, UNESCAP의 '지속가능발전 역량지원 사업' 기금지원(안) 의결
	6.3.	통일부장관–WFP 사무총장 화상면담 및 MOU 체결
	6.16.	북한, 개성 남북 공동연락사무소 폭파
	7.2.	북한 조선로동당 중앙위원회 제7기 제14차 정치국 확대회의 - △악성전염병을 막기 위한 6개월 사업 총화 및 국가비상방역사업 강화 △평양종합병원 건설 및 의료봉사를 위한 인적 · 물질기술적 보장대책 강구 등
	7.20.	북한 김정은 국무위원장 평양종합병원 건설현장 현지지도 보도

연도	날짜	주요 내용
2020	7.25.	북한, 조선로동당 중앙위원회 정치국 비상확대회의 개최 - △'국가비상방역체계'의 '최대비상체제' 이행 결정 △탈북민 재입북 관련 탈북(월남도주사건) 발생 지역 부대 처벌 적용 및 대책 강구 토의 등
	8.6.	제316차 남북교류협력추진협의회 개최 -「WFP 북한 영유아 및 여성지원 사업」 1,000만 달러 공여 및「DMZ 평화통일문화공간 1단계 조성사업」 남북협력기금지원안 심의·의결
	11.16.	제317차 남북교류협력추진협의회 개최 -「화살머리고지 현장기념관 조성」,「경원선 남측구간 복원사업」 지원 의결
	11.30.	유엔 안보리 대북제재위원회,「대북 인도적 지원 제재면제 가이드라인」 개편 승인 - △제재면제 승인 유효기간 연장(6개월→9개월) △운송횟수 확대(1회→3회) △면제신청 주체 확대 △신청서 등 관련 정보 공유 가능성 확대
2021	2.12.	UNICEF, 'WHO·북 보건성과 협력 대북 백신 지원 논의 중' - (RFA 질의에 대한 답변) 아태지역 대변인, "현재 WHO와 유니세프는 북한 보건성과 함께 백신 관련 물품을 조정하고 있으며 지침서·교육·분배감시 수단 등을 개발하고 배포하기 위해 협력하고 있다"고 발표
	4.6.	북 보건성 의학연구원 어린이영양관리연구소 소장 담화
	4.8.	제320차 남북교류협력추진협의회 개최 - △「DMZ 평화의길 철원노선 비마교 복구」,「DMZ 통합시스템 구축사업」 등 2건에 대한 남북협력기금 지원 △「남북협력기금 자산운용지침 개정안」 심의·의결
	6.4.	제321차 남북교류협력추진협의회 개최 - ①「이산가족 화상상봉장 증설」에 대한 남북협력기금 지원(안) ②「남북협력기금 기존대출 금리 조정안」 ③「한국관광공사 금강산사업 대출금 상환조건 변경안」
	7.3.	북한, 유엔 고위급 정치포럼(HLPF)에서 '자발적 국가별 검토(VNR)' 발표
	7.30.	통일부, 대북 인도협력 물자 반출 2건 승인
	9.14.	「인도적 대북지원사업 및 협력사업 처리에 관한 규정」 개정안 발령
	9.24.	제322차 남북교류협력추진협의회 개최 - △「대북 영양·보건협력 정책사업」에 총 100억 원 이내 지원 △「경원선 남측구간 철도복원 건설사업」 토지 등 보상에 11억 7,093만 원 이내에서 지원 △「DMZ 평화의길 고성노선 도로 개보수 사업」에 7억 2,000만 원 이내에서 지원
	10.6.	민간단체 대북 인도협력 물자 반출 3건 승인
	10.19.	북한, 함경남도 신포 일대에서 동해상으로 SLBM 1발 발사

연도	날짜	주요 내용
2021	11.10.	한반도 보건의료협력 플랫폼 출범, 공동선언문 채택 - 평화와 번영의 한반도, 그 새로운 가능성의 토대가 될 '상생과 공존'의 플랫폼으로, 한반도 보건의료 분야에 관한 모든 의제를 상시적으로 논의·조율할 수 있는 통합적인 협의체 - 남북 보건의료협력 분야에서 체계적이고 지속가능한 협력을 위한 의미 있는 계기가 될 것으로 기대 - 한반도 주변국과의 협력까지 포괄하는 남북 보건의료협력을 실질적으로 준비하는 장으로 확대 발전해 나가기를 바라며, 여기에 북한도 함께 할 수 있기를 기대
	12.16.	농촌진흥청, '21년 북한 식량작물 생산량 469만 톤 발표 미 국무부, 「2020 국가별 테러리즘 보고서」에서 북한 테러지원국 지정유지
	12.23.	COVAX, 북한에 AZ 백신 129만 회분 추가배정
	12.24.	통일부, 10개 지자체 24개 협력사업 대상 사전승인
2022	2.7.	「북한이탈주민 안전지원팀」 출범
	2.10.	제324차 남북교류협력추진협의회 개최 - 개성공단 기업 및 경협·교역·금강산기업에 대해 총 574억 원 이내 지원 내용을 담은 남북협력기금 지원안 3건 심의·의결
	2.25.	제325차 남북교류협력추진협의회 개최 - △「DMZ 통합시스템 고도화 및 유지관리」 7.8억 원 △「DMZ 평화의길 인프라 구축」 54.8억 원 지원
	4.18.	제326차 교류협력추진협의회(서면) 의결 -「이산가족 유전자 검사」 사업을 위한 남북협력기금(7억 900만 원) 지원
	5.9.	통일부, 4월 보건·영양물자 대북 반출 신청 3건 승인 - 영양물자 2건 및 보건물자 1건, 올해 총 7건 반출승인
	5.12.	북한, 오미크론 감염자 발생 관련 당 중앙위 제8기 제8차 정치국회의 진행 북한, 평양 순안일대에서 동해상으로 단거리 탄도미사일 3발 발사 북한 최대비상방역체계 가동
	5.13.	북한 김정은 국무위원장, 국가비상방역사령부 방문 및 비상방역상황 요해
	5.15.	북한 김정은 국무위원장, 당 중앙위 정치국 협의회 진행 및 평양시 약국 방문, 의약품 공급실태 직접 요해
	5.16.	정부, 코로나 방역협력 관련 실무접촉 제의 통지문 발송
	5.23.	통일부, 코로나19 방역협력 대북제의 관련 입장
	6.7.	자유북한운동연합, 대북 풍선(마스크·의약품 등) 20개 발송(6.5.) 주장
	6.16.	북한, 김정은 위원장이 해주시에 급성장내성전염병 발생 관련 의약품 전달 보도
	6.30.	제327차 남북교류협력추진협의회 서면의결 - △「'22년 DMZ 평화통일문화공간(DMZ 플랫폼) 전시 추진을 위한 남북협력기금 지원」 △「대북 영양·보건협력 정책사업 기간 연장」 안건 심의·의결 통일부 당국자, 북 황강댐 수문 개방 유감 표명

연도	날짜	주요 내용
2022	7.1.	북측 국가비상방역사령부, 금강군이 코로나19 최초발생지역이라고 발표
	8.4.	북한, 코로나19 치료자 수 0명 발표
	8.10.	북 전국비상방역 총화회의 개최, '긴장 강화된 정상방역체계'로 전환
	8.15.	윤석열 대통령 제77주년 광복절 경축사, '담대한 구상' 제안 - "북한에 대한 대규모 식량 공급 프로그램, 발전과 송배전 인프라 지원, 국제 교역을 위한 항만과 공항의 현대화 프로젝트, 농업 생산성 제고를 위한 기술 지원 프로그램, 병원과 의료 인프라의 현대화 지원, 국제투자 및 금융 지원 프로그램을 실시하겠음."
	9.8.	통일부장관, 이산가족 문제 해결을 위한 남북 당국간 회담 개최 제의 담화 발표
	12.20.	미 재무부 산하 해외자산통제국, 인도적 지원에 대북제재 예외 적용 발표 "이번 조치에 따라 △미 정부 차원의 인도지원 △UN·적십자의 국제활동 △재난·보건·환경·교육·평화구축 등 분야에서 비영리단체의 지원 등은 제재에서 기본적으로 제외됨."
2023	1.14~21.	대통령, 아랍에미리트(1.14~17.)·스위스(1.18~20.) 방문, 다보스 포럼 참석 - 통일부장관, WFP, UNICEF 수장 면담
	1.19.	제328차 남북교류협력추진협의회 의결 - △「겨레말큰사전 남북공동편찬사업」 27억 1,200만 원 △「개성만월대 남북공동발굴조사 관련 사업」 10억 9,800만 원 △「DMZ 통합시스템 관리 운영」 7억 7,800만 원 △「남북관리구역 통행체계개선」 40억 8,500만 원 △남북교류협력지원협회, 개성공업지구지원재단 등 사업비·운영비 171억 5,700만 원 등 지원
	2.7.	통일부, 제4차 남북 이산가족 교류 촉진 기본계획 발표
	2.24.	통일부, 북한이탈주민 방사선 피폭 전수검사 실시 계획 발표
	3.16.	통일부, 2023년도 북한이탈주민 정착지원 시행계획 발표
	4.4.	통일부, 올해 첫 대북 인도지원 물자 반출 승인 발표 - 영양물자, 2억 4천만 원 상당
	6.27.	국제적십자연맹(IFRC) 동아시아 지역 담당 대변인, "올해 북 홍수 긴급대응 계획 수립 안 해" 언급
	8.8.	통일부, "남북교류 위반 제재 강화…어기면 최장 1년 접촉 차단"
	8.14.	북 김정은 국무위원장, 강원도 안변군 태풍 피해지역 현지지도
	8.21.	북 김정은 국무위원장, 평안남도 안석 간석지 피해복구 현장 현지지도
	9.11.	통일부장관, 귀환 국군포로 및 납북자·국군포로 피해자 가족 면담
2024	1.13.	북한, 민간교류 관련 대남단체 정리 대남궐기모임 개최

연도	날짜	주요 내용
2024	1.16.	대통령, 국무회의 북한 관련 발언 "대한민국을 위협하는 것은 북한 정권이지, 북한 주민이 아님. 북한 주민들은 우리와 똑같이 자유와 인권과 번영을 누릴 권리를 가진 우리와 같은 민족임. 우리는 이들을 따뜻하게 포용해 나가야 함. … 이러한 취지에서 통일부는 '북한이탈주민의 날' 제정을 추진하기 바람." 언급
	1.23~24.	북 8기 19차 당 정치국 확대회의 진행, 김정은 국무위원장 《지방발전 20x10 정책》 강력 추진 지시
	1.25~28.	북 제2차 시·군당책임비서 강습회, 《지방발전 20x10 정책》 논의
	2.6.	통일부, 「북한 경제·사회 실태 인식보고서」 첫 공개 발간
	2.17.	유엔 주재 한미일 대표부, 유엔 COI 보고서 발간 10주년 기념 공동성명 발표
	6.20.	러·북 정상회담 조약문 전문 공개 -「조선민주주의인민공화국과 로씨야련방 사이의 포괄적인 전략적동반자관계에 관한 조약」
	7.9~11.	NATO 정상회의(미국 워싱턴 D.C.) 나토정상회의 공동성명(워싱턴 공동성명)
	7.29.	북 김정은 국무위원장, 평안북도 신의주시·의주군 큰물피해현장 현지방문
	8.10.	북 김정은 국무위원장, 의주군 수해지역 방문(8.8~9.)
	8.13.	김덕훈 내각총리, 천리마제강연합기업소와 평북 피해복구지역 현지요해
	9.29.	북 김덕훈 내각총리, 평안북도 농업부문과 피해복구사업 현지요해
	9.30.	북 김정은 국무위원장, 평북 수해지역 복구건설사업 현지지도
	10.22.	북 김정은 국무위원장, 자강도 피해복구건설현장 현지지도(10.21.)
	11.5.	북 김정은 국무위원장, 평안북도 수해지역 피해복구건설현장 현지지도
2025	2.6.	북 김정은 국무위원장, 강동군 병원과 종합봉사소 착공식 참석 및 연설
	2.10.	북 김정은 국무위원장, 신의주지구 온실농장 및 남새과학연구중심건설 착공식 참석 및 격려사
	2.13.	북한, 《지방발전 20X10 정책》 첫해 과업 완결 보도
	2.20~21.	G20 외교장관회의(남아공 요하네스버그)
	2.27.	북 김정은 국무위원장, 평양종합병원 시찰
	3.22.	제11차 한·일·중 외교장관회의 개최(일본 도쿄)
	4.3.	북 김정은 국무위원장, 화성지구 3단계 구역 주요봉사시설 현지지도 NATO 외교장관회의(벨기에 브뤼셀) 한·미·일 외교장관회의(벨기에 브뤼셀)
	4.26.	러시아, 북한의 러시아 파병 공식 확인
	4.28.	북한, 러시아 파병 공식 확인 푸틴 러시아 대통령, 북한의 러시아 파병 관련 성명 발표
	6.2.	북 김정은 국무위원장, 강동군 병원과 종합봉사소 건설장 현지지도

연도	날짜	주요 내용
2025	6.9.	북 김정은 국무위원장, 평북 구성시 병원 건설현장 현지지도
	6.16~17.	G7 정상회의 개최(캐나다 카나나스키스)

출처: 통일부, 남북관계 주요일지: 1993~2025(2025년 6월 기준), 2025

부록 ❸ 북한 보건의료 정책 변화(2020년 이후)

① 제8차 당대회 보건의료 부문 변화

기수	차수	개최일	주요 내용
제8차 당대회		2021.1.5~12.	• 사회주의 보건의료제도 강화, 더 나은 서비스 제공 • 병원, 제약, 의료기구공장 재건축 • 튼튼한 보건의료 대열 양성 • 어떤 세계적인 보건 위기도 대처할 수 있는 방역 기반 축성 • 도·농 간의 격차를 없애 보건의료제도의 우월성을 느끼게 할 것을 약속
제8기	제2차	2021.2.8~11.	• 전염성 질병을 결정적으로 없애는 사업 우선 추진 • 새로운 보건시설(도인민병원, 시·군 인민병원) 건설 • 제약·의료기구·의료용소모품 공장의 건설을 일정대로 추진
	제3차	2021.6.15~18.	• 장기적인 비상방역 상황에 대비하는 문제 논의 • 정성의 의료인 강조, 전체 인민 대상 건강검진 추진 • 고려약의 종류와 생산량 확대 강조
	제4차	2021.12.27~31.	• 농촌 발전 10개년 전략 제시 • 질 좋은 의료서비스 제공 • 의약품, 의료기구 등의 생산, 보장 • 도인민병원 건설, 고려 치료 비중 확대 • 보건의료 부분의 물질, 기술적 토대 강화 • 비상방역을 국가의 제1순위, 국가 방역 기반을 과학적 토대 위에 수립
	제5차	2022.6.8~10.	• 현 비상방역 상황 관리와 국가 방역 능력 건설을 위한 과업 상정해 논의 • 도·시·군 인민병원 현대화, 제약공업 현대화, 고려약 개발·생산·종류 확대, 의료품 생산에 원료와 자재 보장 • 의사담당구역제, 구급의료봉사체계, 먼거리의료봉사체계 등 각종 체계로 치료
	제6차	2022.12.26~31.	• 국가사업의 제1순위를 비상방역으로 강조 • 의료인의 자질과 풍모 • 보건의료 서비스를 합리적, 효율적, 선진적으로 제공하는 체계와 방법 도입 및 조건 마련
	제8차	2023.6.16~18.	• 제8기 제3차 전원회의 결정 정책인 육아 정책 평가 및 총화
	제9차	2023.12.26~30.	• 제약공장과 의료품공장, 병원 등이 새로 건설되어 물질적, 기술적 토대 일층 강화 • 모든 의료인이 의료서비스의 과학화, 현대화 수준 제고

기수	차수	개최일	주요 내용
	제 10 차	2024.6.28~7.1.	• 호담당의사제 실시, 진료소 등의 서비스 수준 향상, 의료진 실력 향상
	제 11 차	2024.12.23~27.	• 치료 및 예방 사업을 주민이 실질적으로 느끼도록 현장에 뿌리 내릴 것 • 근로자에 대한 보건의료 서비스의 질을 개선 • 그 어떤 세계적인 보건 위기에도 대처할 수 있는 튼튼한 방역토대 구축 • 지방공업공장과 함께 시·군에 병원 건설

출처: 엄주현, 「북한 전원회의와 최고인민회의를 통해 본 2025년 보건의료 분야의 전망」[PowerPoint 슬라이드 8쪽], 2025 북한 보건의료 정세분석 토론회, 고려대학교, 2025. 3. 8.

② 《지방발전 20x10 정책》 및 2025 '보건혁명의 원년' 설정

• 2024.1.15. 제14기 제10차 최고인민회의 시정연설에서 제시
• 10년 동안 매해 20개 시, 군을 선정하여 지방 공업공장(식료공장, 일용품공장, 옷 공장 등) 건설
• 2024.12.23~27. 당중앙위원회 제8기 제11차 전원회의 ▷ 《지방발전 20X10 정책》과 연계하여 3대 필수대상(선진적 병원, 복합형 문화거점(과학교육, 생활문화시설), 양곡관리시설) 건설을 추가하기로 결정
• 2025년을 '보건혁명의 원년'으로 설정하여 보건의료 부문 개건·현대화 추진 ▷ 2025.2. 완공된 평양종합병원의 10월 개원 추진 지시 ▷ 《지방발전 20X10 정책》과 연계하여 3대 필수대상 추진 ▷ 3개 시·군(강동군, 용강군, 구성시)에 병원 건설을 시작하며 보건의료 서비스의 도농격차 해소 의지를 부각

출처: 엄주현, 「북한 전원회의와 최고인민회의를 통해 본 2025년 보건의료 분야의 전망」[PowerPoint 슬라이드 13-14쪽], 2025 북한 보건의료 정세분석 토론회, 고려대학교, 2025. 3. 8.

③ 2024.4.24. 북·러 〈보건의료, 의학교육, 과학분야 협력〉에 관한 협정

제9조 쌍방은 식량 및 에네르기안전, 정보통신기술분야에서의 안전, 기후 변화, 보건, 공급망 등 전략적 의의를 가지는 분야들에서 증대되고 있는 도전과 위협들에 공동으로 대처하기 위하여 호상 협력한다.
제12조 쌍방은 농업, 교육, 보건, 체육, 문화, 관광 등 분야에서의 교류와 협조를 강화하며 환경보호, 자연재해방지 및 후과제거분야에서 호상 협력한다.
▷ 의료인력 양성 및 의료관광, 북한 주민들의 러시아 내 치료 등 다양한 측면에서 북한과의 협력 준비
▷ 결핵과 에이즈, 간염 등 전염병 퇴치와 심혈관·내분비·종양·기타질병 예방과 치료, 의료 전문가 교육과 재교육, 의약품과 의료기기 유통에 관한 규제 분야 등 협력 추진

출처: 『통일뉴스』, "남북기본합의서 전문과 부속합의서 공개", 2022. 5. 10.; 이요한·한준희, 「2024년 북한 보건의료 동향 및 과제」 [PowerPoint 슬라이드 14쪽], 2025 북한 보건의료 정세분석 토론회, 고려대학교, 2025. 3. 8.

약어

1장

국경없는 의사회(Médecins Sans Frontières, MSF)

국내총생산(Gross Domestic Product, GDP)

국제비정부기구(International Non-Governmental Organization, INGO)

메르스(중동호흡기증후군, Middle East Respiratory Syndrome, MERS)

비무장지대(Demilitarized Zone, DMZ)

비정부기구(Non-Governmental Organization, NGO)

사스(중증급성호흡기증후군, Severe Acute Respiratory Syndrome, SARS)

세계보건기구(World Health Organization, WHO)

세계식량계획(World Food Programme, WFP)

세계질병부담연구(Global Burden of Diseases Study, GBD)

유엔아동기금(United Nations Children's Fund, UNICEF)

유엔안전보장이사회(United Nations Security Council, UNSC)

유엔인구기금(United Nations Population Fund, UNFPA)

유엔 중앙긴급대응기금(Central Emergency Response Fund, CERF)

자기공명영상(Magnetic Resonance Imaging, MRI)

자발적 국가검토보고서(Voluntary National Review, VNR)

중합효소 연쇄반응(Polymerase Chain Reaction, PCR)

지속가능발전목표(Sustainable Development Goals, SDGs)

컴퓨터 단층촬영(Computed Tomography, CT)

2장

국가조정위원회(National Coordinating Committee, NCC)

국제연합(유엔)(United Nations, UN)

국제적십자사연맹(International Federation of Red Cross and Red Crescent Societies, IFRC)
비정부기구(Non-Governmental Organization, NGO)
세계보건기구(World Health Organization, WHO)
세계식량계획(World Food Programme, WFP)
유엔아동기금(United Nations Children's Fund, UNICEF)
유엔인구기금(United Nations Population Fund, UNFPA)
조선-미국민간교류협회(Korea-America Private Exchange Society, KAPES)
조선-캐나다 협력처(Korea Canada Cooperation Agency, KCCA)

3장

건강손실수명(Years Lived with Disability, YLDs)
고소득 국가(High Income Country, HIC)
고열량 치료식(Ready-to-Use Therapeutic Food, RUTF)
공공배급제도(Public Distribution System, PDS)
국민총소득(Gross National Income, GNI)
모성 사망비(Maternal Mortaltiy Ratio, MMR)
백신으로 예방 가능한 감염병(Vaccine Preventable Diseases, VPDs)
보건계측·평가연구소(Institute for Health Metrics and Evaluation, IHME)
비정부기구(Non-Governmental Organization, NGO)
상완둘레측정법(Mid-Upper Arm Circumference, MUAC)
새천년개발목표(Millenium Development Goals, MDGs)
세계기아지수(Global Hunger Index, GHI)
세계보건기구(World Health Organization, WHO)
세계식량계획(World Food Programme, WFP)
손실수명(Years of Life Lost, YLLs)
예방접종확대계획(Expanded Programme on Immunization, EPI)

외상 후 스트레스 장애(Post-Traumatic Stress Disorder, PTSD)
유엔 식량농업기구(Food and Agriculture Organization of the United Nations, FAO)
유엔아동기금(United Nations Children's Fund, UNICEF)
자발적 국가 검토 보고서(Voluntary National Review, VNR)
장애보정생존연수(Disability Adjusted Life Years, DALYs)
저소득국가(Low Income Country, LIC)
지속가능발전목표(Sustainable Development Goals, SDGs)

4장

개발원조위원회(Development Asistence Comittee, DAC)
경제협력개발기구(Organization for Economic Cooperation and Development, OECD)
국경없는의사회(Médecins Sans Frontières, MSF)
국제백신연구소(International Vaccine Institute, IVI)
국제개발통계(International Development Statistics, IDS)
국제비정부기구(International Non-Governmental Organization, INGO)
기아대책행동(Action Contre la Faim, ACF)
비감염성질환(Non-Communicable Disease, NCD)
비정부기구(Non-Governmental Organization, NGO)
세계기금(The Global Fund to Fight AIDS, Tuberculosis and Malaria, Global Fund)
세계백신면역연합(Global Alliance for Vaccines and Immunization, GAVI)
세계보건기구(World Health Organization, WHO)
세계식량계획(World Food Programme, WFP)
아동용혼합곡물(Corn Soya Blend, CSB)
옥스팜(Oxfam International, OXFAM)

유럽개발기금(European Development Fund, EDF)

유엔 인도주의업무조정사무국(United Nations The Office for the Coordination of Humanitarian Affairs, UN OCHA)

유엔개발계획(United Nations Development Programme, UNDP)

유엔 기구(United Nations, UN)

유엔아동기금(United Nations Children's Fund, UNICEF)

재정추적서비스(Financial Traking Service, FTS)

지속가능발전목표(Sustainable Development Goals, SDGs)

팬데믹 인플루엔자 대비 파트너십(Pandemic Influenza Preparedness, PIP)

품질관리(Good Manufacturing Practice, GMP)

5장

경제협력개발기구(Organization for Economic Cooperation and Development, OECD)

공적개발원조(Official Development Assistance, ODA)

국가조정위원회(National Coordinating Committee, NCC)

국제개발통계(International Development Statistics, IDS)

메디콘밸리얼라이언스(Medicon Valley Alliance, MVA)

메르스(중등호흡기증후군, Middle East Respiratory Syndrome, MERS)

사스(중증급성호흡기증후군, Severe Acute Respiratory Syndrome, SARS)

사회간접자본(Social Overhead Capital, SOC)

세계기금(The Global Fund to Fight AIDS, Tuberculosis and Malaria, Global Fund)

세계백신면역연합(Global Alliance for Vaccines and Immunization, GAVI)

세계보건기구(World Health Organization, WHO)

세계식량계획(World Food Programme, WFP)

유엔 인도주의업무조정사무국(United Nations The Office for the Coordination of Humanitarian Affairs, UN OCHA)

유엔아동기금(United Nations Children's Fund, UNICEF)

재정추적서비스(Financial Traking Service, FTS)

지속가능발전목표(Sustainable Decelopment Goals, SDGs)

통일의료 차세대 전문가 양성 프로그램(Health and Unification Studies New Professional Development Program, HUNEP)

찾아보기

ㄱ

간염 47, 59, 113, 140, 156, 170-173, 184, 276, 297, 298
간염요양소 47, 58, 64
간호원(전문)학교 82, 83, 330, 333
간호원 79-81, 83, 84, 95, 327, 329, 330
간호원양성소 82, 83, 330
간흡충 184
감염병 7
감염병 대응 7, 15, 17, 19, 175, 230, 234, 242, 255, 275, 289, 295, 298, 299, 309, 315, 323, 363
감염병 위기 6, 15, 22
감염성 질환 14, 17, 122, 124, 125, 135, 137, 155, 156, 184, 193, 194, 196, 228, 261, 297, 298, 301
강계의학대학 60, 84, 86
개발협력 3, 60, 109, 111, 219, 227, 230, 244, 249, 252, 261, 291, 294, 295
개별사업 243, 257, 261-264, 267
개인약국 67, 69
거버넌스 23-25, 72, 109, 111, 304, 361
거주지담당제 36
건강 격차 121, 363, 364
건강손실수명 124, 193
건강수명 114, 120
결핵 155
결핵 유병률 158
결핵/말라리아 퇴치 사업
결핵병원 33, 162
결핵요양소 47, 58, 64, 161, 162
고난의 행군 2, 7, 8, 30, 35, 65, 66, 108, 113, 117, 127, 133, 134, 159, 182, 195
고등교육 83, 85, 95
고려의사 29, 79-83, 94, 329, 330, 349
고려의학 11, 29, 47, 53, 59, 88, 90, 183, 200, 296, 299, 353
고려의학과학원 76
고령화 281
고령화 사회 117, 151
공공보건 207, 256, 277, 294, 323
공식 12, 65
공여국 17-19, 112, 217, 224, 234, 235, 287
공적 원조 291
공중보건 10, 116, 125, 158, 167, 173, 242, 296
과체중 147-149
과학교육부 99, 104
교육위원회 85
구강의사 330
구역인민병원 45, 56
국가 관리하의 시장화 68
국가 주도 보건의료 체계 48
국가결핵관리프로그램 161
국가결핵표준실험실 162, 164
국가시험 응시자격 인정심사 333-338, 340, 342
국가조정위원회(NCC) 111, 300
국경 봉쇄 1, 10, 11, 13, 35, 140, 148, 173, 180, 251
국내총생산 1, 290
국무위원회 97, 101, 102
국민공감대 323, 355, 356, 359, 360, 363, 364

국영약국 67
국제비정부기구(INGO) 3, 108, 218
국제기구 3, 9, 16, 17, 19, 20, 50, 73, 104, 108, 109, 111, 115, 127-129, 140, 143, 145, 146, 154, 158-160, 165, 217-221, 231, 241-243, 245-247, 249, 252, 256, 268, 269, 275-279, 281, 283, 289, 291, 292, 299, 300, 308, 313, 317
국제부 99, 104, 109
국제사회 대북 정책 241
국제사회 대북 지원 111, 218, 221
군인민병원 38, 57
급성영양장애 147-149
기대수명 114, 119-122, 124, 192, 195
기대여명 114, 119
기생충 113, 116, 174, 184, 185
기초보건 223, 228-230
김일성 7, 25, 28, 29, 30, 33, 36, 46, 194, 248
김일성종합대학 평양의학대학 83, 84, 86
김정은 정권 39, 41, 62, 69, 70, 75, 86, 93, 97, 98, 102, 103, 293, 295, 298, 302, 327
김정은 정권 보건의료 정책 39, 40, 298
김정일 39, 46, 97, 98, 194, 327
김형직군의대학 85

ㄴ

낙태 130
남남갈등 359, 367
남북 보건의료 R&D 282, 293-295, 297, 298, 300, 302, 309
남북 보건의료협정 4
남북관계 변화 264
남북교류협력 324
남북보건의료 교류협력 증진에 관한 법률안 4, 326, 364, 388
남북생명보건단지 301-303, 307-309, 311, 313, 363
남북생명의과학연구원 308, 309
남북원헬스종합병원 308, 310. 311
남북하나재단 5, 342, 344, 345, 353
남북협력기금 17, 18, 217, 219, 224, 226, 243-246, 251, 252, 256, 261, 263, 266-269, 364, 366
남포소아병원 60, 263
남포의학대학 58, 86
내각 79, 85, 97, 101-105, 109, 292, 300
내분비계 질환 130
내분비연구소 61, 62
뇌졸중 192, 200, 201
뇌혈관 질환 14

ㄷ

다제내성결핵 156, 158-162, 165, 166, 190, 263, 278
당뇨 14, 61, 122, 159, 173, 192, 193, 197, 200, 296, 299
당중앙위원회 98-100, 176
대남 기구 100
대남정책 전환 110
대북 보건의료 지원 154, 217
대북 제재 7-9, 11, 13, 15, 17, 22, 148, 151, 190, 200, 219, 242, 250, 313
대북정책 224, 246, 248, 250, 251
대북 지원 3, 17, 109-111, 217-222, 225-228, 236-238, 243-252, 256-275, 282, 283, 287, 291, 297
대성구역 병원 59
대학병원 343
도결핵예방원 162
도말양성환자 164
도인민병원 40, 45, 58
독일 통일 4, 195, 206, 246, 330
돈주(錢主) 11, 12, 69

동서독 보건의료 합의서 4, 322
동서의학 5

ㄹ
로동신문 75, 175, 176
로작 92
리진료소 29, 36, 45, 46, 50, 51, 54-56, 64, 94, 164
리인민병원 37, 45, 54

ㅁ
만성 호흡기 질환 122, 123, 172, 196, 197
만성영양장애 147, 149
만성 폐쇄성 폐질환 192
말라리아 18, 19, 135, 159, 166-170, 184, 188, 223, 230, 231, 234, 271-273, 278, 281, 291, 298, 301
먼거리의료봉사체계 21, 39, 70, 72, 74-76, 108
메디콘밸리 303, 304
모니터링 3, 129, 161, 162, 165, 166, 249, 282, 292, 299, 301
모성 사망 127-132
모성 사망비 114, 127, 128, 130, 132, 133, 189
모자 패키지 250
모자보건 19, 112, 127, 137, 194, 234, 252, 260, 265, 273, 278, 288, 298, 299
모자보건 사업 219, 269, 270, 271, 274
무상의료 2, 5, 43, 47, 65, 68, 69
무상치료제 318, 321
무상치료제의 쇠퇴기 65
민간 의료시장 65, 66
민족경제협력연합회(민경련) 110, 111
민족화해협의회(민화협) 110, 111

ㅂ
바이오메디컬 클러스터 303, 305
바이오밸리 305, 306
방역 10, 22, 32-36, 173, 175-178, 186, 188, 253-256, 271, 272, 295, 301, 317, 322
배급 체계 붕괴 2, 12, 65
백신 7, 9-11, 16, 18, 35, 140-143, 167, 170, 171, 173, 176, 177, 179-181, 183, 185, 199, 234, 241, 242, 250, 252, 273-277, 283, 290, 292, 299, 309, 311
법률 23, 207, 209, 211, 212, 248, 314, 315, 317, 319, 321-326
병원 43
병원 현대화 사업 3, 55, 244, 249, 252, 258, 262, 268
보건성 50, 71, 75, 79, 80, 101-105, 107, 108, 145, 150, 158, 161, 162, 169, 171, 180, 182, 199, 242, 316, 320
보건안보 6, 7, 15-17, 20, 22, 301, 302
보건의료 불평등 구조 14
보건의료 인력 23, 24, 79-85, 87, 93-96, 180, 230, 309, 342, 349, 354, 364
보건의료 인프라 8, 14, 41, 61, 191, 244, 246, 252, 292, 317, 349
보건의료 체계 23
보건의료 체계 이중 구조 47, 69
보건의료 통합 281
보건의료 협력 1, 15, 241, 355
보건의료 협력 환경 241
보건일반 228, 229, 284
보철사 79, 80, 83, 95, 330
북한 보건의료 23
북한 보건의료 백서 79
북한 보건의료 법·제도 314
북한 보건의료 전달체계 43
북한 보건의료 지표 242, 313
북한 보건의료 체계 23

북한 의료기관 49
북한 의료인 학력 인정 332
북한 의약품 공급 체계 11, 66
북한 의약품 관리 시스템 65
북한 주민 113
북한의 의료기관 37
북한이탈의사 327
북한이탈의사 재교육 327
북한이탈주민 5, 10-13, 31, 52, 88, 157, 171, 184, 186, 199, 205, 206, 208, 281, 298, 299, 307, 327, 331-335, 346, 351, 357
분만 합병증 130
분만 후 출혈 131
비감염성 질환 191
비공식 2, 10, 12-14, 24, 65, 317, 341
비공식 경제 10
비공식 보건의료 전달체계 65
비만 200
비무장지대 5, 217, 302
비상방역체계 175, 176
빈혈 148

ㅅ
사망률 121, 127
사회경제적 불평등 14
사회보험법 26-30
사회보험법에 의한 무상치료제 26
사회주의 7, 11, 14, 25, 26, 28, 30, 32-34, 39, 41, 43, 48, 65, 74, 103, 315
산모-태아 간 수직감염 171, 190
산원 49
산전 진찰 137
삼일열 말라리아 166-168
상급병원 의뢰서 94
새천년개발목표(MDGs) 16
색전증 130
생애모성사망위험 114, 129
생존 전략 20
생태 벨트 5
생활총화 206
선천성 기형 136
설사 135, 182-184
성인 사망률 114, 121, 122
세계기금 16-19, 145, 161, 165, 189, 230, 231, 234, 269, 278, 283, 284, 288, 289
손실수명 124-126
수막염 274
수직감염 137, 171, 172, 190
스마트팜 309, 311
시인민병원 29, 34, 36, 38, 40, 45, 57, 71
시장통제 66
시장화 14, 67, 68
식수 및 위생 224, 236, 238, 273, 278, 283
신약 개발 299, 309
심혈관 질환 122, 173, 192, 194, 196, 200-202, 242, 299

ㅇ
아동 사망률 127, 132, 133, 288, 289
악성종양 122, 198, 199
암 197
약제 감수성검사 164, 165
약제사 80-82, 327
약학대학 82, 83, 87, 330, 333
약학부 82-84, 330
얼룩날개모기 166
역학적 변천 193
연령표준화 사망률 198
열대열 말라리아 166
영양부족 146, 159, 180
영양실조 146-151, 182, 203, 273
영양장애 실태 147
영양지원 사업 234

영유아사업 268
예방원 49-51
예방의료 25
예방의학제 25, 32
예방의학제도 33, 34
예방접종사업 143, 144
예방접종확대계획 140, 141
5·24 조치 188, 219, 250, 269
완전 모유수유 150
완전하고 전반적인 무상치료제 26, 28-30, 36
외무성 101, 108, 300
외부정도관리 162
외상 후 스트레스 장애 206
우울 206
원산의학대학 60, 86
위생방역기관 49-51, 173
위생방역소 32, 33, 35, 49, 174, 178
위생의사 80, 82, 83, 330
유상화 65, 68, 159
융복합 연구 5
음주 199, 200
의료 불평등 12, 14
의료 서비스 이용 321, 322
의료 접근성 12, 23, 51, 52, 54, 73, 81, 196, 201
의료 접근성 격차 14, 32, 48, 96
의료법 34, 36, 79, 315, 316, 318, 319, 322, 331, 336
의료비 부담 200, 317
의료서비스 25
의료인 7
의료인력 양성체계 79
의료체계 재편 87, 109
의사 국가시험 92, 331
의사 급수 체계 95
의사 면허 91, 92, 316, 320, 329, 331-334, 336-338, 343-348
의사담당구역제(호담당의사제) 35-38, 55, 80
의사담당구역제도 36
의약품 65
의약품 가격 형성 66, 67
의약품 공급망 65
의약품 관리 체계 65
의약품 부족 3, 30
의약품 비공식 유통 14, 65
의약품 시장화 67
의약품 오남용 13, 66, 179
의약품 유상화 68
의약품 유통 66
의약품 유통체계 65
의학과학원 106
의학대학 58
의학대학병원 58
의학전문학교 82-85, 93-95, 333, 342
20개조 정강 27
이중 질병부담 126, 193, 194
이중등록제 36
인구 변천 116
인구 성장률 116
인도적 대북지원 236
인도적 지원 236
인민병원 29
인민보건법 30, 33, 34, 79, 315-317
일반임상학부 330
임상의학연구소 62, 107
임신성 고혈압 130

ㅈ
자간증 130, 137
자살률 207
장교리 인민병원 263
장내 기생충 184
장마당 2, 10-14, 31, 65-69, 146, 159, 160, 191, 317, 341, 342
장애보정생존연수 114, 124, 192, 197

장애자보호법 209, 212, 319
저소득국가 113, 114, 127, 145, 155, 289
적대적 두 국가관계 100
적정 의료 기술 5
전 국민 건강보험 5
전문반 83, 91, 330
전문부서 98-100, 104, 109
전반적인 무상치료제 28, 29
접경지역 303-307
정무국(구 비서국) 98, 99
정성제약회사 69
정신건강 205-208
정신보양소 47
정신질환 47, 196, 206, 207
정책사업 243, 257, 266, 267
제도권 편입 66, 67
제로 코로나(Zero COVID-19) 1, 9, 10
제재 환경 7
조기 사망 196
조산 135, 137, 148
조산 합병증 137
조산사 130, 296, 316, 330
조선로동당 28, 29, 33, 36, 55, 71, 96-104, 109, 110, 175, 292, 300
조선적십자종합병원 61, 64
졸업시험 88, 92, 96
종양연구소 61, 107
종합병원 49, 58-64
종합진료소 37, 38, 45, 50-54, 56
준의 29, 37, 38, 51, 79-83, 93-96, 137, 316, 320, 330, 341, 349
중앙결핵예방원 161
중앙의약품관리소 65, 66, 107, 108, 161
중증 급성영양실조 151
지속가능발전목표(SDGs) 6, 115, 127-129, 132-134, 147, 156, 172, 189, 221, 294
지역 간 의료 격차 70, 73, 322
지역결핵표준실험실 162, 164
직장담당구역제 37, 38
직장담당제 36
직접복약확인 162, 164
진료소 50
질병부담 124
질병예방통제소 32, 49, 178, 317

ㅊ

천연물 5, 296, 299
철도성병원 259
청진의학대학 60, 72, 84, 86, 352
체육의사 83, 330
체육의학부 83, 330
총무부 99, 104
최대비상체제 175, 178
출산 관리 137
출생 시 기대수명 119

ㅋ

코디네이션 제도 347, 348
코로나19 173
코로나19 팬데믹 15, 16, 70, 115, 116, 121, 122, 130, 143, 178, 221, 237, 241, 242, 246, 251, 273, 281, 290, 302, 313
콜드체인 179-181, 273

ㅌ

탈북의료인의 자격 인정 327
토양매개성 기생충 184
통신학부 83, 92, 95, 96, 330, 341
통일 1, 283, 356
통일 보건의료 리더십 아카데미 356
통일 보건의료 예비 리더를 위한 세미나 356
통일 보건의료로 통하는 열린강좌 356

통일 의료 주요 쟁점 363-367
통일부 북한이탈주민정착지원사무소 342
통일의료 차세대 전문가 양성 프로그램 356
통일의학센터 79, 302, 303, 355, 356, 358, 361, 362
통일의학포럼 356
통일전선부 100, 109, 110

ㅍ

파송증 48, 94
패혈증 130, 139
편충 184, 185
평북종합대학 의학대학 86
평성의학대학 60, 86
평스제약합영회사 69
평양 61
평양의학대학병원 61, 71, 74, 83, 200, 262, 263
평화경제특구 303
평화경제특구법 306
표준약국 67, 68, 317
피부병연구소 61

ㅎ

하나원 342, 343, 345-347
한국보건의료인국가시험원(국시원) 92, 334, 342
한반도 보건의료 협력 355, 360
함흥의학대학 42, 60, 84, 86, 351, 352
합계 출산율 129, 151
합동사업 264
해주의학대학 60, 84, 86
행동 위험 요인 202
허혈성 심질환 192, 195, 201, 202
현미경검사실 161, 162, 164
혈액원 50, 51, 191
혜산의학대학 86
호담당의사제 35
호담당의사 38, 52, 55, 58, 81, 94, 164
황북종합대학 강건의학대학 86
회사 약국 67
회충 184, 185
흡연 203
흡연율 203

B형간염 170
Christian Friends of Korea(CFK) 165, 172
Creditor Reporting System(CRS) 222
CRS 코드 222
Diphtheria-Tetanus-Pertussis(DTP) 140
DOT 162, 164
DTP3 142
EPI 140
FTS 221
GAVI 16
Global Drug Facility 161
Global Fund 16
HIV/AIDS 16
HUNEP 356
IVI 274
MDG 16
NTRL 162
OECD 221
OECD IDS 221
UN FAO 146
UN OCHA 19
UN OCHA FTS 224
UN WFP 17
UN 장애인권리협약 209
UNFPA 9
UNICEF 17
WHO SEARO 119

▌Abstract▐

Introduction to Health and Unification Studies

This study was conducted to reflect newly accumulated data and research findings since the publication of the first edition of Unification Medicine, and to comprehensively examine the evolving global healthcare environment and support paradigms that have shifted following the COVID-19 pandemic. The study analyzes the changes in North Korea's healthcare system and the widening structural disparities between the two Koreas, based on the most recent data. In particular, it explores the structural transformation of North Korea's healthcare system following changes in its political leadership. It also reflects the international shift in health assistance, from humanitarian relief to health security and sustainable cooperation, offering a renewed perspective on the direction of inter-Korean health collaboration.

This study provides a comprehensive analysis of North Korea's healthcare structure, workforce, medical resources, and policy framework, while comparing key health indicators and disease patterns between the two Koreas using updated statistics. It extends its scope beyond infectious and non-communicable diseases to include mental health and disability, and examines the early adoption of digital healthcare and telemedicine within North Korea after the COVID-19 outbreak. Through this analysis, the study sheds light on how the North Korean healthcare system has adapted to external shocks and technological changes.

Furthermore, this study reviews the historical evolution and current trends of health assistance to North Korea by both international and South Korean actors, proposing sustainable models for future integration. Specific strategies include the establishment of an inter-Korean biomedical cluster and life-health complex, joint research and development(R&D), re-education and capacity-building for North Korean healthcare professionals, development of legal and institutional foundations, and public consensus-building. These measures together form a long-term policy roadmap toward building a unified health community on the Korean Peninsula.

This study goes beyond academic research by combining practical policy recommendations and educational implications. It aims to contribute to narrowing health disparities between the two Koreas and to strengthening the health security framework in preparation for reunification. Moreover, by drawing from the structural analysis of North Korea's healthcare system and the experiences of inter-Korean collaboration, this study offers valuable perspectives on international health and global health governance. It also provides a useful reference for the international community in designing future health crisis responses and cooperative policies. Ultimately, this study seeks to lay an academic foundation that supports not only a healthy and sustainable Korean unification but also the advancement of global health collaboration.

저자소개

문진수

현, 서울대학교병원 공공부원장

현, 서울대학교 의과대학 소아과학교실 교수

현, 서울대학교 의과대학 통일의학센터 소장

서울대학교병원 영양집중지원팀장

서울대어린이병원 어린이소화기내시경센터장

이건희 소아암희귀질환사업단 공동연구사업부장

서울대학교 의과대학(소아과학) 석사, 박사

서울대학교 의과대학 학사

박상민

현, 대통령 주치의

현, 서울대학교 의과대학 가정의학교실 교수

현, 서울대학교 의과대학 통일의학센터 부소장

서울대학교 의과대학(가정의학) 박사

서울대학교 보건대학원(보건경영) 석사

서울대학교 의과대학 학사

전지은

현, 서울대학교 의과대학 통일의학센터 연구원

고려대학교 보건학(보건행정학) 학사

고려대학교 법행정학(법과행정) 학사

유찬

현, 서울대학교 의과대학 통일의학센터 연구원

연세대학교 보건학(재활보건학) 학사

김주원

전, 서울대학교 의과대학 통일의학센터 연구원

서울대학교 간호학 학사

서울대학교통일학연구총서

- 북한체제의 형성과 한반도 국제정치 | 김세균 외 7인
- 북한 산업개발 및 남북협력방안 – 지리적 접근 | 박삼옥 · 허우긍 · 박기호 · 박수진
- 탈북 가족의 적응과 심리적 통합 | 이순형 · 조수철 · 김창대 · 진미정
- 남북한 환경정책 비교연구1 – 자연환경, 자원 및 에너지 | 윤여창 외 6인
- 남북한 환경정책 비교연구2 – 물환경, 대기, 폐기물, 도시계획 | 김정욱 외 4인
- 남북통합지수, 1989–2007 | 김병연 · 박명규 · 김병로 · 정은미
- 통일한국의 어린이 영양 | 이연숙 · 윤지현 · 심재은 · 장수정
- 북미 대립 – 탈냉전 속의 냉전 대립 | 장달중 · 이정철 · 임수호
- 네트워크 세계정치 – 은유에서 분석으로 | 하영선 · 김상배 엮음
- 김일성사회주의청년동맹과 조선민주녀성동맹 – 사회변동과 체제유지의 기제
이온죽 · 이인정
- 다플랫폼 다채널 시대의 통일방송 | 윤석민 · 배진아 · 곽정래 · 이현우 · 채정화
- 기초자료로 본 독일 통일 20년 | 임홍배 · 송태수 · 정병기
- 탈북인의 공 · 사적 관계와 의사소통 | 이순형 · 김창대 · 진미정
- 북한의 『조선어학전서』 연구 | 권재일
- 판례로 보는 남북한관계 | 이효원
- 북한 경제에서의 시장과 정부 | 김병연 · 양문수
- 통일농업 성장보고서(1991–2009) – 남북농업 교류협력 평가와 발전방향
최정남 · 김완배 · 리금 · 최장호
- 남북한 교류협력 거버넌스의 구조와 동학 | 정근식 · 정은미 · 강동완
- 독일 통일과 여성 – 젠더 관점에서 조망한 독일의 분단과 재통일 | 한정숙 · 홍찬숙 · 이재원
- 북한사회와 굴절된 근대 – 인구, 국가, 주민의 삶 | 박경숙
- 북한이탈청소년과 남한청소년의 도덕성, 법의식과 권위 인식 | 이순형 · 김창대 · 진미정
- 남북 언어의 어휘 단일화 | 권재일
- 남북한 젊은 세대의 통일관 | 강원택 · 이재철 · 조진만 · 한정택 · 김새미

- 북한이탈주민의 종교경험 | 이순형 · 최연실 · 진미정
- 여성 북한이탈주민의 경제적 적응-취업, 소득, 소비 | 정진화 · 손상희
- 북한의 체육과 여가 | 나영일 · 현주 · 안진호 · 신영진 · 진현주 · 성제훈
- 중국의 대북 무역과 투자-단둥시 현지 기업 조사 | 김병연 · 정승호
- 북한주민의 질병관과 질병행태 | 김석주 · 이왕재 · 박상민 · 이혜원 · 최희란
- 북한의 수학 연구 현황 분석 | 김도환 · 신정선
- 한국전쟁 사진의 역사사회학-미군 사진부대의 활동을 중심으로 | 정근식 · 강성현
- 통일 의료-남북한 보건의료 협력과 통합 | 신희영 외 6인
- 광복 80년, 국가 민족 정체성의 형성과 분화 | 김범수